Kohlhammer

Bernhard Stier, Reinhard Winter (Hrsg.)

Jungen und Gesundheit

Ein interdisziplinäres Handbuch für Medizin,
Psychologie und Pädagogik

Verlag W. Kohlhammer

Wichtiger Hinweis

Pharmakologische Daten verändern sich fortlaufend durch klinische Erfahrung, pharmakologische Forschung und Änderung von Produktionsverfahren. Verlag und Autor haben große Sorgfalt darauf gelegt, dass alle in diesem Buch gemachten Angaben dem derzeitigen Wissensstand entsprechen. Eine Gewährleistung können Verlag und Autor hierfür jedoch nicht übernehmen. Daher ist jeder Benutzer angehalten, die gemachten Angaben, insbesondere in Hinsicht auf Arzneimittelnamen, enthaltene Wirkstoffe, spezifische Anwendungsbereiche und Dosierungen anhand des Medikamentenbeipackzettels und der entsprechenden Fachinformationen zu überprüfen und in eigener Verantwortung im Bereich der Patientenversorgung zu handeln. Aufgrund der Auswahl häufig angewendeter Arzneimittel besteht kein Anspruch auf Vollständigkeit.

Dieses Werk einschließlich aller seiner Teile ist urheberrechtlich geschützt. Jede Verwendung außerhalb der engen Grenzen des Urheberrechts ist ohne Zustimmung des Verlags unzulässig und strafbar. Das gilt insbesondere für Vervielfältigungen, Übersetzungen, Mikroverfilmungen und für die Einspeicherung und Verarbeitung in elektronischen Systemen.

Die Wiedergabe von Warenbezeichnungen, Handelsnamen und sonstigen Kennzeichen in diesem Buch berechtigt nicht zu der Annahme, dass diese von jedermann frei benutzt werden dürfen. Vielmehr kann es sich auch dann um eingetragene Warenzeichen oder sonstige geschützte Kennzeichen handeln, wenn sie nicht eigens als solche gekennzeichnet sind.

1. Auflage 2013

Alle Rechte vorbehalten
© 2013 W. Kohlhammer GmbH Stuttgart
Umschlag: Gestaltungskonzept Peter Horlacher
Umschlagabbildung: © D. Kühnle Zerpa
Gesamtherstellung:
W. Kohlhammer Druckerei GmbH + Co. KG, Stuttgart
Printed in Germany

ISBN 978-3-17-021329-6

Für Vincent, Robin und Jasper

Das Wesen aller Dinge ist das Gleichgewicht der Gegensätze.
Durch die Harmonie der Gegensätze bleibt die Welt im Lot;
durch sie pflanzt sie sich fort;
durch sie bleibt sie in Spannung, durch sie lebt sie.

(T. Terzani – Fliegen ohne Flügel)

Inhalt

Vorwort der Herausgeber 11

1 Jungengesundheit im epidemiologischen Zusammenhang 13

    1.1 Die Gesundheit von Jungen und männlichen Jugendlichen in historischer Perspektive (1780–1980) 13
Martin Dinges

    1.2 Jungengesundheit – Epidemiologie: »Hauptsache gesund« 21
Eckhard Schroll

2 Körperliche und psychosoziale Entwicklung von Jungen 27

    2.1 Männliche Geschlechtsentwicklung 27
Paul-Martin Holterhus

    2.2 Somatische Entwicklung – Pubertät 32
Bernhard Stier

    2.3 Psychosoziale Entwicklung 42
Bernhard Stier

    2.4 Neurobiologie – das schwache Geschlecht und sein Gehirn 50
Gerald Hüther

    2.5 Normalität und Jungengesundheit 57
Reinhard Winter und Gunter Neubauer

    2.6 Körperbezug und Körperkompetenz 62
Gunter Neubauer

3 Jungenmedizin 66

    3.1 Störungen der Geschlechtsentwicklung 66
Paul-Martin Holterhus

    3.2 Jungenspezifische Krankheitsbilder 74
Bernhard Stier und Peter Schmittenbecher

    3.3 Ernährung, Essgewohnheiten und Essstörungen 111
Lars Wöckel

3.4 Bewegte Jungen – Gestern, heute, morgen: »Schlappis oder Knackis« .. 120
Jörg Schriever

3.5 ADHS – Ruhelose Jungen und ihre frühen Beziehungsmuster 128
Frank Dammasch

3.6 Jungen und Behinderungserfahrungen 135
Jo Jerg

3.7 Genderspezifische Aspekte onkologischer Jugendlichenrehabilitation ... 143
Henning Ross und Almut Munke

4 Gesundheitsversorgung von Jungen 148

4.1 Blick über die Grenzen: Grundsätze der gesundheitlichen Betreuung
männlicher Jugendlicher in den USA 148
Donald E. Greydanus

4.2 Blick über die Grenzen: Gesundheitsvorsorge bei Jungen und jungen
Männern in den USA 154
Arik V. Marcell

4.3 Gesundheitsversorgung – Prävention 162
Bernhard Stier

4.4 Public Health und öffentlicher Gesundheitsdienst 169
Thomas Altgeld

4.5 Jungenbegleitende Strukturen in der Gesundheitsversorgung 177
Reinhard Winter

4.6 Patientenkompetenz. Oder: Was müssen Jungen als Patienten wissen und
können? 183
Gunter Neubauer

5 Mentale und psychische Jungengesundheit 189

5.1 Entspannung und Stressreduzierung 189
Bernd Drägestein

5.2 Künstlerisches Arbeiten: Rap-Workshop mit Jungen 194
Frank Begemann

5.3 Jungenpsychosomatik, Jungenpsychiatrie und -psychotherapie 198
Gunther Klosinski

5.4 Externalisierende Störungen 210
Hans Hopf

5.5 ... und Jungen reden doch. Kommunikation und Jungen 217
Olaf Jantz und Christoph Grote

6 Soziale Gesundheit

6.1 Männlichkeit und Jungengesundheit 221
Reinhard Winter

6.2 Die Bedeutung persönlicher Beziehungsformen in der Lebensbewältigung
von Jungen 235
Steve Stiehler

6.3 Soziale Gesundheit von Jungen 244
Wolfgang Settertobulte

6.4 Jungensexualität 254
Silja Matthiesen

6.5 Jungen – sexuelle Beziehungen und Orientierungen 267
Reiner Wanielik

6.6 Gesundheit von Jungen mit Migrationshintergrund 273
Martin Kohls und Christian Babka von Gostomski

7 Gesundheitsbildung/-erziehung 281

7.1 Mit oder ohne Geschlecht?
Jungenbezogene Gesundheitsbildung und -erziehung in Kindertageseinrichtungen 281
Gunter Neubauer

7.2 »Das Frühstück fällt bei mir zu Hause aus!«
Jungengesundheitserziehung in Schulen 288
Uli Boldt

7.3 Jungen – Schule – Gesundheit? 295
Reinhard Winter und Gunter Neubauer

7.4 Jugendhilfe, Jugendarbeit, soziale Unterstützungsangebote 302
Uwe Sielert

7.5 Jungenarbeit und besondere Beratungsangebote für Jungen 313
Reinhard Winter

7.6 Jungen, Sport und Gesundheit 317
Nils Neuber und Sebastian Salomon

7.7 Medienwelten 328
Manfred Spitzer

8 Risikoverhalten 336

8.1 Substanzgebrauch – Nikotin, Alkohol, illegalisierte Drogen 336
Helmut Kuntz

8.2 Gaspedal und Männermythen.
Bildungs- und Präventionsarbeit mit Jungen und männlichen Jugendlichen
zum Risikoverhalten im Straßenverkehr 347
Lu Decurtins

8.3 Risikoverhalten: Waghalsige Aktivitäten und Mutproben 353
Jürgen Raithel

8.4 Riskanter Medienkonsum bei Jungen 359
Manfred Spitzer

9 Aggression und Gewalt 365

9.1 Aggressionskultivierung 365
Bernd Drägestein

9.2 Jungen als Gewalttäter 372
Bernd Drägestein

9.3 Gewalt an Jungen und die kulturelle Verleugnung ihrer Verletzbarkeit .. 378
Hans-Joachim Lenz

9.4 Jungen und Mobbing. Hintergründe und Impulse aus der Praxis 386
Christian Dietrich

10 Anhang 391

10.1 Glossar zu Kapitel 3.2 Jungenspezifische Krankheitsbilder 391

10.2 Erklärung von Begriffen rund um das männliche Genitale 393
Bernhard Stier

10.3 Empfehlenswerte Literatur 398

10.4 Adressen, Internetadressen und Filmangebote 399
Reinhard Winter und Hans-Joachim Lenz

Autoren und Autorinnen 405

Stichwortverzeichnis 407

Vorwort der Herausgeber

Die meisten Jungen sind gesund und das ist gut so. Sie fühlen sich wohl in ihrem Körper, haben keine oder nur wenige Beschwerden, leiden weder an akuten noch an chronischen Krankheiten, sind sozial eingebunden, haben Freunde und sind psychisch stabil. Dieses Gesundsein ist den meisten Jungen wichtig. Auch wenn es bei ihnen bisweilen die eine oder andere Erkrankung, Störung oder Verletzung gibt: Im Wesentlichen sind und fühlen sich Jungen gesund, sogar wenn sie »richtig« krank sind. Denn auch dann sind sie ja faktisch »mehr gesund« als krank. Eine gesunde Einstellung.

Dennoch braucht es ein Buch über Jungengesundheit: Einerseits für den Fall, wenn wirklich Störungen und Erkrankungen vorliegen. Sie werden derzeit oft nicht beachtet oder es kann mit ihnen nicht adäquat umgegangen werden, weil dazu die fachlich-geschlechtliche Perspektive fehlt. Andererseits ist ein solches Buch notwendig als Parameter fürs Gesunde oder als Kontrast: Am Ungesunden ist auch erkennbar, wie gesund ein Junge ist. Zudem sind viele Jungen nicht so gesund, wie sie sein könnten. Diese Feststellung bezieht sich sowohl auf einzelne, wie auch statistisch auf den Durchschnitt bei allen Jungen.

Werden Jungen verglichen fällt auf: Statistisch sind manche gesünder als andere. Auch der Geschlechtervergleich zeigt: Jungen sind im Durchschnitt weniger, teils sehr viel weniger gesund als Mädchen. Jungen- (und Männer-)Gesundheit ist in der Wahrnehmung vernachlässigt: geschlechterbezogene Gesundheit bedeutet stillschweigend meistens eine auf Mädchen- und Frauengesundheit gerichtete Perspektive.

So zeigt erst der genauere Blick auf die Jungengesundheit: Die gegenwärtige gesundheitliche Lage von Jungen stellt sich in einigen Bereichen als bedenklich dar, z. B. in der Unfallstatistik, bei der psychischen Gesundheit und sogar in der allgemeinen Morbiditäts- und Mortalitätsstatistik. Ein geringer sozialer Status und Migrationshintergrund können die Situation noch verschärfen und verringern nochmals die ohnehin schwierigen Zugänge in gesundheitliche Versorgung und Beratung. Bestimmte Einzelthemen, die Jungen betreffen, z. B. Übergewicht, Erkrankungen im Bereich der Geschlechtsorgane, Suizid, finden – auch medizinisch – eine zu geringe Aufmerksamkeit; Unfälle von Jungen verursachen hohe Kosten, tauchen aber nicht als Präventionsthema auf; auch für verdeckte Depressionen von Jungen und in der Folge die hohen Suizidzahlen gilt: bislang kein jungenbezogenes Thema! Ein qualifizierter und differenzierter Blick auf Jungen offenbart, dass besonders Jungen mit geringem sozialem Status, benachteiligte und arme Jungen im Gesundheitsverhalten als problematisch auffallen, etwa was den Medienkonsum angeht. Im Bereich sozialer Gesundheit haben aber auch Migrantenjungen mit hohem Sozialstatus größere Probleme.

All dies sind verdeckte Themen. Ein Buch zur Jungengesundheit, das ihre Wahrnehmung schärft und die fachliche Bearbeitung solcher Aspekte ermöglicht, fehlt bislang, ja, ist überfällig (vgl. Neubauer und Winter 2010). Die Suche nach allgemeiner oder spezieller Literatur zur Jungengesundheit gestaltete sich bisher schwierig: Überblicksarbeiten auf nationaler und internationaler Ebene thematisieren Aspekte von Jungengesundheit nicht in eigenständiger Perspektive (z. B. Hurrelmann und Klocke 2003; Hackauf und Ohlbrecht 2009); auch die großen Publikumsdatenbanken verzeichnen zu Stichworten wie »Jungengesundheit« kaum einschlägige Beiträge, eine Suche im Verzeichnis lieferbarer Bücher bleibt erfolglos.

Durchgängig fehlen zudem Perspektiven daraufhin, wie mit den festgestellten Defiziten und Unterschieden pädagogisch, präventiv oder gesundheitspolitisch umzugehen ist. So braucht es dringend jungengerechte Beratungs- und Informationsangebote in allen Feldern der Jungengesundheit (medizinisch, psychisch und sozial). Dabei geht es sowohl um Einzelaspekte und die »spezielle« Jungengesundheit, als auch um eine Gesamtperspektive auf das Thema und darum, »Jungen« und »Gesundheit« verstärkt zusammen zu denken.

Das vorliegende Buch will diese Lücke füllen und die bisherigen Kenntnisse auf möglichst allen Bereichen der Jungengesundheit zusammenfassen. Damit wollen wir Anstöße und Impulse setzen, sich mehr dieser Thematik zu widmen, um Expertise zu erlangen und um den Jungen eine adäquate, kompetente und professionelle Versorgung anbieten zu können. Wir wollen jungenbezogene Gesundheitsdaten sowie Zugänge der Gesundheitsförderung und Prävention bei Jungen bereitstellen, um zukünftig Erkenntnisprozessen wie auch für Maßnahmenplanungen Ideen an die Hand zu geben, die ein eigenverantwortliches, aktives Handeln ermöglichen.

Um Jungengesundheit aktuell und in der Perspektive auf die Männergesundheit zu verbessern, braucht es Ärzte, Psychologen, Pädagogen und Sozialarbeiter, die in Themen der Jungengesundheit fachlich versiert und kompetent sind und die sich zuständig zeigen für gesundheitliche Belange von Jungen. Ziel ist eine eigene Gesundheitsbildung, die sich auch auf eine insgesamt gesundheitsfördernde Jugend- und Jungenpolitik bezieht (vgl. Winter 2012).

Die Herausgeber danken allen Autoren und Autorinnen sehr für ihr großes Engagement im wichtigen Fachgebiet der Jungengesundheit. Ihre Expertise in diesem Buch zum Wohle einer besseren Begleitung und Betreuung von Jungen und jungen Männern zusammenzuführen und die Experten mit Hilfe dieses Buches (noch mehr) zu vernetzen ist uns ein wichtiges Anliegen.

Ich sehe meine Aufgabe
nicht in erster Linie in der Änderung
der Gesellschaft, sondern darin,
wenigstens einige Kinder glücklich
zu machen.

(Alexander S. Neill – Summerhill School)

Literatur

Hackauf H, Ohlbrecht H (Hrsg.) (2009) Jugend und Gesundheit. Ein Forschungsüberblick. Weinheim: Juventa.

Hurrelmann K, Klocke A et al. (2003) Jugendgesundheitssurvey. Internationale Vergleichsstudie im Auftrag der Weltgesundheitsorganisation WHO. Weinheim: Juventa.

Neubauer G, Winter R (2010) Jungengesundheit in Deutschland. Themen, Praxis, Probleme. In: Bardehle D, Siehler M (Hrsg.) (2010) Erster Deutscher Männergesundheitsbericht. München: Zuckschwerdt.

Winter R (2012) Jungenpolitik. In: Theunert M (Hrsg.) (2012) Männerpolitik. Was Jungen, Männer und Väter stark macht. Wiesbaden: Springer VS, S. 149–172.

1 Jungengesundheit im epidemiologischen Zusammenhang

1.1 Die Gesundheit von Jungen und männlichen Jugendlichen in historischer Perspektive (1780–1980)

Martin Dinges

1 Epidemiologie

In dem hier gegebenen knappen Rahmen können nur wenige Aspekte des Themas dargestellt werden. Dabei kommen vorrangig Gesundheitsressourcen in den Blick, die anhand von Gesundheitsempfehlungen dargestellt werden. Passend zum Schwerpunkt des Bandes werden dann das Verhältnis zum eigenen Körper und Prägungen des Inanspruchnahmeverhaltens analysiert[1]. Dabei können die besonderen Problemlagen von Jungen nicht vertieft werden, die durch Armut, Illegitimität, Kindesaussetzung, als Ziehkind, nach Kindesmisshandlung, oder für behinderte Kinder, als Psychiatrieinsassen – immerhin fast 10 % Kinder und Jugendliche im 19. Jh. (Nissen 2005, S. 124) –, in der Jugendfürsorge oder bei anderen Anstaltsinsassen entstanden. Ebenso wurde die Kriegspsychiatrie, die ja oft noch sehr junge Männer betraf, ausgeklammert. Die genannten Problemlagen sind aber häufig gesundheitlich sehr belastend und würden besonders hinsichtlich ihrer geschlechterspezifischen Ausprägung grundlegender Forschung bedürfen. Dies gilt auch für spezifische Belastungen durch die Entdeckung der eigenen Homosexualität.

2 Gesundheitsdiskurse und -empfehlungen

Erst seit Kurzem gelten Jungen innerhalb des Gesundheitsdiskurses als Problemgruppe. Das war früher ganz anders: Jungen galten generell eher als stark und gesund – Mädchen als schwach oder gar kränklich. Die Aufklärungsanthropologie hatte solche Gegensätze zwischen Mann und Frau sehr akzentuiert und biologisch fundiert, indem sie den Frauen eine größere Naturnähe, Abhängigkeit vom Körper, damit aber auch Schwäche, den Männern dagegen eine größere Vernunftbegabung zuschrieb. Während des 19. Jahrhunderts arbeiteten die Mediziner dieses Bild weiter aus und erweiterten es um 1900 noch um passende psychische Komponenten. Allerdings gehörte zum Bild des Mannes als negativer Zug auch, dass er triebbedingt unbeherrscht sei und sich deshalb disziplinieren müsse (Kucklick 2008, S. 35–133). Zum Mann zu wer-

---

[1] Eine wesentlich ausführlichere Fassung ist in der Zeitschrift »Medizin, Gesellschaft und Geschichte« 2011 publiziert (Dinges 2011).

den bedeutete eine doppelte Entwicklungsaufgabe, nämlich der zugeschriebenen Körperlichkeit und Vernünftigkeit gerecht zu werden.

Den Jungen legte man dazu nahe, ihre Fähigkeiten durch viel Bewegung zu entwickeln. Man empfahl ihnen seit 1800 Leibesübungen und später die Ertüchtigung durch den Sport. So heißt es in einem Gesundheitsratgeber 1892: »Die nützlichste Körperbewegung ist das Schwimmen, und darum sollte, wo es möglich ist, jeder gesunde Knabe zum Erlernen des Schwimmens veranlasst werden.« Ganz selbstverständlich ist hier nicht von Mädchen die Rede (Sepp 1892, S. 11). Der Bedarf des Staates und der Wirtschaft stand im Vordergrund dieses Diskurses. Die Jungen sollten leistungsfähige Soldaten, allenfalls auch kräftige Arbeiter werden (Frevert 1996, S. 147–154).

Immerhin kamen dabei besondere Gesundheitsgefährdungen in den Blick: Jungen galten als waghalsig. Schon 1792 meinte der Autor eines mehrbändigen Buches zur »medicinischen Policey«, des Vorläufers der Sozialhygiene, Johann Peter Frank (1745–1821), Jungen würden von Brücken in zu flaches Gewässer springen, beim Schwimmen ertrinken, zu brutal fechten, von der Baumschaukel fallen oder sich beim Klettern verletzen (Frank 1784, S. 627f., 661, 672). Er meinte also, die »kleinen Wagehälse« spielten insgesamt zu risikoreich. Damit zeigt sich bereits eine gewisse Zwiespältigkeit, mit der über Jungen geredet wurde: Einerseits sollten sie sich viel bewegen und dadurch ertüchtigen, andererseits warnte man sie aber auch stets vor Gefahren und vor ihrer Neigung zum Leichtsinn. Zu erlernen hatten sie also die Balance zwischen Mut und Übermut. Individuelle Gesundheit stand jedenfalls nicht im Vordergrund der Überlegungen. Nach der Jahrhundertwende wanderten in der Jugendbewegung dann fast ausschließlich Jungen durch die Wälder, in der bündischen Jugend verstärkte sich dieser Zusammenhang von Körperertüchtigung und Männerbund weiter (Speitkamp 1998, S. 145, 185).

Den Mädchen traute man weniger zu: Ärzte betonten immer wieder, dass junge Frauen durch die Menstruation regelmäßig geschwächt seien. Ihnen empfahl man allenfalls Spaziergänge. Erst ab ca. 1900 wurden auch ihnen einige Leibesübungen und leichtere, in der Zwischenkriegszeit dann weitere, Sportarten empfohlen. Die Nationalsozialisten setzten gezielt auf die Ertüchtigung mit dem Ziel, die Gesundheit der späteren Mütter zu fördern, die kräftige Kinder für einen starken »Volkskörper« gewährleisten sollten. Insgesamt ist das ein natalistischer Diskurs, der seit ca. 1800 im Staatsinteresse die Gebärfähigkeit der Frauen einseitig in den Vordergrund rückte. Bei den Jungen erreichte die geforderte Bereitschaft zum Soldatischen ebenfalls in der NS-Zeit den Höhepunkt (Werner 2008).

Diesem Ziel entsprach ein Leitbild von Männlichkeit, das schon bei Jungen eine vorrangige Festlegung auf Härte gegenüber sich selbst und anderen verlangte. Das Ausmaß an notwendiger »Abhärtung« von Kindern wurde zwar auch kritisch diskutiert, in einer ärztlichen Schrift von 1903 aber selbstverständlich fast ausschließlich mit dem Blick auf Jungen thematisiert (Hecker 1903, S. 8, 20–27; vgl. Rutschky 1988, S. 260). Bezeichnenderweise drängten im Zeitalter des Nationalismus besonders die Väter auf Abhärtung, später imitierten die Jüngeren dieses Modell (Reulecke 2001). Schmerzverdrängung, Distanz zum eigenen Körper, Abwehr von Schwäche, die als weiblich galt, gehörten zu diesem Syndrom. Traurigkeit oder schlechte Stimmungen sollten nicht artikuliert werden – ein Junge sollte funktionieren. Außerdem beobachten Forscher in der Gegenwart, dass in Erziehung und Alltag von Jungen ein höheres Maß an Toleranz gegenüber widerfahrener Gewalt als selbstverständlich vorausgesetzt wird (Jungnitz et al. 2007, S. 4, 64).

Der Onaniediskurs behinderte lange ein positives Verhältnis zum eigenen Körper (Eder 2002, S. 91 ff.). Seit dem 17. Jahrhundert bläuten Kleriker, Ärzte und Pädagogen den Jungen in einer Vielfalt von Schriften und Predigten ein, dass die Selbstbefriedigung eine höchst gesundheitsschädliche Praxis sei: Sie schwäche die örtliche Muskulatur, verbrauche die Kraft des männlichen Samens, den man sich als eine begrenzte Quantität vorstellte, ruiniere die Nerven, zerstöre das Rückenmark und generell die körperliche Leistungs- und spätere Zeugungsfähigkeit. Masturbation sei deshalb auch moralisch höchst verwerflich (Kucklick 2008, S. 288 ff.). Mit unterschiedlichen Akzentsetzungen wurde dieser medizinische Unsinn bis in die 1950er Jahre verbreitet und machte vielen Jungen und männlichen Jugendlichen erhebliche Schwierigkeiten, wie wir anhand von Selbstzeugnissen seit dem 18. Jahrhundert beobachten können (Piller 2007, S. 190 f.). Ärzte empfahlen häufig, als Lösung des Problems eine Ehe einzugehen (Dinges 2002, S. 117; Schönenberger 1907, S. 21). So hieß es 1907: Junge Männer erholen sich bei sonst verständiger Lebensweise in der Ehe meist rasch« – gemeint war von Scham, Reue und Nervenzerrüttung.

Parallel zur wachsenden Körperfeindlichkeit während des 19. Jahrhunderts sollte der Bordellbesuch immer häufiger als Initiation in das Geschlechtsleben dienen. Wurde das vom Vater organisiert, konnte es als Enteignung einer eigenständigen Sexualität empfunden werden, in der Peergroup allerdings als kollektive Stärkung von Männlichkeit. Geschlechtskrankheiten waren jedenfalls besonders im 19. und in der ersten Hälfte des 20. Jahrhunderts ein viel diskutiertes Gesundheitsproblem. Etwa 5 % der Rekruten in Preußen und Bayern waren in den 1860er Jahren betroffen, bis 1900 sank der Anteil auf 2 % – wegen Soldkürzungen und stärkerer Disziplinierung (Sauerteig 1999, S. 75–80). Bei der Kaiserlichen Marine gingen in den 1870er Jahren durch energische Maßnahmen gegen Hafenbordelle die Geschlechtskrankheiten auf 12 % aller Krankheitsfälle zurück. (Bennink 2008, S. 42).

Die Kontrolle der Einberufenen bzgl. Geschlechtskrankheiten im Rahmen der sog. »Schwengelparade« dürften manche jungen Männer als belastend empfunden haben (Jütte 1998, S. 24–26). In der Gesamtbevölkerung waren um 1900 Männer dreimal so häufig von Geschlechtskrankheiten betroffen wie Frauen, 1919 nur noch doppelt so häufig. Während der Weimarer Zeit gingen diese Erkrankungen weiter zurück. Trotzdem diskutierte man weiter über Ehegesundheitszeugnisse, die auch SPD und Zentrum befürworteten, aber nicht durchsetzen konnten. Diese wurden erst 1935 durch die Nationalsozialisten verbindlich vorgeschrieben und betrafen neben den Geschlechtskrankheiten nun auch Erb- und Geisteskrankheiten. In den Folgejahren wurde etwa jedem 25. Paar die Eheeignung abgesprochen, allerdings mehr Frauen als Männern (bis 1943: 43 000 : 34 000) (Sauerteig 1999, S. 379). Geschlechtskrankheiten im Jugendalter verlieren bis in die 1980er Jahre weiter an Bedeutung (Biener 1991, S. 109 f.).

Positive Impulse für ein gesundheitsförderliches Verhalten bieten allenfalls eine Reihe von Regeln: Ernährungsempfehlungen sind zwar oft geschlechterneutral formuliert, beziehen sich aber implizit doch auf männliche Jugendliche. In der Tradition solcher Werke seit der Antike orientieren sie darauf, Maß zu halten: »Der Jüngling weiß es nicht, wie sehr er sich durch Ausschweifungen mancherlei Art – durch einen Trunk in die [sic!] Hitze, durch Unmäßigkeit im Speisegenuß, verdirbt. Noch widerstehen seine muntern Kräfte ...« (Struve 1804, S. 49). Es wird also auf die langfristigen Folgen hingewiesen. Studierende werden besonders ermahnt, das rechte Maß zwischen »Speisegenuss« und Bewegung zu finden: »Wer sich fleißig Bewegung macht, kann reichlichere Mahlzeiten halten und verdauet besser« (Struve 1804, S. 44). Besonders um 1900 häufen sich Ernährungsempfehlungen, die aber geschlechterunspezifisch sind, auch wenn eine sehr fleischhaltige Nahrung als jungengerecht und »männlich« gilt, während die Mädchen besonders seit den 1920er Jahren mit Schlankheitsappellen traktiert werden (Wirz 1993, S. 21 f.). Auch deshalb bleibt die Anorexie bis in die 1980er Jahre fast ausschließlich eine Krankheit weiblicher Jugendlicher (Habermas 1990, S. 15, 23 – 30, 201, 206 – 210).

Hinsichtlich der Sauberkeit finden sich im medizinischen Schrifttum keine Hinweise, dass man Jungen für problematischer hielt als Mädchen. Empfehlungen zur Mundreinigung werden ebenfalls geschlechterneutral formuliert (Sepp 1892, S. 9, Struve 1804, S. 106). Ähnlich heißt es: »Die Ohren werden rein gehalten« (Struve 1804, S. 115). Erst beim Blick auf die Adressaten der Schrift – »gebildete Jünglinge« (und Lehrer) – wird klar, dass die männliche Jugend gemeint ist. Andere Empfehlungen betreffen die Kleidung. Sie soll sauber, dem Klima angepasst und locker sein, außerdem gewechselt werden, damit keine Hautkrankheiten entstehen können bzw. Ausdünstungen nicht behindert werden (Struve 1804, S. 108). Der reinliche Körper wird als Ausdruck der Sittlichkeit der Person gedeutet (ebd., S. 112). Ansonsten wird auch 1852 weiter das »Fußreisen« als Abhärtung empfohlen (Rutschky 1988, S. 287). Vom Rauchen rät Struve bei jungen Leuten ab, da diese Angewohnheit dem Körper Säfte entziehe, die er zum Wachsen brauche (Struve 1804, S. 151). Weiterhin gibt er Ratschläge, wie man Ansteckungen vermeiden kann (ebd., S. 160). Bis auf die Bezugnahme auf das Rauchen und die Studenten könnte das alles aber genau so auch in einer Schrift für junge Frauen stehen. Tatsächlich geschlechterspezifische Hygieneempfehlungen sind also eher selten.

Allerdings fungierte das Militär bereits im 18. Jh. als eine Art Schule der Reinlichkeit, was mit der praktischen Durchsetzung der allgemeinen Wehrpflicht vor 1900 immer bedeutsamer wird: Dort sollten die jungen Männer aus allen Schichten gewisse Standards von Sauberkeit erlernen. Diese bezogen sich vorwiegend auf das äußere Erscheinungsbild, also die Kleidung (Uniform, Ausrüstung etc.) weniger auf den Körper selbst (Dinges 1996, S. 82 – 85). Die Uniform konnte und sollte auch die Frauen beeindrucken (Frevert 1996, S. 169 f.). Während des 19. Jahrhunderts dürfte die Musterung viele junge Männer erstmals mit einer vergleichenden Bewertung ihres Gesundheitszustandes konfrontiert haben. Dabei wurde immerhin ein Drittel bis 45 % der jungen Männer als untauglich ausgemustert (Kaup 1925, S. 62 f., 64, 68). Manche mögen sich darüber gefreut haben, für andere war dieses Musterungsergebnis eine Infragestellung ihres Selbstkonzepts als Mann. Diese Selbstzweifel wegen attestierten Körpermängeln scheinen im 19. Jh. zu wachsen (Schweig 2009, S. 72 f.). Im Ersten Weltkrieg lernten manche Soldaten dann Entlausungskampagnen kennen (ebd., S. 76).

Für die Gesundheitserziehung ist die Rolle der Familie viel wichtiger als das letztlich sehr eingeschränkte institutionelle Angebot von Schule und Militär. Im Vordergrund der bürgerlichen Medikalisierungskampagne stehen die Mütter. Sie dürften von den Söhnen mehr mit der Aufgabe des Ratgebers in Gesundheitsangelegenheiten assoziiert worden sein als die Väter (Dinges 2004, S. 105 – 107). Allerdings spielten auch diese schon im 19. Jahrhundert eine größere Rolle als es der bürgerliche Geschlechterdiskurs erwarten ließe. Väter beteiligen sich aktiv an der Kinderkrankenpflege und als Ratgeber (Schweig 2009, S. 49 – 54, 57 f., 63 – 65, 68, Dinges 2010ª). Von einer völligen »Feminisierung« des Themas Gesundheit kann also nicht die Rede sein.

Lange wurde bezeichnenderweise ein Thema gänzlich ausgespart: die psychischen Belastungen durch den Weltkrieg. Fliegeralarme, Ausbombungen, Evakuierung,

Flucht, Vertreibung, Armut, langfristige Abwesenheit der Väter und anderer Bezugspersonen haben nach neueren Forschungsergebnissen langfristige psychische Folgen – bis in die dritte Generation (Franz et al. 2007, S. 216, 225). Es gab etwa 500 000 Kriegswaisen und ca. 20 Mio. Kriegshalbwaisen (Dörr 2007, Bd. 1, S. 443.). Insgesamt ist davon auszugehen, dass etwa ca. 25 % der nach 1929 bis 1948 Geborenen unter »lang anhaltenden« und ein knappes Viertel unter »dauerhaft beschädigenden Einflüssen« Kindheit und Jugend erlebten (Radebold 2005, 23). »30 % der Deutschen, die zwischen 1933 und 1945 geboren wurden, wuchsen kriegsbedingt ohne Vater auf« (Bode 2006, S. 53). Für die Geburtskohorte 1935 konnte exemplarisch gezeigt werden, dass die Vaterabwesenheit im weiteren Lebenslauf zu einer signifikant erhöhten Anfälligkeit für psychogene Erkrankungen bis heute führt (Franz 2005, S. 53). Für die Nachkriegszeit lässt sich außerdem zeigen, dass die Jungen durch die Erfahrung der Ausbombung langfristig stärker traumatisiert waren als die Mädchen (Brähler et al. 2005, S. 125). Auch wiesen Jungen nach den Kohortensterbetafeln eine gegenüber den gleichaltrigen Mädchen geringere Lebenserwartung auf, weil sie offenbar durch die Kriegsereignisse stärker geschädigt wurden (Haudidier 1996, S. 149). Es muss ansonsten bisher dahingestellt bleiben, ob sie die Vaterlosigkeit stärker als die Mädchen belastete[2]. Nach neueren Studien führt Vaterabwesenheit bei Jungen aber zu einer Verzögerung der körperlichen Entwicklung, während bei Mädchen das umgekehrte Phänomen beobachtet wurde (Zinnecker und Silbereisen 1998, S. 359.). Jedenfalls liegen mittlerweile immer mehr Selbstzeugnisse zur Kriegserfahrung vor, die einer genderspezifischen Auswertung harren (Dörr 2007, Bd. 2, S. 108 ff.).

3 Gesundheitsangebote und Inanspruchnahmeverhalten

Es gibt nur wenige Angaben über die Nutzung ärztlichen Rates durch Kinder und Jugendliche in früheren Zeiten. Kinder, vor allem unter fünf Jahren, sind schon im 18. Jh. durchaus in den Arztpraxen vertreten (Ritzmann 2008, S. 114, 124). Schließt man die Jugendlichen bis 14 Jahre ein, dann sind Werte um und über 10 % häufig. In der Regel wird in den wenigen Studien zur Arztnutzung aber lediglich der Anteil der »Kinder« angegeben, praktisch nie differenziert nach Geschlecht (Dinges 2007, S. 303). Deshalb sind die Ergebnisse zu einem Südtiroler Landbezirk, dem Tauferer Ahrnthal, wichtig: Dort werden männliche Säuglinge im Verhältnis zu ihrem Anteil an der Gesamtpopulation in den 1860er Jahren etwas häufiger bei dem Arzt Ottenthal vorgestellt als weibliche (Unterkircher 2007, S. 54, 70). Das könnte tatsächlich auf eine höhere Inzidenz von Krankheiten verweisen, möglicherweise spiegelt es aber auch die Tendenz der Mütter wider, die Beschwerden von Jungen – als imaginierten »Stammhaltern« – etwas ernster zu nehmen. Zu den späteren Altersgruppen stehen die Untersuchungen noch aus.

Interessant ist in diesem Zusammenhang, was ein Kieler Stadtarzt über das Inanspruchnahmeverhalten von männlichen Lehrlingen in den 1920er Jahren mitteilt: Die Sprechstunde sei seit ihrer Einrichtung im Jahr 1924 immer häufiger in Anspruch genommen worden, nachdem man durch Reihenuntersuchungen das Interesse geweckt habe (von 117 auf 979 Lehrlinge 1927). Offenbar wachse das Interesse der reiferen Jugendlichen an ihrer Gesundheit

---

2 Schulz et al. 2004, Seegers 2009, S. 79. Eine Reanalyse der Daten lässt diese Annahme derzeit (Sept. 2010) nicht zu. Mitteilung von Prof. Dr. M. Franz (Düsseldorf).

(Büsing 1928, S. 451). Zweckmäßige Angebote werden also gern genutzt. Seit den 1960er Jahren werden weibliche Jugendliche ab der Pubertät häufiger dem Arzt vorgestellt, männliche Jugendliche fast nur noch wegen (Sport-)Unfallfolgen. So erlernen junge Frauen, den Arzt regelmäßig zur Vorsorge aufzusuchen, junge Männer brauchten ihn nur zum Zweck der »Reparatur« bei Bedarf.

Spezielle Kinderabteilungen in Krankenhäusern gibt es in Deutschland seit dem zweiten Viertel des 19. Jahrhunderts. Wie auch sonst bildet sich die medizinische Fachdisziplin der Pädiatrie in diesem Rahmen aus. Verdauungs- und Ernährungsbeschwerden der Säuglinge standen im Vordergrund der deutschen Forschungen (Neimann und Pierson 1986, S. 2460). Auch über die geschlechterspezifische Inanspruchnahme der Kinderkliniken – wie etwa in Würzburg seit den 1840er Jahren – ist nichts bekannt. Unter den behandelten Krankheiten ließen sich dort keine signifikanten geschlechterspezifischen Differenzen ausmachen (Tomsevic 2003, S. 103, 107). Die Kinderpsychiatrie entstand vor dem Ersten Weltkrieg, die Kinderpsychologie schon vor der Jahrhundertwende (Wiesbauer 1981, S. 139, 167; Neimann und Pierson 1986, S. 2464, Castell 2003).

Bis in die Gegenwart sind die Gesundheitsempfehlungen der Bundeszentrale für gesundheitliche Aufklärung allerdings viel seltener an Jungen als an Mädchen gerichtet. Immerhin wird bei Materialien zu Gesundheitsrisiken in der Pubertät geschlechterspezifisch »aufgeklärt«. Das liegt allerdings schon wegen der betroffenen Organe sehr nahe. Demgegenüber fehlte bis vor Kurzem ein solcher Zugang (zumeist) noch bei den meisten anderen Kampagnen – wie z. B. gegen das Rauchen oder den Alkoholmissbrauch. Rauchen hat für Jungen und Mädchen jedoch teilweise ganz unterschiedliche Funktionen, die gendersensibel in den Blick genommen werden müssten (Dinges 2010).

4 Fazit

Insgesamt zeigen sich bei einer geschlechterspezifischen Betrachtung von Gesundheit und Krankheit im Kindes- und Jugendalter neben Gemeinsamkeiten auch deutliche Unterschiede zwischen Mädchen und Jungen. Viele Probleme haben sich zwar mittlerweile durch die wirtschaftliche, soziale und medizinische Entwicklung erledigt, aber immer wieder fällt der schlechtere Gesundheitsstatus der Jungen und männlichen Jugendlichen auf. Das galt und gilt teilweise weiter für Säuglinge, bei der Kinderarbeit, bei der Industriearbeit und den Arbeitsunfällen, Wehrpflicht und Kriegseinwirkungen. Dieser schlechtere Gesundheitszustand hing teilweise mit größeren Belastungen aufgrund der geschlechterspezifischen Arbeitsteilung, teilweise mit einer höheren Risikoneigung zusammen. Dem standen bis in die 1960er Jahre geschlechtsspezifisch größere Freiräume für Bewegung und Sport gegenüber, die sich gesundheitsförderlich auswirken konnten.

Die historische Perspektive auf Jungengesundheit zeigt außerdem, dass Jungen und ihre Gesundheit häufig, insbesondere für militärische Zwecke, instrumentalisiert wurden. Auch Jugenduntersuchungen in den frühen Jahren der Bundesrepublik zielten vorrangig auf den optimalen Zeitpunkt der Einpassung in die Arbeitswelt des für den Wiederaufbau so wichtigen Bergbaus (Schwarz 1968, S. 6, 116, 131; Thomae 1960). Vor diesem Hintergrund kulturell langfristig verfestigter Männlichkeitsbilder ist es wenig überraschend, dass das Thema Jungengesundheit auch heute noch Schwierigkeiten hat, als eigenständiger Bereich überhaupt angemessen wahrgenommen zu werden.

Literatur

Bennink H (2008) Verbreitung und Bekämpfung der Geschlechtskrankheiten bei den Seesoldaten der Kaiserlichen Marine. Berlin: Nora.

Biener K (1991) Gesundheit der Jugend. Bern: Hans Huber.

Bode S (2006) Trümmerkinder – erwachsene Kinder. In: Ewers HH, Mikota J, Reulecke J, Zinnecker J (Hrsg.) Erinnerungen an Kriegskindheiten. Weinheim: Juventa.

Brähler E, Decker D, Radebold H (2005) Ausgebombt, vertrieben, vaterlos – Langzeitfolgen bei den Geburtsjahrgängen 1930–1945 in Deutschland. In: Radebold (2005).

Büsing H (1928) Ergebnisse systematischer schulärztlicher Untersuchungen an den Kieler Berufsschulen für männliche Jugendliche. Archiv für Soziale Hygiene und Demographie 3: 443–456.

Castell R, Nedoschill J, Rupps M (2003) Geschichte der Kinder- und Jugendpsychiatrie in Deutschland in den Jahren 1937–1961. Göttingen: Vandenhoeck.

Dinges M (1996) Soldatenkörper in der Frühen Neuzeit – Erfahrungen mit einem unzureichend geschützten, formierten und verletzten Körper in Selbstzeugnissen. In: van Dülmen R (Hrsg.) Körpergeschichten. Frankfurt M.: Fischer.

Dinges M (2002) Männlichkeitskonstruktion im medizinischen Diskurs um 1830. Der Körper eines Patienten von Samuel Hahnemann. In: Martschukat J (Hrsg.) Geschichte schreiben mit Foucault. Frankfurt/M.: Campus.

Dinges M (2004) Mütter und Söhne (ca. 1450 – ca. 1850): Ein Versuch anhand von Briefen. In: Flemming J, Puppel P (Hrsg.): Lesarten der Geschichte: Ländliche Ordnungen und Geschlechterverhältnisse. Kassel: Universitätsverlag.

Dinges M (2007) Immer schon 60 % Frauen in den Arztpraxen? Zur geschlechtsspezifischen Inanspruchnahme des medizinischen Angebotes (1600–2000). In: Dinges M (Hrsg.) Männlichkeit und Gesundheit im historischen Wandel ca. 1800- ca. 2000, Stuttgart: Steiner.

Dinges M (2010) Rauchen: gesundheitsgefährdend – und typisch »männlich«? Zum historischen Wandel geschlechtsspezifischer Zuschreibungen. In: Baader M, Bilstein J (Hrsg.) Männlichkeiten. Opladen: Wiesbaden: Springer.

Dinges M (2010ª) Hoffnungen für den »neuen Mann«? –Alternativen aus der Geschichte? In: Franz M, Karger A (Hrsg.) Neue Männer – muss das sein? Göttingen: Vandenhoeck & Ruprecht.

Dinges M (2011) Zur Geschichte der Gesundheit von Jungen und männlichen Jugendlichen (1780–2010), in: Medizin, Gesellschaft und Geschichte, 29: 97–121.

Dörr M (2007) »Der Krieg hat uns geprägt« Wie Kinder den Zweiten Weltkrieg erlebten, 2 Bde. Frankfurt/: Campus.

Eder FX (2002) Kultur der Begierde. Eine Geschichte der Sexualität. München: Beck.

Frank JP (1784) System einer vollständigen medicinischen Polizey, Bd. 2: Von der außerehelichen Zeugung, dem geflissentlichen Mißgebähren ... Mannheim: Schwan.

Franz M (2005) Das Fehlen der Väter und die spätere seelische Entwicklung der Kriegskinder in einer deutschen Bevölkerungsstichprobe. In: Radebold H (2005)

Franz M, Hardt J, Brähler E (2007) Vaterlos: Langzeitfolgen des Aufwachsens ohne Vater im Zweiten Weltkrieg. Zeitschrift für Psychosomatik und Medizinische Psychotherapie 53: 216–227.

Frevert U (1996) Das Militär als »Schule der Männlichkeit«. Erwartungen, Angebote, Erfahrungen im 19. Jahrhundert. In: Frevert U (Hrsg.) Militär und Gesellschaft im 19. und 20. Jahrhundert. Stuttgart: Klett-Cotta.

Habermas T (1990) Heißhunger. Historische Bedingungen der Bulimia nervosa. Frankfurt/M: Fischer.

Haudidier D (1996) Kohortensterbetafel 2000. Vergleich der Sterblichkeitsentwicklung in der Bundesrepublik Deutschland und Frankreich 1950–1989. In: Dinkel RH (Hrsg.) Sterblichkeitsenwicklung unter besonderer Berücksichtigung des Kohortenansatzes. München: Boldt.

Hecker R (1903) Die Abhärtung der Kinder. Ein Mahnwort und Wegweiser für alle Mütter. Halle: Gebauer-Schwetschke.

Jütte R (1998) »Wer keine Nachricht erhält, darf sich als gesund betrachten«. Zur Geschichte der zwangsweisen Prävention. In: Roeßiger S, Merk H (Hrsg.) Hauptsache gesund! Gesundheitsaufklärung zwischen Disziplinierung und Emanzipation (AK). Marburg: Jonas.

Jungnitz L, Lenz HJ et al. (Hrsg.) (2007) Gewalt gegen Männer. Personale Gewaltwiderfahrnisse von Männern in Deutschland. Opladen: Budrich.

Kaup I (1925) Süddeutsches Germanentum und Leibeszucht der Jugend. München: Verlag der Gesundheitswacht.

Neimann N, Pierson M (1986) Geschichte der Kinderheilkunde im 19. und 20. Jahrhundert.

In: Toellner R (Hrsg.) Illustrierte Geschichte der Medizin 6 Bde, Bd. 5. Salzburg: Andreas.

Kucklick C (2008) Das unmoralische Geschlecht. Zur Geburt der negativen Anthropologie. Frankfurt/M.: Suhrkamp.

Nissen G (2005) Kulturgeschichte seelischer Störungen bei Kindern und Jugendlichen. Stuttgart: Klett-Cotta.

Piller G (2007) Private Körper. Spuren des Leibes in Selbstzeugnissen des 18. Jahrhunderts. Köln: Böhlau.

Radebold H (Hrsg.) (2005) Kindheiten im II. Weltkrieg und ihre Folgen. Gießen: Psychsozial.

Reulecke J (2001) »Ich möchte einer werden so wie die...« Männerbünde im 20. Jahrhundert. Frankfurt/M.: Campus.

Ritzmann I (2008) Sorgenkinder. Kranke und behinderte Mädchen und Jungen im 18. Jahrhundert. Köln: Böhlau.

Rutschky K (Hrsg.) (1988) Schwarze Pädagogik. Quellen zur Naturgeschichte der bürgerlichen Erziehung. Berlin: Ullstein.

Sauerteig L (1999) Krankheit, Sexualität und Gesellschaft. Geschlechtskrankheiten und Gesundheitspolitik in Deutschland im 19. und frühen 20. Jahrhundert. Stuttgart: Franz Steiner.

Schönenberger F (1907) Was unsere Söhne wissen müssen. Ein offenes Wort an Jünglinge. Zwickau: Förster und Borries.

Schulz H, Radebold H, Reulecke J (2004) Söhne ohne Väter. Erfahrungen der Kriegsgeneration. Berlin: Links.

Schwarz HG (1968) Körperliche Entwicklung, Leistungsfähigkeit und Gesundheitszustand Jugendlicher und junger Arbeiter. Untersuchungen im Bergbau. Stuttgart: Thieme.

Schweig N (2009) Gesundheitsverhalten von Männern. Gesundheit und Krankheit in Briefen, 1800–1950. Stuttgart: Steiner.

Seegers L (2009) Vaterlosigkeit als kriegsbedingte Erfahrung des 20. Jahrhunderts in Deutschland. In: Seegers L, Reulecke J (Hrsg.) Die »Generation der Kriegskinder«. Gießen: Psychosozial.

Sepp PB (1892) Wichtige Gesundheitsregeln. ND Aachen 1999: Ariadne-Fach-Verlag

Speitkamp W (1998) Jugend in der Neuzeit. Göttingen: Vandenhoeck.

Struve CA (1804) Der Gesundheitsfreund der Jugend oder practische Anweisung, wie man in der Jugend den Grund zu einer dauerhaften Gesundheit legen und sie bis ins späte Alter erhalten könne. Hannover: [o. Verlag].

Thomae H (1960) Entwicklung und Belastungsfähigkeit der berufstätigen Jugend vom Standpunkt des Psychologen. In: Schnell W, Rossius E (Hrsg.) Probleme der Jugendgesundheit. Frankfurt: Deutsche Zentrale für Volksgesundheitspflege.

Tomsevic K (2003) Die medizinische Versorgung von Kindern Mitte des 19. Jahrhudnerts am Beispiel von Würzburg. Würzburg: Königshausen & Neumann.

Unterkircher A (2007) Ein ungleicher Start ins Leben? Morbidität und Mortalität von männlichen und weiblichen Säuglingen um 1860 in den Krankenjournalen des Südtiroler Landarztes Franz von Ottenthal. In: Dinges M (Hrsg.) Männlichkeit und Gesundheit im historischen Wandel ca. 1800-ca. 2000. Stuttgart: Steiner.

Werner F (2008) »Hart müssen wir hier draußen sein«. Soldatische Männlichkeit im Vernichtungskrieg 1941–1944. Geschichte und Gesellschaft 34: 5–40.

Wiesbauer E (1982) Das Kind als Objekt der Wissenschaft: medizinische und psychologische Kinderforschung an der Wiener Universität 1800–1914, Wien: Löcker.

Wirz A (1993) Die Moral auf dem Teller. Zürich: Chronos.

Zinnecker J, Silbereisen RK (Hrsg.) (^{2}1998) Kindheit in Deutschland. Aktueller Survey über Kinder und ihre Eltern. Weinheim, München: Juventa.

1.2 Jungengesundheit – Epidemiologie: »Hauptsache gesund«

Eckhard Schroll

1 Männergesundheit ja – Jungengesundheit nein?

Die Datenlage zur geschlechtsspezifischen gesundheitlichen Situation von Jungen ist sehr lückenhaft. Lange Jahre wurden Jungen und Mädchen in ihrem gesundheitlichen Verhalten nicht getrennt betrachtet. Die Zielgruppe wurde geschlechtsneutral beschrieben, in Fachliteratur und Studien wurde in der Regel nicht unterschieden. Eine rühmliche Ausnahme ist die Studie »Jugendsexualität« (BZgA 2010b), die schon seit 1980 die unterschiedlichen Entwicklungen, Bedürfnisse und Bedingungen der gesundheitlichen Prävention von Mädchen auf der einen und Jungen auf der anderen Seite im Hinblick auf das Thema Sexualität erhob.

Erst durch den Geschlechterdiskurs seit den 90er Jahren angestoßen (Gilmore 1992), wurde eine getrennte Betrachtung der Gesundheit von Frauen und Männern in Erwägung gezogen. Das Geschlecht als eine Einflussgröße auf das gesundheitliche Verhalten und damit auf die Epidemiologie von Krankheiten wurde zunächst nur im Bezug auf das geschlechtsspezifische Verhalten von erwachsenen Männern und Frauen diskutiert. Die Daten des gesundheitliches Verhaltens und deren Bedingungen besonders im Jugendalter wurden nur geschlechtsneutral, quasi als eine Einheit erhoben.

So bildet auch das Grundlagenwerk »Public Health« (Schwartz et al. 1998) keine Ausnahme. In den Ausführungen zum Thema »Gesundheitsstatus von Kindern und Jugendlichen« sucht man die geschlechtergetrennte oder -spezifische Analyse der Daten vergebens: »Bei Kindern und Jugendlichen handelt es sich zwar heute um eine vergleichsweise gesunde Bevölkerungsgruppe [...] anzunehmen, in dieser Altersgruppe gäbe es keine gesundheitlichen Probleme, wäre jedoch verfehlt« (Schwartz et al 1998, S. 498). Zusammenfassend stellte man fest: »In fast allen westlichen Industriegesellschaften dominieren heute nicht mehr die seuchenbedingten und infektiösen Erkrankungen das Mortalitäts- und Morbiditätsspektrum im Kindes- und Jugendalter. Vielmehr kommt den chronisch-degenerativen Krankheiten und Beschwerden, wie z. B. den Tumorerkrankungen oder dem Asthma bronchiale, den psychosomatischen Beeinträchtigungen, zu denen u. a. verschiedenste Störungen des Essverhaltens gezählt werden können, eine besondere Bedeutung zu« (ebd., S. 499). Eine geschlechtergetrennte Sichtweise kam nicht in Betracht. Selbst bei der Analyse der Ursachen für motorisierte Verkehrsunfälle, ein sehr geschlechtsspezifisches Vorkommen bei Jugendlichen, wurde das Geschlecht als Einflussfaktor ausgeblendet.

Obwohl die Studien zunahmen, die eine geschlechtergetrennte Auswertung vornahmen, hielt sich die Ansicht, dass die Gesundheit von Kindern und Jugendlichen keine geschlechterabhängige Komponente hat, sehr wohl aber die der Erwachsenen (Schwarz et al. 2003, S. 639). Dort heißt es lediglich »gesundheitsabträgliche Verhaltensweisen zählen gerade im Jugendalter zu weit verbreiteten Risikoverhaltensweisen, oftmals ohne dass die gesundheitsschädigende Komponente von den Kindern und Jugendlichen reflektiert wird« (ebd., S. 640). Die Betrachtung der geschlechterbedingten Gesundheit leuchtete erst ab der Volljährigkeit ein. Hier bildet auch das »Handbuch Gesundheitswissenschaften« (Hurrelmann und Laaser 1998, S. 397 f.) keine Ausnahme.

2 Paradigmenwechsel

Erst nach und nach zu Beginn dieses Jahrhunderts setzte sich in der wissenschaftlichen Diskussion durch, dass das geschlechtsspezifische Gesundheitsverhalten nicht erst im Erwachsenenalter, quasi mit dem Eintritt in die Volljährigkeit beginnt (Hurrelmann und Kolip 2002). Um die Lage der Gesundheit der Bevölkerung richtig zu erfassen, forderten sie die Gesundheitsforschung auf, Gesundheit und Krankheit auch jungen- und mädchenspezifisch zu betrachten. Insbesondere die Studie »Kompetent, authentisch und normal? Aufklärungsrelevante Gesundheitsprobleme, Sexualaufklärung und Beratung von Jungen« (BZgA 1998) entwickelte eine wissenschaftliche Grundlage dazu.

Dies ist hier erwähnenswert, weil die insgesamt geschlechtsspezifische gesundheitliche Situation bis auf wenige Ausnahmen noch eine relativ junge Wissenschaftsgeschichte hat und sich aus einem »Patchwork« von Arbeiten zusammensetzt (BZgA, RKI 2008, S. 9). Betrachtet man diese Entwicklung im Hinblick auf die Situation Erwachsener, ist diese schon erheblich selbstverständlicher als bei Kindern und Jugendlichen (Altgeld 2004; Stiehler und Klotz 2007).

Der erste Frauengesundheitsbericht stellte erstmalig bundesweite Daten zur Verfügung, die auf unterschiedliches gesundheitliches geschlechtsspezifisches Verhalten auch bei Kindern und Jugendlichen schließen lassen (BMFSFJ 2001, S. 232 f.). Auf einen entsprechenden Männergesundheitsbericht konnte bis vor kurzem nicht zurückgegriffen werden (Bardehle und Stiehler 2010). Auch hier dauern die Entwicklungen für eine Erhebung der Daten noch an. Aufgrund der Forschungslage zu epidemiologischen Grundlagen der Gesundheit von Jungen und deren Auswertungen kann somit lediglich auf wenige Arbeiten zurückgegriffen werden. Epidemiologische Entwicklungen im Zeitverlauf über die letzten Jahrzehnte sind nur punktuell vorhanden (BZgA 2010).

3 Erste Datenlage – wenig differenziert

Durch den Kinder- und Jugendgesundheitssurvey (KiGGS) (RKI 2008) konnten erstmals viele Forschungsdaten zu den Gesundheitschancen und der gesundheitlichen Situation von Kindern und Jugendlichen erhoben werden. Erstmalig wurde hier ein Großteil der gesundheitlichen Situation von Kindern und Jugendlichen auch nach Bildungs- und Sozialstatus differenziert betrachtet. Der Bericht ist eine wahre Fundgrube und in der Breite einmalig. Genauer betrachtet ergeben jedoch auch diese Daten noch ein unvollständiges Gesamtbild: So kommt das Thema der sexuellen und reproduktiven Gesundheit von Jugendlichen nicht vor, stattdessen wird nur die körperliche Entwicklung beschrieben. Zudem handelt es sich um eine eingeschränkte Altersgruppe der 11- bis 17-Jährigen.

Die Ergebnisse des KiGGS und weiterer repräsentativer Studien zum Präventionswissen sind zu einem erweiterten Bild über die Gesundheit von Kindern und Jugendlichen zusammengetragen worden, um erste Schlussfolgerungen für die Prävention zu ziehen (BZgA, RKI 2008). Diese Datensammlung über den KiGGS hinaus, die auch die Daten zu Wissen, Einstellungen und Verhaltensweisen bei Kindern und Jugendlichen berücksichtigt, bildet die bisherige Forschungslage weitestgehend ab. Sie zeigt, dass Jungen und Mädchen mit niedrigem Bildungs- und niedrigem Sozialstatus häufiger verhaltensauffällig werden als Jugendliche in vergleichbaren höheren Bildungseinrichtungen und höheren Statusgruppen. Wenn jedoch Jugendliche aus dieser Gruppe in die höhere Statusgruppe aufsteigen, nivellieren sich die Unterschiede. Doch selbst durch diese einmalige Datenbreite können seriös nur begrenzte Aussagen zu einzelnen Themen- und Problemfeldern gemacht werden. Die »Patchwork«-Landschaft bleibt also bestehen (BZgA, RKI 2008, S. 4).

Im Folgenden werden die Aussagen zur Gesundheit der Jungen (im Gegensatz zu den Mädchen) und die möglichen Einflussfaktoren, zu denen schon Aussagen getroffen werden können, zusammengefasst:

- Jungen fühlen sich psychisch gesünder.
  Erst im Jugendalter kommt es zu den Unterschieden zwischen Mädchen und Jungen. Das Wohlbefinden sinkt bei Jungen während der Pubertät weniger stark. Das gesundheitliche Wohlbefinden wird in Abhängigkeit vom sozialen Status besser oder schlechter eingeschätzt (BZgA, RKI 2008, S. 13).
- Jungen leiden 1,4-mal häufiger unter Asthma und Heuschnupfen (BZgA, RKI 2008, S. 17). Jungen bis zum Alter von 10 Jahren leiden doppelt so häufig an Pseudokrupp.
  Dabei lassen sich drei Einflussgrößen der Erkrankungen differenzieren: Alter, Geschlecht, Eltern. Jungen sind durch alle Altersgruppen hindurch häufiger betroffen (BZgA, RKI 2008, S. 18).
- Jungen geben über alle Altersgruppen hinweg weniger an, Schmerzen zu haben (KiGGS 2007, S. 712 f.).
  Lediglich Kopf- und Rückenschmerzen nahmen nach Alter zu. Einflussfaktor ist hier nicht das Alter, sondern die pubertäre Entwicklung und die Geschlechtsspezifität (KiGGS 2007, 716).

- Bei Jungen wird die Aufmerksamkeitsdefizit-Hyperaktivitätsstörung (ADHS) über 4mal häufiger festgestellt.
  Eltern mit geringem sozialem Status geben doppelt so häufig ADHS an als Eltern mit höherem sozialem Status. Bei Kindern mit Migrationshintergrund werden diese Störungen weniger berichtet. Über die eigentliche Ursache gibt es bisher nur Hypothesen. In allen Gruppen sind aber Jungen von ADHS am meisten betroffen (BZgA, RKI 2008, S. 59). Bei den psychischen Auffälligkeiten spielen insbesondere zusätzliche soziale Risikofaktoren wie z. B. die Berufstätigkeit der Mutter und der Status der Alleinerziehung eine Rolle (BZgA, RKI 2008, S. 22 f., 57 f.).
- Jungen machen doppelt so häufig Erfahrungen mit Gewalt. Sie sind doppelt so häufig Täter und auch häufiger Opfer als Mädchen (BZgA, RKI 2008, S. 28).
  Die Einflussgrößen, die belegt wurden, können nach sozialem Status, Schulform und Migrationshintergrund differenziert werden, sowohl im Bezug auf die Opfer als auch auf die Täter.
- Jungen sind durch Unfallverletzungen häufiger betroffen (KiGGS 2007).
  Der Einflussfaktor Alter ist der einzige, der sich in allen Altersstufen belegen lässt, unabhängig von Unfallorten. Migration, sozialer Status sowie Wohnort spielen keine oder eine untergeordnete Rolle (BZgA, RKI 2008, S. 37 f.).
- Straßenverkehrsunfälle mit Jungen sind in allen Altersstufen um das 4fache höher. Nur bei Verkehrsunfällen besteht ein Zusammenhang mit dem sozialen Status.
- Jungen treiben zu einem höheren Anteil und in fast allen Altersstufen häufiger Sport.
  Ein Einfluss des sozialen Status, des Migrationshintergrunds und des Wohnorts konnte nicht nachgewiesen werden. Dagegen vermindern Defizite bei familiären, sozialen und personalen Ressourcen die

- sportlichen Aktivitäten (BZgA, RKI 2008, S. 68).
- Männliche junge Erwachsene haben in den letzten 30 Jahren immer zu einem größeren Prozentanteil illegale Drogen konsumiert, wobei die Tendenz rückläufig ist (BZgA 2010c, S. 33).
  Ein Einflussfaktor scheint die Schulform zu sein (BZgA, RKI 2008, S. 25). Ein weiterer könnte der gleichzeitige Konsum von Tabak sein (BZgA 2009b, S. 37).
- Männliche Jugendliche konsumieren Alkohol häufiger und in größeren Mengen. Der Anteil sinkt im Jahresvergleich.
  Der Bildungsstatus scheint eine Einflussgröße zu sein; je höher die Schulbildung, desto niedriger die riskanten Konsummuster wie z. B. das Binge-Drinking (BZgA 2009a).
- Der Anteil der männlichen Jugendlichen, die Rauchen, sinkt; bei Jungen mehr als bei Mädchen. Die Raucherquote ist nahezu gleich. Der Anteil der Vielraucher (tägliches Rauchen) ist bei Jungen größer. Als relevante Einflussfaktoren können der Schultyp, Migrationshintergrund und das Rauchverhalten in der Familie festgehalten werden. Je niedriger der Schultyp, je höher der Anteil der Raucher. Jungen mit Migrationshintergrund rauchen weniger (BZgA 2009b, S. 7, 22).
- Derzeit sind 15 % der Kinder übergewichtig.
  Jungen betrifft dies insbesondere dann, wenn der soziale Status der Familie gering ist und sie aus Familien mit Migrationshintergrund kommen. Weitere Einflussgrößen können hier belegt werden: Abhängigkeit von körperlicher Aktivität, Body Mass Index (BMI) der Eltern, Suchtverhalten der Eltern, Ernährung, familiärer Zusammenhalt (BZgA, RKI 2008, S. 43).
- Bei Jungen nimmt das Risiko für eine Essstörung im Jugendalter ab.
  Belegt ist die Abhängigkeit von sozialem Status und Migrationshintergrund. Ein weiterer Faktor ist, dass Auffälligkeiten im Essverhalten bei Kindern und Jugendlichen mit psychischen Problemen häufiger auftreten (BZgA, RKI 2008, S. 53).
- Jungen konsumieren in allen Altersgruppen häufiger mehr als die maximale Menge an Süßwaren, Knabberartikel und Limonaden.
  Insbesondere Kinder und Jugendliche mit geringem sozialem Status haben ein generell schlechteres Ernährungsverhalten. Ein weiterer Einflussfaktor ist das Essverhalten in Migrationsfamilien (BZgA, RKI 2008, S. 103). Insbesondere bei Menschen mit russischem oder türkischem Hintergrund ist ein ungünstigeres Ernährungsverhalten nachweisbar.
- Jungen mit Migrationshintergrund haben früher und damit häufiger Sexualverkehr als Jungen ohne Migrationshintergrund (BZgA 2010a, S. 8,109).
  Ab dem 14. Lebensjahr ist dies durchgängig in jeder Altersgruppe zu beobachten. Alter und sexuelle Erfahrungen hängen eng miteinander zusammen.
- Jungen mit Migrationshintergrund verhüten deutlich schlechter als Jungen ohne Migrationshintergrund (BZgA 2010a, S. 148).
  Insbesondere die Kondomnutzung ist deutlich geringer als bei deutschen Jungen. Diese zeigen ein ähnliches Verhütungsverhalten wie deutsche Mädchen. Der Migrationshintergrund sowie das damit verbundene Verhalten im Elternhaus sind hier entscheidende Einflussfaktoren (BZgA 2010a, S. 30).
- Jungen präferieren andere Vertrauenspersonen in intimen sexuellen Fragen: Sie bevorzugen bei Hilfe und Information auch das gleiche Geschlecht. Dies ist unabhängig vom Migrationshintergrund (BZgA 2010a, S. 18).

4 Weitere epidemiologische Differenzierungen?

Fast alle Daten zeigen geschlechtsspezifische Auffälligkeiten, die zu unterschiedlichem Gesundheitsverhalten und Problemen führen können. Da die Gesundheitsförderung insbesondere dazu befähigen soll, das eigene Gesundheitsverhalten zu entwickeln oder auszubauen und dabei die geschlechtsspezifischen Potenziale zu nutzen, bedarf es angesichts der Datenlage noch weiterer Differenzierungen. Nur so kann die Stärkung der Lebenskompetenz bei der Bewältigung der geschlechtsbezogenen Entwicklungsaufgaben optimiert werden.

Dazu fehlt insgesamt eine übergreifende Qualitätssicherung der Studien, um eine möglichst hohe Vergleichbarkeit zu erzielen. Sowohl vergleichbare Erhebungsinstrumente als auch eine standardisierte Prüfung von möglichen Einflussfaktoren sind nicht abgestimmt. Zudem sind nur bei wenigen Studien aufgrund der Datenerhebung Einflussfaktoren auszuschließen, bei manchen wurde nach vielen nicht gefragt.

Während die familiäre Situation, die geschlechtsspezifischen Daten zu Jungen und Mädchen und die unterschiedliche Bildungsvoraussetzung fast durchgängig erhoben wurden, werden die Frage des Migrationsstatus und des Herkunftslandes oftmals nicht differenziert. Die Einflussfaktoren der Herkunftsmilieus und der Lebenswelten kommen bisher kaum in den Blick (Renner 2010). Die Frage des Einflusses der Resilienzfaktoren und der psychischen Dispositionen bei der geschlechtsbezogenen Bewältigung der Lebensaufgaben müsste darüber hinaus beantwortet werden. Verknüpfungen mit den Lebensstilen von Jugendlichen, die das individuelle Verhalten und das individuelle Erleben prägen, sind derzeit nur punktuell möglich (Raithel 2010). Darüber hinaus lassen sich noch weitere Faktoren wie z. B. der Grad der Behinderung benennen.

Es bedarf einer weiteren bundesweiten Anstrengung, damit die Gesundheitsförderung von Kindern und Jugendlichen noch deutlicher – nicht nur auf Grundlage einer verdienstvollen »Patchwork-Arbeit« – die geschlechtsspezifischen Ausprägungen und deren Einflussfaktoren einbeziehen kann. Eine erfolgreiche Gesundheitsförderung hängt schließlich davon ab, dass die Zielgruppen möglichst genau beschrieben werden.

Literatur

Altgeld T (Hrsg.) (2004) Männergesundheit. Neue Herausforderungen für Gesundheitsförderung und Prävention. Weinheim, München: Juventa.

Bardehle D, Stiehler M (2010) Erster Deutscher Männergesundheitsbericht. München: Zuckschwerdt.

Bundesministerium für Familie, Senioren, Frauen und Jugend (2001) Bericht zur gesundheitlichen Situation von Frauen in Deutschland. Eine Bestandsaufnahme unter Berücksichtigung der unterschiedlichen Entwicklung in West- und Ostdeutschland. Berlin. Kohlhammer.

Bundeszentrale für gesundheitliche Aufklärung (2010a) Migrantinnen und Migranten als Zielgruppe in der Sexualaufklärung und Familienplanung. Köln: BZgA.

Bundeszentrale für gesundheitliche Aufklärung (2010b) Jugendsexualität. Repräsentative Wiederholungsbefragung von 14- bis 17-jährigen und ihren Eltern. Köln: BZgA.

Bundeszentrale für gesundheitliche Aufklärung (2009a) Verbreitung des Alkoholkonsums bei Jugendlichen und jungen Erwachsenen Köln: BZgA.

Bundeszentrale für gesundheitliche Aufklärung (2009b) Die Drogenaffinität Jugendlicher in der Bundesrepublik Deutschland 2008. Verbreitung des Tabakkonsums bei Jugendlichen und jungen Erwachsenen Köln: BZgA.

Bundeszentrale für gesundheitliche Aufklärung (2010) Die Drogenaffinität Jugendlicher in der Bundesrepublik Deutschland 2008. Verbreitung des Konsums illegarer Drogen bei Jugendlichen und jungen Erwachsenen. Köln: BZgA.

Bundeszentrale für gesundheitliche Aufklärung (1998) Kompetent, authentisch und normal?

Aufklärungsrelevante Gesundheitsprobleme, Sexualaufklärung und Beratung von Jungen. Köln: BZgA.

Gilmore DD (1993) Mythos Mann, München: dtv.

Hurrelmann K, Laaser U (Hrsg.) (1998) Handbuch Gesundheitswissenschaften, Weinheim, München: Juventa.

Hurrelmann K, Kolip P (Hrsg.) (2002) Geschlecht, Gesundheit und Krankheit, Männer und Frauen im Vergleich, Bern: Hans Huber.

KiGGS (2007) Der Kinder- und Jugendgesundheitssurvey. KiGGS, Band 50, Heft 5/6.

Raithel J (2010) Lebensstile Jugendlicher und Gesundheitsverhalten. Prävention Zeitschrift für Gesundheitsförderung 1/2010, 2–5, Schwabenheim: Sabo.

Renner I (2010) Sexualität und Migration, Zugangsweg für die Sexualaufklärung Jugendlicher. Forum Sexualaufklärung und Familienplanung. Jugendsexualität national, international 15–23, Köln: BZgA.

Robert Koch-Institut (Hrsg.), Bundeszentrale für gesundheitliche Aufklärung (Hrsg.) (2008) Erkennen – Bewerten – Handeln: Zur Gesundheit von Kindern und Jugendlichen in Deutschland. Berlin: RKI.

Schwartz FW, Badura B, Leidl R Raspe H, Siegrist J (1998) Das Public Health Buch, München, Wien, Baltimore: Urban & Schwarzenberg.

Schwartz FW, Badura B, Busse R, Leidl R, Raspe H, Siegrist J, Walter U (2003) Public Health Gesundheit und Gesundheitswesen. München, Jena. Urban & Fischer.

Stiehler M, Klotz T (2007) Männerleben und Gesundheit. Eine interdisziplinäre, multiprofessionelle Einführung. Weinheim, München: Juventa.

2 Körperliche und psychosoziale Entwicklung von Jungen

2.1 Männliche Geschlechtsentwicklung

Paul-Martin Holterhus

1 Einleitung

Die Anlage und Differenzierung der primären Geschlechtsmerkmale des Menschen findet während der Embryogenese statt. Zum Zeitpunkt der Pubertät erfolgt die Ausreifung mit Entwicklung sekundärer Geschlechtsmerkmale und dem Ziel der Geschlechtsreife. Die Geschlechtsentwicklung ist abhängig von männlichen oder weiblichen Geschlechtschromosomen (Gonosomen), von einer zeitlich und örtlich koordinierten Ablesung und Wirkungsvermittlung embryonal aktiver Entwicklungsgene (Morphogene, Transkriptionsfaktoren) sowie schließlich von der Bildung und der zellulären Wirkung der Sexualhormone. Für die Entwicklung des Jungen kommt dem Steroidhormon Testosteron die zentrale Bedeutung zu. Nur, wenn zwischen der 7. und 12. Schwangerschaftswoche eine normale Biosynthese von Testosteron in den Leydigzellen der Hoden stattfindet und wenn dies eine ungestörte zelluläre Wirkung entfalten kann, wird ein äußerlich männliches Genitale entstehen. Fehlt die Bildung oder Wirkung des Testosterons, so können trotz Anwesenheit männlicher Chromosomen Abweichungen von der normalen männlichen Entwicklung oder sogar ein äußerlich komplett weibliches Erscheinungsbild beobachtet werden. Derartige entwicklungsbiologische Konstellationen werden als Störung der Geschlechtsentwicklung (DSD, Disorders of Sex Development, Intersexualität) bezeichnet (► Kap. 3.1).

2 Genetisches Geschlecht, gonadales Geschlecht und sexuelle Determinierung

Durch die Befruchtung der Eizelle durch das Spermium wird das genetische bzw. chromosomale Geschlecht festgelegt. Durch die vorangehenden Zellteilungen (Meiose) enthält die Eizelle immer ein einzelnes X-Chromosom, während das Spermium entweder ein X-Chromosom oder ein Y-Chromosom enthalten kann. Erfolgt die Befruchtung der Eizelle mit einem X-Chromosom-Spermium, so entsteht ein Karyotyp 46,XX (weibliche Gonosomenkonstellation bzw. weibliches Kerngeschlecht) und es wird sich normalerweise ein Mädchen entwickeln. Wird die Eizelle mit einem Y-chromosomhaltigen Spermium befruchtet, so entsteht der Karyotyp 46,XY (männliche Gonosomenkonstellation bzw. männliches Kerngeschlecht). In diesem Fall entwickelt sich normalerweise ein Junge. Bei beiden Kerngeschlechtern sind die Anlagen der Keimdrüsen (Gonaden) zunächst noch bipotent (► **Abb. 1**).

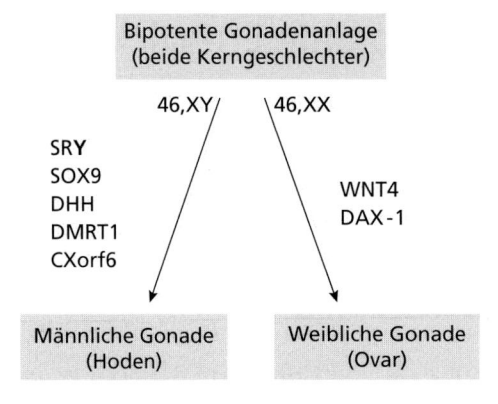

```
Bipotente Gonadenanlage
(beide Kerngeschlechter)
       46,XY    46,XX
SRY
SOX9
DHH          WNT4
DMRT1        DAX-1
CXorf6

Männliche Gonade   Weibliche Gonade
    (Hoden)            (Ovar)
```

Abb. 1: Sexuelle Determinierung der Gonaden

Das bedeutet, dass sich bei beiden Geschlechtern das Gewebe der Gonadenanlage zunächst noch in beide Richtungen, also sowohl zu Ovarien (Eierstöcke) als auch zu Hoden weiterentwickeln kann. Nach der 6. SSW kommt es jedoch beim Jungen zur Ablesung des auf dem Y-Chromosom lokalisierten SRY-Gens (Sex Determining Region, Y-Chromosom) (Sinclair et al. 1990). Dies führt dazu, dass sich die bipotente Gonade zum Hoden entwickelt. Verschiedene weitere Entwicklungsgene sind in diesen Prozess involviert, z. B. SOX-9 (SRY-related HMG-box gene 9; Foster et al. 1994), SF-1 (steroidogenic factor 1; Luo et al. 1994), WT-1 (Wilms tumor 1 gene; Pelletier et al. 1991), DMRT1 (Doublesex- and MAB3-related transcription factor 1; Raymond et al. 1998), DMRT2 (Doublesex- and MAB3-related transcription factor 2; Raymond et al. 1999), DHH (Desert Hedgehog; Umehara et al. 2000; ▶ Abb. 1). Die Ablesung und Wirkung dieser und weiterer Gene im frühen Embryo unterliegen einem zeitlich und örtlich abgestimmten und geschlechtsspezifischen Netzwerk aus Aktivierung und Hemmung. Das bedeutet, dass Störungen dieser empfindlichen Abläufe durch Mutationen zu einer Störung der Gonadenentwicklung und damit einer Gonadendysgenesie führen können. Dies beeinträchtigt beim Jungen die für die weitere Entwicklung notwendige endokrine Hodenfunktion, sodass eine Störung der Geschlechtsentwicklung resultiert. Viele der genannten Gene spielen nicht ausschließlich für die Geschlechtsentwicklung eine Rolle, sondern weisen Funktionen in der Entwicklung anderer Organsysteme auf. Insofern können Genmutationen im WT-1-Gen zu Nierenerkrankungen führen (Wilms-Tumor, Nephropathie), Mutationen im SF-1-Gen können gleichzeitig zu einer Nebennierenrindeninsuffizienz führen und Mutationen im SOX-9-Gen sind mit einer schweren Fehlbildung des Skelettsystems (Campomele Dysplasie) assoziiert.

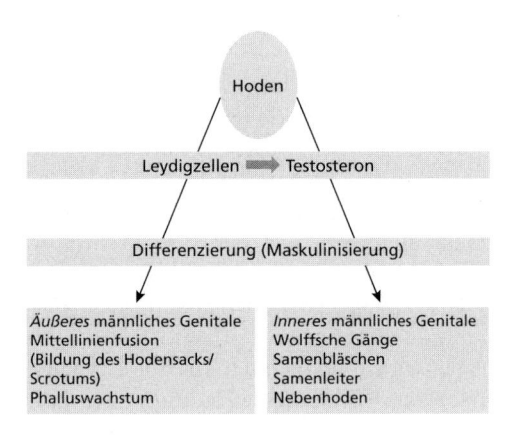

```
              Hoden

        Leydigzellen ⟹ Testosteron

        Differenzierung (Maskulinisierung)

Äußeres männliches Genitale    Inneres männliches Genitale
Mittellinienfusion              Wolffsche Gänge
(Bildung des Hodensacks/        Samenbläschen
Scrotums)                       Samenleiter
Phalluswachstum                 Nebenhoden
```

Abb. 2: Sexuelle Differenzierung des männlichen Genitales

Um die Entwicklung des Jungen zu verstehen, soll hier kurz auch auf die Entwicklung des Mädchens eingegangen werden. Bei Vorliegen eines weiblichen Kerngeschlechts 46,XX liegt kein SRY-Gen vor. Deshalb entwickelt sich die bipotente Gonadenanlage nicht zum Hoden, sondern zum Ovar (Eierstock). Im Gegensatz zur Entwicklung des Hodens sind nur wenige Gene bekannt, die aktiv in die Entwicklung zum Ovar eingebunden sind. Beispiele sind DAX-1 (DSS-AHC critical region on the X-chromosome 1, gene 1; Swain et al. 1998) und WNT4 (Wingless-type MMTV integration site family, member 4; Jordan et al. 2001).

3 Somatisches/phänotypisches Geschlecht und sexuelle Differenzierung beim Jungen

Bei der sexuellen Differenzierung handelt es sich um die hormonell vermittelte, irreversible Implementierung des geschlechtlichen anatomischen Dimorphismus des inneren und äußeren Genitales (▶ Abb. 2). Die Anwesenheit der testikulären Hormone (beim Jungen) oder deren Abwesenheit (beim Mädchen) entscheidet darüber, ob eine männliche oder eine weibliche Entwicklung erfolgt. Das bedeutet, dass die Entwicklung zum Jungen ein *aktiver* Prozess ist, der die weibliche Entwicklungsrichtung in die männliche umlenkt. Nach heutigem Kenntnisstand spielen ovarielle Hormone keine oder nur eine untergeordnete aktive Rolle bei der Differenzierung des äußeren Genitales des Mädchens.

3.1 Inneres männliches Genitale

Die paarigen Anlagen des inneren Genitales sind zunächst bipotent. Das bedeutet, dass sich ursprünglich sowohl weiblich angelegte als auch männlich angelegte Geschlechtsgänge finden. Bei Vorhandensein von Hoden entwickeln sich die Wolffschen Anlagen als Folge des in den Leydigzellen gebildeten Testosterons zu Samenleitern, Nebenhoden, Samenbläschen und Prostata. Das in den Sertoli-Zellen gebildete Anti-Müller-Hormon unterdrückt beim Jungen die Entwicklung der Müllerschen Gänge. Wenn kein Hoden vorhanden ist, wie dies bei der normalen weiblichen sexuellen Differenzierung der Fall ist, aber auch bei einer Gonadendysgenesie, kommt es zu einer Rückbildung der Wolffschen Gänge und zur Weiterdifferenzierung der Müllerschen Gänge zu Eileitern, Uterus und oberem Drittel der Vagina.

3.2 Äußeres männliches Genitale

Auch das äußere Genitale des Menschen ist zunächst bipotent angelegt. Der ursprüngliche phänotypische Aspekt ist weiblich. Gene, die die frühe bipotente Genitalentwicklung des Menschen kontrollieren, sind kaum bekannt. Ein interessantes Gen ist HOXA13. Es wird im Gewebe des frühen Genitalhöckers exprimiert, aus dem später entweder die Klitoris beim Mädchen oder der Penis beim Jungen entsteht. Die Rolle von HOXA13 beim Menschen ist durch das Hand-Foot-Genital-Syndrom bekannt geworden, bei dem Mutationen im HOXA13-Gen vorliegen (Mortlock und Innis 1997). Neben der Anlagestörung der Genitalenwicklung scheint HOXA13 auch die spätere Empfindlichkeit der Gewebe für Testosteron durch eine verminderte Expression des Androgenrezeptors zu beeinflussen (Morgan et al. 2003). Die eigentliche sexuelle Differenzierung des äußeren männlichen Genitales beginnt erst in der 7. Schwangerschaftswoche. Sie ist streng testosteronabhängig. Testosteron wird durch die Leydigzellen des Hodens gebildet und gelangt über den Blutweg an die Gewebe des äußeren Genitales. Dort findet die Aktivierung zu Dihydrotestosteron, einem noch viel stärker wirksamen Androgen, statt. Ursächlich hierfür ist die Expression und Aktivität des Enzyms 5-α-Reduktase Typ II. Testosteron und Dihydrotestosteron binden jeweils an den intrazellulär lokalisierten Androgenrezeptor. Der Androgenrezeptor ist eine Proteinstruktur, die die Funktion eines ligandenaktivierten Transkriptionsfaktors für androgenregulierte Zielgene innehat. Der zunächst im Zytoplasma der Zielzelle lokalisierte Androgenrezeptor gelangt nach Bindung von Testosteron in den Zellkern. Hier binden üblicherweise zwei miteinander verbundene Androgenrezeptoren an DNA-Konsenuselemente im Promotorbereich der androgenregulierten Gene. Dadurch kann deren Ableserate gezielt gesteigert oder vermindert werden. Insofern ändert die Bindung von Testosteron an den Androgenrezeptor und die folgende Beeinflussung der Ableserate von Genen (Transkriptionsprofil) das Gesamtprofil gebildeter Genprodukte. Diese sind dafür verantwortlich, dass sich zwischen der 7. und 12. Schwangerschaftswoche die embryonalen Umbauvorgänge mit Entwicklung des männlichen Genitales vollziehen können. Als Folge der Wirkung von Testosteron und Dihydrotestosteron entwickelt sich der Genitalhöcker zum späteren Penis. Die Urethralfalten und die Labioskrotalwülste verschmelzen beim Jungen in der Mittellinie zum Corpus cavernosum und zum Hodensack (Skrotum). Ein vollständiger Umbau des äußeren Genitales zur männlichen Form besteht auch darin, dass die Mündung der Harnröhre in der Mitte der Glans penis zu liegen kommt. Nach der 12. Schwangerschaftswoche können Testosteron und Dihydrotestosteron zwar zu weiterem Wachstum des Phallus führen, jedoch kann eine bis dahin unvollständige Verschmelzung der genitalen Mittellinie nicht mehr kompensiert werden. Sollte eine Störung in der Bildung von Testosteron oder Dihydrotestosteron vorliegen oder sollte die zelluläre Wirkung von Testosteron durch eine Störung des Androgenrezeptors bestehen, so würde trotz Vorliegen eines männlichen Chromosomensatzes 46,XY eine verminderte Vermännlichung des äußeren Genitales resultieren (▶ Kap. 3.1).

4 Geschlechtsidentität, Geschlechtsrollenverhalten und sexuelle Orientierung

Man geht heute davon aus, dass auch außerhalb des Genitales eine geschlechtswendige Entwicklung von Organen und Funktionen durch chromosomale und hormonelle Mechanismen erfolgt. So lässt sich bei Mäusen zeigen, dass ein erheblicher Anteil aktiver Gene in Fettgewebe, Muskelgewebe, Lebergewebe und ZNS-Gewebe signifikant geschlechtswendig abgelesen wird (Yang et al. 2006). Aus eigenen Untersuchungen an weißen Blutkörperchen wissen wir, dass der quantitativ größte Anteil der geschlechtswendigen Genexpression Folge einer hormonellen Prägung durch An- oder Abwesenheit von Testosteron ist und nicht alleine auf geschlechtschromosomalen Unterschieden beruhen kann (Holterhus et al. 2009). Insofern muss davon ausgegangen werden, dass geschlechtschromosomale, genetische und sexualhormonabhängige Mechanismen auch in die Entwicklung des Gehirns eingreifen. Neben soziokulturellen Faktoren dürften daher biologische Mechanismen der männlichen Geschlechtsentwicklung die Geschlechtsidentität, das Geschlechtsrollenverhalten und die sexuelle Orientierung des Jungen modifizieren. Unter Geschlechtsidentität versteht man die subjektive Überzeugung einer Person, einem Geschlecht zuzugehören, sich also als Junge/Mann oder Mädchen/Frau zu erleben. Das Geschlechtsrollenverhalten umfasst die von der Gesellschaft erwarteten Verhaltensweisen, Interessen, Einstellungen und Persönlichkeitszüge, die entweder mit einem Jungen/Mann, also Männlichkeit oder einem Mädchen/Frau, also Weiblichkeit assoziiert sind. Unter sexueller Orientierung versteht man schließlich die bevorzugte Wahl des Sexualpartners. Die vorgeburtliche Exposition mit Androgenen scheint wichtig für eine geschlechtliche »Langzeitprägung« des menschlichen Gehirns zu sein. Studien zum geschlechtspezifischen Kinderspiel haben gezeigt, dass dies trotz veränderter Sozialisation in modernen und liberalen Gesellschaften letztlich außergewöhnlich stabil ist. Veränderungen des Kinderspiels bei Störungen der Geschlechtsentwicklung unterstützen diese Einschätzung (Hines 2003, Jürgensen et al. 2007).

Literatur

Foster JW, Dominguez-Steglich MA, Guioli S, Kwok C, Weller PA, Stevanovic M, Weissenbach J, Mansour S, Young ID, Goodfellow PN, Brook JD, Schafer AJ (1994) Campomelic dysplasia and autosomal sex reversal caused by mutations in an SRY-related gene. Nature 372:525–530.

Hines M (2003) Sex steroids and human behavior: prenatal androgen exposure and sex-typical play behavior in children. Ann N Y Acad Sci 1007:272–282.

Holterhus PM, Deppe U, Werner R, Richter-Unruh A, Bebermeier JH, Wünsch L, Krege S, Schweikert HU, Demeter J, Riepe F, Hiort O, Brooks JD (2007) Intrinsic androgen-dependent gene expression patterns revealed by comparison of genital fibroblasts from normal males and individuals with complete and partial androgen insensitivity syndrome. BMC Genomics 8:376.

Holterhus PM, Bebermeier JH, Werner R, Demeter J, Richter-Unruh A, Cario G, Appari M, Siebert R, Riepe F, Brooks JD, Hiort O (2009) Disorders of sex development expose transcriptional autonomy of genetic sex and androgen-programmed hormonal sex in human blood leukocytes. BMC Genomics 10:292.

Jordan BK, Mohammed M; Ching ST, Delot E, Chen XN, Dewing P, Swain A, Rao PN, Elejalde BR, Vilain E (2001) Up-regulation of WNT-4 signaling and dosage-sensitive sex reversal in humans. Am J Hum Genet 68:1102–1109.

Jürgensen M, Hiort O, Holterhus PM, Thyen U (2007) Gender role behavior in children with XY karyotype and disorders of sex development. Horm Behav 51:443–453.

Luo X Ikeda, Y Parker, KL (1994) A cell-specific nuclear receptor is essential for adrenal and gonadal development and sexual differentiation. Cell 77:481–490.

Morgan EA, Nguyen SB, Scott V, Stadler HS (2003) Loss of Bmp7 and Fgf8 signaling in Hoxa13-mutant mice causes hypospadia. Development 130:3095–3109.

Mortlock DP, Innis JW (1997) Mutation of HOXA13 in hand-foot-genital syndrome. Nat Genet 15:179–180.

Pelletier J, Bruening W, Kashtan CE, Mauer SM, Manivel JC, Striegel JE, Houghton DC, Junien C, Habib R, Fouser L, Fine RN, Silverman BL, Haber DA, Housman D (1991) Germline mutations in the Wilms' tumor suppressor gene are associated with abnormal urogenital development in Denys-Drash syndrome. Cell 67:437–447.

Raymond CS, Parker ED, Kettlewell JR, Brown LG, Page DC, Kusz K, Jaruzelska J, Reinberg Y, Flejter WL, Bardwell VJ, Hirsch B, Zarkower D (1999) A region of human chromosome 9p required for testis development contains two genes related to known sexual regulators. Hum Mol Genet 8(6):989–996.

Raymond CS, Shamu CE, Shen MM, Seifert KJ, Hirsch B, Hodgkin J, Zarkower D (1998) Evidence for evolutionary conservation of sex-determining genes. Nature 391:691–695.

Sinclair AH, Berta P, Palmer MS, Hawkins JR, Griffiths BL, Smith MJ, Foster JW, Frischauf AM, Lovell-Badge R, Goodfellow PN (1990) A gene from the human sex-determining region encodes a protein with homology to a conserved DNA-binding motif. Nature 346 (6281):240–244.

Swain A, Narvaez V, Burgoyne P, Camerino G, Lovell-Badge R (1998) Dax1 antagonizes Sry action in mammalian sex determination. Nature 391:761–767.

Umehara F, Tate G, Itoh K, Yamaguchi N, Douchi T, Mitsuya T, Osame M (2000) A novel mutation of desert hedgehog in a patient with 46, XY partial gonadal dysgenesis accompanied by minifascicular neuropathy. Am J Hum Genet 67:1302–1305.

Yang X, Schadt EE, Wang S, Wang H, Arnold AP, Ingram-Drake L, Drake TA, Lusis AJ (2006) Tissue-specific expression and regulation of sexually dimorphic genes in mice. Genome Res 16:995–1004.

2.2 Somatische Entwicklung – Pubertät[1]

Bernhard Stier

1 Normale männliche Pubertätsentwicklung

Im Verlaufe der Kindheit entwickeln sich Jungen und Mädchen körperlich annähernd gleich bezüglich Körperbau, Muskelmasse, Fettgewebsverteilung, Größe und Kraft. Erst in der Pubertät kommt es zu entscheidenden Entwicklungsunterschieden. Dabei ist der Pubertätsbeginn kein isolierter Vorgang sondern leitet ein »Kontinuum« zwischen Beginn des Jugendalters und dem Erwachsenenalter ein. Zwischen ca. 9 und 19 Jahren kommt es bei den Jungen zu erheblichen Veränderungen, die körperliche, mentale und soziale Bereiche betreffen.

Die körperliche (somatische) Entwicklung in der Pubertät beschreibt die hormonalen, physiologischen und morphologischen Veränderungen, die im Dienste der Reifung des reproduktiven Systems zusammenwirken. Dabei ist zu beachten, dass die psychosoziale Reifung nicht parallel zur körperlichen Reifung erfolgen muss, bzw. nicht zwangsläufig nach Beendigung der körperlichen Reifung ebenfalls abgeschlossen ist. Die körperliche Reife wird in der Gesellschaft über die äußeren Körperzeichen beurteilt. Es ist daher verständlich, dass sich die Modeindustrie damit beschäftigt, bestimmte äußere Kennzeichen der Reife im Jugendalter hervorzuheben um damit den Bestrebungen des Heranwachsenden, erwachsen zu scheinen (und werden), »entgegen« zu kommen. Im Durchschnitt sind Mädchen den Jungen ca. ein Jahr in der pubertären Entwicklung voraus (dies betrifft sowohl die somatische wie auch die mentale und soziale Entwicklung). Der Pubertätswachstumsspurt bei Mädchen ist in der ersten Hälfte der Pubertät (bis zur Menarche) am stärksten. Dies trifft bei Jungen für die zweite Hälfte (nach der Spermarche) zu. Körpergröße wird vielfach mit Reife assoziiert. Dadurch erscheint der Entwicklungsunterschied zwischen Jungen und Mädchen, verstärkt durch die, ebenfalls sehr spät auftretenden, sichtbaren männlichen Merkmale (Bartwuchs und Stimmwechsel) größer als er tatsächlich ist. Durch diesen »Kunstgriff« gelingt es der Natur, ca. zwei Jahre »Reifeunterschied« zwischen Mädchen und Jungen zu simulieren. Dies führt dazu, dass Mädchen sich in der Regel einen älteren und damit reiferen und gleichzeitig erfahreneren Partner suchen. Für die evolutionäre Sichtweise bedeutet dies einen Vorteil für die Arterhaltung.

Die pubertäre Entwicklung läuft in der Regel nach sehr konstanten und vorherbestimmten Entwicklungsschritten ab, die allerdings durch Genetik, Ernährungszustand, Gesundheitszustand und psychosoziale Einflüsse variiert werden.

Als Initialzündung erniedrigt sich zu Beginn der Pubertät die Empfindlichkeit des hypothalamischen »Gonostats« (Pulsgenerator) gegenüber den zirkulierenden Östrogenen und Androgenen. Dies initiiert die Ausschüttung des Gonadotropin-Releasing-Hormons (GnRH). Dadurch wird der Hypophysenvorderlappen zur Produktion der Gonadotropine – Luteinisierendes Hormon (LH) und Follikelstimulierendes Hor-

---

[1] vgl. Stier und Weissenrieder 2006

mon (FSH) – angeregt. Bei den Jungen stimuliert LH die Reifung der Leydigzellen und die damit verbundene Testosteronproduktion. LH und FSH zusammen wirken auf die letzten Stadien der Spermienreifung (Spermatogenese). FSH wirkt hauptsächlich in den Gonaden, wo es an die Sertolizellen bindet und so die Spermatogenese in den Samenkanälchen fördert. FSH kann zusätzlich die LH-Aktivität erhöhen und so die Testosteronproduktion stimulieren. Testosteron ist für die Spermatogenese notwendig. Nur etwa 2 % des Testosterons liegt ungebunden, d.h. frei verfügbar für biologische Wirkungen, im Blutplasma vor. Der Rest ist entweder an das Sexualhormon-bindende Globulin (SHBG – 60 %) oder an Albumin (38 %) gebunden. Im Allgemeinen haben Sexualhormone (Testosteron, 5 a-Dihydrotestosteron, Dehydroepiandrosteron u.a.) bei den Jungen einen stärkeren Einfluss auf die Libido als bei den Mädchen. Das Testosteronniveau hängt bei den Jungen auch mit der Häufigkeit sexueller Erregung, mit sexuellen Fantasien, Onanieren, sexuellen Träumen und mit der Häufigkeit sexueller Aktivität zusammen (Flammer und Alsaker 2002). Das Vorurteil, Testosteron bewirke beim Menschen aggressives, selbstbezogenes und riskantes Verhalten, wurde wissenschaftlich fundiert durch eine Studie der Universitäten Zürich und Royal Holloway London an über 120 Versuchspersonen widerlegt (Eisenegger et al. 2010). Die Versuchspersonen mit künstlich erhöhtem Testosteronspiegel machten durchgehend die besseren, faireren Angebote als diejenigen, die Scheinpräparate erhielten. Sie reduzierten so das Risiko einer Zurückweisung ihres Angebots auf ein Minimum. Im Ergebnis zeigte sich, dass das Sexualhormon mit dem schlechten Ruf durchaus faires Verhalten fördern kann, wenn dies dazu dient, den eigenen Status zu sichern. Darüber hinaus zeigt die Studie, dass die Volksweisheit, das Hormon mache aggressiv, offenbar tief sitzt: Jene Versuchspersonen, die glaubten, das Testosteronpräparat und nicht das Scheinpräparat erhalten zu haben, fielen durch äußerst unfaire Angebote auf. Möglicherweise wurde die Volksweisheit von diesen Personen als Legitimation benutzt, sich unfair zu verhalten.

Das erste Anzeichen beginnender Pubertät ist bei Jungen die Volumenzunahme des Hodens über 3 ml, in der Regel zwischen 9,8 und 14,2 Jahren (50 % Perzentile bei 11,8 Jahren (Westwood und Pinzon 2008). Circa 6–8 Monate (bis 18 Monate!) nach Beginn des Hodenwachstums folgt der Beginn der Veränderung des Hodensacks (Vergrößerung, verstärkte Pigmentierung, Fältelung), die Schambehaarung und das Wachstum des Penis, erst in der Länge dann im Umfang (Mittelwert vor der Pubertät 6,4 +/–1,1 cm). Das größte Peniswachstum findet im Stadium G3 (s. Tannerstadien, ▶ Tab. 1) statt. Sein Wachstum erfolgt parallel zum Anstieg des Testosterons in der mittleren Pubertät. Die Penisendgröße wird mit ca. 16–17 Jahren erreicht (Tanner Stadium G5 im Alter von ca. 13–17 Jahren; vgl. Joffe und Blythe 2003) unterliegt jedoch einer großen Variabilität. Die mittlere erektile Penislänge liegt bei ca. 15 cm im Stadium Tanner 5 (5. Perzentile: 11 cm/95. Perzentile: 18 cm). Weder Sexualfunktion noch ein erfülltes Sexualleben korrelieren direkt mit der Penislänge. Die Schambehaarung beginnt um die Peniswurzel und breitet sich zirkulär in Richtung Schambein (Symphyse) und Innenseiten der Oberschenkel sowie in Richtung Nabel aus.

Zwischen G2 und G3 können Spermien im frischen Morgenurin gefunden werden. Circa zwei bis drei Jahre nach dem Beginn des Hodenwachstums erfolgt der erste Samenerguss (Spermarche – Ejakularche/»feuchter Traum«) im Stadium G3–G4 (ca. 12.–15. Lebensjahr) (Joffe und Blythe 2003).

Das Einsetzen des Pubertätswachstumsspurts erfolgt bei Jungen in der zweiten Hälfte der Pubertät (typischerweise mit

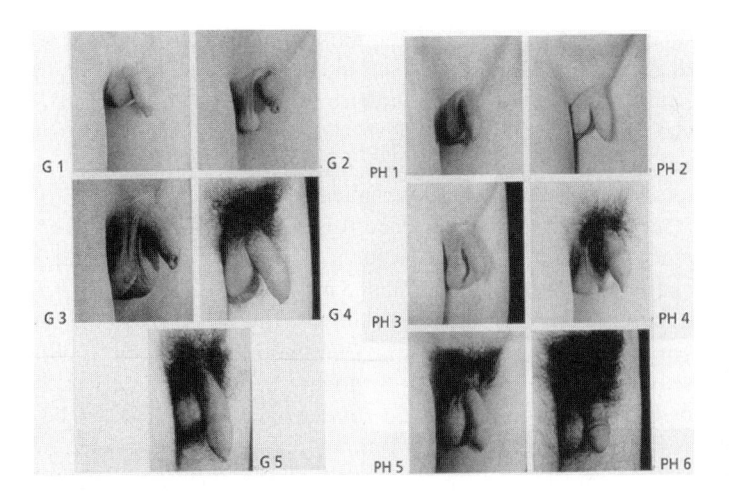

Abb. 1:
Stadien der Penisentwicklung und der Pubesbehaarung bei Jungen (nach van Wieringen et al. 1965)

ca. 13–15 Jahren). Im Höhepunkt des Pubertätswachstumsspurts (Tanner-Stadium 4) wird eine Wachstumsgeschwindigkeit von ca. 10 cm/Jahr erreicht. Eine Größe unter der 3. Perzentile (d. h. 3 % der männlichen Bevölkerung im gleichen Altersbereich sind gleich groß oder kleiner) bedeutet ein pathologisches Wachstum und bedarf dringend der weiteren Abklärung. Ebenso ist eine Wachstumsgeschwindigkeit unterhalb der 25. Perzentile auffallend und muss Grund für weitere Untersuchungen sein. Bei Wachstumshormonmangel kann eine Wachstumsgeschwindigkeit bis zur 25. Perzentile vorkommen.

Im Stadium G4, nach der Spermarche, kommt es zum Stimmwechsel und einer deutlichen Zunahme der Muskelmasse. Der Stimmwechsel ist eine Folge der Kehlkopfvergrößerung unter dem Einfluss des Testosterons auf die Kehlkopfknorpel. Wenn der Kehlkopf seine endgültige Größe erreicht hat, stellt sich die »neue« Stimmlage ein. Das Ende der Pubertät und Beendigung des Wachstums markiert der Wachstumsfugenschluss (Epiphysenschluss) der langen Röhrenknochen der Gliedmaßen mit ca. 17 Jahren.

Ungefähr 40 % der Knochenmasse werden in der Pubertät aufgebaut. Der Gipfel der Knochendichte wird nach dem Gipfel des Wachstumsspurts erreicht. Die Kalzium-Aufnahme ist dabei ein kritischer Punkt und sollte bei Jungen ca. 1 200 mg/Tag in

Tab. 1: Stadien der Genitalentwicklung und Pubesbehaarung bei Jungen (nach Marshall und Tanner 1969)

G1	Infantil, Hodenvolumina < 3 ml
G2	Vergrößerung des Skrotums, Hodenvolumina 3–8 ml
G3	Vergrößerung des Penis in die Länge, weitere Vergrößerung von Testes und Skrotum
G4	Penis wird dicker, Entwicklung der Glans, Skrotalhaut wird dunkler, Samenerguss
G5	Genitalien ausgereift wie bei erwachsenem Mann, reife Spermien
PH1	Keine Behaarung
PH2	Wenige, leicht pigmentierte Haare um den Penis und am Skrotum
PH3	Kräftigere, dunklere und stärkere Behaarung, die sich in der Mittellinie über der Symphyse ausbreitet
PH4	Kräftige Behaarung, wie bei Erwachsenen, aber geringere Ausdehnung
PH5	Behaarung des Erwachsenen mit horizontaler Begrenzung nach oben, Übergang auf die Oberschenkel
PH6	Übergang der Behaarung bis zum Nabel

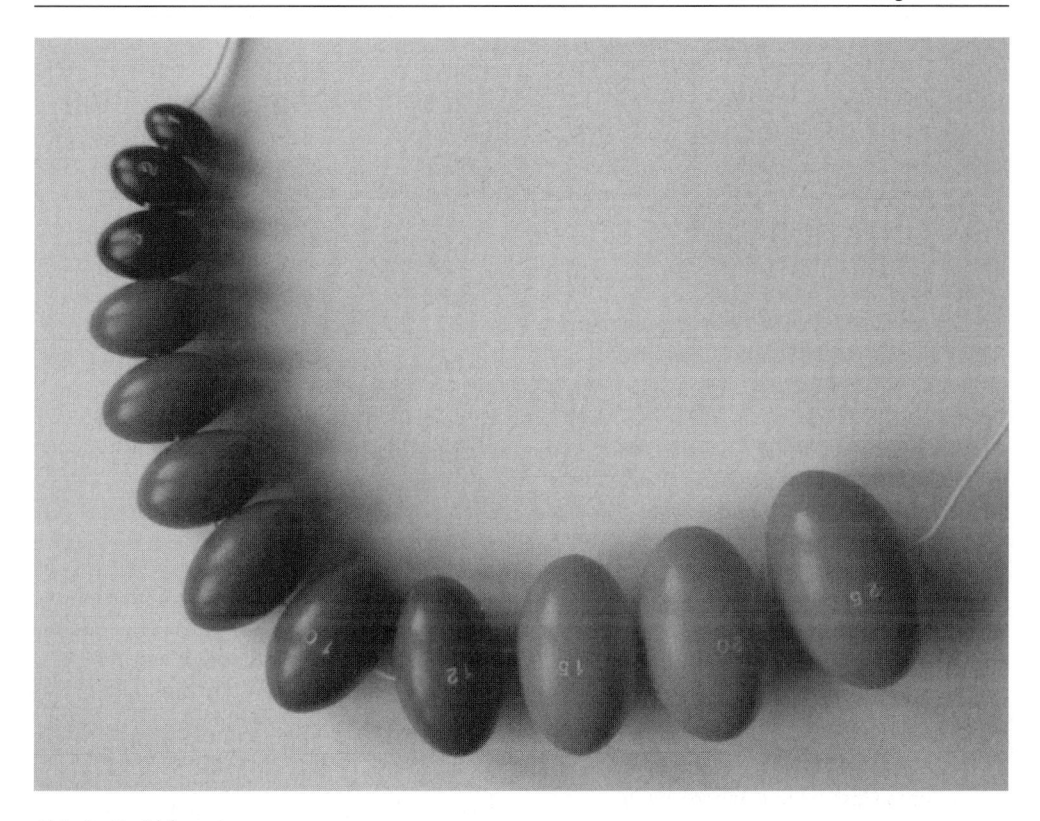

Abb. 2: Orchidometer

der verstärkten Wachstumsphase betragen (Sigel 2006) (z. B. durch den Verzehr von Milch und Milchprodukten). Die endgültige Hodengröße liegt bei ca. 15–25 ml im Stadium G5.

Ungefähr zwei Drittel aller Jungen zeigen im Verlauf der pubertären Entwicklung ein Anschwellen der Brustdrüse (Gynäkomastie: ein- oder beidseitige Vergrößerung der männlichen Brustdrüsen). Bei ca. 20 % tritt diese einseitig auf. Die Brustdrüsenschwellung bildet sich in der Regel zum Pubertätsende hin vollständig zurück.

Da die Pubertätsstadieneinteilung nach Tanner sehr subjektiv ist, sollte das Orchidometer (▶ **Abb. 2**) zur ungefähren Beurteilung des Hodenvolumens eingesetzt werden. Bei pubertären Störungen kann die Sonographie zur genaueren Hodenvolumenbestimmung und Strukturanalyse ratsam sein (Stier und Weissenrieder 2006).

2 Verfrühte Pubertätsentwicklung (Pubertas praecox)

Von einer verfrühten Pubertätsentwicklung spricht man, wenn es zu einer Hodenvolumenzunahme vor dem 8,5. Lebensjahr kommt oder das Schamhaar vor dem 9. Geburtstag sichtbar wird. Hierbei ist unbedingt eine Erkrankung im Gehirn auszuschließen (z. B. mittels Kernspintomographie – MRT). Die konstitutionelle Entwicklungsbeschleunigung ist als nicht behandlungsbedürftige Normvariante eine Ausschlussdiagnose (Land 2012). Die verfrühte oder beschleunigte Pubertätsentwicklung führt zu erheblichem psychosozialem Druck auf die Jungen, da die mentale und psychosoziale Entwicklung deutlich hinter der biologischen Entwicklung liegt. Dies zeigt sich u. a. auch in gesteigertem Experimentier- und Risikoverhalten (zur ausführlichen Diagnostik und Therapie s. Land 2012).

3 Verzögerte Pubertätsentwicklung (Pubertas tarda)

Eine verzögerte Pubertätsentwicklung, das verzögerte Durchlaufen oder länger andauernder Stillstand der Pubertätsentwicklung (> 18 Monate) liegt vor, wenn das Hodenvolumen nach dem 14. Geburtstag keine Zunahme zeigt. Meist findet sich keine organische Erkrankung, sondern eine ausgeprägte konstitutionelle Entwicklungsverzögerung (KEV). Die Normvariante der KEV muss von den verschiedenen Formen des primären, sekundären und tertiären Hypogonadismus abgegrenzt werden. Mögliche Ursachen sind z. B. das Klinefelter-Syndrom, das Kallmann-Syndrom, Tumore (insb. das Kraniopharyngeom), Erkrankungen und Fehlbildungen des Zentralnervensystems (ZNS), Schädel-Hirn-Traumen und Schädelbestrahlungen mit Dosen von mehr als 40 Gy. Auch das Noonan-Syndrom kann zur schweren gonadalen Funktionsstörung führen (zur ausführlichen Diagnostik und Therapie s. Land 2012). Die Jungen mit verzögerter Pubertätsentwicklung sind Mobbing- und Bullying-gefährdet und haben ein negatives Körperbild sowie wenig Selbstvertrauen (Westwood 2008).

4 Interessante Schauplätze pubertärer Entwicklung

4.1 Insulin

Insulin steigt in der Pubertät um ca. 30 % an, parallel zu einer Verminderung der Insulinsensitivität im Jugendalter. Dies scheint durch die Wachstumshormonausschüttung bedingt zu sein. Die Häufung des Typ-2-Diabetes bei adipösen und genetisch vorbelasteten Jungen ist möglicherweise das Ergebnis einer Insulinresistenz während der Pubertät (Stier und Weissenrieder 2006).

4.2 Leptin

Leptin ist ein Peptidhormon im Blutplasma, das von den Adipozyten (Fettzellen) ausgeschüttet wird. Es hilft, die Körperfettmasse zu regulieren, indem es die Nahrungsaufnahme hemmt und den Energieverbrauch steigert. Leptinrezeptoren befinden sich auch im Hypothalamus. Leptin ist ein wichtiger Baustein für die Einleitung der Pubertät, bei der die Körperfettmasse eine wesentliche Bedeutung hat.

4.3 Melatonin[2]

Melatonin ist ein in der Zirbeldrüse (Corpus pineale) gebildetes Gewebshormon. Seine Ausscheidung unterliegt einem 24-Stunden-Rhythmus mit Höchstwerten nachts. Es hat seine Bedeutung u. a. in der Regelung des Schlaf-Wach-Rhythmus (Einsatz vielfach daher auch bei der »Behandlung« des Jetlags). Bei Pubertierenden kommt es zu einer »Phasenverzögerung«, d. h. es verschiebt sich der Peak der Melatoninsekretion in die späten Abendstunden mit erhöhtem Spiegel noch bis zum nächsten Morgen. Das könnte u. a. erklären, warum es in der Pubertät zur Verschiebung des Schlafrhythmus

---

2 vgl. Stier und Weissenrieder 2006.

kommt, »Sie machen die Nacht zum Tag und den Tag zur Nacht«. Bislang wurden eher psychosoziale Gründe dafür verantwortlich gemacht (Wolfson und Carskadon 1998).

4.4 Pheromone[3]

Mit der Pubertät entwickelt sich der für jeden Menschen spezifische Duft. Dieser spiegelt die genetische Ausstattung eines Individuums wider. Die natürlichen Sexlockstoffe (Pheromone) werden über die Haut abgegeben. Pheromone können manchmal schon in geringen Mengen auf andere Personen stimulierend und anziehend wirken. Die Zuneigung, aber auch die Abneigung zu anderen Menschen wird stark durch die abgegebenen Pheromone beeinflusst, die nur vom Unterbewusstsein wahrgenommen werden (»jemanden nicht riechen können«). Der »passende« Partner wird anhand seines spezifischen Geruchs daraufhin analysiert, ob beide »Duftnoten« genetisch zusammenpassen.

Diese erotischen Lockstoffe sind ein Produkt der Schweißdrüsen der Haut, und werden besonders stark von Achselhöhlen und vom Genitalbereich abgegeben. Über 50 verschiedene Pheromone wurden bislang beim Menschen entdeckt. Darunter finden sich u. a. die Kopuline, die sich im Sekret der Scheide (Vagina) befinden und die männliche Libido anregen, sowie die Androstene, die die Gemütsverfassung wie sexuelle Bereitschaft stimulieren.

Zielorgan der Pheromone ist das vomeronasale oder Jacobsonsche Organ, ein winziger, an der vorderen Nasenscheidewand gelegener Blindschlauch, der sich beim Blick ins Elektronenmikroskop als voll funktionsfähiges Sinnesorgan erweist.

4.5 Spermienflüssigkeit (Samenflüssigkeit/Ejakulat/Sperma)

Die Spermienflüssigkeit setzt sich aus Spermien (ca. 5 %) und den Sekreten aus Bläschendrüsen und Prostata zusammen. Diese Sekrete sind für die Befruchtungsfähigkeit der Samenzellen notwendig.

Zusammen ergeben sich ca. 2–6 ml Samenflüssigkeit. Ein Milliliter enthält normalerweise ca. 20–60 Mio. Spermien. Nur ein Teil dieser Spermien ist tatsächlich fruchtbar. Die Spermienflüssigkeit ist weder giftig noch nahrhaft. Sie bringt es auf ca. 5 Kalorien. Die Farbe ist weiß-grau, mit zunehmendem Alter auch leicht gelblich. Manche vergleichen ihren Geruch mit dem von Kastanienblüten. Nach WHO-Definition sollte die Menge nicht unter 2 ml und die Anzahl der Spermien nicht unter 20 Mio./ml liegen, um fruchtbar zu sein. Spehr und Mitarbeiter erbrachten 2003 den Nachweis, dass ein Riechrezeptor, der Maiglöckchen riechen kann, in menschlichen Spermien funktionsfähig vorliegt (Spehr et al. 2003). Menschliche Spermien lassen sich folgerichtig durch Maiglöckchenduft »erregen«. Verhaltensexperimente zeigen, dass Spermien sich entlang eines Maiglöckchenduftkonzentrationsgradienten bewegen, zur Duftquelle schwimmen und sogar die Schwimmgeschwindigkeit dabei verdoppeln. Ein Maiglöckchen-ähnliches Duftmolekül befindet sich in der die Eizelle umgebenden Flüssigkeit und weist den Spermien den Weg. Als Gegenstück zum Maiglöckchenduft haben Forscher auch einen blockierenden Duft, das Aldehyd Undecanal, identifiziert. Darüber ließe sich mit Hilfe von blockierenden Düften eine neue Form der Empfängnisverhütung entwickeln.

4.6 Bläschendrüsen

Die Bläschendrüsen enthalten keine Samenzellen (sie werden fälschlicherweise auch

---

3 vgl. Stier und Weissenrieder 2006.

»Samenbläschen« genannt). Ihr Sekret verleiht dem Sperma seine gallertartige Beschaffenheit (Schutzfunktion). Der in ihm enthaltene Zuckeranteil ist der hauptsächliche Energielieferant für die Spermien auf dem Weg zur Eizelle.

4.7 Prostata

Die Prostata bildet ein leicht saures, dünnflüssiges, milchig trübes Sekret mit kastanienartigem Geruch. Dieses Sekret enthält verschiedene Enzyme und Stoffe mit Einfluss auf das Immunsystem und die Muskulatur der Gebärmutter der Frau. Bestimmte Eiweiße im Prostatasekret fördern die Beweglichkeit und Befruchtungsfähigkeit der Spermien. Das Sekret der Prostata hat die Aufgabe, das Sekret der Bläschendrüsen wieder zu verflüssigen (nach dem Samenerguss). Neuerdings wird die Prostata auch als »Ort des männlichen G-Punktes« diskutiert.

4.8 Cowpersche Drüsen

Die Cowperschen Drüsen sind erbsengroß unterhalb der Prostata gelegen. Sie produzieren ein Sekret, welches bei sexueller Erregung an der Eichel aus der Harnröhre vor dem Samenerguss austritt (Freudentropfen/Lusttropfen). Vermutlich dient es dazu, die Harnröhre zu desinfizieren und ein besseres Durchgleiten der Spermienflüssigkeit zu ermöglichen. Auch leistet es einen Beitrag zur Befeuchtung des Scheideneingangs. Das Sekret ist sehr geschmeidig und erleichtert das Einführen des Penis in die Scheide, aber auch die Masturbation (Selbstbefriedigung).

4.9 Pubertätsbedingte Veränderungen

Veränderungen in der Körpergewebszusammensetzung und den Körperfunktionen (Joffe und Blythe 2003, 2009):

- Etwa 33–60 % der Knochenmasse des Erwachsenen werden während der Pubertät aufgebaut.
- Der Knochenaufbau wird wesentlich beeinflusst durch die Sexualhormone, vorwiegend des Östrogens, zusätzlich aber auch durch Schilddrüsenhormone und Androgene. Obwohl es eine deutliche genetische Komponente für den Knochenaufbau gibt, zeigen doch verschiedene Untersuchungen die Beeinflussbarkeit durch die tägliche Kalziumaufnahme. Eine adäquate Kalziumaufnahme in der Pubertät hat deutliche positive Effekte auf die Osteoporoseprävention im Alter. Der Schwellenwert täglicher Kalziumaufnahme liegt 1 200–1 480 mg im Alter zwischen 9- und 17 Jahren (Sigel 2006, Harel 2008). Dieser kann z. B. durch etwas mehr als 1 l Milch/Tag komplett gedeckt werden (100 ml Milch ⇨ ~ 120 mg mineralisches Kalzium).
- Ca. 20–25 % der Endgröße werden durch den pubertären Wachstumsspurt bedingt.
- Während des Wachstumsspurts wachsen die Extremitäten zuerst, gefolgt vom Rumpfwachstum.
- Während der Pubertät werden ca. 130–150 kcal/Tag zusätzlich benötigt. Bei sportlicher Betätigung kann dies ansteigen bis auf zusätzliche 1 000 kcal/Tag in Abhängigkeit von der ausgeübten Sportart. Das bedeutet, dass bei sportlicher Betätigung in der Adoleszenz auf den erhöhten Kalorienbedarf geachtet werden sollte. Sportgerechte Ernährung heißt aber nicht Eiweißdrink, Powerriegel und Elektrolytgetränke, sondern abwechslungsreiche, vollwertige Mischkost. Hingewiesen werden muss auf die Verwechslungsgefahr kohlenhydrathaltiger Sportlergetränke mit sog. »Energydrinks«, die kalorische Energie liefern, und gerade auch von männlichen Jugendlichen in größeren Mengen bei körperlicher Anstrengung getrunken werden.

Dies sind für Energydrinks kontraindizierte Verzehrbedingungen. Das Bundesinstitut für Risikobewertung warnt vor gesundheitlichen Risiken und forderte Warnhinweise auf den Verpackungen, dass beim Konsum größerer Mengen derartiger Getränke im Zusammenhang mit ausgiebiger sportlicher Betätigung oder mit dem Genuss von alkoholischen Getränken unerwünschte Wirkungen nicht ausgeschlossen werden können (Bundesinstitut für Risikobewertung 2008).

- Jungen benötigen ca. 1 g/kgKG/Tag an Protein im Alter zwischen 1 und 14 Jahren. Protein ist essenziell für die Erstellung der Knochenmatrix, besonders für die Synthese des JGF-1 (Somatomedin C), eines Wachstumshormons, welches mit verantwortlich ist für das Wachstum und die Reifung, insbesondere auch am Knochen. Besonders sinnvoll ist der Verzehr von hochwertigem Eiweiß. Grundsätzlich gilt, dass tierisches Protein wertvoller ist als pflanzliches. Eine noch höhere biologische Wertigkeit ist gegeben, wenn tierische mit pflanzlichen Lebensmitteln gemeinsam verzehrt werden. Diese ergänzen sich optimal in ihrer Aminosäurenzusammensetzung. Eine gesunde Mischkost ist damit die Grundlage für das Wachstum.
- Präpubertäre Jungen benötigen ca. 10 mg Eisen pro Tag. Während des pubertären Wachstumsspurts benötigen Jungen zusätzlich ca. 2 mg/Tag.
- Die Körperkontur wird wesentlich durch die Zunahme an Muskelmasse bestimmt. Gegen Pubertätsende besteht die Körpermasse normalerweise nur zu 12 % aus Fett (weniger als halb so viel wie bei den Mädchen). Die Zunahme des Übergewichts, die in den letzten Jahren zu verzeichnen ist, wirkt sich logischerweise auch auf die Körperkontur aus.
- Auf dem Höhepunkt des Wachstumsspurts verzeichnen Jungen eine Gewichtszunahme von 9 kg/Jahr (95 % Spanne 6–12,5 kg/Jahr).
- Am Ende der Pubertät haben Jungen 50 % mehr Knochenmasse aufgebaut als Mädchen.
- Im Laufe der Pubertät gewinnen Jungen ca. 28 cm Längenzunahme.
- Etwa 95 % der Jungen sind mit 18 Jahren ausgewachsen.

4.10 Markante Unterschiede beider Geschlechter[4]

Der Unterschied in der Größenordnung der Wachstumsschübe und ihr späteres Einsetzen erklären zum größten Teil den Unterschied in der höheren Endgröße der Jungen gegenüber den Mädchen. Das Längenwachstum erfolgt bei beiden Geschlechtern nicht gleichmäßig. Zuerst betrifft der Wachstumsspurt die Gliedmaßen (Hände und Füße gefolgt von Armen und Beinen). Damit gehen die gewohnten Körperproportionen verloren. Es kommt, vor allem bei Jungen, zu einem vorübergehend schlacksigen Aussehen. Die Gestik wirkt entsprechend unbeholfen. Die von einigen Autoren postulierte vorübergehende motorische Koordinationsstörung betrifft vor allem Jungen(Patel und Pratt 1998). Viele Jungen beklagen sich während dieser Phase über eine Abnahme der motorischen Leistungsfähigkeit, die jedoch einer großen Variabilität unterliegt. Durch die deutliche Zunahme der Muskelmasse im Tannerstadium 4 tritt spätestens ab diesem Zeitpunkt ein Ungleichgewicht der Geschlechter in sportlichen Wettkämpfen auf.

4.11 Säkulare Akzeleration[5]

Die diesbezüglichen verfügbaren Daten beziehen sich nur auf die Menarche (erste Regelblutung bei Mädchen), da diese am

---

4 vgl. Stier und Weissenrieder 2006
5 vgl. Stier und Weissenrieder 2006

augenfälligsten ist. Es bleibt daher offen, ob die übrigen pubertären Prozesse ebenfalls früher einsetzen. Es ist anzunehmen, dass die säkulare Akzeleration beide Geschlechter betrifft, mit einem späteren Einsetzen bei Jungen um ca. ein Jahr.

In Repräsentativerhebungen bei Jugendlichen in Deutschland fand Kluge (Kluge 1998) für den Zeitraum von 1981 bis 1994, dass sich das mittlere Alter des ersten Samenergusses (Ejakularche) um 1,7 Jahre von 14,2 auf 12,5 Jahre verschob.

Für diese Tendenz werden unterschiedliche Erklärungen diskutiert, darunter die Auffassung, dass durch eine Verbesserung der Ernäherungsbedingungen und der geringeren gesundheitlichen Belastung das kritische Körpergewicht für die Auslösung der Ejakulation zu einem immer früheren Zeitpunkt der individuellen Entwicklung erreicht wird (Flammer und Alsaker 2002). Auch genetische und ethnische Faktoren spielen eine Rolle. Es ist anzunehmen, dass die reifungsbeschleunigenden Faktoren heute weitgehend ausgeschöpft sind.

Im gleichen Zeitraum verlängerte sich die psychosoziale Entwicklungszeit, bedingt durch verlängerte Ausbildungszeiten, eine längere Phase der Abhängigkeit vom Elternhaus, beträchtlich. So wird die reproduktive Kompetenz ca. 10 Jahre vor der sozialen Kompetenz erreicht. »10 Jahre in einem sehr sexuell provokativem Umfeld ist eine sehr lange Zeit, um sich nur mit kalt Duschen und extensivem Sport im Zaum zu halten« (Hofmann und Greydanus 1997). Es gibt keine verlässlichen Daten über den Zusammenhang von Akzeleration der körperlichen Entwicklung und einer frühzeitigeren geistigen Reifung.

4.12 Knochenalterbestimmung

Die Bestimmung des Knochenalters erfolgt durch Röntgenaufnahme der linken Hand. Nach der Greulich- und Pyle-Methode wird die Aufnahme mit Standards verglichen, die im Atlas von Greulich und Pyle abgebildet sind. Das Alter, welches dem Standard im Atlas am nächsten kommt, ergibt das (ungefähre) Knochenalter des Kindes. (Eine andere Methode ist die nach Tanner-Whitehouse: wesentlich komplexer mit Untersuchung des Reifegrades von 20 Knochen nach Punkteschema).

Literatur

Bundesinstitut für Risikobewertung (2008) Neue Humandaten zur Bewertung von Energydrinks. Information Nr. 016/2008 des BfR vom 13. März 2008. http://www.bfr.bund.de/cm/208/neue_humandaten_zur_bewertung_von_energydrinks.pdf (abgerufen 22.08.10).

Eisenegger C, Naef M, Snozzi R, Heinrichs M, Fehr E (2009) Prejudice and truth about the effect of testosterone on human bargaining behavior. Nature 463: 356–359 (21 January 2010).

Flammer A, Alsaker FD (2002) Entwicklungspsychologie der Adoleszenz. Bern: Hans Huber.

Harel Z (2008) Bone metabolism during adolescence: The known, the unknown, and the controversial. In: Strasburger VC, Coupey SM (Hrsg.) (2008) Metabolic challenges to Adolescent Health. Adolescent Medicine: State of the Art Reviews 19;3: 573–591.

Hofmann AD, Greydanus DE (Hrsg.) (1997) Adolescent Medicine. 3rd Ed. Stamford: Appleton & Lange.

Joffe A, Blythe MJ (2003) Handbook of Adolescent Medicine. State of the art reviews 14/2. Philadelphia: Hanley & Belfus.

Joffe A, Blythe MJ (2009) Handbook of Adolescent Medicine. 2nd Ed. State of the art reviews 20/2. American Academy of Pediatrics, Elk Grove Village, Il.

Kluge N (1998) Sexualverhalten Jugendlicher heute. Ergebnisse einer repräsentativen Jugend- und Elternstudie über Verhalten und Einstellungen zur Sexualität. Weinheim: Juventa.

Land C (2012) Vorzeitiger, verspäteter und ausbleibender Pubertätsbeginn. Monatsschr Kinderheilkd 160: 626–637.

Marshall WA, Tanner JM (1969) Variations in pattern of pubertal changes in boys and girls. Arch. Dis. Child. Vol. 44: 291–303.

Patel DR, Pratt HD, Greydanus DE (1998) Adolescent Growth, development, and psychosocial aspects of sports participation: an overview. In: Greydanus DE, Patel DR, Luckstead EF (Eds.) (1998) Office Orthopedics and sports medicine. State of the art reviews 9/3. Philadelphia: Hanley & Belfus.

Sigel EJ (2006) Adolescent growth and development. In: Greydanus DE, Patel DR (Eds.) (2006) Essential Adolescent Medicine. New York: McGraw-Hill Medical Publishing Division.

Spehr M, Gisselmann G, Poplawski A, Riffell JA, Wetzel CH, Zimmer RK, Hatt H (2003) Identification of a Testicular Odorant Receptor Mediating Human Sperm Chemotaxis. Science 28. March, vol. 299(5615): 2054–2058.

Stier B (2009/2010) Jungenmedizin in der Adoleszenz. pädiat. prax. 74: 537–570. München: Hans Marseille Verlag.

Stier B, Weissenrieder N (2006) Körperliche Entwicklung. In: Stier B, Weissenrieder N (Hrsg.) (2006) Jugendmedizin – Gesundheit und Gesellschaft. Heidelberg: Springer.

Westwood M, Pinzon J (2008) Adolescent male health. Paediatr Child Health 13 (1): 31–36.

Wieringen JC van, Waffelbakker F, Verbrugge HP, DeHass JE (1965) Growth Diagrams. Groningen: Wolter-Noordhoff.

Wolfson AR, Carskadon MA (1998) Sleepschedules and daytime functioning in adolescents. Child Development 69: 875–887.

2.3 Psychosoziale Entwicklung[1]

Bernhard Stier

Obgleich Jungen mit den gleichen Grundbedürfnissen wie Mädchen geboren werden, unterscheiden sie sich in Körperlichkeit wie auch in erlerntem Verhalten von ihren Altersgenossinnen. Zwischen den Genen in den Keimzellen und den heranwachsenden Individuen liegen unzählig viele Zwischenschritte, die Raum für komplexe Einflüsse aus der Umwelt eröffnen (Gen-Umwelt-Interaktion). Hierzu gehören ökonomisch und kulturell gestützte Muster von Männlichkeit, denen Jungen je nach Lebenswelt mehr oder weniger entsprechen. Hinzu kommt, dass sich Jungen zu männlichen Rollenanforderungen unterschiedlich verhalten können und ihr Geschlecht tagtäglich selbst mitgestalten (»doing« bzw. »undoing gender«) (Sielert 2007).

1 Säuglingsalter und Kindheit

Den Ausschlag für die Entwicklung und damit auch für die neurobiologische Entwicklung geben – so der aktuelle Stand der Diskussion – weniger die Gene als vielmehr das Abschauen und Lernen von den Rollenvorbildern. Neben individuellen Einflüssen vermögen auch Androgene (Geschlechtshormone/Testosteron), die zu einem bestimmten Zeitpunkt – im Rahmen enger Zeitfenster – vorhanden sind, bestimmte Verhaltensweisen dauerhaft zu prägen. Wie prägend diese Androgeneffekte sein können, sieht man z. B. bei Patientinnen mit adrenogenitalem Syndrom, die aufgrund ihrer angeborenen endokrinologischen Störung bereits sehr früh während der Schwangerschaft hohen Androgenkonzentrationen ausgesetzt sind. Diese Mädchen bevorzugen »Jungenspiele« und Jungen als Spielpartner, sie bevorzugen Teamspiele und »wilde Spiele«, während Jungen mit dem gleichen Syndrom sich deutlich weniger aggressiv verhalten und weniger »wild spielen« (Kuhnle und Krahl 2003). Geschlechtstypische Verhaltensunterschiede sind bereits vor der Geburt nachweisbar. Jungen sind im Mutterleib aktiver und vom ersten Lebenstag an impulsiver, störbarer, schwieriger zu beruhigen, emotional rascher aufgedreht und schnell auch einmal überdreht. Mit sechs Monaten sind sie bereits durchsetzungsorientierter und explorativer. Schon mit zwölf Monaten zeigt sich die Vorliebe für alles, was irgendwie funktioniert (Bischof-Köhler 2008). Bereits in diesem frühen Alter neigen sie zu riskantem Verhalten und bevorzugen verbotene Dinge. Vom dritten Lebensjahr an zeichnet sich eine spontane Segregation der Geschlechter ab, vermutlich bedingt durch den Einfluss der Rollenvorbilder.

Jetzt kommt es (erst) zur Ausbildung der ersten Geschlechtsstereotypien. Jungen und Mädchen zieht es automatisch zu ihresgleichen (Maccoby 2000). Jungen zeigen nun stärkere Durchsetzungsorientiertheit. Sie beginnen um Vorrechte zu kämpfen, und es entstehen innerhalb kurzer Zeit stabile Rangordnungen, wobei sich das Zusammenleben im weiteren Verlauf relativ konfliktfrei, da durch akzeptierte Rangordnung geprägt, gestaltet. Imponierverhalten und

---

1 vgl. Stier und Weissenrieder (2006)

Selbstdarstellung sind jetzt typische Verhaltensweisen. Nach einer Untersuchung von Constantino (Constantino et al. 2002) zeigen Jungen im Vorschulalter höhere Werte im Neugierverhalten als Mädchen. Auf der Ebene der Einzelitems des Junior Temperament und Charakterinventars (Schmeck et al. 2000) zeichneten adoleszente Jungen mehrheitlich ein den Geschlechtsstereotypen sehr nahe kommendes Bild von sich selber (vgl. Schmeck 2003).

»Ich finde traurige Geschichten und Lieder albern«
»Ich wäre gerne der mächtigste Mensch der Welt«
»Ein trauriger Film regt mich nicht so auf wie andere«
»Ich hätte gerne besondere Kräfte wie Superman«
»Ich mache gerne gefährliche Sachen«
»Es ist mir egal, ob ich gerecht bin oder die Wahrheit sage«
»Ich lasse mich nicht gerne durch Probleme anderer stören«

Gleichsinnige Befunde bei Erwachsenen und bei der Fremdeinschätzung von Vorschulkindern unterstützen diese Aussagen und sprechen für einen kontinuierlichen Unterschied in verschiedenen Abschnitten der Lebensspanne.

Die Erfassung von Unterschieden im Verhalten beider Geschlechter muss allerdings immer unter Berücksichtigung situativer Aspekte und der jeweiligen Interaktionspartner geschehen, sonst könnten starke Geschlechtseffekte verdeckt werden. Auch handelt es sich hierbei viel weniger um genetische Prägung als noch vor Jahren angenommen. Vielmehr bieten Vorbilder aus dem Umfeld die Vorlage für soziale Verhaltensskripts (vgl. Hüther in diesem Band und Hüther 2009).

Bei der Betrachtung »jungentypischen« Verhaltens hilft es sehr, wenn man sich deutlich macht, dass als zentraler Zielpunkt nach wie vor die Gewinnung einer Partnerin, in der Regel mit dem Ziel der Paarbeziehung und Fortpflanzung, zu sehen ist. Dabei fällt dem männlichen Part wesentlich der Schutz und die Versorgung der Einheit »Mutter-Kind« zu. Aggressivität und Rivalität, Imponiergehabe und Selbstdarstellung, Risikoverhalten und Abenteuerlust, neben den Attributen der Toleranz gegenüber Misserfolgen und der Selbstüberschätzung, können bislang als erfolgversprechende Determinanten für ein Erreichen dieses Ziels gelten. Allerdings zeichnet sich in der abendländischen Welt eine notwendige Neuorientierung ab. »Da es fraglich ist, ob sich ›Männlichkeit‹ in ihren Grundmustern zum Verschwinden bringen lässt – einmal ganz abgesehen davon, ob wir das wirklich für wünschenswert halten –, ist die Gleichbewertung von Mann und Frau das viel vordringlichere und wahrscheinlich auch realistischere Ziel« (Bischof-Köhler 2008, S. 32).

2 Pubertät

Die Bedeutung der Pubertät kann kurzgefasst damit umschrieben werden, dass in dieser Lebensphase das bis dahin Erlernte und Erfahrene auf seine Anwendbarkeit und Nützlichkeit für ein selbstständiges und eigenverantwortliches Dasein im Sinne der Artenpflege und -erhaltung geprüft und gegebenenfalls manifestiert oder verworfen wird. Am Ende steht, von Natur aus beabsichtigt, die Individualisierung mit eigenständiger Partnerschaft und Fortpflanzung. Die Entwicklung in diesem Lebensabschnitt ist durch folgende, universal auftretende, Eigenschaften gekennzeichnet:

- biologische Veränderungen,
- kognitive (geistige) Veränderungen (Entwicklung fortgeschrittener kognitiver Fähigkeiten),
- emotionale Veränderungen (Selbstbild, Beziehungsaufbau),
- soziale Veränderungen (Übergang und Aufnahme neuer Rollen innerhalb der Gesellschaft).

Diese Veränderungen treten in unterschiedlichen Phasen zu unterschiedlichen Alterszeitpunkten auf und beeinflussen sich gegenseitig. Auch der Kontext ihres Auftretens ist individuell unterschiedlich. Sie unterliegen, neben dem Einfluss des Geschlechts, soziokulturellen, familiären, sozialen (Peers!), bildungs- sowie auch krankheitsbedingten (v. a. bei chronischen Erkrankungen) Einflüssen. Die sichtbaren körperlichen Veränderungen haben einen Signalwert sowohl für die betroffenen Jungen als auch für ihre Eltern und die Peers und induzieren bestimmte Erwartungen (u. a. Fortpflanzungsfähigkeit, Interesse für Mädchen aber auch Aufnahme von Experimentier- und Risikoverhalten).

3 Phasen pubertärer Entwicklung

Anders als im Bezug auf die körperliche Reifung in der Pubertät lässt sich die psychosoziale Reifung nicht exakt zeitlich terminieren. Die drei Phasen der Adoleszenz (▶ Tab. 1) beschreiben sehr gut die zu leistenden Entwicklungsschritte. Sie lassen sich mit der biologischen Entwicklung wie in **Tabelle 1** dargestellt in Beziehung setzen:

Diese Adoleszenzphasen gehen fließend ineinander über. Dabei können einzelne Entwicklungsschritte vorauseilen (z. B. die körperliche Entwicklung der psychosozialen und geistigen), andere zurückbleiben. Auch ist es möglich, dass der Loslöseprozess verspätet oder »nie« abgeschlossen wird oder einzelne Entwicklungsschritte nicht abgeschlossen werden, was u. U. zu Problemverhalten führt. Zu beachten ist auch, dass die Alterseinteilung der einzelnen Phasen durchaus flexibel zu handhaben ist. Entscheidend ist das individuelle Entwicklungsstadium.

Primär ist das Bedürfnis nach Konformität (»ich will sein wie die Anderen«) und Uniformität (z. B. Übernahme gängiger Modeerscheinungen). Ohne Konformität auf der einen Seite gibt es keine oder nur eine erschwerte Veränderung auf der anderen (familiären) Seite. Zusätzlich macht »Gleichsein« stark. Ein Abweichen von der Konformität und der sog. Norm wird zum Problem. Dabei spielt die körperliche Entwicklung eine große Rolle im Bezug auf Gruppenakzeptanz und Hierarchiebildung.

Während der Pubertät ändert sich die Beziehungsstruktur zu den Eltern und auch zu den Peers. Gerade in der frühen und mittleren Pubertätsphase kommt häufig das typische männliche Rollenbild zum Ausdruck: stark, cool, respekteinflössend und selbstverständlich mit deutlicher Abgrenzung zu den Mädchen. Dies führt, gerade in der frühen Adoleszenzphase, oftmals zu sehr ambivalentem Verhalten der Mutter gegenüber, die lange Jahre die stärkste Vertrauensperson für den Jungen war. Die Liebe und Zuwendung der Mutter ist weiterhin notwendig, darf aber nicht mehr offen zur Schau gestellt werden. Zusätzlich werden emotionale Zuwendungen (anfangs gleich-, später eher gegengeschlechtlich) seitens der Peers bedeutsam. Die Väter bekommen gerade in dieser Zeit eine, leider häufig viel zu wenig wahrgenommene, Aufgabe. Ihr Interesse, ihre Fürsorge und vor allem auch ihre emotionale Zuwendung ist während der gesamten Pubertät von großer Bedeutung und erleichtert die männliche Identitätsfindung. Väter sind in der Regel die bevorzugten Rollenvorbilder sowohl im positiven wie im negativen. In der frühen Adoleszenz entwickeln Jungen häufig ein typisches Rudelverhalten und erleben ihre ersten sexuellen Erfahrungen relativ häufig im homoerotischen Kontext (z. B. gemeinsames Masturbieren), will man dem Internetchats Glauben schenken (genaue wissenschaftliche Zahlen gibt es nicht). Die zunehmende Abgrenzung von den Eltern erfolgt in der mittleren Adoleszenzphase mit Hinwendung zum anderen Geschlecht bzw. der inneren Auseinandersetzung mit dem »Coming out« und erste sexuelle Erfahrungen mit anderen Jungen bei homosexuellen Jungen. In dieser

Tab. 1: Adoleszenzphasen bezogen auf Jungen

	Frühe Adoleszenz	Mittlere Adoleszenz	Späte Adoleszenz
Altersbereich	ca. 9/10–13/14 Jahre	ca. 14/15–16/17 Jahre	ca. 17/18–20/21 Jahre
Biologische Entwicklung	• Beginnendes Auftreten der sekundären Geschlechtsmerkmale – Hodenwachstum/ Peniswachstum	• Sekundäre Geschlechtsmerkmale bilden sich immer mehr aus, • Spermarche • Beginnender Wachstumsspurt • Maskuliner Habitus beginnt sich herauszubilden • Eher dem Ende zu beginnender Stimmbruch	• Körperliche Reife – maskuliner Habitus und Reproduktionsfähigkeit theoretisch vollendet • Beendigung des pubertären Wachstumsspurts • Stimmbruch vollendet
Neurobiologische Entwicklung	• Proliferation der grauen Hirnsubstanz bzw. der nicht myelinisierten Axone, • Peak ca. mit 12 Jahren	• Reifungsprozess (»use it or lose it«): Beginnend in Gebieten ausgesuchter Funktionen (Selbstkontrolle, Urteilungsvermögen, Emotionalität, Organisation, Multitasking und zielgerichteter Verhaltensweisen) • Stärkung der Verbindungen die am meisten stimuliert und gebraucht werden • cerebraler Ausdünnungsprozess → Spezialisierungsprozess → kann bis weit in die 20er Jahre reichen	• Myelinisierung • Reifungsprozess des Gehirns → Zunahme der Schnelligkeit und Selektivität • Verminderung der Plastizität und der Regenerationsfähigkeit • Verminderte Fähigkeit neue Konzepte etc. zu erlernen
Kognitive Entwicklung	• Konkretes Denken – frühe moralische Konzepte und Vorstellungen • Beginnende sexuelle Orientierung • Evtl. homoerotische Interessen • Neuformierung des Körperbilds • egozentrisch orientiert	• Zunehmend mehr Fähigkeiten des abstrakten Denkens • Beginnende Zukunftsorientierung (Handeln/Entscheidungen) – große Variabilität • Impulsives Handeln »kampferprobte« Vorstellungen • Zunehmende Differenzierung moralischer Konzepte • Entwicklung eigener Wertevorstellungen • Zunehmend verbale und argumentative Fähigkeiten	• Abstraktes Denkvermögen • Zukunftsorientierung • Fähigkeit Pläne und Entschlüsse über einen längeren Zeitraum zu verfolgen • Differenzierte Moralvorstellungen und Konzepte • Eigene Wertevorstellungen • Ideologische Selbstverortung (politisch/religiös)

2 Körperliche und psychosoziale Entwicklung von Jungen

	Frühe Adoleszenz	Mittlere Adoleszenz	Späte Adoleszenz
Altersbereich	ca. 9/10–13/14 Jahre	ca. 14/15–16/17 Jahre	ca. 17/18–20/21 Jahre
Psychosoziale Entwicklung	• Eingenommen durch die körperlichen Veränderungen, Aufnahme eines neuen Körperbilds	• Stabilisierung des neuen Körperbildes, langsame in Besitznahme der neuen Fähigkeiten mit Zukunftsoptionen, • Entwicklung einer Omnipotenz- und Unfehlbarkeitshaltung • Höhepunkt des Experimentierverhaltens, größte individuelle Bandbreite des Ausmaßes der Auseinandersetzung mit dem Umfeld	• Emanzipation, • Stabilisierung der intellektuellen und funktionalen Fähigkeiten, • (beginnende) realistische Selbsteinschätzung, • Grenzen setzen/Abgrenzung
Familie	• Definieren von Abhängigkeit und Unabhängigkeit, (neue) Grenzziehung/Abgrenzung, • keine größeren Unabhängigkeitskonflikte	• Kampf um Unabhängigkeit, Höhepunkt der Auseinandersetzungen mit den Eltern, Reduktion des elterlichen Einflusses, • zeitlich begrenztes elterliches »Unvermögen«, • neues Rollenverhalten	• Änderung der Kind-Elternrolle in ein Rollenverständnis der Ebenbürtigkeit
Peergroup	• Verstärkte Peerkontakte als Stütze gegenüber raschen Veränderungen, • Vergleichen (abgleichen) mit Anderen, »Bin ich normal?«, • Beziehungen zu Anderen im gleichen Entwicklungsstadium	• Identitätsfindung als Stärkung des Selbstbildes, • mit Blick auf Andere Übernahme von Verhaltenscodes während des emanzipatorischen Prozesses	• Zunehmend individuelle Freundschaften, • stärkere individuelle Bindungen
Sexualität	• Selbsterforschung und -beurteilung, • beginnende Masturbation, • begrenzte Außenkontakte und Intimitäten, • Intensivierung der Beziehungen zum gleichen Geschlecht	• Mehr oder weniger zahlreiche Beziehungen meist zunehmend zum anderen Geschlecht, • Entwicklung von leidenschaftlichen Empfindungen, • experimentierendes und exploratives Verhalten, • Austesten eigener Attraktivität und Werte, • Romantisieren, • sexuelle Orientierung wird starker	• Sexuelle Identität wird fester, • Aufnahme stabiler intimer Beziehungen, • tiefere Liebesbeziehung, • soziales Denken, • Abkehr vom Narzissmus, • Zukunftspläne, • Ende des Experimentierverhaltens, • Zunahme realistischer Einschätzung eigener Möglichkeiten

	Frühe Adoleszenz	**Mittlere Adoleszenz**	**Späte Adoleszenz**
Altersbereich	ca. 9/10 – 13/14 Jahre	ca. 14/15 – 16/17 Jahre	ca. 17/18 – 20/21 Jahre
Medienverhalten	• Suche nach Rollenmodellen (anders als die Eltern), • Idealisierung, • sammeln von Informationen, • neue Wertevorstellungen und Verhaltensweisen	• Physische Attraktivität und Popularität zählen mehr als Charakter und »innere Werte«, • Ausprobieren neuer Rollenbilder, • experimentieren mit Vorbildern und Verhaltensweisen	• Relativieren von medialen Vorbildern, • zunehmend kritische Einstellung, • Abstraktion, • zunehmende Dominanz der eigenen Vorstellungen, • größte individuelle Bandbreite des Ausmaßes der Auseinandersetzung mit dem Umfeld

Phase werden rivalisierende Auseinandersetzungen und Imponierverhalten (auch in Form von gesteigertem Experimentier- bzw. Risikoverhalten) häufiger. Im Zuge dessen werden auch sexuelle Wunschvorstellungen, die jeglicher Realität entbehren, externalisiert. In den letzten Jahren wird dabei das Internet zunehmend mehr zum vorherrschenden Informationsmedium (BZgA 2010). Die Wunschvorstellungen erfahren eine mehr oder weniger starke Beeinflussung durch im Internet Gesehenes (Gernert 2010 und s. a. ▶ Kap. 6.4 in diesem Buch). Leider geht auch häufig das anteilnehmende und empathische Empfinden für andere Jungen, bedingt u. a. durch zunehmendes Konkurrenzverhalten, verloren. Je mehr in der späten Adoleszenzphase eine stabile Beziehung aufgebaut wird und sich die sexuelle Orientierung festigt, desto mehr können und werden auch wieder engere und empathischere Beziehungen zu gleichgeschlechtlichen Freunden erfolgen. Ebenso kommt es zu einer Reorganisation und Neudefinition der Beziehung zu den Eltern.

4 »Normabweichungen«[2]

Frühreife Jungen scheinen mehr an somatischen Beschwerden zu leiden. Sie beschäftigen sich auch intensiver mit ihrem Körper. Sicherlich spielt hierbei auch die körperliche Pubertätsreifung eine Rolle, die an sich schon zu Gelenk-, Muskel- und Bauchschmerzen führt.

Frühreife Jungen sind mit ihrem Körper im Durchschnitt zufriedener, besitzen einen höheren Status, sind sportlich erfolgreicher und werden eher mit Verantwortung betraut als ihre Altersgenossen. Insgesamt machen sie soziale Erfahrungen, die das Selbstwertgefühl stärken. Allerdings verliert sich die selbstwertfördernde Bedeutung früher sexueller Reifung bei Jungen nicht nur, sondern kehrt sich im weiteren Verlauf sogar um. Die enge Identifikation mit einem stereotypen männlichen Rollenbild, die den Statusgewinn im Jugendalter ausmacht, steht im Erwachsenenalter der Ausbildung einer flexibleren Geschlechtsrollenorientierung entgegen (Moore und Rosenthal 1993).

Spätentwickelte Jungen sind eine Herausforderung für jeden Betreuer, da sie sehr leicht Probleme unterschiedlichster Art bereiten können, obwohl sie sich durchaus

---

[2] vgl. Stier und Weissenrieder 2006

innerhalb der Normgrenzen befinden (+/– 2 Standard Abweichungen). Sie sind körperlich kleiner und schwächer, sind demzufolge mit ihrem Körper weniger zufrieden, gehen weniger aus, und bei Vorliegen eines Substanzgebrauchs ist dieser stärker als in der »Normal«-Gruppe. Später sind sie jedoch beruflich erfolgreicher und kompetenter, kreativer, sensibler und toleranter, haben allerdings häufig ein negatives Selbstkonzept und höhere Neurosewerte (u. a. Kracke 1993).

Sowohl bei Früh- wie auch Spätentwicklern ist die Wahrscheinlichkeit, Essstörungen zu entwickeln, erhöht (Goldstein 2003).

Das Verständnis des Adoleszenz-Stadiums, in welchem sich der individuelle Junge befindet, ist Grundvoraussetzung für entwicklungsgemäße Unterstützung und Hilfe. Es zeigt der betreuenden Person auch, wie gut oder wie kritisch die »Reise durch die Adoleszenz« verläuft. Individuelle Verschiebungen von Entwicklungsschritten in die eine oder andere Richtung sind dabei eher die Regel als die Ausnahme. Dies erfordert die Fokussierung auf alle Teilbereiche der einzelnen Entwicklungsschritte.

5 Problempunkte und ihre Beziehung zu den Adoleszenzphasen[3]

- In der frühen Adoleszenz ist den Jungen die Ähnlichkeit mit Gleichaltrigen wichtiger als entwicklungsbedingte körperliche Vorteile.
- Gleichgeschlechtliche Beziehungen sind in der frühen Adoleszenz nicht selten, in der späten Adoleszenz die Ausnahme.
- Der Gebrauch von legalen und illegalen Drogen hat seinen Höhepunkt in der Regel im Rahmen des »normalen« Probierverhaltens und Experimentierverhaltens während der mittleren Adoleszenzphase. In der späten Adoleszenzphase hat dies mehr mit Manifestierung von Verhaltensweisen zu tun. Je frühzeitiger das Experimentierverhalten einsetzt, desto größer ist die Gefahr der Manifestation.
- Redet man von Pubertät als »Problemzeit«, so meint dies in der Regel immer die mittlere Adoleszenz. In der frühen Adoleszenz ist die familiäre Bindung und ihr Wertesystem noch relativ ungestört und in der späten Adoleszenz aufgrund der neu etablierten Kommunikationsebene konfliktärmer.
- Die Betreuung chronisch erkrankter Jungen macht vor allem in der mittleren Adoleszenz größere Probleme, da, bedingt durch den Ablöseprozess und die Hinwendung zur Gleichaltrigengruppe, die Einflussnahme deutlich reduziert wird und eine neue »Normenwelt« existiert, die sich nur mehr oder weniger schlecht mit der Erkrankung in Einklang bringen lässt.
- Probleme mit dem eigenen Körper, der Früh- oder Spätentwicklung, machen hauptsächlich in der frühen und auch noch in der mittleren Adoleszenz Beschwerden. Eine Vorbereitung auf die einzelnen Entwicklungsschritte und körperlichen Veränderungen hilft Ängste abzubauen und fördert ein positives Erleben.
- Die sexuelle Attraktivität spielt vor allem in der mittleren Adoleszenz eine Rolle. Hier wird auch am stärksten damit experimentiert.
- Zukunftsweisendes Handeln, Beurteilung der eigenen Handlung auch für die Zukunft, erfolgt erst in der späten Adoleszenz. Hierzu gehört eine relativ gefestigte (konsolidierte) Persönlichkeit. Dies ist vor allem für das Gespräch über Risikoverhalten bedeutsam, da in der mittleren Adoleszenz per se mit verminderter Einsichtsfähigkeit gerechnet werden muss. Zu Recht hat der Gesetzgeber zwischen

3 vgl. Stier und Weissenrieder 2006

dem 14.–16. Lebensjahr eine Rechtssituation formuliert, die sehr stark individueller Beurteilung unterliegt.
- Der überwiegende Teil der Studien im Jugendalter berücksichtigt weder die Pubertätsstadien noch die Adoleszenzphasen und ist daher wenig valide bezüglich der Datenerhebung. Meist herrscht nur eine simple Alterseinteilung vor, die der großen Variabilität der pubertären Entwicklung nur bedingt Rechnung trägt.

Im Übergang vom Jugendalter zum Erwachsensein entwickeln sich Jungen (und Mädchen) zu planvolleren, bewussteren und entscheidungsfreudigeren, aber auch rücksichtsvolleren und anteilnehmenden Wesen. Dieser normative Wechsel erfolgt ungeachtet der Tatsache, dass sie sich in eine demographisch dichte, geschäftige und unsichere Lebensperiode hineinbegeben. Der Persönlichkeitswandel dieser jungen Menschen lässt vermuten, dass sie – nach wie vor – zu Meistern der aktiven Gestaltung ihrer Umwelt und nicht zu deren unglücklichen Opfern werden (Roberts et al. 2001).

Literatur

Bischof-Köhler D (2008) Geschlechtstypisches Verhalten von Jungen aus evolutionstheoretischer und entwicklungspsychologischer Perspektive. In: Matzner M, Tischner W (Hrsg.) Handbuch Jungen-Pädagogik. Weinheim: Beltz.
BZgA (Hrsg.) (2010) Jugendsexualität. Repräsentative Wiederholungsbefragung von 14- bis 17-Jährigen und ihren Eltern – aktueller Schwerpunkt Migration. Köln: BZgA, Best. Nr. 13 316 200.
Constantino JN, Cloninger CR, Clarke AR, Hashemi B, Przybeck T (2002) Application of the seven-factor model of personality to early childhood. Psychiatry Res 1009: 229–243.
Gernert J (2010) Generation Porno. Jugend, Sex, Internet. Köln: Fackelträger Verlag GmbH.
Goldstein MA (2003) Male Puberty: Physical, Psychological, and Emotional Issues. In: Rosen DS, Rich M (Hrsg.) The Adolescent Male. Adolescent Medicine. State of the art reviews, Vol. 14/3, Philadelphia: Hanley & Belfus.
Hüther G (2009) Männer. Das schwache Geschlecht und sein Gehirn. Göttingen: Vandenhoeck & Ruprecht.
Kracke B (1993) Pubertät und Problemverhalten bei Jungen. Weinheim: Beltz.
Kuhnle U, Krahl W (2003) Geschlechtsentwicklung zwischen Genen und Hormonen. Monatsschr Kinderheilkd 151: 586–593.
Maccoby EE (2000) Psychologie der Geschlechter. Sexuelle Identität in den verschiedenen Lebensphasen. Stuttgart: Klett-Cotta.
Moore SM, Rosenthal DA (1993) Sexuality in adolescence. London: Routledge.
Roberts BW, Caspi A und Moffit TE (2001) The Kids are alright: Growth and Stability in Personality Development from Adolescent to adulthood. Journal of Personality and Social Psychology 81, 4: 670–683.
Schmeck K, Goth K, Meyenburg B, Poustka F (2000) Persönlichkeitsfragebogen für Jugendliche JTCI/12–18. Universität Frankfurt.
Schmeck K (2003) Temperament und Geschlecht. Monatsschr Kinderheilkd 151: 594–600.
Sielert U (2007) Sind Jungen anders? Jungen, Geschlecht und Pädagogik. Schüler – Jungen, Seelze: Erhard Friedrich Verlag GmbH, S. 6–10.
Stier B, Weissenrieder N (2006) Psychosoziale Entwicklung. In: Stier B, Weissenrieder N (Hrsg.) Jugendmedizin – Gesundheit und Gesellschaft. Heidelberg: Springer.

2.4 Neurobiologie – das schwache Geschlecht und sein Gehirn

Gerald Hüther

Wenn die kleinen Jungen zu erwachsenen Männern herangereift sind, überragen sie die Frauen um etwa 10 cm. Sie haben auch mehr Muskelmasse und größere Extremitäten. Jedenfalls im Durchschnitt. Bei genauerer Betrachtung wird allerdings noch etwas anderes deutlich, was in diesen Mittelwerten nicht zum Ausdruck kommt. Die Verteilungskurve der Körpergröße und all dieser anderen körperlichen Merkmale ist nämlich bei Männern deutlich flacher als bei Frauen. Es gibt also viele sehr große Männer, aber auch sehr viele richtig kleine. Die Ausprägung der körperlichen Konstitution von Männern neigt also zu stärkeren Extremen. Männer sind also nicht das stärkere, sondern das extremere Geschlecht. Im Durchschnitt sterben sie deshalb auch früher. Gegenwärtig haben männliche Neugeborene eine etwa sechs Jahre kürzere Lebenserwartung als neugeborene Mädchen. Als kleine Jungen haben sie mehr Unfälle, als Jugendliche werden sie häufiger drogenabhängig und im Alter bekommen sie häufiger eine Glatze, Potenzstörungen und Schlaganfälle. Irgendwie hängt das alles mit ihrer Lebensweise, und ihrem anderen Hormonhaushalt und der bei den Jungen etwas anders als bei den Mädchen verlaufenden Hirnentwicklung zusammen.

Das beliebteste Erklärungsmuster für die Unterschiede zwischen Frauen und Männern liefert gegenwärtig immer noch die Evolutionsbiologie. Dass Männer nicht nach dem Weg fragen und nicht über Gefühle sprechen, besser rückwärts einparken und logisch denken können, aggressiver, beziehungsunfähiger und sportbegeisterter sind, wird mit dem Hinweis auf ihr genetisches Erbe aus der Steinzeit erklärt. Sie haben eben ein anderes Gehirn, sind anders programmiert. Das ist ziemlich tautologisch – und erklärt nichts. Auf dem Y-Chromosom steht keine einzige Bauanleitung dafür, wie ein männliches Gehirn zu strukturieren ist, und die anderen 45 Chromosomen unterscheiden sich zwischen Männern und Frauen überhaupt nicht. Das genetische Erbe aus der Steinzeit kann also nicht dafür verantwortlich gemacht werden, dass Männer häufiger als Frauen in Vorstandsetagen und in Gefängnissen sitzen, dass ihr Sprachverständnis schlechter und ihr räumliches Vorstellungsvermögen im Durchschnitt besser ausgeprägt ist als bei Frauen. Auch dass Männer nur halb so oft unter Panikattacken und Depressionen leiden und bei ihnen posttraumatische Belastungsstörungen und Essstörungen viel seltener auftreten als bei Frauen, sie aber doppelt so häufig eine Drogen- oder Alkoholsucht und viermal so häufig eine antisoziale Persönlichkeitsstörung entwickeln, kann nicht länger mit dem Hinweis auf ihre besonderen genetischen Anlagen begründet werden.

Das Einzige, was sich aus all diesen Beobachtungen ableiten lässt, ist banal: Männer denken anders als Frauen, sie fühlen anders, und sie verhalten sich anders. Ergo: obwohl sie über keine für die Hirnentwicklung verantwortlichen anderen Gene verfügen als Frauen, haben sie dennoch ein anderes Gehirn. Das stimmt. Männergehirne unterscheiden sich im Durchschnitt tatsächlich sowohl in der Struktur als auch in manchen Funktionen von Frauengehirnen.

Das Gehirn von Männern ist im Durchschnitt etwas größer, dafür ist die Großhirnrinde bei Frauen stärker gefurcht. Bei Frauen sind auch die Verbindungen zwischen den beiden Großhirnhälften stärker ausgebaut. Mit Hilfe bildgebender Verfahren wie der funktionellen Kernspintomografie ist in den letzten Jahren eine Vielzahl von Unterschieden in der Arbeitsweise zwischen männlichen und weiblichen menschlichen Gehirnen nachgewiesen worden. So beschränken sich beispielsweise die Aktivierungsprozesse, die mit dem Hervorbringen und dem Verstehen von Sprache einhergehen, bei Männern stärker auf die linke Gehirnhälfte. Im männlichen Gehirn sind bestimmte Areale des Frontalhirns, vor allem der orbifrontale Cortex, weniger stark ausgebildet. Männern scheint es deshalb im Durchschnitt schwerer als Frauen zu fallen, Impulse aus dem limbischen System durch orbifrontale Verarbeitungsprozesse zu kontrollieren. Generell scheinen Männer bei der Analyse optischer und anderer sensorischer Eingänge weniger komplexe Erregungsmuster in unterschiedlichen Bereichen der Großhirnrinde aufzubauen und miteinander zu verknüpfen als Frauen. Männer erkennen beispielsweise ein komplexes Objekt schneller. Indem sie die für diese Zuordnung störende Analyse weniger wichtige Merkmale unterdrücken, bleibt das dabei im Gehirn generierte Erregungsmuster entsprechend einfacher. Daran kommen wir also nicht vorbei: Die Gehirne von Männern sind anders aufgebaut und funktionieren anders als die von Frauen.

Doch Gehirne, jedenfalls menschliche Gehirne, sind erstaunlich plastisch, viel plastischer und formbarer als das selbst die Hirnforscher vor einigen Jahren noch geglaubt hatten. Und zwar besonders ganz zu Beginn der Hirnentwicklung. Das Gehirn reagiert bereits im Mutterleib auf Hormonsignale nicht nur aus dem mütterlichen, sondern vor allem aus seinem eigenen Körper und passt seine Entwicklung entsprechend an. Es wird zeitlebens auf Signale von innen und auf Reize von außen reagieren. Das Gehirn ermöglicht es, sich in der komplexen Welt zurechtzufinden, indem es für möglichst vieles automatisierte Reaktionsmuster bereitstellt. Diese automatisierten Muster reichen von einfachen motorischen Fähigkeiten wie Gehen, Werfen oder Springen über Alltägliches wie Autofahren oder die eigene Unterschrift bis hin zu komplexen psychobiologischen und sozialen Mustern, etwa beim Auftritt eines autoritären Vorgesetzten. Vor allem merkt sich das Gehirn immer wiederkehrende Muster und passt sich daran durch entsprechende neue Verschaltungen an. Neue Vernetzungen bilden sich vor allem dann besonders rasch heraus und werden immer dann besonders fest verknüpft, wenn das, womit wir uns intensiv beschäftigen, für uns von ganz besonderer Bedeutung ist – wenn es unter die Haut geht, wenn es uns begeistert, aufregt oder auf andere Weise mit einer Aktivierung der emotionalen Zentren in den tiefer liegenden Bereichen unseres Gehirns einhergeht, beispielsweise beim Musizieren, Rad fahren, Tastendrücken auf Handy-Tastaturen oder blitzschnellem Reagieren am Computer-Joystick bei Bildschirm-Shootouts.

Angesichts dieser Erkenntnisse haben nun all jene Personen ein Problem, die bisher davon ausgegangen sind, bei den im männlichen Gehirn feststellbaren strukturellen und funktionellen Besonderheiten handele es sich um die biologischen Ursachen für bestimmte typisch männliche Verhaltensweisen. Wer das weiterhin behaupten will, muss sicher sein und nachweisen können, dass diese neurobiologischen Unterschiede zwischen männlichen und weiblichen Gehirnen nicht erst als Folge der unterschiedlichen Entwicklungsbedingungen und der unterschiedlichen Nutzung bestimmter Feinstrukturen entstanden sind. Säugetiere, deren Hippocampus deutlich größer als »normalerweise« ist, werden sich im Allgemeinen auch besser räumlich orientieren können. Das gilt für Laborratten genauso wie für den Menschen. Und zweifellos hängt die individuelle Ausprägung der an der Impulskontrolle beteiligten Frontalhirnfunktionen mit dem Vernetzungsgrad und damit auch mit der Größe des präfrontalen Cortex zusammen. Aber die wahre Ursache für ein besseres Orientierungsvermögen oder eine mangelnde Impulskontrolle ist nicht der größere Hippocampus oder das kleinere Frontalhirn, sondern das, was dazu beigetragen hat, dass der Hippocampus bei bestimmten Personen besonders gut oder das Frontalhirn eben nur recht dürftig herausgeformt werden konnte.

Unscharfe Trennungen zwischen bestimmten Ursachen und ihren Folgen sind vor allem deshalb für die Erklärung von biologisch begründeten Unterschieden zwischen Männern und Frauen bedenklich, weil die betreffenden Folgen selbst wieder zu Ursachen für weitere Anpassungsleistungen auf anderen Ebenen werden. Die Unterschiede im Gehirn von Männern und Frauen sind ein besonders anschauliches Beispiel, wie Ursachen und Wirkungen einander gegenseitig bedingen. Die entscheidende Frage ist daher nicht, ob Männer ein anderes Gehirn haben als Frauen, sondern weshalb die kleinen Jungen ein anderes Gehirn bekommen als die Mädchen.

1 Jungen gehen mit einem genetischen Handicap an den Start

Das männliche Geschlecht geht bereits von Anfang an mit einer mangelhaften Ausrüstung an den Start. Die Zygote verfügt hier nicht über ein Duplikat für jedes seiner Chromosomen. Statt eines zweiten X-Chromosoms besitzt sie ein Y-Chromosom. Wenn dieses nur einmal vorhandene X-Chromosom oder Teile davon oder bestimmte in den Chromatiden komprimierte DNA-Sequenzen aus irgendeinem Grund nicht optimal beschaffen sind, existiert dafür – im Gegensatz zu den Bedingungen in einer weiblichen Zygote – kein Ersatz. Defizitäre Anlagen auf dem X-Chromosom sind also nicht kompensierbar. Das ist um so bemerkenswerte, als auf dem X-Chromosom besonders viele Gene lokalisiert sind, die für die Entwicklung von Intelligenz und geistiger Leistungsfähigkeit von Bedeutung zu sein scheinen. Wie wichtig das Vorhandensein eines Duplikats jedes Chromosoms ist, macht ein Blick in die Letalität von Chromosomenanomalien des Menschen deutlich: Das eine oder andere Chromosom in Überzahl ist offenbar noch tolerabel; wenn aber von einem dieser Chromosomen das Duplikat fehlt, geht offenbar nichts mehr.

Die Tatsache, dass sich die männliche Zygote doch zu einem überlebensfähigen Embryo weiterentwickelt, verdanken die Männer wohl nur dem Umstand, dass ihr Y-Chromosom die lebenswichtigsten Abschnitte des X-Chromosoms und die dazugehörigen DNA-Sequenzen enthält. Es bietet also schon eine gewisse Reserve, aber eben nur eine mangelhafte. Bemerkbar macht sich dieser Mangel bereits bei den mit nur einem Y-Chromosom ausgestatteten Spermien: Sie sind leichter, kommen schneller voran, sind aber weniger lange überlebensfähig. Jungen entstehen daher schon bei der Befruchtung nur dann, wenn wirklich alles optimal klappt, d.h. wenn es möglichst termingenau (beim Eisprung) zum Koitus kommt. Außerhalb dieses optimalen Zeitfensters ist die Entstehung eines Mädchens wahrscheinlicher.

2 Jungen sind von Anfang an empfindlicher

Hebammen und Geburtshelfer wissen schon lange, dass männliche Neugeborene im Allgemeinen vulnerabler und konstitutionell schwächlicher sind als weibliche. Jungen machen von Anfang an mehr Probleme, werden leichter krank, und wenn Säuglinge an gesundheitlichen Problemen sterben, dann sind das (statistisch) eher Jungen. Auch vorgeburtlich sterben schon mehr männliche Föten ab als weibliche, vor allem während der komplizierten Prozesse der Einnistung und der ersten Entwicklungsstadien zu Beginn der Schwangerschaft. Auch das ist inzwischen wissenschaftlich – wenngleich in einem ungeplanten Experiment – nachgewiesen. In den ersten Jahren nach der Wende ist der Anteil männlicher Nachkommen in der ehemaligen DDR signifikant stärker zurückgegangen als der von Mädchen. Die erhöhte psychische Belastung der werdenden Mütter in dieser gesellschaftlichen Umbruchszeit hat offenbar dazu geführt, dass weniger männliche Nachkommen geboren wurden. Oder noch deutlicher ausgedrückt: Unter diesen ungünstigen Bedingungen sind noch mehr der besonders empfindlichen männlichen Embryonen als normalerweise zugrunde gegangen. Wenn nicht nur männliche Embryonen, sondern auch die sich daraus entwickelnden männlichen Föten und sogar noch die zur Welt kommenden männlichen Nachkommen im Durchschnitt konstitutionell schwächer, empfindlicher und vulnerabler sind, so kann das nach allem, was wir inzwischen über die nutzungsabhängige Strukturierung des Gehirns wissen, nicht ohne Folgen für die während dieser Zeit im Gehirn ablaufenden Reifungsprozesse sein. Und da während dieser frühen Phasen gewissermaßen das Fundament für alle nachfolgenden Reifungs- und Strukturierungsprozesse in den »höheren«, vor allem in den kortikalen Bereichen des menschlichen Gehirns angelegt wird, ist davon auszugehen, dass sich die Gehirne der schwächeren Jungen auch später, während der frühen Kindheit weiterhin anders entwickeln und strukturieren als die der (im Durchschnitt) etwas stabileren und konstitutionell stärkeren Mädchen.

3 Die Gehirne der Jungen sind anderen hormonellen Signalen ausgesetzt

Etwa in der 8. Schwangerschaftswoche setzt bei männlichen Föten die Testosteronproduktion ein. Von diesem Zeitpunkt an beeinflusst der erhöhte Testosteronspiegel und der im Vergleich zu weiblichen Föten niedrigere Östrogenspiegel nicht nur die weitere Hirnentwicklung, sondern auch die Ausprägung verschiedener körperlicher Merkmale. Dazu zählt beispielsweise die Gesichtsform (je höher der pränatale Testosteronspiegel, desto »männlicher« bzw. »robuster« wird die Ausformung des Gesichts) oder die Länge der Finger (langer Ringfinger wird durch höhere Testosteronspiegel begünstigt). Im sich entwickelnden Gehirn wirken die bei Jungen bereits vorgeburtlich erhöhten Testosteronspiegel beschleunigend auf die Differenzierung der rechten Hemisphäre. Bereits pränatal wird also bei Jungen der später für das räumliche Vorstellungsvermögen zuständige rechte Cortex stärker ausgeprägt als bei Mädchen. Weil ihr Cortex weniger lateralisiert ist, nutzen weibliche Babys beim Sprechen lernen eher beide Hemisphären und formen die sog. Sprachzentren anfangs nicht nur im linken Cortex (wie bei Jungen), sondern auch im rechten Cortex heraus. Die Folge davon ist, dass Frauen später im Fall eines linksseitigen Infarkts weniger häufig ihre Sprachfähigkeit und andere stärker links lateralisierte Fähigkeiten einbüßen als Männer.

Aufgrund der besseren Nutzung beider Hemisphären ist bei Frauen auch der Balken, also die Faserverbindung zwischen beiden Hirnhälften, stärker ausgeprägt. Auch die Ausreifung der großen, globalisierenden Transmittersysteme wird offenbar entscheidend durch Sexualsteroide modifiziert. Östrogene fördern beispielsweise die Expression von Serotoninrezeptoren und führen zur Herausbildung einer erhöhten Dichte von

Serotoninrezeptoren im limbischen System und im präfrontalen Cortex.

4 Die Gehirne der Jungen strukturieren sich anhand anderer Signale aus dem Körper

Hormone, und hier vor allem die Sexualsteroide, beeinflussen aber nicht nur die Hirnentwicklung von Männern und Frauen in jeweils spezifischer Weise. Sie sind auch die entscheidenden Auslöser und Regulatoren für die auf der Ebene der körperlichen Entwicklung zwischen beiden Geschlechtern sich herausbildenden Unterschiede. Männer bekommen ja bekanntermaßen nicht deshalb einen anderen Körper als Frauen, weil sie ein anderes Gehirn haben, sondern weil ihre Gonaden andere Hormone produzieren und in den Blutkreislauf sezernieren. Wie stark diese Hormonwirkungen sind und wie sehr sie die im Körper ablaufenden Reifungsprozesse und damit auch die Ausbildung körperlicher Merkmale bestimmen, ist hinreichend bekannt. Dass jedoch die Hirnentwicklung ganz entscheidend von der körperlichen Entwicklung abhängt, scheint eine noch nicht allzu weit verbreitete Erkenntnis zu sein. Spezifische Strukturen und Verknüpfungen im Gehirn können sich nur deshalb herausbilden, gebahnt und stabilisiert werden, weil sie einen entsprechenden »Input« aus der »Peripherie«, also von diesen körperlichen Strukturen bekommen. Nur anhand dieser Eingänge aus dem Körper können allmählich immer spezifischer und komplexer werdende Regelkreise und Netzwerke zur Steuerung dieser körperlichen Prozesse herausgeformt und als »innere Repräsentanzen« zur Steuerung der betreffenden Körperfunktionen genutzt werden.

Und in dem Maße, wie sich der Körper von Männern und Frauen unterschiedlich entwickelt, werden eben auch die betreffenden Regelkreise, Netzwerke und Repräsentanzen in entsprechender, geschlechtsspezifisch unterschiedlicher Weise herausgeformt. Das banalste Beispiel für diesen Umstand ist das insgesamt etwas größere Gehirn, das Männer (nur) deshalb entwickeln, weil sie damit die Bewegungen einer größeren Muskelmasse zu koordinieren lernen müssen. Und weil auch im Hirn eine besondere Leistung, hier also der Ausbau des sensomotorischen Systems, immer nur auf Kosten anderer möglicher Leistungen erfolgen kann, herrschen im Gehirn der Männer für die nutzungsabhängige Ausreifung dieser anderen Potenziale eben weniger günstige – oder einfach nur andere – Bedingungen als im Gehirn von Frauen. Jedenfalls im Durchschnitt.

5 Jungen suchen stärker im Außen nach Halt

Weil Jungen im Durchschnitt bereits etwas empfindlicher und vulnerabler zur Welt kommen als Mädchen, geraten sie zwangsläufig leichter und häufiger in Gefahr, durch die Probleme, mit denen sie nach der Geburt konfrontiert sind, stärker verunsichert und verängstigt zu werden als die Mädchen. Das wiederum bedeutet, dass sie von Anfang an größere Schwierigkeiten bei der Aneignung und neuronalen Verankerung komplexer Denk-, Gefühls- und Verhaltensmuster haben. Was unter diesen Bedingungen in ihrem Gehirn mit größerer Wahrscheinlichkeit aktiviert und dann auch entsprechend stabilisiert werden kann, sind einfachere, z. T. schon vorgeburtlich angelegte, stärker durch die Wirkung genetischer Programme herausgeformte Verschaltungsmuster. Konkret heißt das, dass schon kleine Jungen angesichts einer neuen, von ihnen zu bewältigenden Herausforderung mit einer größeren Wahrscheinlichkeit als kleine Mädchen auf präformierte Muster, z. B. auf die Aktivierung einfacher motorischer Leistungen, zurückgreifen bzw. zurückfallen. Sie bleiben also in ihrer psychischen Entwicklung mit einer etwas größeren Wahrscheinlichkeit und daher häufiger als die offenbar a priori im Durchschnitt konstitutionell etwas gefestigteren Mädchen zurück.

Da nun aber jede Weiterentwicklung auch im Hirn nur auf der Grundlage der bis dahin bereits herausgeformten neuronalen Verschaltungs- und Beziehungsmuster erfolgen kann, ist davon auszugehen, dass ein so entstandenes Defizit entsprechende langfristige Folgen haben muss. Was kleine Jungen daher noch mehr als kleine Mädchen brauchen, ist emotionale Sicherheit, liebevolle, fürsorgliche Zuwendung, Wertschätzung und Anerkennung. Danach suchen sie intensiver als nach allem anderen. Aber leider finden sie all das in unserer gegenwärtigen Gesellschaft ausgerechnet bei solchen Menschen, die nicht immer die günstigsten Vorbilder in Bezug auf genau das sind, worauf es für ihre Persönlichkeitsentwicklung ankommt: Rennfahrer, Popstars, Fußballhelden, Fernsehmoderatoren und Filmschauspieler, neuerdings auch die Helden ihrer Computerspiele. Von ihnen, den schillernden und scheinbar erfolgreichen, sicher auftretenden und deshalb bewunderten Vorbildern übernehmen sie nun die entscheidenden Strategien zur Bewältigung ihrer eigenen Unsicherheiten und Ängste: Das angeberische, coole Gehabe, das extrovertierte Verhalten, die rücksichtslose Verfolgung ihrer eigenen Interessen, die Begeisterung für Autos, Fußball und alles, was zur Zeit »in« oder gerade »angesagt« ist. Und da die Strukturierung des kindlichen Gehirns ganz entscheidend davon abhängt und dadurch bestimmt wird, wie und wofür es mit Begeisterung benutzt wird, hat diese Orientierung an fragwürdigen äußeren Vorbildern eben auch entsprechende Folgen für die sich im Gehirn dieser kleineren Jungen herausbildenden neuronalen Verschaltungsmuster: Sie werden genauso wie die in den Hirnen dieser Vorbilder, manchmal sogar noch besser.

6 Jungen entgleisen psychisch auf andere Weise

Schon kleine Jungen tendieren – wenn sie nicht genug Halt, Geborgenheit und Liebe finden – eher zu extrovertierten Störungen, zu Defiziten der Impulskontrolle und damit einhergehender Hyperaktivität, Störungen des Sozialverhaltens und erhöhter Gewaltbereitschaft. In Bezug auf Lernverhalten und schulische Leistungen sind sie den Mädchen zumindest bis zur Pubertät deutlich unterlegen. Als Erwachsene leiden Frauen zwar öfter an Depressionen, Angst- und Essstörungen, Männer entwickeln dafür häufiger Suchterkrankungen, Persönlichkeitsstörungen, treiben die Kriminalitätsrate in die Höhe und begehen häufiger Suizid.

Während die Jungen also im Allgemeinen und zunächst in unserer gegenwärtigen westlichen Kultur eher extrovertiert und vielfach sogar aggressiv ihre psychischen Probleme abreagieren, suchen Mädchen eher in sich selbst nach Ursachen. Bisweilen verstricken sie sich dabei emotional so lange, bis sich Ursachen und Symptome kaum noch voneinander unterscheiden lassen. Erwachsen geworden, leiden Frauen eher unter familiären oder partnerschaftlichen Beziehungsproblemen, sind Männer dafür psychisch häufiger von beruflichen Problemen, finanziellen Schwierigkeiten oder körperlichen Gebrechen belastet. Ihre besondere Vulnerabilität macht die Vertreter des männlichen Geschlechts besonders anfällig für die in unserer gegenwärtigen Gesellschaft zwar sehr verbreiteten, einfachen aber höchst fragwürdigen, Halt und Sicherheit versprechenden Orientierungsangebote von außen. Die mit der Übernahme und Aneignung dieser Bewältigungsstrategien einhergehenden Strukturierungs- und Bahnungsprozesse in den Gehirnen der kleinen Jungen sind später nur noch schwer wieder auflösbar bzw. überformbar. Um diese, für die Persönlichkeitsentwicklung der in unsere Gesellschaft hineinwachsenden Männer fragwürdigen Anpassungsleistungen zu verhindern, brauchen kleine Jungen mehr reale, wichtige Aufgaben, an denen sie wachsen können, günstigere Gemeinschaften, in denen sie sich geborgen fühlen und – damit sie sich nicht in fragwürdigen Herausforderungen und problematischen Gemeinschaften verlieren – Vorbilder, die ihnen Orientierung bieten. Am besten dafür geeignet wären die Väter, aber wenn die nicht zur Verfügung stehen wollen oder können, so kann diese Aufgabe auch ein anderer Mann übernehmen. Frauen eignen sich dafür nicht, denn sie sind keine Männer.

Literatur

Hüther G (2009) Männer – Das schwache Geschlecht und sein Gehirn. Göttingen: Vandenhoeck & Ruprecht.

Hüther G (2010) Weichenstellungen für die Männlichkeit. Hebammenzeitschrift 5: 75–78.

Hüther G (2010) Biologische Grundlagen des psychischen Wohlbefindens. In: Badura, Schröder, Klose, Macco: Fehlzeiten-Report 2009. Berlin, Heidelberg: Springer, S. 23–29.

2.5 Normalität und Jungengesundheit

Reinhard Winter und Gunter Neubauer

Mit Individualisierungstendenzen und einer Pluralisierung von Lebenswelten wird der Bezug auf Normalitäten zunehmend fragwürdiger, überkommene Orientierungsrahmen werden brüchig. Andererseits ist für Jungen die Frage nach dem Normalen gerade vor diesem Hintergrund interessant. Denn Normalität bietet sowohl im Geschlechtlichen (männlich – weiblich), wie auch in Bezug auf die Gesundheit (gesund – krank) Abgrenzungsmöglichkeiten (»alle sind normal, ich bin individuell!«), wie auch Orientierung und das Gefühl von Zugehörigkeit. Besonders in Entwicklungsphasen während der Kindheit, vor allem aber in der früheren Pubertät ist »Normalsein« für Jungen ein bedeutender Faktor. Selbstverständlich ist Normalität eine Frage für beide Geschlechter, allerdings mit unterschiedlichen Themen und Vorzeichen.

Die Frage nach ihrer Normalität stellt sich nicht nur den Jungen selbst. Auch der kritische Blick von Eltern begleitet Jungen während ihrer Kindheit mit der Frage: Ist mein Junge normal – z. B. in Bezug auf Körpergröße und Wachstum, seine Gesundheit, Sprachentwicklung, Leistung, sein Männlichsein, aber auch auf seine (spätere) sexuelle Orientierung? Bevor Normalität unter Gleichaltrigen und durch sie wirkt, ist sie für Jungen bereits zu einer wirksamen und dennoch irrationalen, nicht fassbaren Kategorie ihrer Geschlechtlichkeit geworden. Sie kann lange Zeit irrelevant bleiben, dann aber unverhofft Bedeutung erhalten. Normalität ist wandlungsfähig und fluktuiert, sie kann nicht festgeschrieben werden und ist gerade deshalb für Jungen riskant: Wer weiß schon, wo die Grenzen der Normalität liegen?

Gerade wenn es um ihr Männlichsein geht, wird »Normalsein« von vielen Jungen als wichtige Orientierung gesehen. In einem diffusen und entgrenzten Feld (vgl. Böhnisch 2003) des Männlichen sind Jungen auf der Suche nach ihrer Geschlechtlichkeit darauf angewiesen. Dies wirkt sich mittelbar und unmittelbar auf die Jungengesundheit aus: Wenn und wo es üblich ist, dass ältere Jungen und Männer rauchen, passen sich Jungen dieser Normalität an; wo der Nachweis des Männlichen gewöhnlich über hohes Tempo, gewagte Sprünge, riskante Tauchmanöver oder extremen sportlichen Einsatz erbracht werden kann, eifern Jungen dieser Normalität nach; auch wo medien-öffentlich und präventionspolitisch andauernd der Zusammenhang zwischen »männlich« und »Vorsorgemuffel« geknüpft wird, prägt diese Normalitätsvorstellung das Verhalten von Jungen.

1 Normalsein

Normalsein bedeutet, sich in einem Korridor entlang von Mittelwerten zu befinden und sich nicht zu weit von diesen zu entfernen. Damit ist Normalität eine relative Angelegenheit, in der es für Jungen im Allgemeinen zahlreiche Varianten und Spielräume gibt – nicht zuletzt in Verbindung mit differenzierten sozialen Milieus und hinsichtlich unterschiedlicher Bewältigungsstrategien zwischen Anpassung und Widersetzlichkeit. Allerdings ist es meistens unklar, wann die

Bewertung »zu weit entfernt« einsetzt und wann Sanktionen zu erwarten sind. Unsichere, auf Akzeptanz angewiesene Jungen bewegen sich deshalb eher in der Nähe eines vermuteten männlichen Mittelwerts. Andere, eher sichere oder mutigere Jungen profilieren sich gerade dadurch, dass sie sich in Kontrast zur Normalität setzen. Normalität hat damit immer eine doppelte Funktion mit zweifacher Gewinnchance: integrativ als Möglichkeit der Einbindung und Zugehörigkeit ins Normale, und exklusiv als Möglichkeit der Abgrenzung vom Normalen.

Als das alltäglich Durchschnittliche muss das Normale üblicherweise nicht in Worte gefasst werden. Erst bei Abweichung oder beim Übertreten von Normalitätsgrenzen (etwa beim Wechsel von Kulturen und Milieus) wird darüber reflektiert. Kleinere Unfälle oder Sportverletzungen sind so gesehen für die meisten Jungen normal und nicht der Rede wert. Mobbingerfahrungen oder Depressionen liegen dagegen jenseits des Normalen in einem für betroffene Jungen riskanten Gebiet: Hier können sie nicht mehr mit Normalitätszuschreibung rechnen, sie laufen Gefahr, ausgegrenzt zu werden. Im Jungenleben gibt es demnach ganz verschiedene Normalitäten. Das Zugeständnis, sich vom Mittelwert zu entfernen, variiert nicht zuletzt auch mit dem sozialen Status: Was dem einen erlaubt ist, der einen hohen Status in der Gruppe der Jungen hat, kann dem anderen verwehrt sein, der in der Statushierarchie eher unten rangiert.

Wer Normalität sucht, möchte sich orientieren, möchte wissen: Wo stehe ich? Gehöre ich (noch) dazu? Dieses Bedürfnis gilt es zu respektieren. Das Betonen von Normalität, das Bestehen darauf, normal und damit problemfrei zu sein, kann für Jungen auch eine Bewältigungsform sein, die bei Stress, Unsicherheit oder Selbstzweifeln angewandt und wichtiger wird. Auch biografisch können sich der Bezug zur und das Interesse an Normalität bei Jungen verändern. Besonders in Phasen körperlicher oder psychischer Entwicklung entstehen Irritationen, neue Körpersensationen oder Gefühle des Ungenügens, der Unreife; hier bietet Normalität zwar Sicherheit, gleichzeitig liegen in der Angst, (noch) nicht den Normalitätsansprüchen zu genügen, auch Ursachen für Rückzug und Scham. Umgekehrt gehört ein gewisses Maß an gesundheitlichem Risiko und Abweichung mit zur Normalität. Das kann einerseits als »normaler« Aspekt bei der Bewältigung von Entwicklungsaufgaben in Kindheit und Jugendphase (Individuation) gesehen werden. Andererseits sind solche Begleiterscheinungen von Entwicklung bei Jungen vielleicht nochmals besonders akzentuiert und inspiriert durch einen Bezug auf männliche Autonomie (»geh Deinen eigenen Weg«) und Konkurrenz.

Normalität ist also insgesamt nicht nur als Mittelweg zu denken, sondern in einer gewissen Breite des Erlaubten und Möglichen, über das nicht weiter nachgedacht werden muss. Bei der Orientierung am Normalsein geht es Jungen nicht um Unterwerfung unter vorgegebene Zwänge, sondern um das Ausbalancieren unterschiedlicher Tendenzen und darum, sich nicht allzu sehr von anderen Jungen zu unterscheiden. Gleichzeitig stellt Normalsein eine positive Begrenzung dar: Sie signalisiert, dass sich Jungen nicht zu sehr von der Gruppe abheben *müssen* und dadurch nicht übermäßig viel für Schönheit, Fitness, den Körper oder auch für die Darstellung des Männlichseins zu tun brauchen. Normalität enthält damit auch ein entlastendes Moment. Darüber hinaus wird durch Normalität auch Authentizität ermöglicht: Man braucht sich nicht produzieren, sondern kann über Normalität »so sein, wie man ist«. Zwischen Authentizität und Normalität besteht aus der Perspektive von Jungen oft kein Widerspruch (vgl. Winter und Neubauer 2004). Beides ist normativ gut vereinbar: Man soll eben beides sein, normal und authentisch.

Sicher üben Jungen auch wechselseitig Druck aus, sich in einem bestimmten Rahmen des Erlaubten zu verhalten. Eine Orientierungslinie sind dabei Geschlechtsstereotypen. Sie geben vor zu fixieren, was normal männlich – und dabei eigentlich doppelt fließend – ist. Denn Normalität variiert nach sozialem Kontext, Milieu, kultureller, ethnischer oder nationaler Herkunft, jugendkulturellem Hintergrund und Kleingruppen-Zugehörigkeit. Was Normalität (oder »Korrektheit«) in der Gleichaltrigengruppe, im jeweiligen Cliquenkontext bedeutet, entwickelt sich dort selbst. Normalität im Sinn der jeweiligen Clique ist dann eine wesentliche Voraussetzung für Zugehörigkeit und Integration.

Erwachsenen dagegen fällt beim Stichwort »Normalität« meist Problematisches ein: Sie vermuten, dass Normalität verhindert, dass Jungen sie selbst sein können (vgl. ebd.). Und sie machen besonders Gleichaltrige und den Kommerz, kaum aber sich selbst dafür verantwortlich. Dabei sind es oft zuerst die Eltern, die Jungen mit ihren Normalitätserwartungen begleiten und Druck aufbauen, etwa im Hinblick auf Verhaltens- und Leistungsnormen. Auch Erziehende in Institutionen haben darauf zu achten, dass sich jeder Junge »gesund«, d. h. innerhalb eines Normalitätsschemas entwickelt, etwa in Bezug auf Sprachstandards, Wahrnehmung, soziale Kompetenzen, Aggression. Erst dann wirken auch die Normalitätseinflüsse von Gleichaltrigen, wobei besonders die schon etwas älteren Jungen verdächtigt werden. In einem interaktiven Prozess zeigen sich Jungen jedoch *gegenseitig*, was unter Jungen normal ist und sorgen mit dafür, dass das möglichst alle so sehen. Unreflektierte koedukative Settings in Kindergarten und Grundschule tragen besonders dazu bei, dass sich Geschlechternormalitäten in Abgrenzung zum jeweils anderen Körpergeschlecht entwickeln können.

In allen sozialen Räumen wirkt so die Doppelseitigkeit der Normalität: einerseits als Wunsch von Jungen, sich im Rahmen des Normalen zu bewegen; andererseits als sozialer Druck von Eltern, Erziehenden, anderen Jungen und Mädchen, sich gefälligst an Normalitätsvorgaben zu halten. Wie stark das Moment des Normalitätsdrucks von welcher Seite tatsächlich wirkt und wie es von Jungen erlebt wird – ob mehr orientierend oder mehr einengend – ist individuell, lebensgeschichtlich und je nach Lebenslage unterschiedlich angelegt. Dass sich Jungen wegen des Normalitätsdrucks bewusst eingeschränkt fühlen, ist aber eher die Ausnahme. Möglicherweise nehmen sie die Einschränkung durch Normalitätsvorgaben als solche aber auch einfach nicht wahr. Normalität wirkt eher subtil und dezent korrigierend: Auch der Normalitätsdruck selbst ist Teil der Normalität und fällt (nicht nur) Jungen kaum auf.

2 Jungengesundheit und Normalität

Verstehen wir Jungengesundheit weniger als Erkrankungsstatus, sondern mehr als Handlungskategorie, dann ist Normalität im Prozess des Männlichwerdens und -seins ein bedeutsamer Bezugspunkt. Männliche Gesundheitssozialisation von Jungen ist immer auch Normalisierung, also Begrenzung und Orientierung zugleich, natürlich auch Zumutung und Zurichtung auf angenommene männliche Verhaltensweisen. Das Männliche richtet sich aus auf Bilder der Männlichkeit – etwa in Bezug auf Leistung, Aktivität, Risikoverhalten – und setzt sich gleichzeitig in Kontrast zum – von Erwachsenen gerade im Gesundheitskontext gern als vorbildlich präsentierten – Weiblichen. Männliche Normalität bedeutet dann, sich kontrastierend zu weiblicher Normalität zu verhalten. So ist es fürs Männliche geradezu angezeigt, wenn pubertierende Jungen sich von der spezialisierten Männermedizin fern halten (im Gegensatz zu Mädchen, denen der

Besuch bei der Frauenärztin dringend angeraten wird). Ein Junge, der nach der Spermarche erst einmal einen Andrologen aufsuchen möchte um sich gründlich untersuchen zu lassen, würde den Rahmen der Normalität eindeutig verlassen.

Auch in Bezug auf Körper und Gesundheit von Jungen zeigt Normalität eine doppelte Bedeutung. Einerseits als Entlastung, indem die Jungen zur »ausbalancierten Selbstpräsentation« durch den Körper angehalten werden; sie sollten weder hager noch dick, weder zu klein, noch zu groß, weder schmächtig sein noch zu viele Muskeln haben (vgl. Winter und Neubauer 2004). Trifft dies zu und gibt es also keine besonders starken Abweichungen, dann gilt der Junge als normal und es werden erst einmal keine besonderen Probleme vermutet. Auch der Körper muss nicht besonders thematisiert zu werden. Andererseits wirkt dasselbe Moment auch als Normalitätsdruck, weil Jungen sich nicht zu stark unterscheiden, nicht zu sehr vom Mittelwert abweichen dürfen. Wer *wirklich* nicht normal ist, muss über Kompensationsmöglichkeiten verfügen, um nicht Opfer von Abwertung und Ausgrenzung zu werden. Dazu gehört z. B. zu klein, zu hager oder zu dick, noch schlimmer: psychisch oder sozial auffällig zu sein, eine schlimme, ansteckende, chronische Krankheit oder eine Behinderung zu haben.

Solche Normalitäten oder auch Selbstverständlichkeiten werden von Jungen in alltäglichen Lebenszusammenhängen kaum reflektiert, zumindest solange es keine konkreten Anlässe dafür gibt (wie etwa, dass sie als zu dick bezeichnet werden). Zufriedenheit mit dem Körper gilt so als Selbstverständlichkeit. Dabei kommt es Jungen auf die eigene Klassifizierung innerhalb des angenommenen Normal-Bereichs an: Zufriedensein mit dem eigenen Körper wird in Bezug gesetzt zur Normalität. Auf der anderen Seite beschränken angenommene Normvorgaben – auch im Hinblick darauf, was man über sich und den eigenen Körper sagen oder denken darf – die eigene Einschätzung: Als Junge darf man in manchen Gleichaltrigenbezügen z. B. nicht behaupten, dass man sich hübsch findet, auch wenn es so ist. Häufige Normalitätsthemen im Bereich von Körper und Gesundheit bei Jungen beziehen sich

- auf den Körper und auf körperliche Funktionen, dies insbesondere im Zusammenhang mit Leistung (im Sport: Körpergröße, -gewicht) und Sexualität (Penisgröße, dabei werden Normalitätsvorstellungen auch durch Pornografie beeinflusst);
- auf die Gesundheit und das Gesundsein selbst: Normal ist »gesund« – krank ist dagegen abweichend. Umgekehrt gilt aber auch: »gesund ist normal«, danach ist Gesundheit nichts Besonderes, was beachtet, reflektiert oder hervorgehoben werden müsste. In dieser Spannung kickt die Sorge oder das Kümmern um die Gesundheit Jungen wiederum aus der Normalität heraus.
- auf das Ungesunde: »ein bisschen Ungesundes« und sich nicht um Gesundheit kümmern ist auch normal;
- auf sexuelle Orientierung(en), besonders auf die heterosexuelle Norm. Auch wenn sich die Akzeptanz von Homosexualität spürbar erweitert hat, symbolisiert »schwul« für Jungen in der Regel ein Abweichen von der erwarteten Normalität; männliche Homosexualität steht für generelles Anderssein und für antizipierte Konfliktkonstellationen. Jungen unterscheiden sich dabei nicht vom gesellschaftlichen Mainstream. So wird die Normalitätserwartung einer heterosexuellen Orientierung von Jungen immer wieder reproduziert und gegenseitig bestätigt, auch wenn sie Homosexualität rational und moralisch oft ganz selbstverständlich, manchmal auch nur irgendwie, tolerieren.

- auf körperliche oder geistige Behinderung. Behinderung toppt Geschlechtlichkeit und steht kategorial über allem: Jungen mit Behinderung werden v. a. als Behinderte angesehen, kaum als Jungen (Sickinger et al. 2008). »Wie die Geschlechter so gehen auch Normalität und Abweichung/Behinderung eine Ergänzung miteinander ein und erhalten eine Struktur von dem Einen und dem Anderen, wobei das Eine (das Normale) weitgehend nur aus dem heraus begreifbar wird, wie von ihm selbst das Andere (Abweichung/Behinderung) definiert und behandelt wird« (Schildemann 2008, S. 647).
- auf psychische Erkrankungen von Jungen, die in der Jugendphase relativ häufig und damit eigentlich Teil der Normalität sind; sie werden dabei von Eltern und anderen Erwachsenen im psycho-sozial-medizinischen Bereich ähnlich ausgrenzend oder sogar tabuisierend behandelt wie von Jungen. Dafür und für den Impuls zur eigenen Angstabwehr stehen stigmatisierende Schimpfworte wie »Psycho« oder »Schizo«.

Die Normalitätsthematik liegt quer zu allen Themen der Jungengesundheit. Über individuelle Körperspezifika (wie Körpergröße oder Penislänge), Unfälle oder Operationen mit Einschränkung körperlicher Funktionen sind Jungen mit der Angst vor Normalitätsabweichungen konfrontiert. Das Wissen um Normalitätsvorstellungen im Zusammenhang mit Jungengesundheit sowie angemessene Informationswege und Interventionsformen müssten deshalb zu den Basiskompetenzen in den entsprechenden Arbeitsfeldern gehören; davon ist bislang allerdings nichts zu erkennen. Bei anderen Jungen provoziert Normalität gesundheitsriskantes Verhalten.

Eine nennenswerte Gesundheitsbildung, die diese Zusammenhänge zwischen Normalität und Jungengesundheit aufnehmen und für Jungen produktiv aufbereiten könnte, gibt es allerdings bislang ebenfalls nicht. Gleichwohl wäre es angezeigt, das Thema »Jungen und Normalität« in den skizzierten Schattierungen in Gesundheitsbildung und -förderung zu integrieren und nicht – wie üblich – nur die problematisierenden Seiten in den Vordergrund zu stellen.

Literatur

Böhnisch L (2003) Die Entgrenzung der Männlichkeit. Verstörungen und Formierungen des Mannseins im gesellschaftlichen Übergang. Opladen: Leske+Budrich.

Schildemann U (^{2}2008) Behinderung: Frauenforschung in der Behindertenpädagogik. In: Becker R, Kortendiek B (Hrsg.) Handbuch Frauen- und Geschlechterforschung. Wiesbaden: VS.

Sickinger H, Bittner N, Jerg J, Neubauer G (2008) Jungenarbeit angemessen. Berichte, Anregungen, Materialien und Erkenntnisse aus einem Projekt für Jungen mit und ohne Behinderungserfahrung. Reutlingen: Diakonie-Verlag.

Winter R, Neubauer G (^{2}2004) Kompetent, authentisch und normal? Aufklärungsrelevante Gesundheitsprobleme, Sexualaufklärung und Beratung von Jungen. BzgA-Fachheftreihe Bd. 14. Köln.

2.6 Körperbezug und Körperkompetenz

Gunter Neubauer

Der Blick auf den Jungenkörper, auf Körperbezüge und Körperkompetenzen von Jungen pendelt auf eine eigentümliche Weise hin und her. Einerseits wird Jungen (und Männern) gerne eine gewisse Körperferne unterstellt, was etwa an einem Desinteresse an Gesundheits- und Ernährungsfragen, am Übergehen von Körperphänomenen, von Schmerz und Krankheit, an erhöhter Risikobereitschaft usw. festgemacht wird. Zugleich verbindet sich mit dem Bild des männlichen Körpers weithin eine Vorstellung von Fitness, Sportlichkeit, Leistungsfähigkeit und Potenz. Mal gelten Jungen als »Gesundheitsidioten«, mal als zu wehleidig. Angesichts dieser Ambivalenz sollte Jungen weder mit der Idee prinzipieller Körperferne noch in der Vorhaltung einer extrovertiert-expansiv »übertriebenen« Körperlichkeit begegnet werden, sondern vielmehr auf eine jeweils empathische Weise, die nicht nur Lücken benennt und Stärken im Körperbezug anerkennt. Im gesundheitspädagogischen oder medizinischen Kontext geht es dabei vorrangig um das »Wie« (nicht das »Wie viel?«), d. h. um die *Qualität* des Körperbezugs, ggf. um dessen Entwicklung und Kultivierung – was individuell ganz unterschiedlich aussehen mag. Auch der 13. Kinder- und Jugendbericht der Bundesregierung (Deutscher Bundestag 2009) benennt an mehreren Stellen die *Förderung eines achtsamen Körperbezugs* als Notwendigkeit und Bildungsziel, verbunden mit der Empfehlung einer stärkeren Aufmerksamkeit für die Themen Bewegung und Ernährung, Sprache und Kommunikation sowie psychosoziale Entwicklung. Hier wird deutlich, dass Körperbezüge immer eine körperlich-aktive, eine kognitiv-reflexive und eine soziale Seite aufweisen.

Das Konzept des Körperbezugs setzt gewissermaßen eine Position »gegenüber« der eigenen Körperlichkeit voraus. Das braucht zunächst einen Begriff für körperliche Situationen und Zustände. In Gesprächen und Interviews, aber auch in Veranstaltungen und Projekten mit Jungen sind solche Körperbezüge unserer Erfahrung nach im Durchschnitt gut wahrnehmbar und leicht zu erschließen – der Körper spielt ja irgendwie immer mit. Viele Jungen können auch angemessen über körperbezogene Themen reden und reflektieren – eine Fähigkeit, die ihnen von Erwachsenen in der Tendenz eher abgesprochen wird (Winter und Neubauer 2004). Bemängelt wird gleichzeitig, wenn der Körper von Jungen zum falschen Zeitpunkt oder überhaupt »da« ist und sich Raum, Aufmerksamkeit und Bewegung verschafft; dabei wird irrtümlich das Ausblenden von Körperlichkeit zum Maßstab des guten Körperbezugs. Immer wieder setzen sich Jungen aber auch selbst in (mehr oder weniger reflexive) Distanz zu ihrem Körper. Gerade im Pubertätsalter denken viele Jungen ausgesprochen häufig über ihren Körper nach – was bei manchen jedoch schon ab der Grundschulzeit einsetzt. Umgekehrt haben Selbstbezugsrituale, über die Jungen berichten, oft eine stark körperliche Seite. Nicht wenige Jungen üben Posen, Haltungen und Bewegungsabläufe; sie verbringen eine gehörige Zeit vor dem Spiegel und dem Kleiderschrank, auch wenn dies vielleicht »nach außen« weniger gezeigt werden darf. Gerade in ästhetischer Hinsicht ist der Körper aber inzwischen für die meisten Jungen zum Thema und zur »Baustelle« geworden. Eltern bemängeln dann nicht mehr, dass sie zu wenig, sondern dass Jungen zu viel Zeit im Bad verbringen – scheinbar gilt es doch immer noch als irgendwie gefährlich, wenn der junge Mann sich gerade in diesem Sinn zu viel um seinen Körper kümmert ... Medial und gesellschaftlich werden wie immer vor allem die problematischen Auswüchse dieses Trends diskutiert. Neben Markenbewusstsein und Bodystyling geht es dann um die Frage von Sinn oder Unsinn der Ganzkörperrasur oder um den sog. Adonis-Komplex (Pope et al. 2001).

Natürlich kann es als fragwürdig angesehen werden, wenn etwa das Körperbild einer haar- und makellosen antiken Statue zum Ideal des Jungenkörpers im Allgemeinen wird. Körperbehaarung steht ja nicht zuletzt auch für das Mann- und Erwachsensein (vgl. die biblische Geschichte von Samson und Delila oder die im süddeutschen Raum verbreitete mythologische Figur des Wilden Mannes). Dabei geht es aber um mehr, denn in diesem und ähnlichen Sujets spitzen sich Vorstellungen zum Verhältnis von Natur und Kultur sowie zur Geschlechterdifferenz zu: Wie ist mit körperlichen »Auswüchsen«, mit Körperzuständen und -phänomenen umzugehen? Welche Ästhetisierung, welche Reinlichkeit, welche Körperhaltung ist für Jungen vorgesehen? Historisch betrachtet ist der kulturelle und geschlechtliche Umgang mit Körperlichkeit jedenfalls sehr vielfältig und wandelbar. Heutigen Jungen (und Männern) pauschal einen mediengesteuerten Schönheitswahn (den »Adonis-Komplex«) und damit – trotz eines vielleicht auf bestimmte Art intensivierten Körperbezugs – wiederum Körperferne zu unterstellen ist jedenfalls fragwürdig und geht an der Lebensrealität der meisten Jungen vorbei.

Viele Jungen wollen ja aktuelle Körpertrends nicht bis ins Letzte mitmachen, sie betonen geradezu ihre Unabhängigkeit von Moden. Gleichzeitig stehen sie vor der Aufgabe, sich jugendkulturell zu orientieren und in entsprechende Szenen zu integrieren. Zusammenhänge wie Rap, Hip-hop, Breakdance, Parcours, Skaten sind immer auch somatische Kulturen. Hier pflegen sie einen Diskurs über männliche (und weibliche) Körper; teilweise geht es auch um die eigene Körperlichkeit und Körpererfahrung. Jede Jugend- und Jungenkultur repräsentiert dabei bestimmte Körperideale, die den eigenen Körperbezug im wiederum körperlich-aktiven, kognitiv-reflexiven und sozialen Sinn prägen. Gerade auch in der Begegnung mit anderen spielt der Körper eine wichtige Rolle. Seine Gestaltung und Bewegung ist zentrales Medium »körpersprachlicher« sozialer Kommunikation. So drücken sich Jungen über ihren Körper aus, sie versuchen ihr Erscheinungsbild zu gestalten und sich vielleicht auch Individualität und Freiheit zu verschaffen. »Im Sinn der gerade in der Jugendphase unumgänglichen Generationenabgrenzung geht es hier auch darum, sich vom Lebens- und Körperstil der Erwachsenen – Eltern, Lehrerinnen und Lehrer, usw. – explizit abzugrenzen. Ohne die Jugendlichen von der Aufgabe einer ›eigenen‹ Körpergestaltung entlasten zu können ist es jedenfalls sinnvoll, ihnen gewisse Reflexionsräume für die jeweils aktuellen jugendkulturellen Körperkulturen und -inszenierungen anzubieten« (Neubauer 2006, S. 125).

Die Frage des Körperbezugs von Jungen ist damit zugleich die nach der Ausbildung einer individuellen Körperkultur. Sie umfasst auf einer elementaren Ebene die körperliche Wahrnehmung und Selbsterfahrung, darüber hinaus Aufmerksamkeit und Körperpflege (auch im Sinn eines pfleglichen, achtsamen Umgangs mit dem Körper) sowie Körperbild und Körperzufriedenheit. In einem weiteren Sinn geht es daneben um spezielle Aspekte wie Ernährung, Bewegung, Entspannung, Sexualität, Gesundheitsverhalten, Hygiene usw. Wichtige Grundlage des Körperbezugs ist dabei auch das individuelle Körperkonzept: Wird dem Körper viel abverlangt und zugemutet? Wird das Ich eher körperfern oder kongruent vorgestellt, der Körper als Werkzeug oder eher als Ausdruck der Person? Ganz unterschiedlich denkbare und gelebte Positionierungen prägen dann entscheidend die Einstellung und Haltung zur eigenen Körperlichkeit. Langfristig entsteht so das »Körpergedächtnis« als inkorporierte Biografie.

Auf der Ebene von Einstellungen beobachten wir, dass den meisten Jungen ihr Körper durchaus wichtig ist, sie widmen ihm viel Aufmerksamkeit. Das beginnt bei Fragen der Körperpflege, der Ernährung und des Outfits bis hin zu Überlegungen, wie und mit welchen Mitteln ein vorgestelltes Körperideal zu erreichen ist – bzw. ob es sich denn überhaupt lohnt, dafür Energie aufzubringen: Zu viel an Aufmerksamkeit, so ist zu vernehmen, ist auch nicht gut. Jungen äußern in der Mehrzahl eine relative (und im Vergleich zu Mädchen höhere) Körperzufriedenheit, die den eigenen Körper auch als etwas Gegebenes begreift, das zur Person gehört und nicht beliebig modelliert werden kann oder soll – denn Stimmigkeit und persönliche Authentizität sind nicht zuletzt auch im Umgang mit dem Körper wichtig. Viele Jungen spüren und wissen im Allgemeinen, was ihnen gut tut und was für ihren Körper gesund ist. Entsprechend animiert können sie über Phasen berichten, in denen die Körperaufmerksamkeit durch anderes verdeckt oder überlagert wird, bis sich der Körper wieder mit seinen Ansprüchen zurückmeldet. Erinnert werden auch Zeiten, in denen es einem körperlich schlecht oder »nicht so gut« ging, weil man sich zu wenig um den Körper gekümmert hat. Das führt naturgemäß nicht dazu, dass so etwas nie wieder vorkommt. Ein gewisses Maß an körperlicher Zumutung sollte jedoch nicht gleich als Verlust des »gesunden« Körperbezugs gewertet werden.

Ein Körperbezug im beschriebenen Sinn ist Bedingung für Körperkompetenz. Darunter verstehen wir zunächst die unmittelbar körperliche Fähigkeit, verschiedenste Situationen durch Bewegung, Koordination und Ausdauer (Kondition) angemessen und in der notwendigen Balance mit Ruhe und Entspannung zu bewältigen. Körperkompetenz meint darüber hinaus auch einen (in körperlicher Aktivität wie körperbezogener Reflexivität) eigens geschulten, qualifizierten Körperbezug als gleichsam körperliche Bildung. Dies geschieht teilweise im Sport, eher aber im Bereich von Körperarbeit und Körperpädagogik – Bereiche, die Jungen weniger zugänglich sind und zugänglich gemacht werden (Göger und Neubauer 2011). Bei der Schulung, Ausbildung und Kultivierung des positiven Körperbewusstseins sehen wir damit deutliche Geschlechterbezüge. Der Jungenkörper wird häufiger Sport und Erlebnispädagogik ausgesetzt, während Zugänge wie Darstellen, Tanzen, Singen, Entspannung, Leise Töne eine eher nachgeordnete Rolle spielen. Gesundheitspädagogisch ist die Aufgabe der Entwicklung von Körperbezug und Körperkompetenz gegenüber funktionalen, problemorientierten oder sportiven Körperzugängen allerdings insgesamt unterentwickelt. Der Körper erfährt vor allem dann eine Zuwendung, wenn er negativ auffällt oder wenn er eine bestimmte Leistung erbringen soll (Neubauer und Göger 2011). Spürsinn und Balance kommen dadurch zu kurz, ebenso zentrale Fragen des Körperbezugs: Wie erlebe ich mich als Körper? Wie gehe ich mit mir als Körper um? Was tue ich – und was lasse ich?

Literatur

Deutscher Bundestag (2009) 13. Kinder- und Jugendbericht. Mehr Chancen für gesundes Aufwachsen – gesundheitsbezogene Prävention und Gesundheitsförderung in der Kinder- und Jugendhilfe. Berlin.

Göger B, Neubauer G (2011) Körperarbeit. In: Ehlert G, Funk H, Stecklina G (Hrsg.) Handwörterbuch Geschlecht und Soziale Arbeit. Weinheim, München: Juventa, S. 244–246.

Neubauer G (2006) »body and more« – jungenspezifische Prävention von Ess-Störungen. In: Kolip P, Altgeld T (Hrsg.) Geschlechtergerechte Gesundheitsförderung und Prävention. Theoretische Grundlagen und Modelle guter Praxis. Weinheim: Juventa, S. 117–128.

Neubauer G, Göger B (2011) Körper. In: Ehlert G, Funk H, Stecklina G (Hrsg.) Handwörterbuch Geschlecht und Soziale Arbeit. Weinheim, München: Juventa, S. 239–244.

Pope HG, Phillips KA, Olivardia R (2001) Der Adonis-Komplex. Schönheitswahn und Körperkult bei Männern. München: dtv.

Winter R, Neubauer G (2004) Kompetent, authentisch und normal? Aufklärungsrelevante Gesundheitsprobleme, Sexualaufklärung und Beratung von Jungen. BzgA-Fachheftreihe Bd. 14.

3 Jungenmedizin

3.1 Störungen der Geschlechtsentwicklung

Paul-Martin Holterhus

1 Einleitung

Störungen der Geschlechtsentwicklung (DSD, Disorders of Sex Development) sind eine klinisch heterogene Gruppe angeborener Abweichungen der normalen sexuellen Determinierung und sexuellen Differenzierung (▶ Kap. 2.1 in diesem Buch). In Deutschland beträgt die Inzidenz etwa 1 von 4 000 bis 5 000 Neugeborenen. Beim Neugeborenen führt normalerweise das uneindeutige Genitale zur Diagnose. In der Pubertät kann eine ausbleibende Menarche oder eine zunehmende Virilisierung des Mädchens auf eine Störung der Geschlechtsentwicklung hinweisen. Da die Geschlechtsentwicklung des Menschen nicht nur auf die Entwicklung des Genitales beschränkt ist, finden sich manchmal weitere betroffene Organsysteme wie die Nebenniere, die Niere oder weitere Fehlbildungen. Viele Menschen mit Störungen der Geschlechtsentwicklung sind von Störungen der Geschlechtsidentität betroffen.

Die Geburt eines Kindes mit einem uneindeutigen Genitale führt zu großen Unsicherheiten bei den Eltern und stellt eine erhebliche Herausforderung für die Behandlungsteams dar. Welche Diagnostik und Therapie sind »richtig« im Sinne des Kindes? Bei den meisten Störungen der Geschlechtsentwicklung liegt kein medizinischer Notfall vor. Eine Ausnahme besteht dann, wenn die Störung der Geschlechtsentwicklung mit einer Unterfunktion der Nebenniere einhergeht. Es kann zu einem u. U. schweren Mangel an Glukokortikoiden und Mineralokortikoiden kommen. Dieser kann mit einem lebensbedrohlichen Salzverlust einhergehen (z. B. beim Adrenogenitalen Syndrom (AGS) oder beim 3β-Hydroxysteroiddehydrogenase-Typ-II-Mangel).

2 Nomenklatur

Die klassische Bezeichnung für Störungen der Geschlechtsentwicklung ist »Intersexualität«. 2005 wurde in Chicago (USA) eine internationale Konsensuskonferenz abgehalten, die eine Neuordnung der Nomenklatur und der klinischen Einteilung der Störungen der Geschlechtsentwicklung vorschlug. Seit dieser Zeit soll der Begriff »Intersexualität« nicht mehr verwendet werden, weil er von vielen Betroffenen als zu stark den sexuellen Aspekt hervorhebend empfunden worden ist. Stattdessen soll der Terminus »Störungen der Geschlechtsentwicklung« (Disorders of Sex Development, DSD) Verwendung finden. In der wissenschaftlichen Fachliteratur hat sich dieses weitgehend durchgesetzt. Manche Betroffene bevorzugen den Begriff »Besonderheiten der Geschlechtsentwicklung« und relativieren damit den medizinischen Krankheitsbegriff einer Abweichung von der normalen männlichen oder weiblichen Geschlechtsentwicklung. Wiederum andere Betroffene sind zum früheren Begriff der »Intersexualität« zurückgekehrt.

Alle Steroidhormone leiten sich vom Cholesterinmolekül ab. Ihre Biosynthese findet sowohl in den Nebennieren (Cortisol, Aldosteron) als auch in den Gonaden (Testosteron) statt. Deshalb können Störungen der Geschlechtsentwicklung auf die gonadale Steroidbiosynthese beschränkt sein oder die Nebennieren einbeziehen (▶ Abb. 1).

3 Störungen der Geschlechtsentwicklung durch Defekte der Androgenbildung und der Androgenwirkung

Testosteron ist ein Steroidhormon und weist damit die gleiche chemische Grundstruktur auf wie Cortisol (Glucocorticoid, Stressregulation und Glucosehomöostase) und Aldosteron (Mineralocorticoid, Salzregulation).

4 Kombinierte gonadale und adrenale Steroidbiosynthesedefekte

Zu den zentralen Steroidbiosyntheseschritten, die sowohl in der Gonade als auch in der Nebenniere wichtig sind, zählt der Transport des Cholesterinmoleküls durch die mitochondriale Membran an den Ort der Steroidbiosynthese durch das Steroidogenic

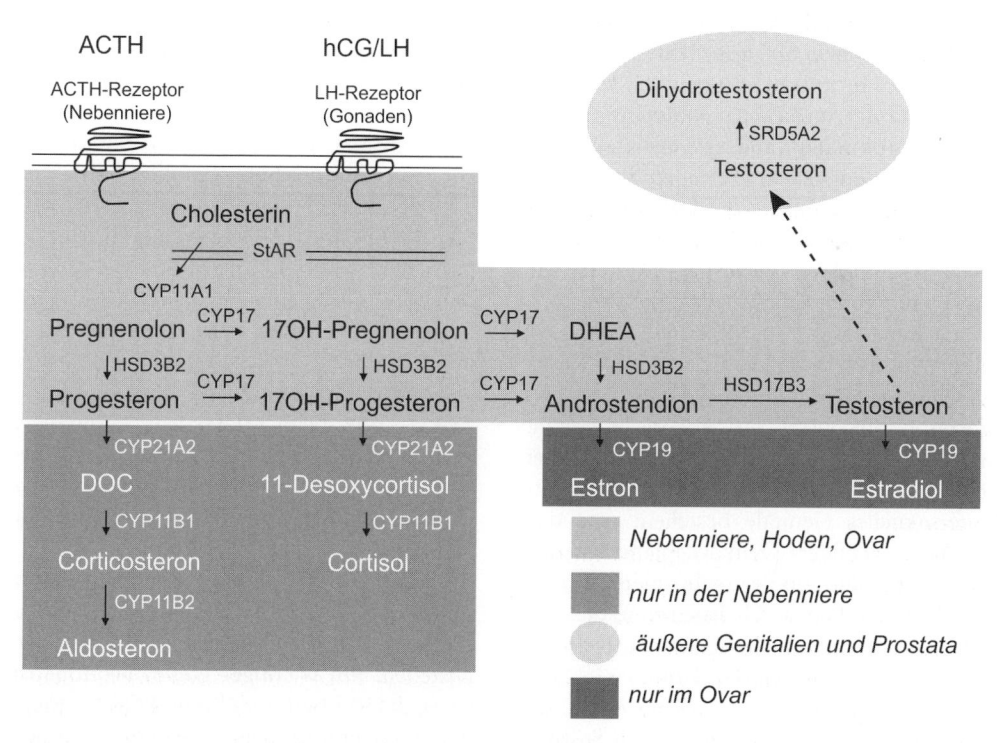

Abb. 1: Adrenale und gonadale Steroidhormonbiosynthese

acute regulatory protein (StAR) sowie die Pregnenolonbildung aus Cholesterin durch P450scc (CYP11A1) an der inneren Mitochondrienmembran. Mutationen in diesen Genen führen zu schwersten Defekten der Nebennierensteroidbiosynthese, sodass es zu Hyponatriämie, Hyperkaliämie, Azidose, Dehydratation mit möglichem hypovolämischen Schock und Hypoglykämie, also zu einer Salzverlustkrise kommt. Gleichwohl überleben viele Kinder auch viele Monate völlig ohne Therapie. Aufgrund des völlig fehlenden Testosterons bei 46,XY-Neugeborenen besteht ein äußerlich weibliches Genitale. Da der hormonelle Regelkreis zwischen Nebenniere und Hypophyse bei betroffenen Kindern intakt ist, steigt das Plasma ACTH stark an und ist verantwortlich für die vermehrte Hautpigmentierung, die bei betroffenen Patienten beobachtet wird.

Inaktivierende Mutationen des P450c17-Enzymkomplexes (CYP17) wirken sich nur teilweise auf die Steroidbiosynthese der Nebenniere aus. Sie unterbrechen jedoch die Testosteronbiosynthese des Hodens. Aufgrund der vermehrten Bildung von Mineralokortikoiden kann eine arterielle Hypertension entstehen (Peter et al. 1993). Beim 3β-Hydroxysteroid-Dehydrogenase-Typ-II-Defekt sind alle adrenalen Steroidbiosynthesedefekte betroffen. Deshalb besteht eine Unterfunktion der Nebennierenrinde mit Mangel an Mineralokortikoiden und Glukokortikoiden. Beim 46,XY-Kerngeschlecht besteht durch das fehlende Testosteron ein weibliches äußeres Genitale oder ein ambivalentes Genitale. Auch bei chromosomal weiblichen Feten kann ein intersexuelles Genitale bestehen, weil das vermehrt gebildete Dehydroepiandrosteron (DHEA) außerhalb der Nebenniere in peripheren Geweben durch Isoenzyme der 3β-Hydroxysteroiddehydrogenase zu Testosteron umgewandelt werden kann.

Das Adrenogenitale Syndrom (AGS) ist eine der bekanntesten Formen von Störungen der Geschlechtsentwicklung und zugleich bestehender Nebennierenrindenunterfunktion. Es wird durch autosomal rezessiv vererbte Mutationen der 21-Hydroxylase (CYP21A2-Gen) verursacht. Durch den Enzymdefekt ist die Bildung von 11-Desoxycortisol aus 17α-Hydroxyprogesteron und von 11-Desoxycorticosteron aus Progesteron unterbrochen. Daher haben Kinder eine Nebennierenrindenunterfunktion mit Mangel an Glukokortikoiden und Mineralokortikoiden. Es kann zu lebensbedrohlichen Salzverlustkrisen kommen. Die massive Erhöhung von 17α-Hydroxyprogesteron, die heute in der Regel frühzeitig (rechtzeitig vor der Salzverlustkrise) i.R. des Neonatalscreenings erfasst wird, führt über die intakten Enzyme der Nebennierenrindenbiosynthese zu einer vermehrten Bildung von Androgenen. Deshalb kommt es zu einer Vermännlichung des genetisch weiblichen Embryos (46,XX) (Krone et al. 2000). Bei einem 46,XY Neugeborenen besteht keine Intersexualität. Zu den selteneren AGS-Formen zählt der 11β-Hydroxylasemangel (CYP11B1). Basal und im ACTH-Test, bei dem die Nebenniere durch intravenöse Injektionen von ACTH zur Steroidbiosynthese stimuliert wird, sind erhöhte Spiegel von 11-Desoxycorticosteron (DOC) und 11-Desoxycortisol charakteristisch. Durch das als Mineralokortikoid wirkende DOC entsteht beim 11β-Hydroxylasedefekt in etwa zwei Drittel der Fälle im 1. Lebensjahr ein klinisch relevanter arterieller Hypertonus (Zachmann et al. 1983). Wie beim 21-Hydroxylasemangel vermännlicht das äußere Genitale des genetisch weiblichen Embryos durch die vermehrte Bildung von Testosteron aus der Nebenniere.

Damit die Steroidbiosynthese ungestört ablaufen kann, sind Co-Faktoren notwendig, u.a. um den Elektronentransfer sicherzustellen. Ein wichtiger Elektronendonator ist die P450-Oxidoreduktase (POR). Patienten mit Mutationen im zugrunde liegenden Gen weisen hormonell anscheinend einen kombinierten CYP17- und CYP21-Defekt auf (Arlt et al. 2004). Patienten haben zusätzlich Skelettfehlbildungen (Antley-Bixler-Syndrom). Bei beiden Kerngeschlechtern kann es zu einem intersexuellen Genitale kommen, bei 46,XY-Karyotyp durch die mangelnde Androgenbildung, bei 46,XX-Neugeborenen durch verstärkte Androgenbereitstellung über alternative Stoffwechselwege.

5 Gonadale Steroidbiosynthesstörungen

Liegt der Steroidbiosynthesedefekt weiter distal, so ist nur die gonadale Steroidbiosynthese betroffen. Die Testosteronbiosynthese findet in den Leydigzellen des Hodens statt. Diese exprimieren den LH-Rezeptor, der frühembryonal durch plazental gebildetes humanes Choriongonadotropin (HCG), später durch fetales luteinisierendes Hormon (LH) aktiviert wird (▶ **Abb. 1**). Autosomal rezessiv vererbte Mutationen des LH-Rezeptors führen zur Leydigzell-Hypoplasie. Die Folge ist eine Störung der Testosteronbiosynthese mit einer Virilisierungsstörung gonosomal männlicher Individuen, sodass ein äußerlich weibliches Genitale oder ein uneindeutiges Genitale besteht. Im HCG-Test findet sich typischerweise ein fehlender oder pathologisch verminderter Anstieg von Testosteron. Bei vielen Fällen liegt wie bei anderen autosomalen rezessiv vererbten Störungsbildern eine Konsanguinität der Eltern vor (Richter-Unruh et al. 2002).

Beim 17β-Hydroxysteroid-Dehydrogenase-Typ-III-Mangel ist die Umwandlung des wenig aktiven Androstendions zu Testosteron gestört. Stimuliert man die Hoden im HCG-Test, so kommt es zu einem erhöhten Quotienten von Androstendion zu Testosteron (A: T > 1). Die meisten betroffenen Individuen mit 46,XY-Kerngeschlecht sind als Neugeborene komplett – oder überwiegend weiblich. Die Hoden sind zumeist im Inguinalkanal palpabel. Wolffsche Gänge (Ductus deferens, Nebenhoden) sind wahrscheinlich als Folge der recht hohen embryonalen Testosteronspiegel aufgrund einer Restaktivität des Enzyms sowie aufgrund der Eigenaktivität des Androstendions am Androgenrezeptor angelegt (Holterhus et al. 2002). Bei betroffenen Mädchen ist der Vaginalkanal verkürzt und endet blind. Wenn die Diagnose im Neugeborenenalter nicht gestellt wurde, kommt es während der Pubertät zu einer starken Virilisierung mit verstärkter Köperbehaarung, Bartwuchs und Stimmbruch.

Autosomal rezessive Mutationen des 5α-Reduktase-Typ-II-Gens (SRD5A2) führen zu einer Störung der Geschlechtsentwicklung aufgrund mangelnder Dihydrotestosteronbildung. Patienten können bei Geburt äußerlich komplett weiblich aussehen oder ein ambivalentes äußeres Genitale haben. Wenn aus differentialdiagnostischen Gründen ein HCG-Test durchgeführt wird, dann fällt der erhöhte Quotient von Testosteron zu Dihydrotestosteron auf. Exakte Grenzwerte sind nicht sicher festgelegt. Analog zum 17β-Hydroxysteroid-Dehydrogenase-Typ-III-Mangel kommt es im pubertätsreifen Alter durch die Aktivierung der zu einer deutlichen Vermännlichung des Genitales mit Klitorishypertrophie und Bartwuchs. Im Gegensatz zum 17β-Hydroxysteroiddehydrogenase-Typ-III-Mangel findet sich beim 5α-Reduktase-Typ-II-Mangel ein muskulöserer Habitus, weil das stark anabole Testosteron ungestört gebildet wird.

6 Androgenresistenz

Androgenrezeptordefekte zählen zu den häufigsten Ursachen von Störungen der Geschlechtsentwicklung. Der X-chromosomal rezessiv vererbte Gendefekt kann zu einem klinisch sehr vielfältigen Bild führen (Quigley et al. 1995; Holterhus et al. 2000).

Eine Besonderheit besteht darin, dass die aufgrund des Rezeptordefekts deutlich erhöhten Androgene durch Aromatisierung zu Östrogenen umgewandelt werden können. Deshalb kommt es bei kompletter Androgenresistenz (komplett weibliches Erscheinungsbild) während der Pubertät zur Brustentwicklung und weiblichen Körperformen. Dies ist ein wichtiges Unterscheidungskriterium gegenüber dem 17β-Hydroxysteroiddehydrogenase-Typ-III-Mangel und 5α-Reduktase-Typ-II-Mangel, weil hier keine vermehrte Östrogenbildung vorliegt. Bei Jungen mit partieller Androgenresistenz kommt es während der Pubertät zu einer teilweise starken Gynäkomastie. Laborchemisch sind für die Androgenresistenz erhöhte Testosteronspiegel, vor allem nach Stimulation der Gonaden mit HCG, typisch sowie erhöhte LH-Spiegel. Die Hoden können in den großen Schamlippen oder in den Labioskrotalfalten palpabel sein, die Vagina endet blind. Letzteres ist u. a. darauf zurückzuführen, dass Müllersche Strukturen aufgrund der ungestörten AMH-Bildung und AMH-Wirkung bei der Androgenresistenz nicht mehr vorhanden sind. Bei der kompletten Androgenresistenz besteht fast immer eine ungestörte weibliche Geschlechtsidentität, während bei partiellen Formen der Androgenresistenz in etwa ein Viertel der Fälle Unzufriedenheit über das ursprünglich zugewiesene Geschlecht besteht (Hughes et al. 2006).

7 Störungen der Geschlechtsentwicklung aufgrund einer Störung der Gonadenentwicklung (Gonadendysgenesie)

Mutationen im SRY-Gen oder Deletionen des kurzen Arms des Y-Chromosoms führen typischerweise zum Swyer-Syndrom mit kompletter Gonadendysgenesie (46,XY-Gonadendysgenesie). Da die dysgenetische Gonade kein Testosteron bilden kann, besteht ein äußerlich weibliches Genitale. Histologisch entsprechen die Gonaden Streak-Gonaden, d. h. funktionslosen bindegewebigen Strängen. Daher kann auch kein Anti-Müller-Hormon gebildet werden, sodass Müllersche Strukturen vorhanden sind. Die komplette Gonadendysgenesie fällt im Neugeborenenalter aufgrund des unauffälligen weiblichen Erscheinungsbildes meist nicht auf, sondern wird erst im Pubertätsalter diagnostiziert, wenn Brustentwicklung oder Menarche ausbleiben. Dysgenetischen Gonaden haben ein signifikant erhöhtes Entartungsrisiko (etwa 20 %). Bei 45,X0/46,XY-Mosaiken kommt es zumeist zur gemischten Gonadendysgenesie. In diesen Fällen ist die Funktion des Hodens partiell beeinträchtigt. Deshalb können unterschiedliche Phänotypen von überwiegend männlichem Erscheinungsbild, mit ambivalentem äußeren Genitale oder überwiegend oder komplett weiblichem äußeren Genitale entstehen. Neben der Testosteronbildung ist auch die Anti-Müller-Hormon-Bildung in den Gonaden betroffen. Deshalb gibt es sehr unterschiedliche Befunde mit Vorhandensein eines inneren weiblichen Genitales.

Zu den bekannten Beispielen der Gonadendysgenesie aufgrund von Entwicklungsgendefekten gehören Mutationen im WT1-Gen (Wilms-Tumor-1-Gen). Die klinische Manifestation ist sehr variabel (Lim and Hawkins 1998). Neben der dysgenetischen Gonadenentwicklung kann die Niere i. S. einer Nephropathie betroffen sein und es kann zur Entwicklung von Tumoren (Wilms-Tumoren) kommen. Unterschiedliche WT1-Mutationen verursachen unterschiedliche klinische Entitäten: WAGR-Syndrom (Wilms-Tumor, Aniridie, genitale Fehlbildung, mentale Retardierung), Denis-Drash-Syndrom (Wilms-Tumor, schwere Nierenerkrankung, Nephropathie mit mesangialer Sklerose, Gonadendyskinesie) und Frazier-Syndrom (komplette Gonadendysgenesie, spät einsetzender Glomerulumeschaden, fokale Glomerulosklerose, Gonadoblastomrisiko). Mutationen im Steroidogenic Factor 1-Gen manifestieren sich auch an der Nebenniere und können deshalb zu einer schweren Nebennierenrindeninsuffizienz führen (Achermann et al. 1999). Gleichwohl scheinen SF1-Genmutationen in heterozygoter Form vielfach nur die gonadale Androgenbildung zu betreffen (Köhler et al. 2008).

8 Hinweise zur Anamnese, Diagnostik, Beratung und Therapie

Diagnostik, Beratung und Therapie von Störungen der Geschlechtsentwicklung sollten von einem interdisziplinären Expertenteam durchgeführt werden.

8.1 Anamnese

Beim Neugeborenen mit einer Störung der Geschlechtsentwicklung sollte die Mutter nach der Einnahme virilisierender Medikamente wie Anabolika, androgenhaltige Externa oder androgenwirksame Gestagene befragt werden. Wichtig ist auch, nach einer Virilisierung während der Schwangerschaft zu fragen, die z.B. auf einen plazentaren Aromatasemangel oder auf ein Schwangerschaftsluteom hinweisen. Da der Vererbungsmodus vieler Störungen der Geschlechtsentwicklung autosomal rezessiv ist, sollte unbedingt nach dem Verwandtschaftsverhältnis der Eltern (Konsanguinität), nach Indexfällen in der Familie sowie nach Hinweisen für einen X-chromosomalen Erbgang (Androgenresistenz) gefragt werden.

8.2 Untersuchung

Bei der körperlichen Untersuchung ist neben der klinischen Erhebung des Genitalbefundes auch ein allgemeiner pädiatrisch-internistischer Status zu erheben und auf Fehlbildungen, Dysmorphien zu achten. Gültige Stadieneinteilungen für die Virilisierung sollten angewendet werden. Am 46,XX-Karyotyp hat sich die Einteilung nach Prader bewährt, beim 46,XY-Karyotyp sollte in Deutschland die Einteilung nach Sinnecker verwendet werden.

8.3 Bildgebende Diagnostik

Die bildgebende Diagnostik sollte in sinnvollen Stufen erfolgen. Durch Ultraschall lässt sich das innere Genitale meistens gut darstellen und insbesondere das Vorhandensein von Müllerschen Derivaten als differenzialdiagnostisch wichtigen Befund überprüfen. Des Weiteren sollten die Gonaden und auch die Nebennieren dargestellt werden. In manchen Fällen ist eine laparoskopische Diagnostik sinnvoll. Diese kann auch mit einer Biopsie der Gonaden verbunden werden, um die Dignität des Gewebes zu untersuchen.

8.4 Labordiagnostik

Zu den wichtigsten Labormethoden gehört die Chromosomenanalyse und die zytogenetische Diagnostik, die das SRY-Gen mittels Fluoreszenz-in-situ-Hybridisierung nachweisen kann. Die hormonelle Diagnostik ist ebenfalls von entscheidender Bedeutung. Beim Neugeborenen besteht häufig das Problem, dass nur sehr wenig Material zur Verfügung steht, dass herkömmliche Bestimmungsmethoden in auf Erwachsene eingestellten Laboratorien immer wieder zu Fehlbestimmungen führen und dass der Unerfahrene Schwierigkeiten in der Interpretation erhobener Hormonprofile hat. Daher ist für die Diagnostik von Störungen der

Geschlechtsentwicklung zu fordern, dass ein endokrinologisches Labor mit nachgewiesener Erfahrung im Bereich der *Pädiatrischen Endokrinologie* und entsprechenden methodischen Voraussetzungen (z. B. LC-MS/MS) besteht. Eine differenzierte Darstellung ergibt sich durch die Messung eines kompletten Steroidprofils aus bis zu 12 Steroidhormonen gleichzeitig. Das Steroidprofil ist wie ein diagnostischer Fingerabdruck (»Metabolomics«), aus dem der Steroidbiosynthesedefekt abgelesen werden kann (Kulle et al. 2010). In bestimmten Fällen ist ein Stimulationstest notwendig. Mit dem ACTH-Test wird die Nebenniere stimuliert, sodass aus dem Profil stimulierter Hormone auf den zugrunde liegenden Steroidbiosynthesedefekt geschlossen werden kann. Im HCG-Test wird durch die intramuskuläre Injektion von HCG eine Stimulation des LH-Rezeptors der Leydigzellen durchgeführt. Aus dem Profil und Anstieg der Hormone Androstendion, Testosteron und Dihydrotestosteron kann auf die Funktionsfähigkeit der Hoden und ggf. auf das Vorliegen einer gonadalen Steroidbiosynthesestörung oder eines 5α-Reduktase-Typ-II-Mangels geschlossen werden. Der HMG-Test dient dem Nachweis von ovariellem Gewebe bei V. a. ovotestikuläre Störung der Geschlechtsentwicklung (Mendez et al. 1998). Inhibin B und AMH sind wichtige Marker der Sertoli-Zell-Funktion (Kubini et al. 2000).

8.5 Molekulare Diagnostik

Eine molekulargenetische Diagnostik kann zur definitiven Diagnosesicherung führen und stellt die Grundlage für die genetische Beratung dar.

8.6 Beratung und Therapie

Die klinische Betreuung von Kindern und Jugendlichen mit Störungen der Geschlechtsentwicklung und ihren Familien hängt vom Alter bei Erstvorstellung ab.

Beim Neugeborenen mit uneindeutigem Genitalbefund sollte eine definitive Geschlechtszuordnung so lange vermieden werden, bis eine Mitbeurteilung durch ein Expertenteam erfolgt ist. Ein solches Expertenteam besteht normalerweise aus dem Kinder- und Jugendendokrinologen, Kinderchirurgen, Kinderurologen, Psychologen oder Kinder- und Jugendpsychiatern sowie Gynäkologen, Genetikern, ggf. Neonatologen, Sozialarbeitern sowie Medizinethikern. Erfahrung im Umgang mit betroffenen Kindern und Jugendlichen und den Eltern muss vorausgesetzt werden, damit eine professionelle Beratung und schlüssige Entscheidungswege aufgezeigt werden können. Wie bei anderen chronischen Erkrankungen, z. B. dem Diabetes, ist der Erstkontakt mit Eltern und mit der Familie besonders wichtig, weil dieser einen lang anhaltenden Eindruck hinterlässt und weichenstellend für die weitergehende Akzeptanz sein kann. Wichtiger Punkt ist die umfassende Information der Familie und der betroffenen Kinder und Jugendlichen in einer altersentsprechenden Weise. Kinder, Jugendliche und Familien sollten soweit möglich in alle Entscheidungen aktiv einbezogen sein. Das Zurückhalten von Informationen zur geschlechtlichen Entwicklung gilt heute als obsolet und hat in der Vergangenheit zu erheblichen Kränkungen und großem persönlichen Leid beigetragen. Vor möglicherweise irreversiblen operativen Maßnahmen muss überlegt werden, ob die Entscheidungsreife des Kindes abgewartet werden kann. Entscheidungen zur Geschlechtszuordnung basieren wesentlich auf einer möglichst exakten Diagnose anhand der vorliegenden hormonellen und genetischen Untersuchungen. Sie beziehen die Anatomie des Genitales ein, chirurgische Therapieoperationen, die Notwendigkeit einer möglicherweise lebenslangen Sexualhormontherapie, Fragen zur Fertilität, schließlich familiäre und soziokulturelle Faktoren (Hughes et al. 2006).

Zu den wichtigsten medikamentösen Maßnahmen gehört der Ersatz der Nebennierenrindenfunktion durch eine adäquate Therapie mit Glukokortikoiden, ggf. Mineralokortikoiden und Kochsalz. Ein entsprechender Notfallausweis ist auszuhändigen. Die Therapie mit Sexualhormonen kann zu unterschiedlichen Zeitpunkten indiziert sein. Eine systematische oder lokale Behandlung des Genitales mit Testosteron oder Dihydrotestosteron kann beim Säugling mit geplanter Zuweisung zum männlichen Geschlecht indiziert sein, z. B. um das Ansprechen des Phallus auf Androgene zu prüfen oder um eine präoperative Phallusvergrößerung bei geplanter Hypospadiekorrektur zu erreichen. Sollte eine Gonadektomie durchgeführt worden sein, kann es nicht zur spontanen Pubertätsentwicklung kommen, sodass eine Sexualhormonsubstitution mit Androgenen oder Östrogenen notwendig ist.

Literatur

Achermann JC, Ito M, Hindmarsh PC, Jameson JL (1999) A mutation in the gene encoding steroidogenic factor-1 causes XY sex reversal and adrenal failure in humans. Nat Genet 22: 125–126.

Arlt W, Walker EA, Draper N, et al. (2004) Congenital adrenal hyperplasia caused by mutant P450 oxidoreductase and human androgen synthesis: analytical study. Lancet 363: 2128–2135.

Holterhus PM, Piefke S, Hiort O (2002) Anabolic steroids, testosterone-precursors and virilizing androgens induce distinct activation profiles of androgen responsive promoter constructs. J Steroid Biochem Mol Biol 82: 269–275.

Holterhus PM, Sinnecker GH, Hiort O (2000) Phenotypic diversity and testosterone-induced normalization of mutant L712F androgen receptor function in a kindred with androgen insensitivity. J Clin Endocrinol Metab 85: 3245–3250.

Hughes IA, Houk C, Ahmed SF, Lee PA, LWPES Consensus Group; ESPE Consensus Group (2006) Consensus statement on management of intersex disorders. Arch Dis Child 91: 554–563.

Krone N, Braun A, Roscher AA, et al. (2000) Predicting phenotype in steroid 21-hydroxylase deficiency? Comprehensive genotyping in 155 unrelated, well defined patients from southern Germany. J Clin Endocrinol Metab 85: 1059–1065.

Köhler B, Lin L, Ferraz-de-Souza B, et al. (2008) Five novel mutations in steroidogenic factor 1 (SF1, NR5A1) in 46,XY patients with severe underandrogenization but without adrenal insufficiency. Hum Mutat 29: 59–64.

Kubini K, Zachmann M, Albers N, et al. (2000) Basal inhibin B and the testosterone response to human chorion gonadotropin correlate in prepubertal boys. J Clin Endocrinol Metabol 85: 134–138.

Kulle AE, Riepe FG, Melchior D, Hiort O, Holterhus PM (2010) A novel ultrapressure liquid chromatography tandem mass spectrometry method for the simultaneous determination of androstenedione, testosterone, and dihydrotestosterone in pediatric blood samples: age- and sex-specific reference data J Clin Endocrinol Metab 95: 2399–2409.

Lim HN, Hawkins JR (1998) Genetic control of gonadal differentiation. Baillieres Clin Endocrinol Metab 12: 1–16.

Mendez JP, Schiavon R, Diaz-Cueto L, Ruiz Al, Canto P, Söderlund D, Diaz-Sanchez V, Ulloa-Aguirre A (1998) A reliable endocrine test with human menopausal gonadotropins for diagnosis of true hermaphroditism in early infancy. J Clin Endocrinol Metab 83: 3523–3526.

Peter M, Sippell WG, Wernze H (1993) Diagnosis and treatment of 17-hydroxylase deficiency. J. Steroid. Biochem. Mol Biol 45: 107–116.

Richter-Unruh A, Martens JW, Verhoef-Post M, Wessels HT, Kors WA, Sinnecker GH, Boehmer A, Drop SL, Toledo SP, Brunner HG, Themmen AP (2002) Leydig cell hypoplasia: cases with new mutations, new polymorphisms and cases without mutations in the luteinizing hormone receptor gene. Clin Endocrinol 56: 103–112.

Zachmann M, Tassinari D, Prader A (1983) Clinical and biochemical variability of congenital adrenal hyperplasia due to 11 beta-hydroxylase deficiency. A study of 25 patients. J Clin Endocrinol Metab 56: 222–229.

3.2 Jungenspezifische Krankheitsbilder[1]

Bernhard Stier und Peter Schmittenbecher

1 Untersuchung – generelle Prinzipien[2]

Auch Jungen brauchen in der Beziehung zu Arzt oder Ärztin eine gute, sichere Situation. Männlichkeitsbilder lassen Erwachsene oft annehmen, dass körperliche Nähe, Untersuchungen oder Nacktheit Jungen wenig ausmachen – das Gegenteil ist der Fall. Zum Aufbau einer vertrauensvollen Atmosphäre als Voraussetzung zur körperlichen Untersuchung müssen eine Reihe von Punkten beachtet werden (▶ Tab. 1).

1.1 Die Untersuchung

Der Untersuchung voraus geht auf jeden Fall die Erklärung, was untersucht werden soll, der Sinn und Zweck der Untersuchung und wie diese ablaufen wird. Dabei hat der Junge bzw. der männliche Jugendliche selbstverständlich die Möglichkeit der Stellungnahme und ggf. des Abbruchs der Untersuchung. Das Eingehen auf den Patienten und der Respekt vor seiner körperlichen Integrität lassen den Untersuchungsgang fast immer problemlos gelingen. Eine Störung seitens des Personals sollte unbedingt ausgeschlossen werden (ggf. entsprechender Hinweis an der Tür des Untersuchungszimmers). Bei

Tab. 1: Wichtige Voraussetzungen zur Schaffung einer vertrauensvollen Untersuchungsatmosphäre bei Jungen

- Initiale Erläuterung der Untersuchung: Was wird untersucht, was wird vom Arzt oder von der Ärztin »gemacht«?
- Klärung der Anwesenheit weiterer Personen (Wer soll bzw. darf dabei sein – Spannung zwischen Scham und Sicherheitsbedürfnis)
- Erwartungen des Patienten erfragen und berücksichtigen
- Schweigepflichtaufklärung
- Nie eine Untersuchung des Patienten im völlig entkleideten Zustand durchführen (Scham)
- Während der Untersuchung Kommentieren und Erklärungen geben (warum wird Was Wie untersucht)
- Vermeidung von ausschweifenden und zu fachlichen Erklärungen vor allem auch, wenn sich der Patient in spärlich bekleidetem Zustand befindet
- Anleitung zur Selbstuntersuchung geben

Untersuchungen im Genitalbereich sollten *Untersuchungshandschuhe* getragen werden. Dies dient nicht nur dem Selbstschutz z. B. vor Infektion, sondern schafft einen wichtigen »Abstand« zwischen Arzt und Patient.

1.2 Inspektion (Inaugenscheinnahme)

Als erstes erfolgt die Inspektion im Liegen und ggf. (z. B. bei Verdacht auf Varikozele) im Stehen. Dabei werden das Genitale sowie seine Umgebung betrachtet, das Tannerstadium (Stadium der körperlichen Entwicklung) erhoben und ein Augenmerk auf äußere Auffälligkeiten gelegt (z. B. der Haut,

---

1 vgl. Stier 2009/2010.
2 Bei der Beschreibung der Untersuchung war uns Allgemeinverständlichkeit wichtig, damit auch medizinische Laien den Jungen den Untersuchungsgang erklären können. Bei den Krankheitsbildern werden medizinische Fachausdrücke im Anhang erklärt, um eine bessere Lesbarkeit des Textes zu erhalten.

Verletzungszeichen und Ulzerationen (Geschwür), der Form und Größe des Penis und des Skrotums (Asymmetrie, Konturauffälligkeiten?) und der Hygiene).

1.3 Palpation (Abtastung)

Die Untersuchung des Skrotalinhaltes (Hodensackinhalt) erfolgt primär durch Palpation. Hierbei werden die Hoden und Nebenhoden vorsichtig mittels Daumen und den ersten zwei Fingern abgetastet. Zu achten ist auf lokale Schwellungen, Knoten und sonstige Oberflächenveränderungen, lokale Schmerzen und die Hodengröße im Seitenvergleich. Auch der Abgang des Samenleiters sollte abgetastet werden. Die Vorhaut des Penis sollte durch den Patienten zurückgezogen werden. Dabei erfolgt die Betrachtung der Glans penis (Eichel) sowie der Kranzfurche. Gegebenenfalls erfolgt die Palpation des Penis mit Feststellung der Größe und der Darstellung des Meatus urethrae (Harnröhrenausgang) (z. B. Ausfluss, Meatusstenose, Lichen?). Bei Verdacht auf das Vorliegen eines Mikropenis (sehr kleiner Penis) muss durch Zurückdrängen des suprapubischen Fettgewebes die wahre Größe des Penisschaftes dargestellt werden.

Der Leistenbereich sollte ebenfalls abgetastet werden. Nur in begründeten Ausnahmefällen mit entsprechender Indikation (z. B. V. auf Prostatitis) schließt sich die rektale Untersuchung (Untersuchung des Darmausganges und des Enddarms) an. Unklare Bauchschmerzen machen immer eine Inspektion und Palpation des Genitale erforderlich (Ausschluss Hodentorsion oder Hodentumor)! Ebenfalls sollte nie darauf verzichtet werden:

- … bei allen sexuell aktiven Jungen sowie bei Verdacht auf sexuell übertragene Erkrankungen (STD)
- … bei skrotalem Trauma, Verdacht auf Varikozele, Spermatozele oder Hydatide
- … bei Verdacht auf Leistenhernie oder Hydrozele
- … bei Verdacht auf Penisanomalien (Hypospadie, Epispadie, Phimose oder Paraphimose) sowie Miktionsstörungen

Die notwendige Anleitung zur routinemäßigen Selbstuntersuchung des Hodens und des Penis kann nicht oft genug betont werden (siehe: Flyer für Jungen, zu beziehen über Bvkj.buero@uminfo.de). Die im Jugendalter vorgesehene Vorsorgeuntersuchung J1 (und die inzwischen von einigen Krankenkassen angebotene J2) bietet hierzu eine sehr gute Gelegenheit.

2 Jungenspezifische Besonderheiten und Krankheitsbilder

2.1 Spontane Erektionen

Es kommt immer wieder einmal zu spontanen Erektionen in der Pubertät, meist dann, wenn es der Jugendliche gerade nicht gebrauchen kann (z. B. im Schwimmbad oder beim Vortrag vor der Klasse etc.). Eine *morgendliche Erektion* – umgangssprachlich auch *Morgenlatte* – ist eine Erektion des Penis, die beim morgendlichen Erwachen festgestellt wird. Die Ursache dieser speziellen Erektion liegt nicht in sexueller Erregung, sondern in der REM-Phase (Traumphase) des Schlafes. Während der REM-Phasen beschleunigen sich der Puls und die Atmung und der Schläfer durchlebt intensive Träume. Außer bei Albträumen kommt es in diesen Phasen auch häufig zur Erektion. Diese Erektionen sind unabhängig davon, ob der Trauminhalt sexuell ist oder nicht. Entgegen dem Volksglauben ist die gefüllte Harnblase nicht für die Erektion verantwortlich.

2.2 Veränderungen und Erkrankungen am Penis

2.2.1 Penisgröße

Wer einmal unter dem Begriff »Penisverlängerung« im Internet gesucht hat, wird schnell feststellen, dass sich dahinter ein gewaltiger Markt verbirgt. Bei der u. a. auf Sexualität und Fortpflanzung ausgerichteten Entwicklungsaufgabe in der Pubertät ist dies logischerweise auch ein wichtiges Thema für Jungen. Psychosomatische Beschwerden, gerade bei adipösen Jungen oder Jungen mit einer konstitutionellen Entwicklungsverzögerung, oder aber auch bei vermeintlicher »Sportunlust« (Duschen nach sportlicher Betätigung im Kollektiv zeigt deutlich, »was jeder hat«) sollte der »zu kleine« Penis als Hidden agenda (versteckte Botschaft) Berücksichtigung finden. Häufig existieren sehr abstruse Vorstellungen über die »mannhafte« Penisgröße und die Bedeutung derselben (ähnlich der Brustgröße bei Mädchen). Bei aller Vorsicht, sich auf Werte fest zulegen – und festlegen zu lassen – ist es manchmal hilfreich, Erfahrungswerte im Hinterkopf zu haben (s. ▶ Tab. 2).

Tab. 2: Normwerte des Penis bei nordamerikanischen Adoleszenten (Joffe und Blythe 2003, S. 391)

	mittlere	2,5 Perzentile	97,5 Perzentile
erschlafft	9,0	5,0	15,5
erigiert	15,1	11,4	19,0

2.2.2 Vorhautverklebung

Vorhautverklebungen finden sich sehr häufig physiologisch im Kleinkindes- und Kindesalter. Spätestens in der Pubertät lösen sich diese unter der Testosteronwirkung. Eine Vorhautlösung mittels einer Knopfsonde ist daher nicht indiziert und obsolet. Normales Hygieneverhalten (tägliche Reinigung) fördert die Vorhautlösung und verhindert Entzündungen. Sehr selten ist es, z. B. bei hartnäckigen Restverklebungen mit Smegmaretention, erforderlich, die Vorhautverklebung mit einer östrogen- (Ovestincreme 1 %) oder cortisonhaltigen Creme (Betnesol V 0.1 % Creme) zu lösen.

2.2.3 Hirsuties papillaris penis (»Pearly« penile Papeln, Hornzipfelchen)

Die Hirsuties tritt bei ca. 15–25 % der Jungen in der Pubertät auf und ist, mehr oder weniger ausgeprägt, bei etwa 10–30 % der Männer zu finden, wobei sie bei zirkumzidierten Männern seltener vorkommt. Ein Zusammenhang mit sexueller Aktivität besteht nicht. Diese 1–3 mm großen weißlichen bis weißlich-gelblichen Papeln (histologisch Bindegewebe) sind immer an der Corona der Glans penis lokalisiert (▶ **Abb. 1**).

Sie treten dabei in 1–5 Reihen von uniformer Größe und Aussehen auf. Verwechslungen können sich mit Mollusca contagiosa und den Veränderungen beim Lichen ruber, bowenoiden Papeln und Condylomata acuminata und Condylomata lata (Syphilis) ergeben. Obwohl völlig harmlos, können die Papeln den Jungen erheblich stören und ängstigen, auch im Hinblick auf Angst vor einer Geschlechtskrankheit, und die Partnerschaftsbeziehung beeinträchtigen. Eine weitere Diagnostik ist bei typischem Bild nicht erforderlich. Bei erheblichem Leidensdruck ist eine CO_2 Laserbehandlung (gilt als effektivste Methode) oder Elektrokauterisation in Lokalanästhesie durch einen Hautarzt oder plastischen Chirurgen zu diskutieren. Die vorangehende Aufklärung sollte unbedingt den Hinweis auf die mögliche ungewollte und dann wirklich störende Narbenbildung beinhalten. So ist diese theoretisch durchführbare chirurgische Intervention anlässlich der fehlenden Verhältnismäßigkeit der Mittel eher selten (Fritsch 2004; Sonnex et al. 1999; Orfanos und Garbe 2002).

2.2.4 Benigne penile Hautläsionen

Zu den Hautläsionen am Penis zählt man Dermoidzysten und subcutane mucosale Zysten entlang der Raphe des Penis. Eine Abgrenzung zu HPV (Humanes Papilloma Virus)-Läsionen und zu Kondylomen sollte erfolgen.

2.2.5 Lichen sclerosus (Balanitis xerotica obliterans)

Unter Lichen sclerosus versteht man eine chronisch entzündliche, nicht ansteckende Hauterkrankung, die vermutlich zu den Autoimmunerkrankungen zu zählen ist. Bei Jungen befällt sie in fast allen Fällen den Penis und führt zur Schrumpfung der Vorhaut mit nachfolgender Vorhautverengung. Eine Harnröhrenverengung und somit schmerzhaftes und behindertes Wasserlassen können ebenfalls die Folge sein. Die Therapie der Wahl besteht in einer vollständigen Entfernung der Vorhaut (Zirkumzision). Eine medikamentöse Behandlungsmöglichkeit ergibt sich mit einer Kortisonsalbenbehandlung (in leichten Fällen) oder dem Einsatz von Calcineurinantagonisten (Tacrolimus, Pimecrolimus). Bezüglich der Ursache und der Behandlung besteht noch Forschungsbedarf (Becker 2011).

2.2.6 Phimose

Die Vorhaut (Präputium) ist ein physiologischer Bestandteil des männlichen äußeren Genitales. Sie spielt eine wichtige Rolle beim Lustempfinden, da sie im vorderen Drittel zahlreiche freie Nervenenden und bestimmte Rezeptoren (die Meissnerschen Tastkörper) enthält.

Ihre Entfernung bedarf der medizinisch begründeten Indikationsstellung, zumal damit die wichtige Schutz- und Lustfunktion entfällt und Komplikationen beschrieben werden.

Von einer Vorhautverengung (Phimose) spricht man, wenn sich die Vorhaut nicht über die Glans (Eichel) zurückstreifen lässt. Nach wie vor ist die Phimose tabubehaftet. Neben der Schmerzvermeidung ist Jungen mit einer Phimose häufig nicht klar, dass es normal und notwendig ist, die Vorhaut zurückzuziehen. Die Gegebenheiten werden nicht verbalisiert und infrage gestellt. So ist es erklärbar, dass bei Jungen in der Pubertät in ca. 1–3 % eine »echte« Phimose diagnostiziert werden kann (Brown et al. 1997/Janke 2006). Ein Blick ins Internet zeigt allerdings, dass von einer höheren Dunkelziffer auszugehen ist. Das Krankheitsbild Phimose muss von der entwicklungsbedingt nicht zurückschiebbaren Vorhaut des männlichen Säuglings und Kleinkindes unterschieden werden. Vom Vorliegen dieser »physiologischen Phimose« kann bei 96 % der unbehandelten neugeborenen Jungen ausgegangen werden. Sie ist völlig harmlos und bedarf primär keiner Behandlung. Durch Reifungsvorgänge kommt es bei der übergroßen Mehrzahl der Jungen zur Auflösung der physiologischen Phimose zwischen dem 3. und 5. Lebensjahr. Demzufolge ist eine wiederholte Manipulation an der Vorhaut bis zur Einschulung zu vermeiden. Diese führt nicht selten zu Verletzungen mit nachfolgender Entzündung und Vernarbung. Häufig werden Vorhautverklebungen fälschlich als Phimosen gedeutet. Diese bedürfen nicht der Behandlung, sondern sind ebenfalls physiologisch. Meist lösen sie sich im Verlauf des Kindesalters durch Reinigung und Selbstmanipulation am Penis, spätestens aber während der Pubertät unter der Testosteronwirkung.

Durch erschwerte Reinigung können abgeschilferte Hautrückstände (Smegma) und nachfolgend eine bakterielle Besiedelung zu einer lokalen Entzündung (Balanitis/Balanoposthitis) mit anschließender Vernarbung führen. Weitere Ursachen von echten Einengungen sind brüske Retraktionsversuche (wenn die Vorhaut »mit Gewalt« zurückgestreift wird) oder auch ein Lichen sclerosus (s. o.) (AWMF-Phimose und Paraphimose 4/2008). Die Verengung kann per se schon Beschwerden, z. B. schmerzhaftes Spannungsgefühl bei der Erektion, machen. Im Extremfall können Miktionsbeschwerden bis hin zu Blasenentleerungsstörungen auftreten.

Therapie

Die Phimose wird primär lokal behandelt. Zunächst wird versucht, die Enge durch eine 4–6 wöchentliche Salbenbehandlung mit 0,1–0,25 % Kortison- oder Östrogensalbe zu weiten. Ein Erfolg stellt sich in ca. 60–70 % der Fälle ein. Bleibt die Phimose weiter bestehen, so wird eine Beschneidung (Zirkumzision) durchgeführt. Dies kann ambulant in Vollnarkose erfolgen. Indikationen sind:

- Zustand nach Paraphimose
- Miktionshindernis mit Ballonierung
- Kohabitationshindernis
- rezidivierende Balanitiden mit Narbenbildung
- Lichen sclerosus (Histologie!)

Eine relative Indikation stellt die Vorhautentfernung als Prophylaxe von Harnwegsinfektionen bei deutlich gesteigertem Risiko (hochgradiger vesikoureteraler Reflux, komplexe Harntraktfehlbildungen und Patienten mit Meningomyelozele) dar.

Eine Kontraindikation zur Beschneidung besteht bei Erkrankungen, bei denen das Präputium als Material für eine plastische Korrektur erforderlich werden kann (Verkrümmung des Penis bei Erektion [Penisverkrümmung], hypospadia sine hypospadia; Epispadie, andere Formen der Hypospadie, »eingegrabener Penis« (syn. buried penis) bei Fettleibigkeit). Ziele der Behandlung sind die regelrechte Harnentleerung, problemlose Genitalhygiene (Erwartungen des Patienten erfragen und berücksichtigen) sowie später eine unbeeinträchtigte sexuelle Funktion (AWMF-Phimose und Paraphimose 4/2008).

In Deutschland sind 10,9 % aller 0- bis 17-jährigen Jungen beschnitten, mit einem Maximum bei den 7- bis 10-jährigen von 14,7 %. Jungen mit Migrationshintergrund sind signifikant häufiger beschnitten (15,3 % vs. 9,9 %), wobei die Prävalenz der Beschneidung bei Jungen mit türkischem Migrationshintergrund insgesamt 27,5 % mit Häufung bei den 14- bis 17-jährigen von 33,8 % (!) beträgt (Kamtsiuris et al. 2007). An diesen Zahlen wird deutlich, dass die Zirkumzision als einer der ältesten und häufigsten chirurgischen Eingriffe überhaupt auch in Deutschland zu oft unter kritisch zu beurteilender Indikation durchgeführt wird. Die kosmetische oder rituelle Indikation wird zu Recht zunehmend kontrovers diskutiert und auch hygienische und gesundheitlich-präventive Motive müssen kritisch beurteilt werden (Weiss und Polonsky 2007). So verwundert es nicht, dass zunehmend mehr internationale medizinische Vereinigungen einschließlich der American Academy of Pediatrics einer routinemäßigen Zirkumzision im Neugeborenenalter kritisch gegenüberstehen (CIRP 2011). Die rechtliche Situation ist eindeutig: Nimmt ein Arzt an einem nicht einwilligungsfähigen Jungen eine medizinisch nicht indizierte Zirkumzision vor, wirkt die Einwilligung der Personensorgeberechtigten *nicht rechtfertigend, selbst wenn religiöse Gründe angeführt werden. Ohne wirksame Einwilligung ist die Körperverletzung rechtswidrig.* Solange die Rechtslage gerichtlich nicht geklärt ist, sollte der Arzt die Vornahme einer medizinisch nicht indizierten Zirkumzision ablehnen. Andernfalls besteht die Gefahr, dass er sich wegen Körperverletzung nach § 223 StGB strafbar macht (Stehr et al. 2008). Der Präsident der Deutschen Gesellschaft für Kinderchirurgie 2008, Ulrich Hofmann, hat mit Blick auf die rechtlich seiner Ansicht nach ungeklärte Situation dazu aufgerufen, die Indikation zur Zirkumzision sehr streng zu stellen und diese nicht als Wahleingriff anzubieten (http://www.zeit.de/online/2008/49/beschneidung-religion-unversehrtheit). Das Urteil des Landgerichts Köln vom 07.05.2012 (Az. 151 Ns 169/11) hat die oben beschriebene Rechtsauffassung aktuell bestätigt. Es ist damit zu rechnen, dass das Bundesjustizministerium zeitnah Vorschläge vorlegen wird, um die durch dieses Urteil entstandene Rechtsunsicherheit zu beheben.

Eine sehr gute Entscheidungshilfe bietet The law & ethics of male circumcision – guidance for doctors der British Medical Association (2006).

Komplikationen treten bei Zirkumzisionen in bis zu ca. 6 % der Fälle auf (Riccabona 2005). Ödeme und postoperative Sekretion, Wundinfektion sowie Narbenbildung sind allgemeine Risiken. Die Nachblutungsrate ist mit bis zu 3 % die häufigste Komplikation. Selten treten sekundäre Meatusstenosen durch eine Meatitis der ungeschützten Glans bzw. die postoperative Durchblutungsstörung infolge Alteration der A. frenularis ein.

Insbesondere ein Lichen sclerosus birgt die Möglichkeit einer narbigen Meatusstenose und ein Übergreifen lichenoider Veränderungen auf die Glansoberfläche. Die Nachbehandlung mit Tacrolimus (Protopic® 0,1 % über 6 Wochen) wird aktuell empfohlen (AWMF-Phimose und Paraphimose 4/2008).

2.2.7 Balanitis

Eine Balanitis (Vorhautentzündung) ist eine Entzündung der Glans penis (Eichel), oft verbunden mit einer Entzündung des äußeren und inneren Präputiums (= Balanoposthitis). Ursachen können sein:

- eine bakterielle Infektion der mangels Hygiene oder
- aufgrund der physiologischen Vorhautverklebung angesammelten Zellen des mehrschichtigen unverhornten Plattenepithels (Smegma),
- Verletzungen bei Masturbation oder
- eine Urethritis.

Eine sexuell übertragene Erkrankung (STD) muss ausgeschlossen werden. Bei bestehendem Verdacht sollte ein Abstrich erfolgen. Häufige Balanitiden vor allem mit Candida sollten an einen Diabetes mellitus denken lassen. Ebenso sollten Sexualpraktiken erfragt werden (z. B. Analverkehr: Vorkommen zwischen 1 % und 32 %; Auslander et al. 2007). Auch kann in seltenen Fällen eine Latexallergie (Kondomgebrauch!) bzw. eine Reizung oder Allergie auf Gleitmittel oder Gleitmittelzusätze bei Kondomen ein prädisponierender Faktor sein. Zur Therapie dienen lokale Kamillosan- oder Povidon-Jod-Penisbäder mit nachfolgender Povidon-Jod-Salbenbehandlung, bei ausgeprägtem Befund ggf. auch eine antibiotische Behandlung. Es sollte unbedingt an eine Partnerbehandlung gedacht werden, weil sonst wechselseitige Ansteckungsgefahr droht. Bei wiederholten Entzündungen oder Vorhautverengung erfolgt die Vorhautentfernung (Zirkumzision). Die differentialdiagnostischen Überlegungen sind in ▶ Tabelle 3 zusammengefasst.

Tab. 3: Ursachen rezidivierender Balanitis und Phimose

- Infektionen/STD (durch sexuell übertragbare Erkrankungen, z. B. durch Chlamydien, Aidsviren, Gonokokken etc)
- Unspezifische Intertrigo
- Traumatisch (z. B. Einklemmung der Vorhaut im Reißverschluss)
- Allergisch (Kontaktdermatitis)
- Psoriasis vulgaris, Balanitis circinata, Balanitis plasmacellularis (Zoon), Lichen ruber, Lichen sclerosus, Pemphigus
- Malignome

2.2.8 Paraphimose

Unter einer Paraphimose versteht man die Striktur der Glans penis durch die zu enge zurückgezogene Vorhaut. Sie stellt einen Notfall dar, da dies zu einer Ischämie der Glans penis führen kann. Die Symptomatik besteht in einer schmerzhaften Schwellung der Eichel und der restlichen Vorhautanteile durch ein rasch sich bildendes Ödem (»spanischer Kragen«).

Therapeutisch wird versucht, durch Kompression der Glans penis das Ödem auszupressen und die Vorhaut wieder nach vorne zu streifen. Sehr selten ist eine dorsale Inzision (Einschnitt) der Vorhaut notwendig, gefolgt von einer korrigierenden Zirkumzision.

2.2.9 Brennen der Harnröhre kurz nach einem Samenerguss

Bisweilen empfinden Jungen während oder kurz nach einem Samenerguss ein leichtes bis mittelstarkes Brennen in der Harnröhre. Der Grund liegt meist darin, dass die Prostata die Harnröhre nach der Erektion noch nicht vollständig freigegeben hat. Der Urin muss sich durchpressen und dieser Druck reizt die Harnröhre. Kommt dies jedoch häufiger vor, ist u. a. der Ausschluss einer Infektion erforderlich.

2.2.10 Priapismus

Der Priapismus beschreibt die Dauererektion über den Zeitraum von zwei Stunden hinaus. In 40 % lassen sich organische bzw. hormonelle oder medikamentöse Ursachen eruieren (s. u.). Bei den übrigen 60 % liegt ein idiopathischer Priapismus ohne Ursache vor; das bedeutet, dass keine Ursache gefunden werden kann. Die häufigste organische Ursache des Priapismus ist eine Sichelzell-Krise bei Sichelzellanaemie. Dabei wird ein gestörter Blutfluss über die Penisschaftvenen vermutet. Andere *Ursachen* können sein: Leukämie, Trauma, Urethritis, lokale Irritation, Urethral- oder Blasensteine, Rückenmarksprozesse, Mumps, Tumore des kleinen Beckens, Morbus Fabry oder medikamenteninduziert z. B. durch Tamoxifen, Phenytoin, Testosteron, Cocain, Hydralazin.

Diagnostik

Die klinisch kritische Grenze liegt bei 24 h, da dann bleibende Schäden durch die Anoxie (Sauerstoffmangel) zu befürchten sind. Klinisch wird ein Low-Flow-Priapismus (90 %) von einem High-Flow-Priapismus (10 %) unterschieden. Bei letzterem besteht per se keine Gefahr der hypoxischen Schädigung. Fast alle Fälle von High-Flow-Priapismus sind Folge von Traumata mit nachfolgender Penisverletzung im Bereich der Corpora cavernosa. Im Gefolge kommt es dort zu einer arteriovenösen Fistelbildung (Mathias et al. 1998). Die diagnostische Unterscheidung vom Low-Flow-Priapismus ergibt sich durch Aspiration gut oxygenierten Blutes aus den Corpora cavernosa. Es ist zu berücksichtigen, dass betroffene Jugendliche sich aus Scham und mangelhafter Information meist sehr spät beim Arzt melden. Bei jedem Patienten, bei dem eine Erektion länger als 1–2 Stunden anhält, sollte eine urologische Abklärung erfolgen.

Die Therapie besteht initial aus Bettruhe, Coldpacks, Analgesie, Hydrierung, Sedativa und evtl. Sauerstoffgabe. Bei Vorliegen einer Fistel (Darstellung durch eine Angiographie) sollte diese verschlossen werden. Bei der seltenen – bislang kausal ungeklärten – idiopathischen Form des High-Flow-Priapismus bringen alpha-Blocker Erfolg. Beim Low-Flow-Priapismus kann medikamentös Terbutalin eingesetzt werden. Gegebenenfalls muss eine Medikamenteneinnahme gestoppt werden. Eine chirurgische Intervention ist sehr selten erforderlich.

2.2.11 Penisverkrümmung

Eine Penisverkrümmung im jugendlichen Alter ist angeboren. Dabei ist der Penis durch ein unterschiedliches Größenwachstum der Schwellkörper (Corpora cavernosa) nach ventral (nach vorne oder unten) oder nach dorsal (hinten) gebogen. In seltenen Fällen kann auch eine Verdrehung (Torsion) bestehen. Schmerzen bei Erektion bestehen in der Regel nicht, jedoch kann der Geschlechtsverkehr schmerzhaft sein. Die Behandlung der Penisverkrümmung und/oder Torsion ist operativ. Dabei wird der Penis z. B. durch Raffnähte an der Tunica albuginea der Corpora cavernosa begradigt.

2.2.12 Pseudohypogenitale (»buried penis« – Pseudomikropenis)

Bei adipösen Jungen erscheint der Penis häufig im nicht erigierten Zustand klein. Dabei »verschwindet« der Penisansatz mehr oder weniger tief im Fettgewebe. Wird das Fettgewebe zurückgeschoben, gibt es den Einblick auf eine normale Penisgröße (s. o.) frei.

2.2.13 Haematospermie (Blut im Ejakulat)

Bei der Masturbation kann es dem Jungen auffallen, dass das Sperma rötlich gefärbt ist. Dies ist ein erheblich angstbesetztes Thema, zumal nach wie vor falsche Moralvorstellungen die Masturbation als Fehlverhalten stigmatisieren. Gewöhnlich ist die Haematospermie gutartig und verschwindet spontan. Bei der körperlichen Untersuchung findet sich keine Pathologie. Eine Therapie ist nicht erforderlich. Sexuell übertragene Erkrankungen müssen ausgeschlossen werden. Eine seltene Form der Verfärbung beschreibt die Melanospermie bei malignem Melanom. Hierbei verfärbt sich das Ejakulat dunkel bis schwarz.

2.2.14 Idiopathische Urethrorrhagie

Blutstropfen in der Unterhose können auf eine Urethrorrhagie hinweisen (Masturbationseffekt ausschließen!). Dabei handelt es sich um eine eher chronische Erkrankung. In einer retrospektiven Studie von Walker et al. (2001) lag das Alter der Patienten zwischen 4 und 17 Jahren. Die Autoren kamen zu dem Schluss, dass radiologische Abklärungen wenig Informationen bieten. Die Analyse von vier Studien mit 91 Jungen hatte in keinem Fall die Ursache der Urethrorrhagie gezeigt. Die Indikation zur Cystoskopie wird kontrovers diskutiert, eine routinemäßige Endoskopie nicht empfohlen. Nur bei persistierender Urethrorrhagie sollte entweder eine Urethrographie, eine Uroflowmetrie oder eine Cystoskopie auf der Suche nach einer Striktur erfolgen. Die Autoren empfehlen, bei Knaben mit Blutstropfen in der Unterwäsche eine abwartende Haltung einzunehmen. Der klinische Verlauf ist benigne und selbstlimitierend mit 71 % nach 1 Jahr, und über 90 % nach 2 Jahren.

Differentialdiagnose

- bakterielle und virale Urethritis
- Konkremente
- Traumata
- Urethrastriktur
- Tumore
- arterio-venöse Malformationen
- eine Blutung aufgrund einer Lacuna magna

2.2.15 Hypospadie

Die Hypospadie ist die häufigste angeborene Fehlbildung des männlichen Genitales. Diese Fehlbildung weisen 0,3–0,7 % aller männlichen Neugeborenen auf. Eine Zunahme in den letzten Jahren wird u. a. auf die erhöhte Östrogenbelastung der Umwelt zurückgeführt (Fisch et al. 2001). Genetische Faktoren spielen ebenfalls eine Rolle. Es handelt sich um eine Fehlbildung des Penis mit inkompletter Entwicklung der Urethra und fehlendem Schluss der Vorhaut, die als dorsale Schürze imponiert. Der Meatus befindet sich an der Unterseite der Glans, der Koronarfurche, des Penisschaftes, am Skrotum oder am Perineum (im Gegensatz zur sehr seltenen Epispadie. Hier befindet sich der Meatus urethrae auf der Dorsalseite des Penis). Zusätzlich besteht eine Fehlbildung des Corpus spongiosum urethrae. In ca. 70 % auch der weniger ausgeprägten Formen besteht eine Penisdeviation. Da der Zeitpunkt der Korrektur idealerweise zwischen dem 12. und 18. Lebensmonat (spätestens bis zum 3. Lebensjahr) liegt, ist eine nicht korrigierte Hypospadie im Jugendalter selten und bedarf der umgehenden urologischen Behandlung. Grundsätzlich ist eine Korrektur im Jugend- und Erwachsenenalter möglich, allerdings meist mit deutlich schlechterem Ergebnis und höherer Komplikationsrate.

Die Klassifikation der Hypospadie erfolgt nach Barcat (1973) und richtet sich nach der Meatuslokalisation (▶ Abb. 2). Bei allen Formen der Hypospadie können unterschiedlich ausgeprägte Formen der Meatusstenose vorliegen. Abweichungen im Harnstrahl, Krümmung des Penisschafts und Beeinträchtigung der Zeugungsfähigkeit bzw. des Geschlechtsverkehrs sind auch nach operativer Korrektur zu bedenken. Präoperativ sollte ggf. eine Ultraschalluntersuchung der Nieren und ableitenden Harnwege gemacht werden. Proximale Hypospadien sollten vor allem in Kombination mit Hodenhochstand immer einer erweiterten Diagnostik zugeführt werden. Dies sollte in einem Zentrum geschehen und interdisziplinär (päd. Endokrinologe, Radiologe, Kinderurologe/-chirurg) angelegt sein. Es gilt dabei, alle möglichen Formen von Begleitfehlbildungen, Syndromen und DSD (disorders of sex development) auszuschließen (zitiert nach: Abtlg. für Kinderchirurgie der Universität Wien http://www.hypospadie.info/hypospadie.html. Zugriff 11.01.2012)

Die Behandlung der Hypospadie ist operativ und hat zum Ziel, ein funktionelles und kosmetisch optimales Ergebnis zu erhalten. Die Jungen dürfen nicht zirkumzidiert sein, da mittels der Vorhautschürze die Rekonstruktion und/oder Deckung der Harnröhre erfolgt. Zum Einsatz kommen plastisch-rekonstruktive Operationsmethoden, die einen Krankenhausaufenthalt in einer auf diese Operationsverfahren spezialisierten Klinik notwendig machen. Eine lokale Vorbehandlung mit Dihydrotestosteron-Gel/-Creme kann die Komplikationsrate senken und das kosmetische Ergebnis verbessern. Nach einer Studie von Kaja et al. (2008) traten Fisteln, Dehiszenzen der Glans, Meatusstenosen und Narbenbildung signifikant seltener auf. Die Hypospadie kann für den Jungen und die Eltern eine große psychologische Belastung darstellen. Die Konfliktkonstellation beginnt nach der Geburt bei der Diagnosestellung. Das Internet mit der ungefilterten und unbegrenzten Verfügbarkeit von Information stellt einen wesentlichen Verunsicherungsfaktor dar. Trotz der relativen Häufigkeit der Hypospadie ist die Erkrankung bei Eltern fast unbekannt oder wird tabuisiert (wichtig: Kinderchirurgisches Konsil schon in der Geburtsklinik) (http://www.hypospadie.info/hypospadie.html. Zugriff 11.01.2012). Patienten mit Hypospadie haben ihre ersten Sexualkontakte später als ihre Altersgenossen. Es deutet alles darauf hin, dass die Hypospadie bis ins Erwachsenenalter eine negative Beeinflussung der psychosexuellen Entwicklung darstellen kann und die emotionale Problematik selbstverständlich mit zunehmender Zahl von Operationen verstärkt wird. Die eigentliche sexuelle Funktion nach Hypospadiekorrektur ist im Erwachsenenalter in der Regel nicht beeinflusst (ebd).

3.2 Jungenspezifische Krankheitsbilder

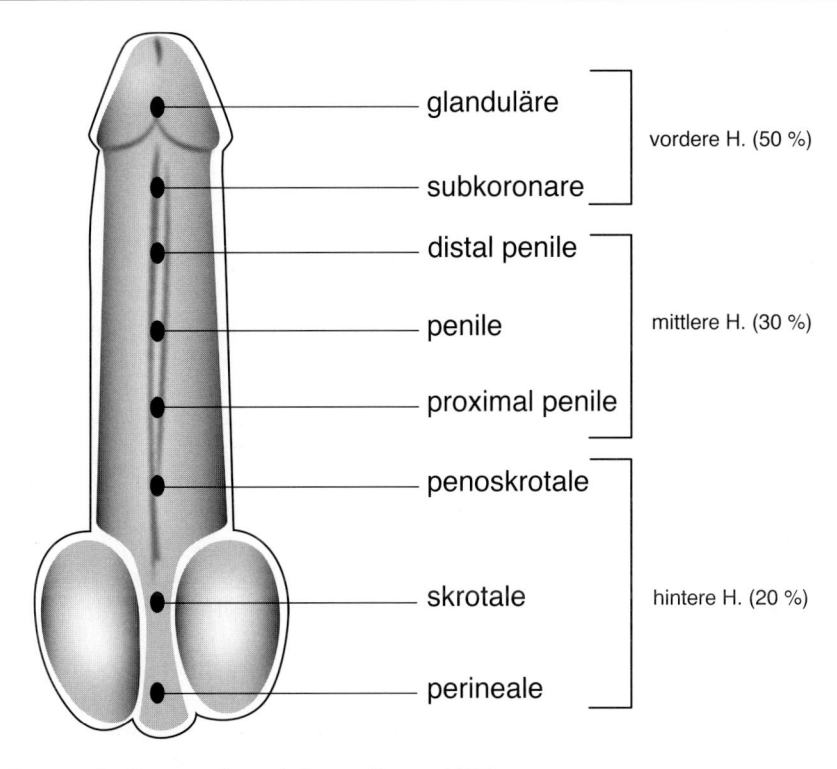

```
glanduläre      ┐
                │ vordere H. (50 %)
subkoronare     ┘
distal penile   ┐
                │
penile          │ mittlere H. (30 %)
                │
proximal penile ┘
penoskrotale    ┐
                │
skrotale        │ hintere H. (20 %)
                │
perineale       ┘
```

Abb. 2: Formen der Hypospadie nach Barcat (Barcat 1973)

2.3 Veränderungen am Skrotum, Hoden und Nebenhoden

Im Tastbefund stellt sich der gesunde Hoden mit glatter Oberfläche und ovalär dar. Geringfügige Größenunterschiede zwischen rechtem und linkem Hoden sind normal (bei Volumenbestimmung ≤ 3 ml).

2.3.1 Hodenschmerzen

Wenn Schmerzen im Hoden bestehen, sollten die Hoden unbedingt untersucht werden (Gelegenheit zur Einweisung in die Selbstuntersuchung nutzen! – Flyer für Jungen erhältlich über: Bvkj.buero@uminfo.de). Am weitaus häufigsten sind harmlose Spannungsschmerzen, da die Hoden in der Pubertät wachsen und auch schwerer werden. Andere Ursachen werden nachfolgend beschrieben.

2.3.2 Unterschiedliche Hodengröße

Das unterschiedliche Hodenwachstum wie auch der einseitige Beginn des Hodenwachstums sind relativ häufig. Differenzen von 2–3 ml sind tolerabel. Sollte ein deutlicher Größenunterschied festgestellt werden, bedarf dieser unbedingt der medizinischen Abklärung z. B. auf das Vorliegen einer Varikozele oder eines Tumors. Vorausgegangene Operationen (bspw. Z. n. Hodenhochstand oder Leistenhernie) oder Entzündungen des Hodens oder Nebenhodens sollten bedacht und erfragt werden.

2.3.3 Hodenhochstand

(in Anlehnung an und in wesentlichen Teilen entnommen den Leitlinien AWMF online – Hodenhochstand-Maldeszensus testis, 1/2009)

Mit einer Häufigkeit von 0,7–3 % bei reif geborenen Jungen und noch deutlich höherer Frequenz bei Frühgeborenen (bis zu 30 %) ist der Hodenhochstand die häufigste kongenitale Anomalie des Urogenitaltrakts. In ca. 0.8 % kommt er auch noch im Jugendalter vor. Nur bei etwa 7 % aller betroffenen Knaben kommt es bis zum Alter von 1 Jahr zu einem spontanen Deszensus (jenseits des 1. Halbjahrs kaum noch zu erwarten). Man kann den Hodenhochstand als einen passageren pränatalen und präpubertären hypogonadotropen Hypogonadismus betrachten (als Folge einer intrauterinen Insuffizienz der Hypothalamus-Hypophysen-Gonadenachse → Endokrinopathie). Der mangelnde Hodendeszensus ist als Teil eines Primärschadens (Fertilitätsstörung, erhöhte Malignitätsrate des betroffenen und auch des kontralateralen Hodens und als drittes Element der unzureichende Deszensus) einzuordnen, dem sich noch ein Sekundärschaden aufpfropfen kann, sofern der Hoden in der Fehlposition über Jahre der dort unphysiologischen Temperatur von 35–37 °C statt der in der Skrotumlage vorherrschenden Temperatur von 33 °C ausgesetzt ist.

Ist das Problem im 1. Lebensjahr nicht behoben, so ist mit einem späteren Deszensus des Hodens nicht mehr zu rechnen. Das ideale Zeitfenster für eine Hormonbehandlung/Orchidopexie des Hodenhochstands wird deshalb zwischen dem 6. und 12. Lebensmonat gesehen. Die Persistenz des Hodenhochstandes ist umso problematischer, als histologisch-pathologische Befunde am Hoden bei bestehendem Hodenhochstand bereits nach dem 1. Lebensjahr diagnostiziert werden können. Insbesondere die Spermatogenese reduziert sich, aber auch die Testosteron-bildenden Leydigzellen nehmen über die Zeit Schaden. Der Reifungsprozess des Stammzellpools ist qualitativ wie quantitativ beeinträchtigt (Mathers et al. 2009). Das Risiko der malignen Entartung ist um das 10–40-fache erhöht. Bei einem Gleit- oder Leistenhoden besteht außerdem ein erhöhtes Risiko einer Hodentorsion. Bei Restitution vor Pubertätsbeginn ist das Risiko der malignen Entartung deutlich geringer. Eine Infertilitätsrate von 30 % bei unilateralem Kryptorchismus wird beschrieben.

Formen

Im deutschsprachigen Raum ist der Begriff »Kryptorchismus« im engeren Sinn für den nicht tastbaren (verborgenen) Hoden gebräuchlich, also den Bauchhoden. Bei der Retentio testis unterscheidet man allgemein in

- **Bauchhoden** (Retentio testis abdominalis; »cryptorchidism«): Der Hoden liegt intraabdominell und ist demzufolge nicht palpabel,
- **Leistenhoden** (Retentio testis inguinalis; »cryptorchidism«): Der Hoden liegt im Bereich der Leiste und kann auch bei mehrmaliger sorgfältiger Untersuchung nicht ins Skrotum verlagert werden,
- **Gleithoden** (Retentio testis präscrotalis; »gliding testis«): Der Hoden liegt oberhalb des Skrotums und kann bis in den Skrotaleingang gezogen werden. Eine weitere Verlagerung des Hodens bis an den tiefsten Punkt des Skrotums ist infolge der jetzt angespannten Samenstranggebilde nicht möglich. Beim Loslassen bleibt der Hoden nicht in dieser Position, sondern gleitet sofort wieder nach oben zurück (differentialdiagnostisches Kriterium zum Pendelhoden).

Von diesen behandlungsbedürftigen Formen der Retentio testis ist als Normvariante abzugrenzen:

Pendelhoden (»retractile testis«): Der Hoden liegt spontan entweder im Skrotum oder oberhalb davon. Er lässt sich spannungsfrei an den unteren Skrotalpol verlagern und bleibt auch dort bis zur Auslösung des nächsten überschießenden Kremasterreflexes. Da dieser auch durch Kälte oder psychischen Stress ausgelöst wird, kann die Hodenposition bei Kontrollen häufiger oben erscheinen, als sie es tatsächlich ist. Der Pendelhoden sollte in warmer Umgebung (Bett, Badewanne) spontan deszendieren. Ein (wenn auch seltener) spontaner Deszensus des Hodens beweist das Vorliegen eines Pendelhodens, denn Gleit-, Leisten- oder Bauchhoden deszendieren nie spontan. Der Pendelhoden bedarf keiner Korrektur, sollte aber regelmäßig kontrolliert werden, da bis zur Pubertät ein Pendelhoden in einen Gleithoden übergehen kann. Leider gibt es bislang keine Untersuchung, die die Häufigkeit des Übergangs eines Pendelhodens in einen Gleithoden dokumentiert. Von der primären Hodenretention ist diese sekundäre Aszension der Gonade zu unterscheiden. Das heißt, ein primär im Skrotalfach lokalisierter Hoden retrahiert sich zunehmend aufgrund eines inadäquaten Längenwachstums bzw. wegen retinierender fibröser Anteile des Funiculus spermaticus.

Diese sekundär aszendierten Hoden weisen aber nicht die gleiche Problematik hinsichtlich Fertilität und Malignität auf wie die primär kryptorchen Hoden, denn sie haben keinen Primärschaden. Sekundärschäden lassen sich durch rechtzeitige Verlagerung des Hodens verhindern.

Bei der Hodenektopie liegt die Gonade außerhalb des Weges des physiologischen Deszensus. Die Ursache liegt in einer groben Fehlinsertion des Gubernaculum testis. Die häufigste Form, die inguinal-epifasziale Ektopie (ca. 70 %) kann palpatorisch mit dem Leistenhoden verwechselt werden. Daneben finden sich penile (an der Peniswurzel), femorale, transversale und perineale Ektopien.

Die durch gleichen klinischen Tastbefund bedingte Verwechslungsmöglichkeit zwischen einem echten Leistenhoden (Retentio testis inguinalis) und der häufigsten Hodenektopie, der inguinal-epifaszialen Ektopie, führt zu verfälschten Ergebnissen bei Untersuchungen über die Wirksamkeit einer präoperativen Hormontherapie: Die fälschlicherweise dem Kollektiv der Retentio testis inguinalis zugeordneten inguinal-epifaszialen Hodenektopien können zwangsläufig keinen Deszensus in der Folge einer Hormontherapie aufweisen.

Behandlungsziel

Das Behandlungsziel besteht darin, durch rechtzeitige Verlagerung des Hodens ins Skrotum den Sekundärschaden am Hoden zu verhindern und einen vorher nicht palpablen Hoden der klinischen Untersuchung zugänglich zu machen. Ob der Primärschaden (Fertilitätsstörungen und erhöhte Neigung zu maligner Entartung) beeinflussbar ist, ist noch nicht hinreichend geklärt.

Genetische Aspekte

Ein Hodenhochstand kann sowohl isoliert ohne weitere klinische Auffälligkeiten als auch als Teilbefund bei zahlreichen genetischen Krankheiten bzw. Syndromen auftreten. Bei einem isolierten einfachen Hodenhochstand ohne weitere klinische Auffälligkeiten ist bei unauffälliger Familienanamnese eine weiterführende humangenetische Abklärung nicht notwendig.

Ein Syndrom als Ursache eines Hodenhochstands soll immer dann bedacht werden, wenn zusätzliche morphologische Auffälligkeiten nachweisbar sind oder eine psychomotorische Entwicklungsstörung auftritt. Folgende Fragen sollten zur Abklärung beantwortet werden:

- Gibt es weitere klinische (speziell morphologische) Auffälligkeiten?
- Gibt es weitere Personen mit Hodenhochstand oder Genitalfehlbildungen in der Familie (Familienstammbaum bis zu den Urgroßeltern)?

Bei allen Knaben mit Hodenhochstand und weiteren klinischen Auffälligkeiten (s. o.),

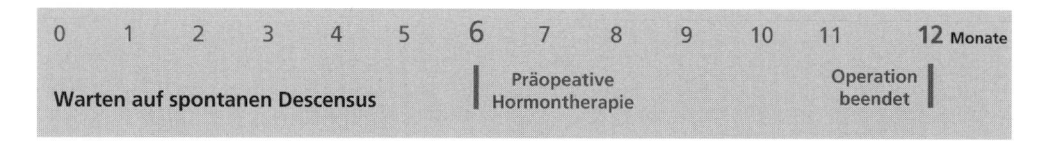

0	1	2	3	4	5	6	7	8	9	10	11	12 Monate
Warten auf spontanen Descensus						Präopeative Hormontherapie				Operation beendet		

Abb. 5: Therapie-Zeitplan

Kleinwuchs und/oder Entwicklungsstörung sollte eine Hormon- und Chromosomenanalyse durchgeführt werden; bei bis zu 10 % solcher Patienten findet sich ein auffälliger Befund (weiteres diagnostisches Vorgehen siehe AWMF online – Hodenhochstand-Maldeszensus testis, 1/2009).

Diagnostik

Als wichtigster diagnostischer Schritt dient die Inspektion und bimanuelle Palpation mit Feststellung der Hodenlage. Wenn die Hoden beidseitig nicht tastbar sind, sollte der Nachweis von Testosteron-produzierendem Hodengewebe einer operativen Exploration immer vorausgehen (HCG-Stimulationstest – alternativ Messung des Inhibin-B). Falsch negative Befunde sind (im Falle einer 45,X0/46,XY-Gonadendysgenesie) trotz vorhandenem Hodengewebe beschrieben.

Als Methoden der Wahl zur Lokalisationssuche des Hodens bei leerem Skrotum ist die Laparoskopie dem MRT und der Sonographie bei intraabdomineller Lage des Hodens deutlich überlegen. Bei der Suche nach einem Bauchhoden kann man durch die MRT eine korrekte Klassifikation (accuracy) von 85 % erwarten bei einer Sensitivität von 86 % und einer Spezifität von 79 %. Jedoch ist das MRT wegen unzureichender Sensitivität nicht routinemäßig indiziert. Bei der Sonographie mit hochauflösendem Schallkopf (> 7,5 MHz) kann bei nicht tastbaren, im Leistenkanal oder im Bauch liegenden Hoden mit einer korrekten Klassifikationsrate (accuracy) von 84 % (bei einer Sensitivität von 76 % und einer Spezifität von 100 %) gerechnet werden. Sie erlaubt bei identifizierbaren Hoden eine Beurteilung bzgl. Größe und Parenchymstruktur. Zusätzlich kommen Anomalien des Urogenitaltrakts zur Diagnostik. Sonographisch lässt sich in der Regel der oberhalb des Leistenbandes gelegene Hoden gut abgrenzen. Ein Problem sind atrophe Hoden sowohl oberhalb als auch unterhalb des Leistenbandes. Die heute bevorzugte Methode zur Hodenlokalisation bei nicht palpablem Hoden ist die Laparoskopie. Für die zu wählende Vorgehensweise (primäre Laparoskopie oder offene inguinale Exploration) kann es hilfreich sein, schon präoperativ über die Hodenlage – so sie sich denn darstellen lässt – informiert zu sein. Ebenso ist eine Bildgebung bei intersexuellem Genitale indiziert.

Therapie

Ziel der Therapie ist es, mit Vollendung des 1. Lebensjahres die Behandlung abgeschlossen zu haben. Bei Frühgeborenen gilt das korrigierte Alter.

Mehrere neue Erkenntnisse insbesondere über die Keimzellreifung sprechen dafür, die Operation im Alter zwischen dem 6. bis 12. Lebensmonat durchzuführen. Dementsprechend häufen sich die Empfehlungen zur Orchidopexie vor bzw. zum Abschluss des ersten Lebensjahres, u.a. von der American Academy of Pediatrics 1996 (Kass 1996) oder im »Nordic Consensus« der skandinavischen Länder 2007 (Ritzen et al. 2007).

In den ersten 6 Lebensmonaten wird auf einen spontanen Deszensus gewartet. Wenn dieser sich in dieser Zeit nicht eingestellt hat, wird typischerweise mit einer präoperativen kombinierten Hormontherapie (s. u.) begonnen. Eine Orchidopexie ohne präoperative Hormontherapie ist möglich, wenn die Erziehungsberechtigten umfassend über die Möglichkeit der Hormontherapie aufgeklärt wurden und sich gegen die Hormontherapie entscheiden.

Ist die Hormontherapie erfolglos, ist die Operation indiziert. Es besteht damit ein ausreichender zeitlicher Puffer für die Operationsplanung. Im Alter von 12 Monaten sollte der Hoden unabhängig von der Art der Therapie im Skrotum liegen. Wegen des Risikos einer Re-Aszension des Hodens in bis zu einem Viertel der Fälle ergibt sich die Notwendigkeit weiterer Verlaufskontrollen der Hodenposition nach Therapieende. Nach dem ersten Geburtstag des Kindes sollte keine Hormontherapie versucht, sondern unverzüglich orchidopexiert werden. Besonderes Vorgehen ist bei Kindern mit syndromalen Erkrankungen (z. B. M. Down) in Kombination mit einem der Palpation gut zugänglichen Hoden (Gleit-/Leistenhoden) möglich: Hier kann bei ohnehin problematischer Fertilitätsprognose im Einvernehmen mit den Eltern auf die frühzeitige Operation verzichtet werden. Die OP-Indikation würde sich dann bei auffälligem lokalem Tastbefund tumorprophylaktisch im Sinne einer Orchiektomie stellen.

Die Therapie im Jugendalter ist in jedem Fall chirurgisch. Mit einer Atrophie des Hodens muss gerechnet werden. Gegebenenfalls muss der Hoden wegen Entartungsrisiko entfernt werden, sollte seine Fixation im Skrotum nicht möglich sein.

Präoperative Hormontherapie

Die Hormontherapie (nur im 1. Lebensjahr) kann präoperativ mittels isolierter Gabe von LH-RH-Analoga, von HCG oder als kombinierte Therapie von LH-RH-Analoga mit der nachfolgenden Gabe von HCG erfolgen. Die Sequenz- bzw. Kombinationstherapie zeigt in neueren Untersuchungen einen höheren Wirkungsgrad als die isolierte Gabe von LH-RH-Analoga oder HCG. Bis heute gibt es aber keine randomisierten Studien, die die Überlegenheit des einen oder anderen Vorgehens darlegen.

Bei der kombinierten Therapie wird zunächst LH-RH 3 x 400 µg/d (3 x täglich je ein Sprühstoß von 200 µg in jedes Nasenloch) über 4 Wochen und in unmittelbarem Anschluss daran (als fortgesetzter Therapieblock) HCG in der Dosis von wöchentlich je 1 x 500 I. E. über 3 Wochen vorgeschlagen.

Eine Überlegenheit von höheren Dosen HCG im 1. Lebensjahr ist in der Literatur nicht belegt. Daher wird hier die niedrigste als wirksam beschriebene Dosis empfohlen. Mit Erfolgsraten bzgl. des Deszensus von 20 % für LH-RH- und HCG-Therapie darf gerechnet werden. Zu einer erneuten Aszension des Hodens kommt es in ca. 25 % der Fälle. Unerwünschte Wirkungen sind Virilisierung und aggressives Verhalten, welches unter HCG ausgeprägter als unter LH-RH-Analoga ist. Demgegenüber stehen medizinische, ökonomische und psychosoziale Vorteile des primär konservativen Vorgehens. Die Hormontherapie begünstigt im 1. Lebensjahr vor allem die Ausreifung des Keimepithels und stimuliert den Deszensus des Hodens eher im Sinne eines Nebeneffektes.

Operative Therapie

Hierzu verweisen wir auf den in ▶ **Abbildung 6** dargestellten Algorithmus. Als operative Therapie stehen die Orchidopexie mit unterschiedlicher Technik und Verfahren sowie die mikrovaskuläre Autotransplantation zur Verfügung. Das dezidierte operative Vorgehen kann über die AWMF online – Hodenhochstand-Maldeszensus testis, 1/2009 abgerufen werden.

Die Indikation zur Orchiektomie ist umso eher zu stellen:

- je höher der Hoden lokalisiert ist,
- je älter das Kind (Pubertät) ist,

- je unwahrscheinlicher die Fertilität der betroffenen Gonade ist,
- je kleiner und dysgenetischer der Hoden ist,
- je ausgeprägter eine Hoden-Nebenhoden-dissoziation vorliegt und
- bei einseitigem Befund.

Wegen des Risikos einer Re-Aszension des Hodens in bis zu einem Viertel der Fälle ergibt sich die Notwendigkeit weiterer Verlaufskontrollen der Hodenposition nach Therapieende alle 3 Monate für 1 Jahr. Des Weiteren sollten ab dem Alter von 15 Jahren Untersuchungen zum Ausschluss von Hodenmalignomen erfolgen. Die Ursache für das erhöhte Malignomrisiko liegt in der Dysplasie des Hodens als Teil des Primärschadens. Ehemals kryptorche Jungen sollten zur Selbstuntersuchung ihrer Hoden ab dem 15. Lebensjahr angehalten werden, wobei sie darüber aufgeklärt sein müssen, dass jede, insbesondere aber auch schmerzlose Vergrößerung sowie Konsistenzänderung in einem Hoden zu weiterer ärztlicher Abklärung Anlass sein muss. Es gibt Hinweise dafür, dass die postoperative Hormontherapie durch GnRH-Analoga in Niedrigdosierung einen Vorteil für die spätere Fertilität bringen könnte. Die aktuelle Datenlage rechtfertigt allerdings nicht die allgemeine Empfehlung. Im Einzelfall sollte die Vorgehensweise mit den Eltern besprochen werden (Mathers et al. 2009).

2.3.4 Hydrozele/Hydrocele funiculi spermatici

Bei einer Hydrozele handelt es sich um eine Ansammlung seröser Flüssigkeit in der Tunica vaginalis (Hydrocele testis) oder einem nicht verklebten Anteil des Processus vaginalis (Hydrocele funiculi spermatici). Während es sich bei kleinen Jungen meist um einen offenen Verbindungsgang zwischen Skrotum und Bauchraum (offener Processus vaginalis) handelt, der angeboren ist, kann eine Hydrozele auch idiopathisch vorkom-

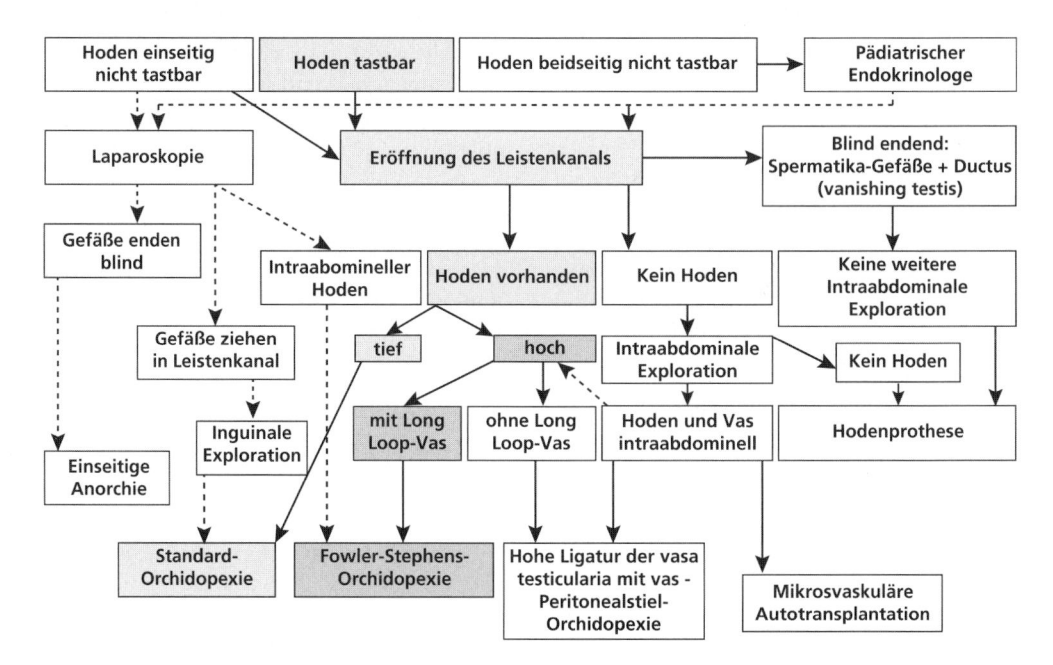

Abb. 6: Algorithmus der operativen Therapie beim Hodenhochstand

men, nach Entzündungen, Hydatidentorsionen oder Verletzungen. Dabei kommt es zu einer schmerzlosen skrotalen, relativ festen Schwellung, die sich im Tagesverlauf (beim offenen Processus vaginalis) verändern kann. Auch nach Traumata werden Hydrozelen beschrieben. Eine reaktive Hydrozele kann bei Tumoren sowie bei einer Leistenhernie auftreten. Behinderungen bei sportlicher Tätigkeit können vorkommen.

Die Diagnose ist mittels Palpation, Durchleuchtung (Transillumination) und Sonographie einfach zu stellen. Behandlungsindikationen bestehen bei prall gespannter Hydrozele, weil es hierbei zur Beeinträchtigung der Blutzirkulation kommen kann, sowie bei sehr ausgedehntem Befund und eindeutiger Kommunikation mit dem Bauchraum. Die Korrektur besteht in einer operativen Therapie. Eine Punktion ist kontraindiziert, da sie mit dem Risiko eines Rezidives und einer Infektion behaftet ist.

Blutung in das Skrotum kommt es zur schmerzhaften Schwellung. Eine Sonographie sollte neben der Beschreibung des Befundes unbedingt auch die zweifelsfreie normale Durchblutung beider Hoden sowie deren Beschaffenheit erfassen. Eine Teilruptur des Hodens ist unbedingt auszuschließen. Die Therapie besteht in:

- Hochlagerung des Skrotums
- Kühlung des Skrotums (Ice Packs)
- Analgetika

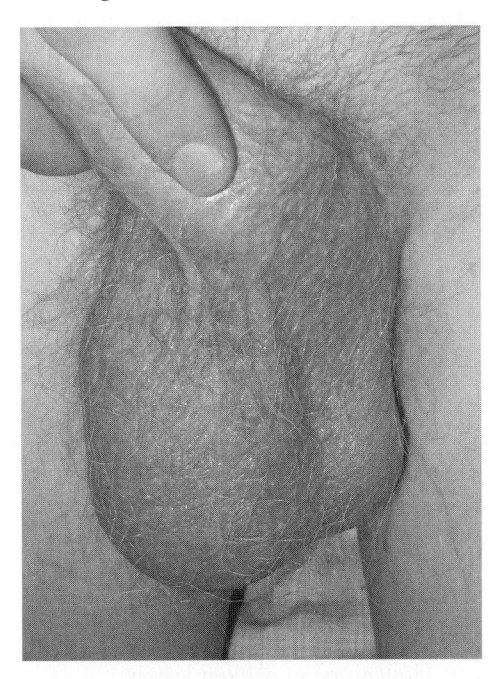

Abb. 7 b: Patient mit Hydrozele testis rechts

Nur gelegentlich ist eine operative Entlastung erforderlich.

2.3.6 Spermatozele, Funikulozele, Hydatide

Hierbei handelt es sich um eine Retentionszyste des Ductus spermaticus, die mit Sperma gefüllt ist. Typischerweise lässt sich eine Spermatozele demzufolge erst nach der Spermarche im Tannerstadium G4 – meist auch

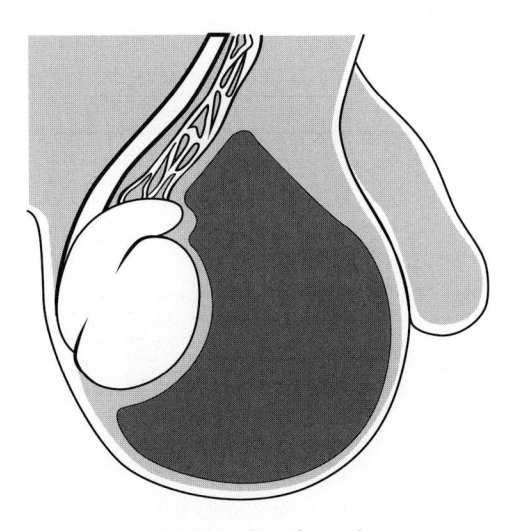

Abb. 7 a: Schaubild Hydrozele testis

2.3.5 Hämatozele

Die Hämatozele entsteht in der Regel aufgrund einer skrotalen Verletzung. Durch als Zufallstastbefund – diagnostizieren. Sie ist im Nebenhodenbereich lokalisiert. Gewöhnlich lässt sich dort eine relativ kleine und feste Schwellung tasten. Nur selten wird sie größer und imponiert im Tastbefund als »dritter Hoden«. Nicht selten findet sie sich beidseitig bzw. tritt sogar multipel auf. Sie hat keinen negativen Effekt auf die Fertilität oder Sexualfunktion. Die Diagnostik erfolgt durch Palpation (gut abgrenzbare schmerzlose Raumforderung im Bereich des Nebenhodens) und durch die Ultraschalluntersuchung. Eine Behandlung ist selten und nur bei Beschwerden (sehr selten) erforderlich. Ein operativer Eingriff sollte nur sehr zurückhaltend erwogen werden, da eine postoperative Beeinträchtigung der Spermienpassage die Folge sein kann.

Differentialdiagnostisch ist sie abzugrenzen von der Funikulozele. Bei Letzterer handelt es sich um eine Flüssigkeitsansammlung im Bereich des Samenstrangs. Eine operative Behandlung der Funikulozele wird, falls keine spontane Rückbildung erfolgt, erst nach dem ersten Lebensjahr empfohlen, solange es nicht vorher zu Komplikationen oder sehr rascher Größenzunahme kommt.

Eine Hydatide (syn. Appendix testis – Reste des Müller'schen Ganges) imponiert nur im Fall einer Torsion als kleine, feste Raumforderung im Bereich des oberen Pols des Hodens. Hierbei bestehen typischerweise z. T. erhebliche Schmerzen, die sogar an eine Hodentorsion denken lassen.

2.3.7 Varikozele

Wichtig zum Verständnis der Varikozele ist es, sich die anatomische Beziehung zwischen der Arteria testicularis und dem venösen Plexus pampiniformis klar zu machen. Dieses venöse Venengeflecht bildet um die Arteria testicularis herum eine Art Rückflusskühler, der die Temperatur in der Arterie um ca. 2 Grad von 37 ° C auf 35 ° C herunterkühlt (▶ Abb. 8). Die Varikozele ist bedingt durch eine Insuffizienz oder das Fehlen der Venenklappe an der Einmündung der V. spermatica interna sinistra in die Nierenvene, was beim Mann in etwa 15–20 % vorkommt (Tauber und Pfeiffer 2001). Durch den orthostatischen Druck fließt das Blut in den skrotalen Venenplexus zurück und es kommt zu einer Dilatation des Plexus pampiniformis. In der Regel tritt sie linksseitig auf (primäre Varikozele) (▶ Abb. 9). Nur die sekundäre Varikozele kann auch rechtsseitig sein, Ursache ist dann ein Rückstau bedingt z. B. durch eine Tumorkompression. Aufgrund fehlender Symptomatik (selten kommt es zu einem unangenehmen Gefühl im Bereich des Hodens oder zu einer Wachstumsretardierung des Hodens) werden geringgradige Varikozelen häufig übersehen. Varikozelen können schon vor der Pubertät bestehen.

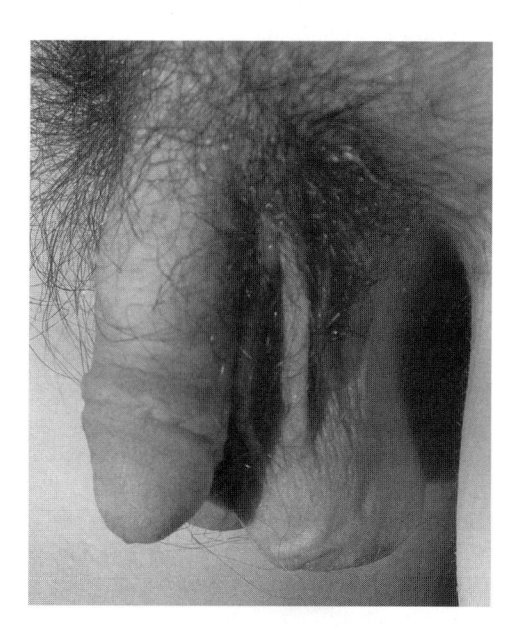

Abb. 9: Patient mit Varikozele testis links

Die Gradeinteilung der Varikozele:

- Grad 1: Die Varikozelen lässt sich nur durch einen Valsalvaversuch im Stehen diagnostizieren.

- Grad 2: Das venöse Gefäßkonvolut ist ohne Valsalvaversuch tastbar
- Grad 3: Der prominente Plexus pampiniformis ist spontan von außen sichtbar.

Tab. 4: Daten zur Varikozele

- Vorkommen am häufigsten zwischen dem 10.–15. Lebensjahr
- Meist zufällige Entdeckung anlässlich einer Routineuntersuchung! (z. B. J1)
- Dilatation des Plexus pampiniformis im Skrotum
- In > 95 % linksseitig, bedingt durch beeinträchtigtes venöses Klappensystem, retrograden Blutfluss und Pooling (primäre Varikozele)
- Sekundäre Varikozele: meist rechtsseitig, bedingt z. B. durch mechanische Obstruktion (z. B. Nierentumor!)
- Kann mit Infertilität verbunden sein; bei ca. 40 % der Patienten ist ein pathologisches Spermiogramm nachweisbar (Weissbach 1975, Laven et al. 1992) (Überwärmungseffekt?)
- Die Varikozele ist der häufigste Grund eines chirurgischen Eingriffs bei Infertilität. Die temperaturbedingte Infertilität ist rückläufig und es kann zu einem testikulärem Aufholwachstum kommen.
- Keine Spontanheilung!

Die Diagnose kann einfach und nicht invasiv gestellt werden. Sie wird bestätigt durch ein positives Strömungsgeräusch bei der Dopplerуntersuchung unter Bauchpresse (Valsalvaversuch) bzw. der Ultraschalluntersuchung liegend und vergleichend im Stehen (▶ **Abb. 10 und 11**). Wichtig ist – vor allem bei rechtsseitiger Varikozele (Sekundäre Varikozele) – der Ausschluss einer Abflussbehinderung des venösen Blutes z. B. durch einen Tumor im Bereich der rechten Niere. Deshalb ist immer eine Ultraschalluntersuchung der Nieren und ableitenden Harnwege durchzuführen.

Bei ca. 30 % infertiler Männer finden sich Varikozelen, aber nur 15–20 % der Jungen mit Varikozele kommen zur Diagnostik und Therapie! Die Behandlung ist neben möglicher Prävention der Infertilität auch indiziert bei Beschwerden, z. B. Ziehen in der Leiste oder bei unterschiedlicher Hodengröße (> 3 ml).

Therapie

Die ursprüngliche, operative Behandlungsmethode, bei der die V. spermatica interna offen ligiert wurde, ist heute weitgehend verlassen. Alternativ steht als Standard die interventionelle antegrade Sklerosierung der Vene über einen von der Leistenvene eingeführten Katheter oder die retrograde Sklerosierung mittels operativer Freilegung des Samenstrangs in Lokalanästhesie zur Verfügung. Die laparoskopische Venenligatur ist (besonders bei Versagen der beiden letztgenannten Methoden) ebenfalls in Erwägung zu ziehen. Je nach Operationstechnik kommt es in 5–20 % zu Rezidiven respektive Nichtansprechen auf den Venenverschluss, unabhängig, ob der Eingriff minimalinvasiv, chirurgisch/mikrochirurgisch, offen oder durch Embolisation durchgeführt worden ist (Pochon und Moser 2010).

Die Indikation zur Korrektur ergibt sich bei (Kass et al. 1987, Kapphahn und Collins 2000):

- Grad 2 und 3 Varikozelen
- Beschwerden (Druckgefühl)
- asymptomatischer Hodengrößendifferenz (> 3 ml)
- abnormer Samenanalyse (Jugendliche nach der Spermarche)

Die prophylaktische Behandlung selbst ausgeprägter Varikozelen bei normalem seitengleichem Hodenvolumen wird dagegen kontrovers diskutiert. Nach Behandlung kann es zu einer Volumenzunahme des hypotrophen Hodens und einer Verbesserung der Samenqualität kommen. Als Komplikation kann eine Hydrozele auftreten.

2.3.8 Epididymitis (Nebenhodenentzündung)

Die Nebenhodenentzündung bei älteren Kindern und Jugendlichen ist meist Folge einer Keimaszension entlang des Samenstrangs, demzufolge meist bakterieller Genese. Bis zur Pubertät wird die Nebenhodenentzündung nur sehr selten, hingegen bei jungen Männern am häufigsten durch sexuell übertragene Erreger (40–60 % Chlamydien!) hervorgerufen (Greydanus und Torres 1997). Kolibakterien bzw. Pseudomonaskeime stehen als Ursache häufig in Zusammenhang mit Analverkehr. Weitere Ursachen sind Harnwegsinfektionen und iatrogene Ursachen. Schon in kurzer Zeit kann die betroffene Skrotalhälfte anschwellen und stark druckschmerzhaft werden. Die Haut ist gespannt und überwärmt, die zunehmenden Schmerzen strahlen typischerweise nach inguinal aus. Häufig bestehen Begleitbefunde wie leichtes Fieber und schmerzhafte Miktion (Dysurie). Eine Epididymitis kann auf den Hoden übergreifen (Panorchitis).

Diagnostisch sind die Anamnese und der Untersuchungsbefund wegweisend. Der Nebenhoden/Hoden ist berührungsempfindlich. Die Schmerzen können nachlassen bei Anheben des Skrotums (positives Prehn-Zeichen – nicht spezifisch!). Der Kremasterreflex ist normalerweise auslösbar. Blut-(Leukozytose) und Urinbefunde (Leukozyt-, Mikrohämaturie) bringen zusätzliche Informationen. *Differentialdiagnostisch* ist immer eine Hodentorsion auszuschließen. Farbdoppler-Untersuchungen im Seitenvergleich können wegweisend sein (erhöhter Blutfluss im Nebenhodenbereich – ▶ Abb. 12 a und b).

Therapeutisch sind neben einer Ruhigstellung mit Hochlagerung und Kühlung des Hodensacks, Analgetika und Antiphlogistika sowie ggf.eine Antibiose nach Antibiogramm notwendig (▶ Tab. 5). Starke Schmerzen können zusätzlich durch eine Samenstranginfiltration mit einem Lokalanästhetikum gelindert werden. Treten Blasenentleerungsstörungen auf, dann ist evtl. auch eine suprapubische Urinableitung notwendig. Im Kleinkindesalter können auch aseptische Epididymitiden vorkommen (negative Urinkultur), die dann symptomatisch ohne Antibiotikum behandelt werden.

Tab. 5: Therapie nach Erreger/Ätiologie (Jaeger und Hauri 2000)

Ätiologie	Erreger	Antibiotikum
Sexuell übertragen	Neisseris gonorrhoeae	Cephalosporin (z. B. Cephalexin 500 mg 3 x 1 Tbl./Tag) oder Gyrasehemmer (s. u.) ca. 2 Wochen
	Chlamydia trachomatis	Doxyzyklin ca. 2 Wochen 1 x 100 mg/Tag
	Erreger unbekannt	Ceftriaxon i. m. Einmaldosis und Doxyzyklin 1 x 100 mg/Tag für 10 Tage
urinogen	Enterobacteriaceae, Pseudomonas, Enterokokken	TMS oder Gyrasehemmer für 10 Tage z. B. Levofoxacin 250 mg 1 x 1 Tbl./Tag oder Ofloxaxin 250 mg 2 x 1 Tbl./Tag oder Ciprofoxacin 250 mg 2 x 1 Tbl./Tag

Oligo- bzw. Azoospermie können vor allem nach Chlamydieninfektionen resultieren. Komplikationen in Form von Abszess, Infarkt und Atrophie kommen vor. Wenn innerhalb von 14 Tagen keine Besserung erfolgt ist, muss an einen Tumor gedacht werden (ca. 10 % der Fälle). Ebenso sollte ggf. eine Partnerbehandlung erfolgen.

Bei rezidivierenden Epididymitiden sollte eine weiterführende urologische Diagnostik (gezielte Bakteriologie, Uroflowmetrie, MCU, ggf. Urethrozystoskopie und/oder Urodynamik) insbesondere bei Kindern nach urogenitalen oder anorektalen Fehlbildungen erfolgen. Ihr Stellenwert ist bei allen anderen Patienten wegen unauffälliger

Befunde und/oder fehlender therapeutischer Konsequenz umstritten. (AWMF online Akutes Skrotum 4/2008).

2.3.9 Orchitis (Hodenentzündung)

Bei der Orchitis besteht ein eher schleichender Krankheitsbeginn mit zunehmender, zumeist einseitig schmerzhafter Schwellung von Hoden und/oder Nebenhoden (Panorchitis). Fieber, Dysurie oder Pollakisurie sind Begleitsymptome (AWMF online Akutes Skrotum 4/2008). Der Hoden ist deutlich vergrößert, prall und induriert.

Entzündungen des Hodens treten selten vor der Pubertät auf. Sie sind im Gegensatz zur Nebenhodenentzündung häufig viraler Natur (Mumpsvirus, Echoviren, Varizellen, Influenza, Epstein Barr Virus, Arbovirus, Coxsackieviren), ausgenommen die Panorchitis. Die Mumpsorchitis ist bei 30 % der Mumpserkrankungen zu beobachten und tritt fast ausschließlich postpubertär auf. Als Komplikation resultiert in ca. 60 % der Orchitiden eine dauerhafte Hodenatrophie. Bakterielle Ursachen einer Orchitis können sein:

- Gonorrhoe und andere STD
- Brucellosen
- Urogenital-TBC

Diagnostik und Therapie

Diese gestalten sich wie unter »Epididymitis« beschrieben. Die Behandlung erfolgt im Falle einer viralen Ursache mit Suspensorium und Analgesie. Bei einer Abszedierung kann eine Operation erforderlich sein. Die Infertilitätsrate liegt bei ca. 4 %.

Bemerkung: Die häufigste Ursache des akuten Skrotums ist im Kindes- und Jugendalter die Hodentorsion!

2.3.10 Hodentorsion (korrekterweise »Samenstrangtorsion«)

Obwohl die Hodentorsion in jedem Lebensalter vorkommen kann, gibt es Häufigkeitsgipfel im 1. Lebensjahr und in der Pubertät. So ist die Hodentorsion die häufigste Ursache für einen Hodenverlust im Jugendalter. Die größte Inzidenz findet sich zwischen dem 15. und 20. Lebensjahr. Meist ist sie Folge eines Hodentraumas oder tritt beim Radfahren oder Sport auf.

Ursache ist eine deutlich erhöhte Kremasterkontraktilität. Häufig sind retinierte Hoden oder Hoden nach verspätetem Deszensus betroffen (10-fach erhöhtes Risiko). Für die Diagnose und gezielte Therapie verbleiben maximal 6–8 Stunden.

Entscheidend für die Prognose ist der Grad und die Dauer der Torsion. In ca. 60 % besteht sie linksseitig. Der Urinbefund ist unauffällig. Die *Befunde* bei Hodentorsion sind in ▸ Tabelle 6 zusammengestellt.

Man unterscheidet die supra- und die intravaginale Torsion je nach Lokalisation im oder über dem Processus Vaginalis.

Bemerkung: Bei Säuglingen können die klinischen Symptome als weniger eindrucksvoll wahrgenommen werden. Leitsymptom ist oft die Schwellung in der Leiste. Differentialdiagnose: inkarzerierte Leistenhernie

Cave: Häufige Angabe sind Bauchschmerzen, nicht nur bei Kleinkindern! Eine routinemäßige Palpation der Hoden sollte daher bei allen Patienten mit Bauchschmerzen erfolgen.

Die Diagnose erfolgt mittels Duplexsonographie (Angiomode) bzw. Farbduplexsonographie (Validität von 90–96 %) (Becker et al. 1997). Nur die intratestikuläre Auswertung ist valide. Dabei sollte unbedingt auch der gepulste Doppler mit eingesetzt werden zur RI (Resistent-Index)-Messung. Der RI des Hodens liegt normalerweise bei 0.5–0.6 (Schneble et al. 2011). Man beginnt sinnvollerweise auf der gesunden Seite mit der Untersuchung, um so das Gerät optimal

Tab. 6: Befunde bei Hodentorsion

- anamnestisch ausgeprägte Beweglichkeit des Hodens im Skrotalfach
- fehlende Skrotalfixation des Hodens durch das Gubernaculum testis
- starker plötzlicher Schmerz im Skrotum (Vernichtungsschmerz), zieht entlang des Samenstranges in den Unterbauch
- schnelle Entwicklung einer skrotalen Schwellung
- Rötung der Skrotalhaut (Erythem)
- starke Berührungsempfindlichkeit
- der Kremasterreflex ist häufig nicht auslösbar, der Hoden steht höher
- Zunahme des Schmerzes bei Anheben des Skrotums (Prehnsches Zeichen, sehr unzuverlässig!)

einstellen zu können für den späteren Seitenvergleich. An das mögliche Vorliegen einer Polyorchidie (z. B. Triplorchidie) sollte gedacht werden (▶ **Abb. 13**).

Differentialdiagnostisch ist zu denken an:

- Epididymitis,
- Orchitis,
- Appendizitis,
- inkarzerierte Leistenhernie,
- Hodentumor,
- Hydatidentorsion (ca. 25 % der Fälle akuter Hodenschmerzen),
- Hodeninkazeration und
- idiopathisches Skrotalödem.

Sonographische Kriterien der akuten Hodentorsion sind:

- Am oberen Skrotalpol gelegener Hoden
- Fehlendes oder beginnendes Skrotalwandödem
- Verdickung des Samenstrangs
- Direkte farbkodierte Darstellung des torquierten Samenstrangs
- Vergrößerung des Hodens und Nebenhodens
- Im Seitenvergleich farbkodiert kein Nachweis von arteriellen intratestikulären Flussspektren
- Resistent Index (RI) > 0.6
- Vermehrter Blutfluss im peritestikulären Gewebe
- Zunehmende Begleithydrozele
- Zunehmende Inhomogenität (Nekrosen)

Die Therapie besteht in einer chirurgischen Detorquierung mit Orchidopexie. Es kommt in 80–100 % zur Restitution, falls der Blutfluss nicht länger als 6 Stunden unterbrochen war. Da es selbst bei erfahrenen Untersuchern in 5–10 % der Fälle zu diagnostischen Fehlern kommen kann (Becker et al. 1997), sollte die Indikation zur Hodenfreilegung großzügig gestellt werden (In dubio pro testis!). Die Erholung des Hodens zeigt sich nach ca. 5–8 Wochen. In Zweifelsfällen wird der geschädigte Hoden unter der Vorstellung belassen, dass bei den weniger empfindlichen hormonproduzierenden Leydig'schen Zwischenzellen (Ischämiezeit ca. 12 Stunden) noch eine Teilfunktion des Hodens vorhanden bleibt. Ein kleiner, atropher aber tastbarer Hoden nach anamnestisch stattgehabter Torsion muss nicht entfernt werden.

Die prophylaktische Orchidopexie der Gegenseite sollte im Falle einer Hodentorsion zeitgleich oder zeitnah erfolgen (AWMF online Akutes Skrotum 4/2008). Eine kontralaterale Hodenschädigung kann durch vasoreflektorische Mechanismen entstehen.

Bemerkung: Einsatz einer Hodenprothese bei Adoleszenten ist zu besprechen, falls aus kosmetischen oder ähnlichen Gründen gewünscht. Die Hodentorsion im Neugeborenenalter tritt meist prae- oder subpartal auf. In aller Regel muss orchiektomiert werden, da der Hoden schon deutlich geschädigt ist. Eine Orchidopexie der Gegenseite wird empfohlen. Bei partieller Torsion ist evtl. die Durchblutung nur vermindert. Dies führt unter Umständen zu einem falsch negativen Befund!

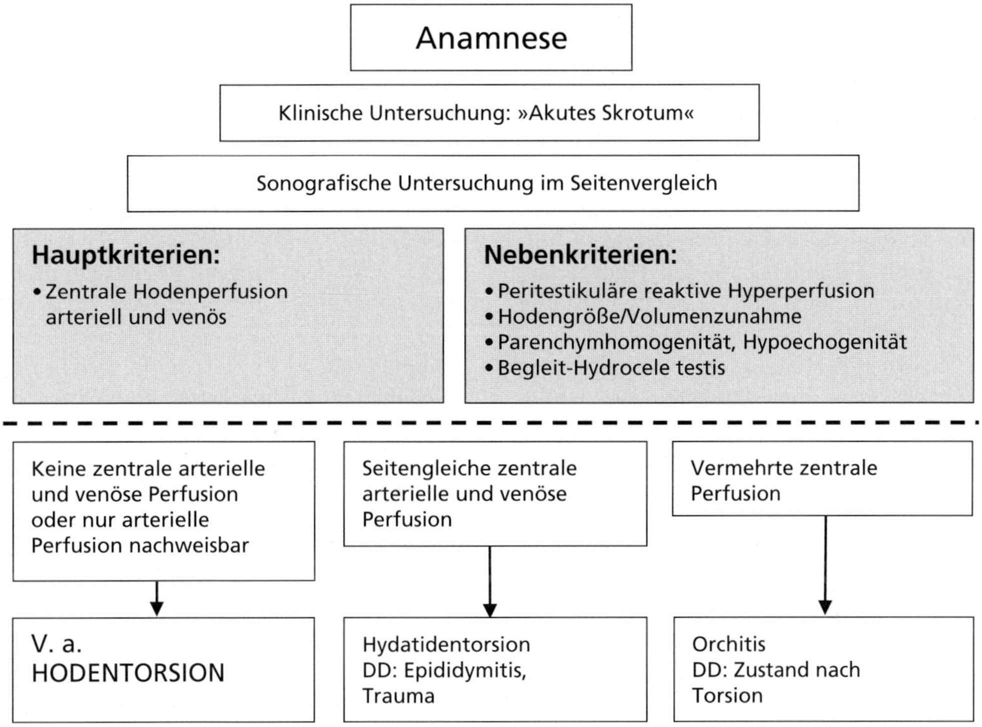

Anamnese

Klinische Untersuchung: »Akutes Skrotum«

Sonografische Untersuchung im Seitenvergleich

Hauptkriterien:
- Zentrale Hodenperfusion arteriell und venös

Nebenkriterien:
- Peritestikuläre reaktive Hyperperfusion
- Hodengröße/Volumenzunahme
- Parenchymhomogenität, Hypoechogenität
- Begleit-Hydrocele testis

| Keine zentrale arterielle und venöse Perfusion oder nur arterielle Perfusion nachweisbar | Seitengleiche zentrale arterielle und venöse Perfusion | Vermehrte zentrale Perfusion |

↓ ↓ ↓

| V. a. HODENTORSION | Hydatidentorsion DD: Epididymitis, Trauma | Orchitis DD: Zustand nach Torsion |

Abb. 15: Algorithmus bei »Akutem Skrotum«

2.3.11 Hydatidentorsion

Die Hydatidentorsion kommt in jedem Lebensalter mit einem breiten Häufigkeitsgipfel während der Pubertät vor. Sie ist Ursache für ca. 25 % der akuten Hodenschmerzen und -schwellungen. Die Hydatidentorsion macht der Hodentorsion sehr ähnliche Beschwerden. Dabei findet sich eine kleine, feste palpable Raumforderung am oberen Pol des Hodens. Des Öfteren ist eine livide Verfärbung durch die Skrotalhaut sichtbar (»blue dot sign«). Die chirurgische Intervention ist die Therapie der Wahl, wenn eine Hodentorsion nicht sicher ausgeschlossen werden kann. Trotz des zuweilen sicheren Tastbefunds sollte eine sonographische Hodenbeurteilung (Nachweis der Hydatide und der Hydrozele im B-Mode) mit der Option der Farbdopplersonografie (Beurteilung von Morphologie und Perfusion von Hoden/Nebenhoden zum Ausschluss Torsion) erfolgen.

In eindeutigen Fällen ist bei begrenzter Symptomatik die operative Abtragung der stielgedrehten Hydatide entbehrlich. Bettruhe, lokale Kühlung und eine großzügige Analgesie führen zum Rückgang der Beschwerden und zum spontanen Untergang der Hydatide im Verlauf von 14 Tagen. Bei jedem Zweifel an der Diagnose und bei deutlicher oder länger anhaltender Symptomatik sollte die operative Hodenfreilegung erfolgen. Eine große Begleithydrozele stellt eine relative OP-Indikation dar. Die chirurgische Abtragung der Hydatide beschleunigt die vollständige Erholungsphase. Eine simultane Fixierung des betroffenen Hodens dient der Prophylaxe einer Hodentorsion (AWMF online Akutes Skrotum 4/2008).

2.3.12 Testikuläre Mikrolithiasis

Die testikuläre Mikrolithiasis ist ein relativ seltener, zumeist bilateral, häufig zufällig gefundener Befund mit einer Inzidenz von ca. 1–2 % (▶ **Abb. 16**). Äußerlich und auch vom Tastbefund ist der Hoden unauffällig. Die Ätiologie ist unklar. Das häufigere Auftreten im Zusammenhang mit Hydrozelen, Varikozelen, nach einer Epididymitis und nach Orchidopexie wird diskutiert.

Zu einer β-HCG und AFP-Bestimmung wird geraten. Eine Hodenbiopsie erfolgt nur bei fokaler Parenchymläsion oder Veränderung der Echogenität (Pourbagher et al. 2005). Nach einer Literaturrecherche von Kratzik (2008) »ist die testikuläre Mikrolithiasis *per se* nicht mehr als prädisponierender Faktor für einen Hodentumor einzustufen. Dies sollte dem Patienten auch mitgeteilt werden. Ein skrotaler Ultraschall im Rahmen einer jährlichen Kontrolle kann dazu dienen, sowohl den Patienten als auch den Arzt zu beruhigen« (Kratzik 2008, S. 11–12). Eine Fertilitätsstörung ist im Zusammenhang mit testikulärer Mikrolithiasis bislang nicht beschrieben. Allerdings gibt es Hinweise dafür, dass bei Infertilitätspatienten mit beidseitiger testikulärer Mikrolithiasis in 20 % ein Carcinoma in situ des Hodens bei einer Biopsie gefunden wird (De Gouveia Brazao 2004). Eine Therapie der testikulären Mikrolithiasis gibt es nicht.

2.3.13 Hodentumor

Hodentumore stellen die am häufigsten vorkommenden soliden Tumore bei Adoleszenten und jungen Männern dar (ca. 1–3 % aller Tumore, 1–2 : 100 000 Jungen im Alter von 15–19 Jahren). Der Kryptorchismus gilt als Risikofaktor (10–40 % höheres Risiko). In der Pubertät als Übergangsphase vom Kindesalter zum Erwachsenenalter kommen sowohl Tumore des Kindesalters wie auch solche des Erwachsenenalters vor. Etwa 20 % der Patienten haben zum Zeitpunkt der Diagnose Metastasen. Jungen sollten frühzeitig zur Selbstuntersuchung angeleitet werden. Besonders gilt dies für Jungen, die wegen eines Hodenhochstands in Behandlung waren oder sind. Die routinemäßige Selbstuntersuchung bietet eine sehr gute Möglichkeit der frühzeitigen Entdeckung (siehe Flyer des BVKJ e. V. für Jungen). Keimzelltumore sind die häufigste Tumorart – zu 75 % am Übergang vom Kindesalter zur Pubertät und Frühpubertät, zu 95 % in der fortgeschrittenen Pubertät und am Übergang zum Erwachsenenalter. Das Seminom, der häufigste Tumor in der Postpubertät, ist sehr selten in der Kindheit und frühen Pubertät zu finden.

Andere Tumore in der Postpubertät sind: Embryonalzell Karzinom, Choriokarzinom, Teratom, Yolk Sac Tumore und gemischte Formen.

Differentialdiagnostisch sind neben der Hodentorsion, der Hydrozele, der Varikozele und der Spermatozele auch die Epididymitis und Metastasen sowie Epidermoidzysten/Dermoidzysten in Betracht zu ziehen. Patienten mit akuter lymphatischer Leukämie entwickeln zu ca. 25 % leukämische Infiltrate im Hoden. Gewöhnlich imponieren diese als schmerzlose Hodenschwellung. Bei einer schmerzlosen, harten Vergrößerung des Hodens ist immer sofort eine Kontrolle beim Kinder- und Jugendarzt oder Kinderchirurgen notwendig (▶ **Abb. 17 a–c**).

Der Tastbefund zeigt meist eine derbe, harte schmerzlose Konsistenz des Hodens, schmerzlose Größenzunahme (Gefühl des »schweren Hodens«) oder unklare Oberflächenveränderung. In ca. 10 % kann der Hoden auch schmerzhaft sein (Nekrose, Einblutung). Dies lässt differentialdiagnostisch an eine Epididymitis/Orchitis denken. Das sonographische Bild ist abhängig von der Tumorart. Meist hebt sich der Tumorbezirk vom homogenen Hodengewebe mehr oder weniger deutlich durch Inhomogenität ab. Die körperliche Untersuchung sollte außer-

3.2 Jungenspezifische Krankheitsbilder

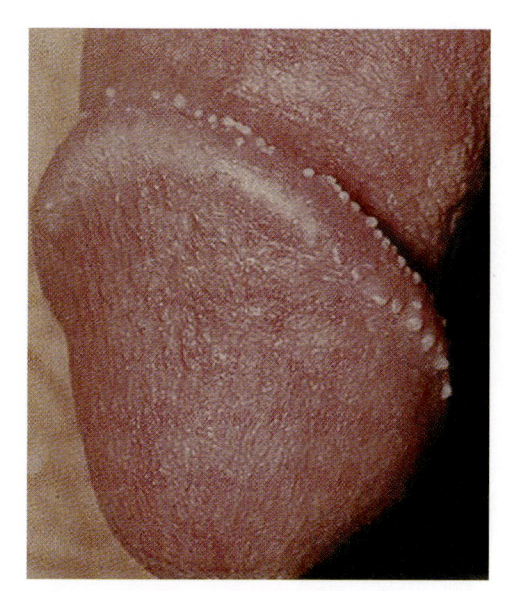

Abb. 1: Hirsuties papillaris penis

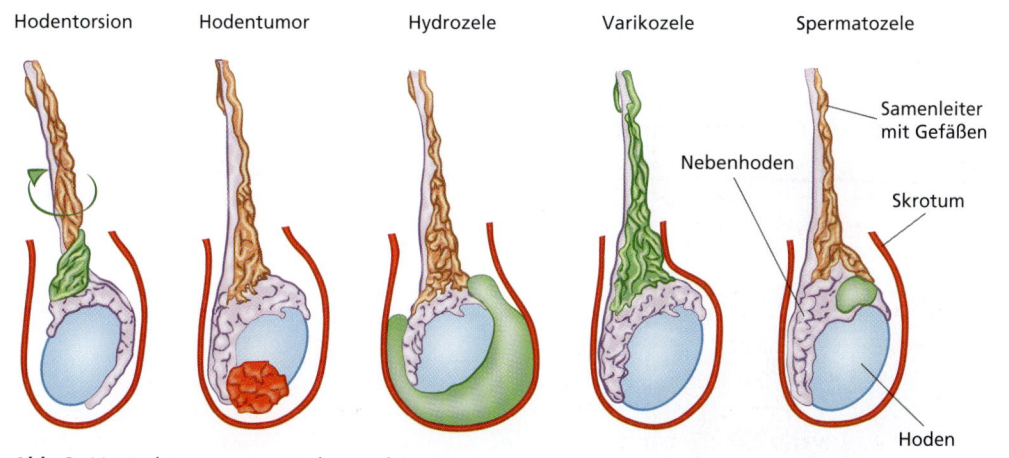

Hodentorsion　　Hodentumor　　Hydrozele　　Varikozele　　Spermatozele

Samenleiter mit Gefäßen
Nebenhoden
Skrotum
Hoden

Abb. 3: Veränderungen am Hoden und Samenstrang

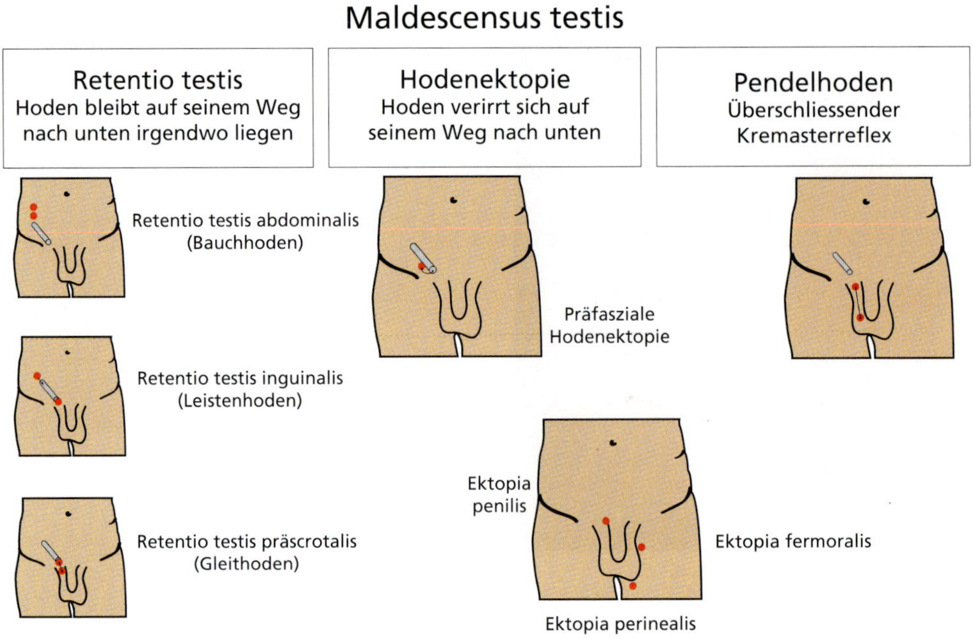

3 Jungenmedizin

Maldescensus testis

Retentio testis	Hodenektopie	Pendelhoden
Hoden bleibt auf seinem Weg nach unten irgendwo liegen	Hoden verirrt sich auf seinem Weg nach unten	Überschliessender Kremasterreflex

Retentio testis abdominalis (Bauchhoden)

Retentio testis inguinalis (Leistenhoden)

Retentio testis präscrotalis (Gleithoden)

Präfasziale Hodenektopie

Ektopia penilis

Ektopia fermoralis

Ektopia perinealis

Abb. 4: Übersicht Hodenhochstand (AWMF online – Hodenhochstand-Maldeszensus testis, 1/2009)

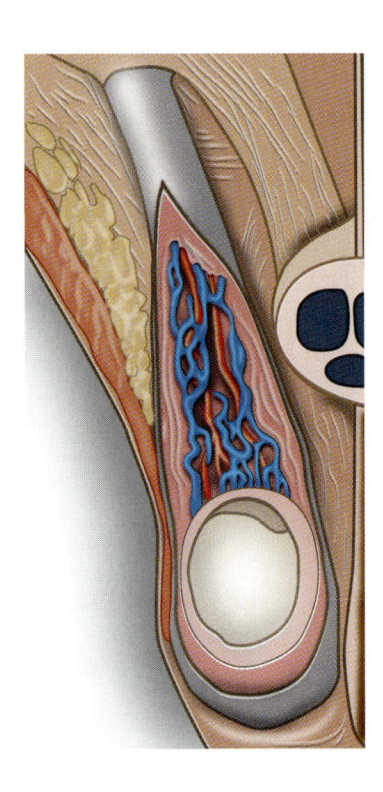

Abb. 8: »Wasserkühlerprinzip« des Venengeflechts um die Arteria spermatica (nach Putz und Pabst 2002)

3.2 Jungenspezifische Krankheitsbilder

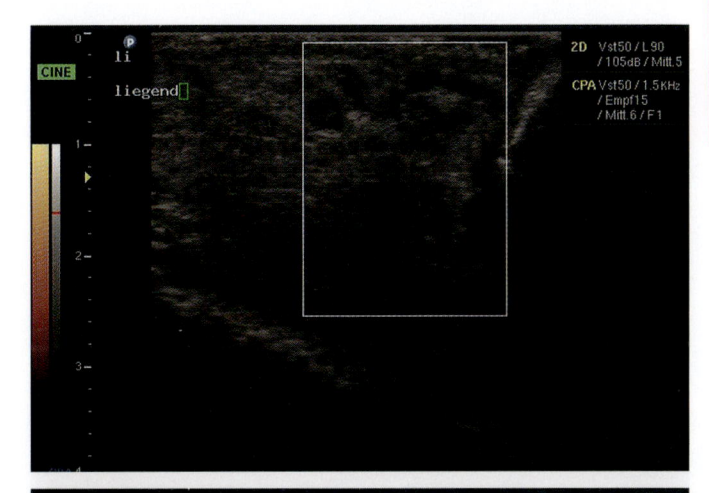

Abb. 10: Farbduplexsonographie der Regio testis sinistra im Liegen (10) und Stehen (11) – (gleicher Patient wie in Abb. 9)

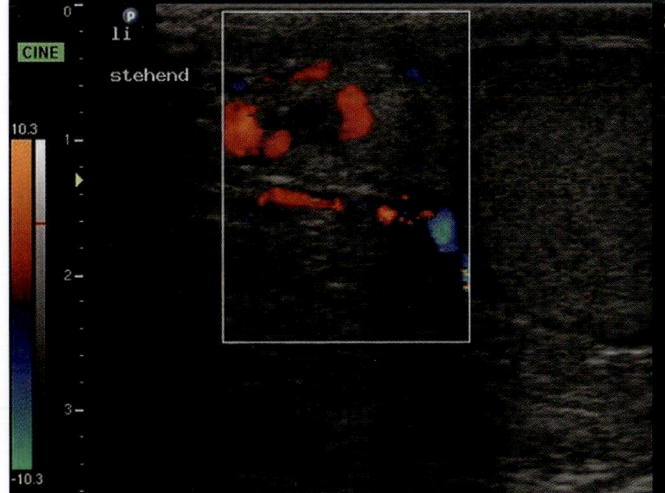

Abb. 11: Farbduplexsonographie der Regio testis sinistra im Liegen (10) und Stehen (11) – (gleicher Patient wie in Abb. 9)

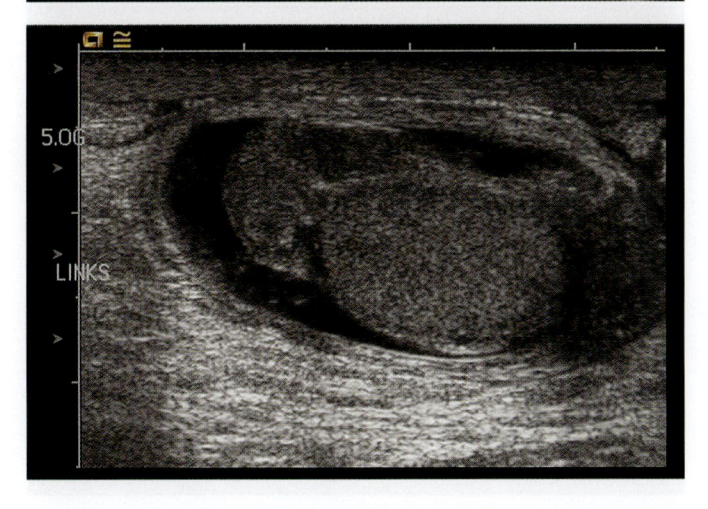

Abb. 12 a: Sonographisches und farbduplexsonographisches Bild bei Epididymitis (Bild mit freundlicher Genehmigung von G. Schweintzger, LKH Leoben/Österreich)

3 Jungenmedizin

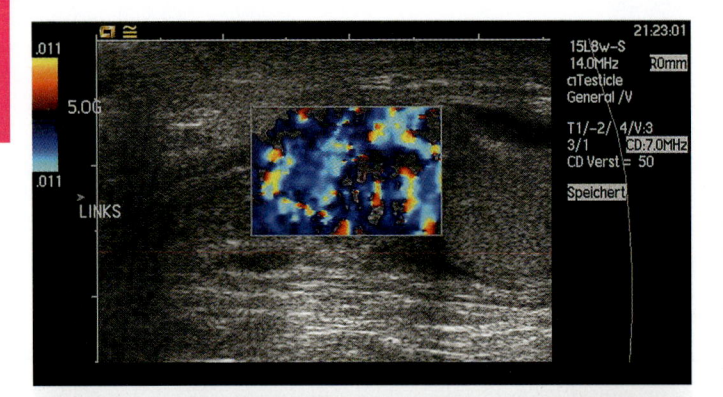

Abb. 12 b: Sonographisches und farbduplexsonographisches Bild bei Epididymitis (Bild mit freundlicher Genehmigung von G. Schweintzger, LKH Leoben/Österreich)

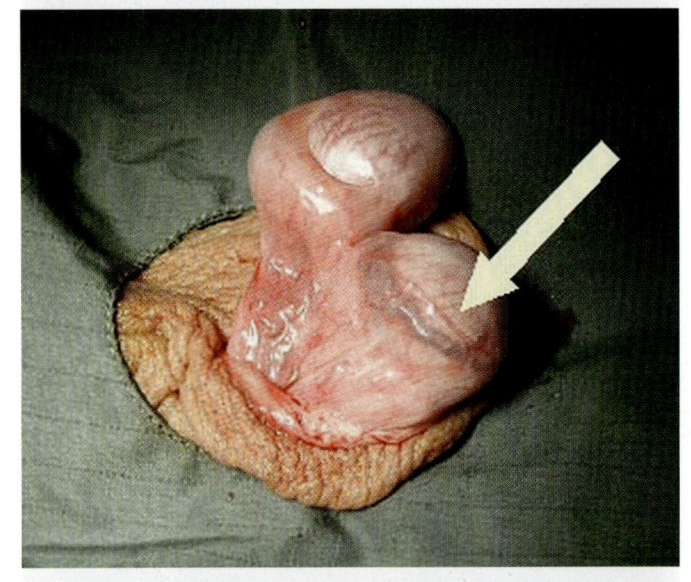

Abb. 13: Tripleorchidie OP-Situs bei Z. nach Hodentorsion (Pfeil = reaktive Hyperämie) (Bild mit freundlicher Genehmigung von G. Schweintzger, LKH Leoben/Österreich)

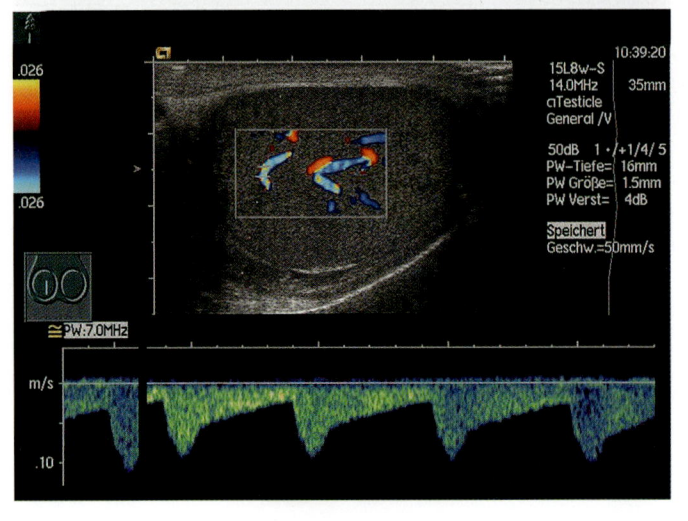

Abb. 14: Farbduplexsonographie der normalen Hodendurchblutung mit Flussspektrum (Bild mit freundlicher Genehmigung von G. Schweintzger, LKH Leoben/Österreich)

3.2 Jungenspezifische Krankheitsbilder

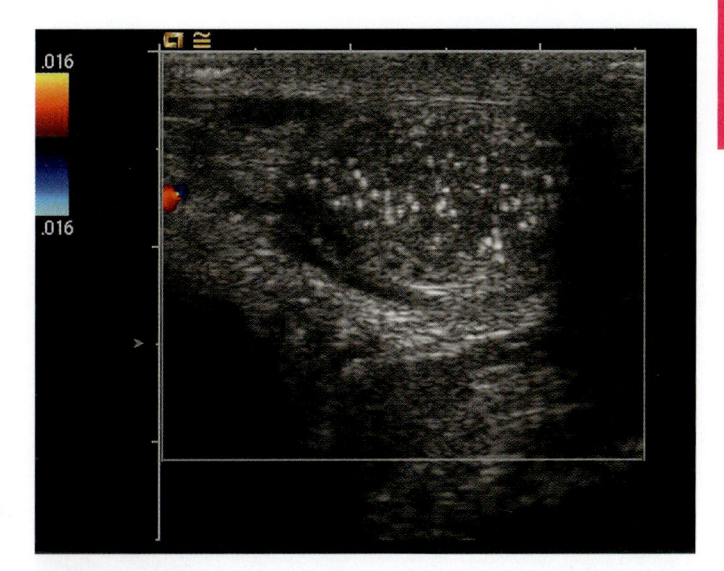

Abb. 16: Testikuläre Mikrolithiasis (Bild mit freundlicher Genehmigung von G. Schweintzger, LKH Leoben/ Österreich)

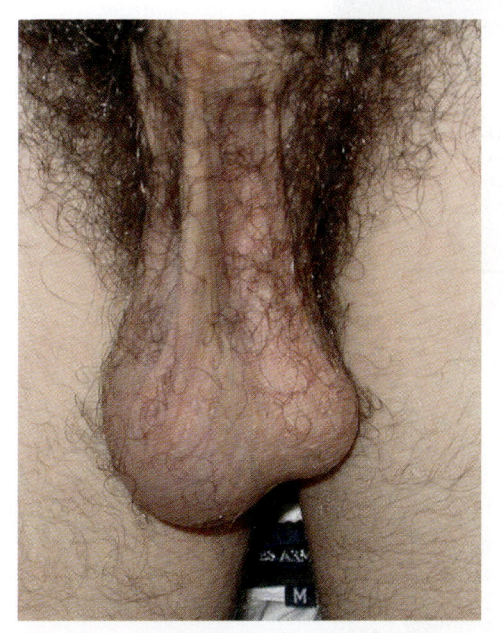

Abb. 17a: schmerzlose Hodenvergrößerung rechts – Hodentumor

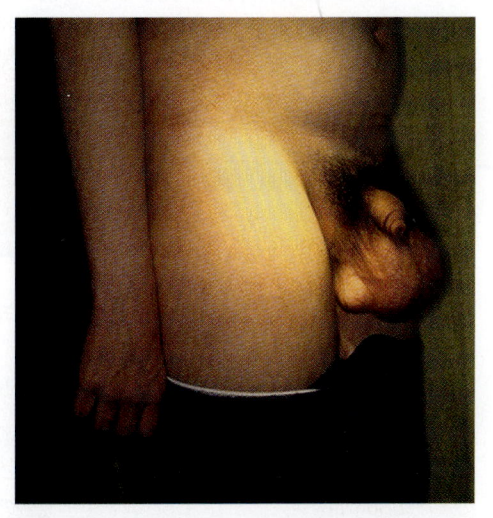

Abb. 17b: Rhabdomyosarkom des Hodens (Bilder mit freundlicher Genehmigung von G. Schweintzger, LKH Leoben/Österreich)

101

3 Jungenmedizin

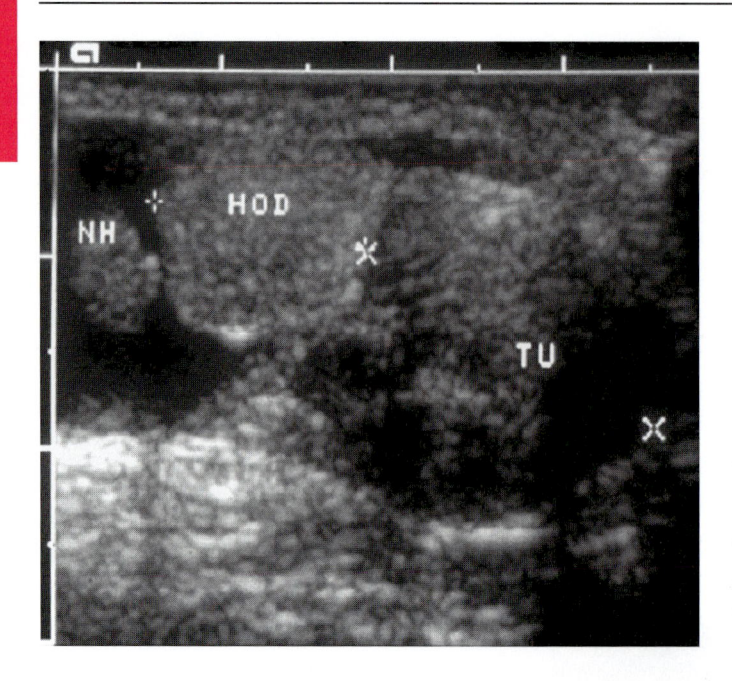

Abb. 17 c: Rhabdomyosarkom des Hodens (Bilder mit freundlicher Genehmigung von G. Schweintzger, LKH Leoben/Österreich)

Diagnostisches Vorgehen bei skrotaler Schwellung
(Sonographie sehr hilfreich (ggf. im Stehen))

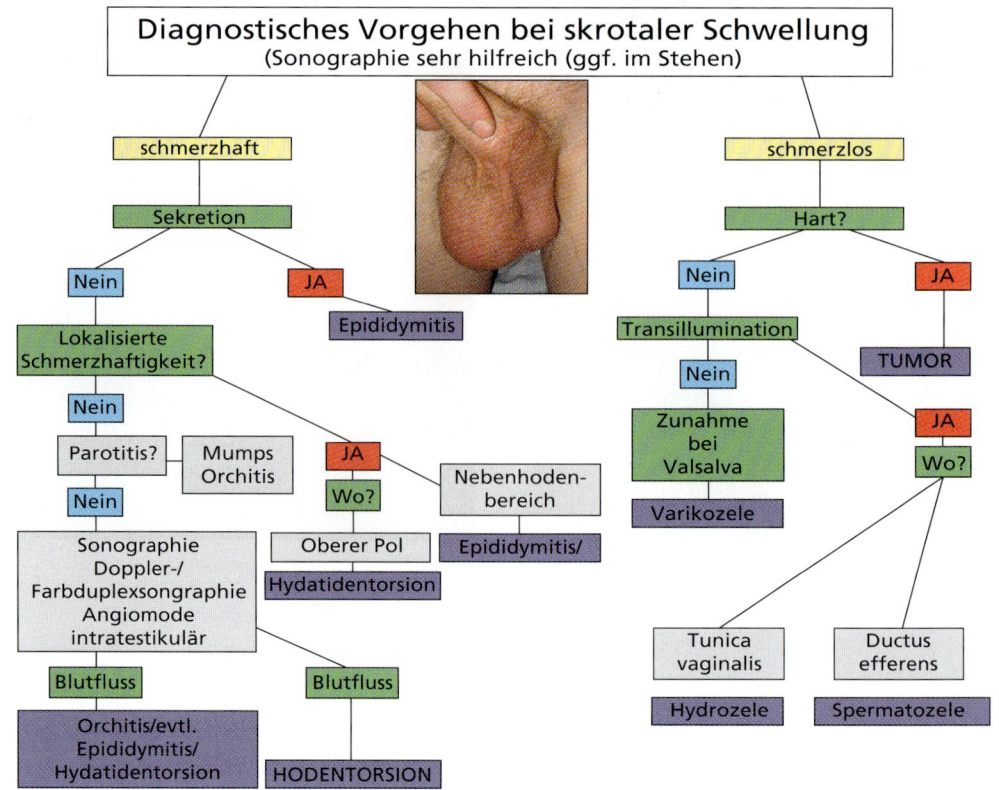

- **schmerzhaft**
  - Sekretion
    - Nein → Lokalisierte Schmerzhaftigkeit?
      - Nein
        - Parotitis? → Mumps Orchitis
        - Nein → Sonographie Doppler-/Farbduplexsongraphie Angiomode intratestikulär
          - Blutfluss → Orchitis/evtl. Epididymitis/Hydatidentorsion
          - Blutfluss → HODENTORSION
      - JA → Wo?
        - Oberer Pol → Hydatidentorsion
        - Nebenhodenbereich → Epididymitis/
    - JA → Epididymitis

- **schmerzlos**
  - Hart?
    - Nein → Transillumination
      - Nein → Zunahme bei Valsalva → Varikozele
      - JA → Wo?
        - Tunica vaginalis → Hydrozele
        - Ductus efferens → Spermatozele
    - JA → TUMOR

Abb. 19: Diagnostisches Vorgehen bei skrotaler Schwellung

dem immer über das Pubertätsstadium und das Vorliegen einer Gynäkomastie Auskunft geben. Eine Laborkontrolle der Hodentumormarker (AFP, ß-HCG, LDH, PLAP – plazentare alkalische Phosphatase bei V. a. auf Seminom) wird gefolgt von einer operativen Freilegung des Hodens von der Leiste aus mit ggf. intraoperativer Schnellschnittuntersuchung des Gewebes. Bestätigt sich der Befund eines malignen Hodentumors, so wird der Hoden entfernt (Semikastratio). Die Ablatio testis zur operativen Entfernung des Primärtumors ist keine Notfalloperation und sollte unter regulären Bedingungen und nach gebotener Diagnostik stattfinden. Das weitere Vorgehen richtet sich nach den Ergebnissen der gesamten Untersuchungsbefunde (Tumormarker, Histologie, Computertomographie von Abdomen, Thorax und ggf. Schädel). Es besteht eine 92 %-ige 5-Jahresüberlebensrate, die bei fortgeschrittener Erkrankung auf unter 70 % abfällt. Die kontralaterale Hodenbiopsie ist bei allen Patienten mit germinalem Hodentumor zur Früherkennung eines kontralateralen Zweittumors durchzuführen. Die tubuläre intraepitheliale Neoplasie (TIN) ist als obligate Präkanzerose der testikulären Keimzelltumoren bereits viele Jahre vor der klinischen Tumormanifestation im Hoden vorhanden. Sie wird durch immunhistologische Untersuchung von Hodengewebe diagnoziert Die Präkanzerose liegt zumeist weit verteilt im Parenchym; daher gelingt die Erfassung mit einer ungezielten reiskorngroßen Hodenbiopsie. Falschnegative Befunde treten in etwa 0,5 % der Fälle auf (Dieckmann et al. 2005).

Bemerkung: Kryospermakonservierung nicht vergessen! Die Aufklärung des Patienten sollte immer auch den Hinweis auf die Möglichkeit einer späteren Hodenprothesen-Implantation beinhalten.

2.3.14 Pseudotumore (ektopes Nebennieren-Gewebe) beim adrenogenitalen Syndrom (AGS)

Bei Jugendlichen und Männern mit AGS findet sich häufiger (10–50 %) eine Hyperplasie von ektopem Nebennieren-Gewebe im Hoden, welches wie ein Hodentumor imponiert. Diese Veränderungen treten im Gegensatz zum echten Hodentumor fast immer beidseitig auf. Die Entwicklung dieser Veränderungen scheint nicht mit der Güte der medikamentösen AGS-Einstellung zu korrelieren, jedoch häufiger bei komplizierterem Verlauf oder Salzverlust aufzutreten. Das klinische Erscheinungsbild ist primär völlig unauffällig oder es findet sich ein indolenter tastbarer Knoten im Hoden. Ätiologisch handelt es sich um ektopes Nebennierengewebe, welches entlang des embryonalen Deszensus der Gonaden, so auch im Bereich des Samenstranges und des Hodens, zu finden ist. Dieses kann bei Patienten mit AGS stimuliert werden und daraufhin wie ein Hodentumor imponieren. In einer Arbeit von Stikkelbroeck et al. (2001) wurden bei 16 von 17 Patienten im Alter zwischen 16–40 Jahren ektope Nebennierengewebsherde im Hoden gefunden. Nur bei 6 Patienten waren diese Veränderungen tastbar. Es ergab sich keine Korrelation zur Qualität oder Art der Therapie.

2.3.15 Akute Prostatitis

Generell sind Prostataentzündungen im Jugendalter selten. Ursachen für die akute Prostatitis sind hauptsächlich Traumata und exzessives Radfahren sowie Reiten. Manchmal können Dehydratation, sexuelle Abstinenz oder ein medizinischer Eingriff (Blasenkatheter) verantwortlich sein. Die Patienten klagen über ein sehr ausgeprägtes allgemeines Krankheitsgefühl mit Fieber und Schüttelfrost. Die Schmerzen lokalisieren sich im kleinen Becken, ausstrahlend in Penis, Skrotum und Rücken. Neben einer Hae-

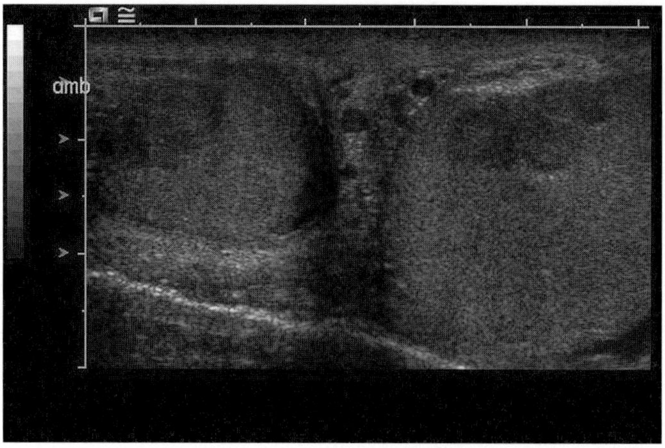

Abb. 18:
Pseudotumor bei 18-jährigem Patient mit adrenogenitalem Syndrom
(Bild mit freundlicher Genehmigung von G. Schweintzger, LKH Leoben/Österreich)

maturie und ggf. Haematospermie bestehen gehäuft Polyurie, Dysurie bis hin zu Anurie (bedingt durch die Schwellung). Urinkultur, Urinsediment, ggf. Untersuchung des Ejakulats (Prostatasekret) und die Diagnostik auf Chlamydien (Urethraabstrich/Urin-PCR, -LGA und -TMA) sind handlungsleitend für die *Diagnostik*. Ebenso muss an sexuell übertragene Erreger (z. B. Gonokokken) gedacht werden. Die *Therapie* besteht in hochdosierter Antibiotikagabe nach Antibiogramm (z. B. Chinolone), Bettruhe und Schmerztherapie.

2.4 Gynäkomastie[3]

Ein vorübergehendes Wachstum der Brustdrüse findet sich bei ca. 2/3 aller männlichen Jugendlichen in der Frühpubertät. Diese Vergrößerung der Brustdrüse ist damit ein normales und gesundes Phänomen; sie stellt für die Jungen nicht selten einen besonderen psychischen Belastungsfaktor dar (Unsicherheit, Scham). Die Gynäkomastie kann einseitig oder beidseitig auftreten und kommt typischerweise im Tannerstadium 2–3 zum Stillstand. Sie ist zurückzuführen auf eine hormonelle Imbalance zwischen erhöhtem Östrogenspiegel und relativem passagerem Testosteronmangel bei gleichzeitiger Sensitivität der Brustdrüse für Östrogene. Seltener tritt die Brustdrüsenschwellung erst im späteren Verlauf der Pubertät auf. Sie verschwindet in der Regel nach ca. 2 Jahren. Primär müssen eine Pseudogynäkomastie bei Adipositas und ein Klinefelter-Syndrom ausgeschlossen werden.

Die Sonographie der Mamma bietet dabei die Möglichkeit, sicher zwischen Brustdrüsengewebe und Fettgewebe oder z. B. einem Fibroadenom zu differenzieren.

Galaktorrhoe kann bei Manipulation auftreten. Die häufigste Diagnose ist dabei die idiopathische Gynäkomastie. In seltenen Fällen kann ein Prolaktinom bzw. ein Hodentumor vorliegen. Zur *Diagnostik* gehören je nach Anamnese und klinischem Bild:

Anamnese, Familienanamnese, Medikamentenanamnese, kompletter klinischer Status mit Länge, Gewicht, RR und Tannerstadien, Genitalstatus, Body-Mass-Index (BMI), Hormonuntersuchungen: βHCG, alpha-Fetoprotein, Transaminasen, Östradiol, Testosteron, DHEA-S, LH, FSH und TSH.

Die *erweiterte Diagnostik* erfasst zusätzlich die Chromosomenanalyse, Sonographie und ggf. Hormonstimulationsteste.

---

[3] Weissenwieder und Stier 2006.

I	• Akute bakterielle P.	⇨ Akute Infektion der P.
II	• Chr. bakterielle P.	⇨ Rezidivierende Infektion der P.
III	• Chr. abakterielle P./ »chr. Schmerzsyndrom des Beckens«	⇨ Keine nachweisbare Infektion
IIIA	• Entzündliches chr. Schmerzsyndrom des Beckens	⇨ Leukozyten im Ejakulat, Prostatasekret oder Urin nach P.-Massage
IIIB	• Nichtentzündliches chr. Schmerzsyndrom des Beckens	⇨ Keine Leukozyten im ...
IV	• Asymptomatische entzündliche P.	⇨ Keine subjektiven Symptome, entdeckt durch Prostatabiopsie oder durch Leukozyten im Prostatasekret/Ejakulat

Abb. 20: Klassifikation des Prostatitissyndrom nach NIH-Kriterien (Nickel 1999)

Differentialdiagnostisch sind zu bedenken: genetische Ursachen, Anorchie, sekundäre Hodenschädigung, Prolaktinom, Kallmann-Syndrom, Klinefelter-Syndrom M. Hodgkin, Hypophysentumor, Nebennierentumor, Östrogenproduzierende Tumore, Schilddrüsenerkrankungen, Leberzirrhose, Chronische Glomerulonephritis, männlicher Pseudohermaphroditismus, Leukämie, Hämophilie, Drogengebrauch.

Folgende Medikamente können eine Gynäkomastie bewirken:

Corticosteroide, Cimetidin, Ranitidin, Digoxin, Östrogene, Insulin, Isoniazid, Marijuana, Heroin, Methadone, Benzodiazepine, Trizyklische Antidepressiva, Spironolacton, Theophylin, Penicilamin, Ergotamine, Etomidate, Cyproteronacetat, Ketokonazol, Metronidazol, ACE-Hemmer.

Die Pubertätsgynäkomastie bedarf zumeist keiner Therapie. Eine Regression tritt in den meisten Fällen innerhalb von zwei Jahren ein. Regelmäßige Verlaufskontrollen sind erforderlich ebenso wie eine ausführliche Beratung, da die Jungen häufig Selbstakzeptanzprobleme oder sogar eine Identitätskrise erleben.

In sehr seltenen Fällen und bei starkem Leidensdruck kann eine medikamentöse Therapie z. B. mit Tamoxifen 20 mg/Tag in zwei Dosen über drei Monate versucht werden. Nur bei sehr ausgeprägtem Befund sollte eine chirurgische Intervention durch einen minimal invasiven Eingriff mit Absaugung des Fetts und der Brustdrüse erwogen werden (sehr selten erforderlich!) (Derman et al. 2008; Cakan und Kamat 2007).

3 Probleme in der Pubertätsentwicklung

Die Tatsache, dass Jungen in der Pubertät viel zu selten von sich aus bezüglich Penisgröße und Hodenwachstum ärztlichen Rat suchen, darf nicht darüber hinwegtäuschen, dass ein verzögertes Wachstum und verspäteter Pubertätseintritt trotzdem sehr aufmerksam und angstvoll beobachtet werden (s. a. ▶ Kap. 2.2).

Das Ausbleiben der Ejakularche (Spermarche, Pollution) findet in der Literatur und als aktueller Vorstellungsgrund in der Praxis kaum Erwähnung, da die Ejakularche unter männlichen Jugendlichen, aber auch bei den professionellen Helfern im Gegensatz zu der Menarche bei den Mädchen kaum ein Gesprächsthema ist. Hier wäre es zu wünschen, wenn mit gleicher Selbstverständlichkeit auch diese Thematik bei den Jungen zur Sprache käme. Im Gegensatz zum verspäteten Pubertätseintritt irritiert der frühzeitige, insbesondere auch die konstitutionelle Entwicklungsbeschleunigung, die Jungen wesentlich seltener, kommt es doch hierbei durch die Wirkung der zirkulierenden Sexualsteroide zum Perzentilen kreuzenden Anstieg der Körpergrößenentwicklung. Dies wird von den Jungen (und den Eltern!) eher als vorteilhaft erlebt. Durch vorzeitigen Verschluss der Wachstumsfugen bei beschleunigter Skelettreife liegt die Körperendgröße allerdings deutlich unterhalb der zu erwartenden genetischen Zielgröße. Die vorzeitige bzw. beschleunigte Pubertätsentwicklung kommt bei Jungen seltener als bei Mädchen vor, bedarf aber ebenso unbedingt der diagnostischen Abklärung durch einen erfahrenen pädiatrischen Endokrinologen (Land 2012).

Nachfolgend wird auf drei besondere Formen der verzögerten Pubertätsentwicklung wegen ihrer relativen Häufigkeit näher eingegangen.

3.1 Konstitutionelle Entwicklungsverzögerung

Die häufigste Diagnose einer verzögerten Pubertätsentwicklung ist die konstitutionelle Entwicklungsverzögerung (ca. 63 %).

Die *Diagnostik* umfasst:
Anamnese, klinische Untersuchung/Tannerstadien/BMI, Knochenalter, Ultraschall, Genitalstatus und Hodenvolumen und eine gute Dokumentation des Wachstumsverlaufs. Folgende Hormonparameter sollten erhoben werden: TSH, Prolaktin, Inhibin B, LH, FSH, 24 h-Urin Cortisol, Testosteron, Östradiol. Eventuell sollte zusätzlich eine Chromosomenanalyse erfolgen.

Die Erweiterte Diagnostik umfasst:
GnRH-Agonist-Test, Chromosomenanalyse, evtl. Visus, Augenhintergrund, MRT-Untersuchung des Kopfes mit besonderem Fokus auf die Hypothalamus-Hypophysenregion sowie dem Augen- und Riechhirnbereich.

Als *Differentialdiagnose* sind zu bedenken:
Angeborene bzw. erworbene bilaterale Anorchie, Klinefelter-Syndrom (Prävalenz 1 : 500 – 1 000!), 46,XX-Karyotyp-Translokation der Testes determinierenden (SRY-)Region des Y-Chromosoms auf ein X-Chromosom (Prävalenz 1 : 20 000) Prader-Willi-Syndrom, Noonan-Syndrom, Reifenstein-Syndrom, Kallmann-Syndrom, (Down-Syndrom – meist normales Einsetzen der Pubertät), Z. n. Chemotherapie oder Radiatio, Anorexia Nervosa, Nebenniereninsuffizienz.

Halbjährige Kontrollen der Entwicklung, der Wachstumskurvenverlauf und die Bestimmung der Wachstumsgeschwindigkeit sowie ggf. die Bestimmung des Knochenalters und der prospektiven Endgröße sind in den meisten Fällen ausreichend. Eine Therapie ist nicht erforderlich. Vielmehr ist eine z. T. engmaschige psychologische Begleitung sehr wichtig. Die physiologische Endgröße wird immer erreicht, jedoch besteht erheblicher Leidensdruck, der manchmal gegen ärztliche Überzeugung zu ausgedehnteren diagnostischen Maßnahmen zwingt. Psychosomatische Beschwerden sollten unbedingt auch an Mobbing denken lassen.

3.2 Kallmann-Syndrom (isolierter Gonadotropinmangel)

Das Kallmann-Syndrom ist die häufigste Form der sekundären testikulären Insuffizienz. Die Häufigkeit liegt bei ca. 1 : 10 000 Jungen. Das Kallmann-Syndrom wird autosomal dominant mit variabler Penetranz bzw.

autosomal rezessiv vererbt. Typischerweise liegt zusätzlich eine Anosmie vor. Ursache ist eine erniedrigte hypothalamische GnRH-Sekretion unterschiedlicher Ausprägung und assoziierte Fehlbildungen (Taubheit, Farbenblindheit, Nierenfehlbildungen und Skelettanomalien). Es findet sich ein verzögerter Pubertätseintritt und der Pubertätswachstumsspurt bleibt ohne Therapie aus.

Neben der oben beschriebenen Diagnostik sollte bei Vorliegen eines hypogonadotropen Hypogonadismus immer eine Riechprobe durchgeführt werden.

Die Therapie sollte zum Zeitpunkt des »normalen« Pubertätseintritts (Knochenalter 11 Jahre) in Zusammenarbeit mit einem erfahrenen pädiatrischen Endokrinologen bzw. Zentrum begonnen werden. Zur Einleitung der Pubertät haben sich Testosteronester in Depotform bewährt (Testosteron-Depot: 50 mg alle 4 Wochen i. m. für ½ Jahr, dann alle 2 Wochen. Steigerung der Dosis in 6-monatigen Abständen um 50–100 mg/Monat bis zur Vollsubstitutionsdosis von 200 mg alle 2 Wochen). Dadurch kann nicht nur die Ausbildung sekundärer Geschlechtsmerkmale induziert werden, sondern es kommt auch zur Spermatogenese und späteren Fertilität. Die GnRH-Therapie mit Hilfe einer Injektionspumpe pulsatil subcutan hat sich bislang nicht durchgesetzt.

Im Erwachsenenalter kommen Testosteronpflaster (Androderm®) oder implantierbare Testosterondepots in Frage.

3.3 Klinefelter-Syndrom (47, XXY)

Das Klinefelter Syndrom (KS) wird, gemessen an der Häufigkeit des Vorkommens, viel zu selten diagnostiziert (Bojesen et al. 2003). Die Diagnose wird häufig erst in der Pubertät bei Vorliegen eines verspäteten Pubertätseintritts gestellt, da klinische Symptome in der Kindheit sehr selten auftreten. Hoden und Penis sind häufig kleiner, als im Altersvergleich zu erwarten wäre. Die Häufigkeit liegt bei 1/500–1 000. 70–80 % der Patienten bleiben unerkannt! mit entsprechenden Folgeschäden des unbehandelten primären Hypogonadismus. Die Patienten fallen durch einen eunuchalen Habitus und Störung in der Pubertätsentwicklung mit kleinen, festen Hoden (ca. 2–3 ml/pathognomonisch), Neigung zur Gynäkomastie, hypergonadotropem Hypogonadismus und Hochwuchs auf.

Die endgültige Diagnose erfolgt durch eine Chromosomenanalyse. Als Therapie ist nach spontanem Pubertätsbeginn eine Testosteronsubstitutionstherapie (s. o.) erforderlich. Prinzipiell sollten heutzutage Patienten mit einem KS genauso im Hinblick auf die Anlage einer Fertilitätsreserve beraten werden wie bspw. onkologische Jugendliche oder Erwachsene, die sich einer potentiell gonadentoxischen Therapie unterziehen müssen. Die exogene Gabe von Testosteron zur Pubertätsinduktion und v. a. zur Behandlung des primären Testosteronmangels führt zur Suppression der Spermatogenese. Es ist derzeit unklar, inwieweit eine möglicherweise fokal vorbestehende Spermatogenese nach langjähriger Testosterongabe bei Patienten mit Klinefelter-Syndrom wieder erholungsfähig ist. In diesen Fällen sollte vor einer geplanten testikulären Spermienextraktion für eine nachfolgende intrazytoplasmatische Spermieninjektion die Testosterontherapie mindestens 6 Monate unterbrochen werden. Die frühzeitige Beratung im Hinblick auf die potentiellen Fertilitätschancen und ein entsprechend differenziertes Vorgehen könnte für die Betroffenen eine bessere Akzeptanz ihrer Diagnose bedeuten (Kliesch et al. 2011, zur Diagnostik und Therapie s. Land 2012).

4 Störung der Sexualfunktion

Erektionsstörungen sind nach neueren Untersuchungen die häufigsten Ursachen für sexuelle Dysfunktion/Impotenz bei Jungen, sind aber insgesamt selten. Psychische Probleme, Angst zu Versagen oder schmerzhafter Geschlechtsverkehr (z. B. Phimose) sind dafür die häufigsten Ursachen. Andere Auslöser wie Infektionen mit Chlamydia trachomatis und Neisseria gonorrhoeae (Prostatitis/Prostatavergrößerung) müssen ausgeschlossen werden. Besonders bei chronischen Erkrankungen (Diabetes mellitus, kardio-pulmonale Erkrankungen, haematologische Erkrankungen, onkologische Erkrankungen, neurologische Erkrankungen etc.) ist an eine Störung der sexuellen Aktivität (selten organisch – vielmehr psychisch bedingt) zu denken. Diese wird selten direkt geäußert, sondern macht sich eher in psychosomatischen Beschwerden bemerkbar. Ebenso sollte an eine sexuelle Orientierungsproblematik (z. B. im Zusammenhang mit Homosexualität) gedacht werden. Grundsätzlich kommt eine sexuelle Dysfunktion bei Homosexuellen gleich häufig wie bei heterosexuellen Jugendlichen vor. In der Phase der sexuellen Orientierung kann es jedoch zur deutlichen Beeinträchtigung des Sexuallebens kommen. Dabei spielen u. U. auch sexuelle Praktiken (z. B. Analverkehr) eine Rolle (Greydanus et al. 1996; Bell 2003; Auslander et al. 2007). Die Therapie richtet sich nach der Ursache.

Literatur

Auslander BA, Rosenthal SL, Blythe MJ (2007) Understanding Sexual Behaviors of adolescents within a biopsychosocial framework. In: Blythe MJ, Rosenthal SL (eds.) Adolescent Sexuality. Adolescent Medicine: State of the Art Reviews. Vol. 18, p. 3.

AWMF online Akutes Skrotum 12/2010: http://www.awmf.org/uploads/tx_szleitlinien/006-023l-S1_Aktues_Skrotum.pdf (Zugriff 12.01.2012).

AWMF online Hodenhochstand – Maldeszensus testis 1/2009: http://www.awmf.org/uploads/tx_szleitlinien/006-022l_S2k-Hodenhochstand_2009-01.pdf (Zugriff 12.01.2012). AWMF online Phimose und Paraphimose 4/2008: http://www.awmf.org/uploads/tx_szleitlinien/006-052_S1_Phimose_und_Paraphimose_04-2008_12-2010.pdf (Zugriff 12.01.2012).

Barcat J (1973) Current concepts of treatment. In: Horten L (ed). Plastic and reconstructive surgery of the genital area. Boston: Li Hu & Brown & Co.

Becker D, Burst M, Wehler M, Tauschek D, Herold C, Hahn EG (1997) Differentialdiagnose des akuten Hodenschmerzes mit farbkodierter Duplexsonographie. Unterscheidung zwischen Hodentorsion und Epidydimitis. Dtsch. Med. Wochenschr. 14: 1405.

Becker K (2011) Lichen sclerosus in boys. Dtsch Ärztebl Int 108(4): 53–58.

Bell DL (2003) Adolescent male sexuality. In: Rosen DS, Rich M (eds.) The Adolescent Male. Adolescent Medicine: STARS, Vol. 14 (3). Philadelphia: Hanley & Belfus.

Bojesen A, Juul S, Hoejbjerg Gravholt C (2003) Prenatal and Postnatal Prevalence of Klinefelter Syndrome: A National Registry Study. J Clin Endocrinol Metab 88(2): 622–626.

Brown MR, Cartwright PC, Snow BW (1997) Common office Problems in Pediatric Urology and Gynecology. In: Rushton HG, Greenfield SP Pediatric Urology. The Pediatric Clinics of North America 44 (5): 1091–1115.

Cakan N, Kamat D (2007) Gynecomastia: evaluation and treatment recommendations for primary care providers. Clin Pediatr (Phila) 46(6): 487-490.

CIRP (2011) Circumcision: Medical Organization Official Policy Statements. http://www.cirp.org/library/statements/ (Zugriff 12.01.12).

Committee on Medical Ethics. The law & ethics of male circumcision – guidance for doctors. London: British Medical Association, 4 April 2003, Revised 15 June 2006. http://www.bma.org.uk/ap.nsf/Content/malecircumcision2006.

De Gouveia Brazao CA, Pierik FH, Oosterhuis JW, Dohle GR, Looijenga LH, Weber RF (2004) Bilateral testicular microlithiasis predicts the presence of the precursor of testicular germ cell tumors in subfertile men. J Urol 171: 158–160.

Derman O, Kanbur N, Kilic I, Kutluk T (2008) Long-term follow-up of tamoxifen treatment in adolescents with gynecomastia. J Pediatr Endocrinol Metab 21(5): 449–454.

Dieckmann KP, Claßen J, Loy V (2005) Präkanzerose der Hodentumoren: Testikuläre intraepitheliale Neoplasie. Deutsches Ärzteblatt 102(45): A-3106/B-2623/C-2463.

Fisch H, Golden RJ, Libersen GL, Hyun GS, Madsen P, New MI, Hensle TW (2001) Maternal age as risk factor for hypospadias. J. Urol 165(3): 934–936.

Fritsch P (2004) Dermatologie, Venerologie. 2. Aufl. Heidelberg: Springer.
Greydanus DE, Torres DA (1997) Genitourinary and Renal Disorders. In: Hofmann AD, Greydanus DE (eds.) Adolescent Medicine. Stamford: Appleton & Lange.
Greydanus DE, Pratt HD, Baxter T (1996) Sexual dysfunktion and the primary care Physician. In: Dyment PG (ed.) Male Reproductive Health. Adolescent Medicine: STARS, Vol. 7 (1). Philadelphia: Hanley & Belfus.
http://www.zeit.de/online/2008/49/beschneidung-religion-unversehrtheit
Janke K (2006) Phimose. Deutsche Gesellschaft für Urologie e.V. (http://www.dgu.de/phimose.html).
Jaeger P, Hauri D (Hrsg.) (2000) Checkliste Urologie. 4. Aufl. Stuttgart: Thieme.
Joffe A, Blythe MJ (2003) Handbook of Adolescent Medicine. State of the Art Reviews, Vol. 14, No. 2. Philadelphia: Hanley & Belfus.
Kamtsiuris P, Bergmann E, Rattay P, Schlaud M (2007) Inanspruchnahme medizinischer Leistungen. Ergebnisse des Kinder- und Jugendgesundheitssurveys (KIGGS). Bundesgesundheitsbl-Gesundheitsforsch-Gesundheitsschutz 50: 836-850. Heidelberg: Springer.
Kapphahn C, Collins KS (2000) Testicular catch-up growth after varicocele correction in adolescents. Pediatrics 12(4): 133–178.
Kass E (1996) Timing of Elective Surgery on the Genitalia of Male Children. Pediatrics 97 (4): 590-594.
Kass EJ, Chandra RS, Belman AB (1987) Testicular histology in the adolescent with a varicocele. Pediatrics 79 (6): 996–998.
Kaya C, Bektic J, Radmayr C, Schwentner C, Bartsch G, Oswald J (2008) The efficacy of Dihydrotestosterone transdermal gel before pimary hypospadia surgery: a prospective controlled randomized trial. J Urol 179 (2): 684–688.
Kliesch S, Zitzmann M, Behre HM (2011) Fertilität bei Patienten mit einem Klinefelter-Syndrom (47,XXY). Urologe 50: 26–32.
Kratzik C (2008) Der sonographische Zufallsbefund unter besonderer Berücksichtigung des Mikrolithiasis testis. Journal für Urologie und Urogynäkologie 15 (Sonderheft 5) (Ausgabe für Österreich): 11–12.
Land C (2012) Vorzeitiger, verspäteter und ausbleibender Pubertätsbeginn. Monatsschr Kinderheilkd 160: 626–637.
Laven JSE, Haans LCF, Mali WPThM, te Velde ER, Wensing CJG, Eimers JM (1992) Effects of varicocele treatment in aodlescents: a randomized study. Fertil Steril 58 (4): 756–762.

Mathers MJ, Sperling H, Rübben H, Roth S (2009) Hodenhochstand: Diagnostik, Therapie und langfristige Konsequenzen. Dtsch. Ärztebl. Int 106 (33): 527–532.
Mathias K, Jäger H, Witkowski M, Aspiotis A, Schulze H Albrecht M (1998) High-flow-Priapismus nach stumpfem perinealem Trauma Interventionelle Therapie. Der Radiologe 38 (8): 710–713.
Nickel JC (1999) Prostatitis: Evolving management strategies. Infect Urol 26: 737–751.
Orfanos CE, Garbe C (2002) Therapie der Hautkrankheiten. 2. Aufl. Heidelberg: Springer.
Pochon JP, Moser N (2010) Kinderchirurgie – Neues und Altes aus der Tageschirurgie. Schweiz Med Forum 10 (21): 363–369.
Pourbagher MA, Kilinc F, Guvel S, Pourbagher A, Egilmez T, Ozkardes H (2005) Follow-Up of Testicular Microlithiasis for Subsequent Testicular Cancer Development Urol Int 74: 108–113.
Putz R, Pabst R (Hrsg.) (2002) Sobotta-Atlas der Anatomie des Menschen, 21. Aufl. München: Urban & Fischer.
Riccabona M (2005) Komplikationen bei und nach Zirkumzision. In: Steffens J, Langen PH (Hrsg.) (2005) Komplikationen in der Urologie 2. Darmstadt: Steinkopff.
Ritzen EM, Bergh A, Bjerknes R, Christiansen P, Cortes D, Haugen SE, Jörgensen N, Kollin C, Lindahl S, Läckgren G, Main KM, Nordenskjold A, Rajpertde Meyts E, Söder O, Taskinen S, Thorsson A, Thorup J, Toppari J, Virtanen H (2007) Nordic consensus on treatment of undescended testes. Acta paediatrica 96: 638–643.
Schneble F, Pöhlmann T, Segerer H, Melter M (2011) Hodensonografie bei Kindern und Jugendlichen mit Bestimmung Doppler-sonografischer Referenzwerte der intratestikulären Arterien. Ultraschall in Med 32: E51–E56.
Sonnex C, Dockerty WG (1999) Pearly penile papules: a common cause of Concern. Int J STD AIDS 11: 726–727.
Stehr M, Putzke H, Dietz HG (2008) Zirkumzision bei nicht einwilligungsfähigen Jungen: Strafrechtliche Konsequenzen auch bei religiöser Begründung. Dtsch Ärztebl 105: 34–35.
Stier B (2009/2010) Jungenmedizin in der Adoleszenz. pädiat. prax. 74: 537–570.
Stikkelbroeck NML, Otten BJ, Pasic A, Jager GJ, Sweep CGJF, Noordam K Hermus AdRMM (2001) High Prevalence of Testicular Adrenal Rest Tumors, Impaired Spermatogenesis, and Leydig Cell Failure in Adolescent and Adult Males with Congenital Adrenal Hyperplasia J. Clin. Endocrin. Metabol. 86 (12): 5721–5728.

Tauber R, Pfeiffer D (2001) Jungen von heute ... Väter von morgen? Varikozele testis: Wenn der Kinderwunsch versagt bleibt. Fragen und Antworten auf eine Großstudie in Hamburg. Allgemeines Krankenhaus Barmbek.

Walker BR, Ellison ED, Snow BW, Cartwright PC (2001) The Natural History of Idiopathic Urethrorrhagia in Boys. J Urol 166(1): 231–232.

Weiss H, Polonsky J (2007) Male circumcision: Global trends and determinants of prevalence, safety and acceptability. Draft Document. UNAIDS, Geneva. http://www.who.int/reproductivehealth/publications/rtis/9789241596169/en/ (Zugriff 11.01.2012).

Weissbach L (1975) Spermatologische und histologische Befunde bei Patienten mit Varikozele. Urologe A14: 277.

Weissenrieder N, Stier B (2006) Störungen in der Pubertät. In: Stier B, Weissenrieder N (Hrsg.) Jugendmedizin – Gesundheit und Gesellschaft. Heidelberg: Springer.

Zu jungenspezifischen Algorithmen, Tabellen und Perzentilenkurven siehe:

Stier B, Weissenrieder N (2006) Jugendmedizin – Gesundheit und Gesellschaft. Heidelberg: Springer.

Flyer für Jungen zur Selbstuntersuchung »Achte auf deine Nüsse« zu beziehen über Bvkj.buero@uminfo.de

3.3 Ernährung, Essgewohnheiten und Essstörungen

Lars Wöckel

Die Ernährungsweise hat sich in den industrialisierten Ländern seit der zweiten Hälfte des 20. Jahrhunderts grundlegend verändert. Die Abwendung von der traditionellen Ernährungsweise hin zu modernen Ernährungsstilen ist vor allem durch folgende Unterschiede gekennzeichnet: Die Energiezufuhr ist heute sehr hoch und liegt oftmals über dem notwendigen Bedarf, die meisten der heute verzehrten Lebensmittel haben eine sehr hohe Energiedichte, die Nahrungsmittel haben einen hohen Gehalt an Fett, raffinierten Kohlenhydraten und tierischem Protein und der Gehalt an Ballaststoffen ist gering. Während früher die Deckung des Energiebedarfs im Vordergrund für die Auswahl der Nahrungsmittel stand, sind es heute in den industrialisierten Ländern ganz andere Faktoren, die für die Entwicklung von Ernährungsgewohnheiten relevant sind (Kasper 2009).

1 BMI und Ernährung

Als Maß zur Erfassung der Körperfettmasse wird die Berechnung des sogenannten Körpergewichts-Index oder Body-Mass-Index (BMI) vorgenommen. Hierbei wird der Quotient aus Körpergewicht und Körpergröße zum Quadrat gebildet. Sowohl mittels der Hautfaltendickenmessung als auch der DEXA-Methode konnte ein ausreichend guter Zusammenhang zwischen dem BMI und der Gesamtkörperfettmasse festgestellt werden. Allerdings gibt es Hinweise dafür, dass geschlechtsspezifische Unterschiede bestehen. In der Untersuchung von Daniels et al. (1997) korreliert die prozentuale Fettmasse am Körpergewicht mit dem BMI bei Mädchen deutlich höher als bei Jungen. Die Korrelation von Fettmasse mit dem BMI unterliegt altersabhängigen Schwankungen und ist durch das Verhältnis von Muskel- und Knochenmasse zur Fettmasse bestimmt. Die Fettverteilung unterliegt besonders während der Pubertät geschlechtsspezifischen Unterschieden. Der pubertäre BMI-Anstieg beruht bei Mädchen auf einer Zunahme der Fettmasse, bei Jungen hingegen überwiegend auf einer Zunahme der Muskelmasse (Cronk et al. 1983). Kromeyer-Hauschild et al. (2001) haben hierfür Referenzperzentilen zur Gewichtsbeurteilung erstellt (▶ Tab. 1). Die Berechnung der BMI-Perzentilen einschließlich des BMI Standard Deviation Score (SDS), mit dessen Hilfe eine Einordnung des Schweregrades vom Untergewicht bzw. einer Adipositas ermöglicht wird, kann über das Internet vorgenommen werden (http://www.mybmi.de).

Eine Basiserhebung zur Kinder- und Jugendgesundheit wurde erstmalig von 2003 bis 2006 bundesweit und repräsentativ durchgeführt (Robert Koch-Institut, KiGGS, 2007). An den Datenerhebungen zur gesundheitlichen Situation haben 17 641 Jungen und Mädchen im Alter von 0 bis 17 Jahren mit ihren Eltern teilgenommen (http://www.kiggs.de/). Seit 2007 ist KiGGS als Langzeitstudie im Rahmen des Gesundheitsmonitorings des Robert Koch-Instituts verankert.

Der KiGGS bildet u. a. den Lebensmittelverzehr und zu einem gewissen Teil die Ernährungsgewohnheiten repräsentativ ab.

Tab. 1: BMI-Kriterien zur Gewichtseinstufung bei Erwachsenen, Jugendlichen und Kindern. Internationale BMI-Klassifikation der WHO zur Einstufung von Normal-, Unter- und Übergewicht bei Erwachsenen (mittlere Spalte) (WHO, BMI classification, 2006). In der rechten Spalte sind die äquivalenten BMI-Perzentilen für Kinder und Jugendliche aufgeführt (Kromeyer-Hauschild et al. 2001, Leitlinien der Deutschen Gesellschaft für Kinder- und Jugendpsychiatrie und Psychotherapie 2007). Die BMI-Werte der Erwachsenen entsprechen nicht den BMI-Werten bei Kindern und Jugendlichen auf den jeweiligen BMI-Perzentilen.

Kategorie	BMI (kg/m²) Erwachsene	BMI-Perzentilen Kinder und Jugendliche
Untergewicht	< 18,5	< 10. Perzentile
Starkes Untergewicht	< 16,0	< 3. Perzentile
Mäßiges Untergewicht	16,0 – < 17,0	
Leichtes Untergewicht	17,0 – < 18,5	
Normalgewicht	18,5 – < 25,0	10. – < 90. Perzentile
Übergewicht	25,0 – < 30,0	≥ 90. Perzentile
Adipositas	≥ 30,0	≥ 97. Perzentile
Adipositas Grad I	30,0 – < 35,0	
Adipositas Grad II	35,0 – < 40,0	
Adipositas Grad III	≥ 40,0	

Allgemein ist bei Mädchen und Jungen vom Vorschulalter bis zur Volljährigkeit eine Abnahme des Konsums von Milch, Milchprodukten, Säften, Obst und Gemüse und ein Trend für die Abnahme des Konsums von Schokolade und Süßigkeiten zu beobachten (▶ Abb. 1 a). Andererseits findet sich eine Zunahme des Konsums von Softdrinks, Käse, Fleisch, Wurst und Fast Food (▶ Abb. 1 b). Eine Besonderheit bei Jungen im Vergleich zu Mädchen ist der signifikant häufigere Konsum von Softdrinks, Energy Drinks und Milch. Jungen essen signifikant häufiger Fleisch, Wurst, Milchprodukte wie Quark, Joghurt oder Dickmilch, Cerealien, Weißbrot, Fast Food, Fertiggerichte und Knabberartikel wie Chips, Salzstangen oder Cracker. Der Fleischkonsum verdoppelt sich bei den Jungen während des Zeitraums vom 14. bis 17. Lebensjahr im Vergleich zu der Zeit vor der Pubertät. Ernährungsgewohnheiten sind auch von kulturellen Faktoren abhängig. Je nach Migrationshintergrund finden sich Unterschiede beim Lebensmittelverzehr. Türkischstämmige Jungen in Deutschland konsumieren häufiger Softdrinks, Leitungswasser, Käse, Weißbrot, Schokolade und Süßigkeiten, während altersentsprechende deutsche Jungen häufiger Säfte und Milch trinken und Wurst essen (Mensink et al. 2007) (▶ Abb. 2)

Nach den Untersuchungen in der Nationalen Verzehrsstudie II (NVS II) durch das Bundesforschungsinstitut für Ernährung und Lebensmittel (Max Rubner-Institut 2008) ist die Zufuhr von Mineralstoffen und Vitaminen weitgehend geschlechtsunabhängig und liegt bei einem Großteil der deutschen Bevölkerung im Normbereich. Lediglich für Vitamin D, Folsäure und Jod liegen die Durchschnittswerte bei Männern und Frauen unterhalb der Richtwert-Empfehlungen. Die Calcium-Zufuhr ist bei männlichen Jugendlichen und jungen Männern im Mittel deutlich höher als bei altersgleichen Mädchen bzw. Frauen, ebenso ist die Folsäure-Zufuhr bei männlichen Jugendlichen und Männern höher. Etwa ein Viertel der deutschen Bevölkerung nimmt Nahrungsergänzungsmittel ein. Der Anteil der Männer ist hier deutlich niedriger.

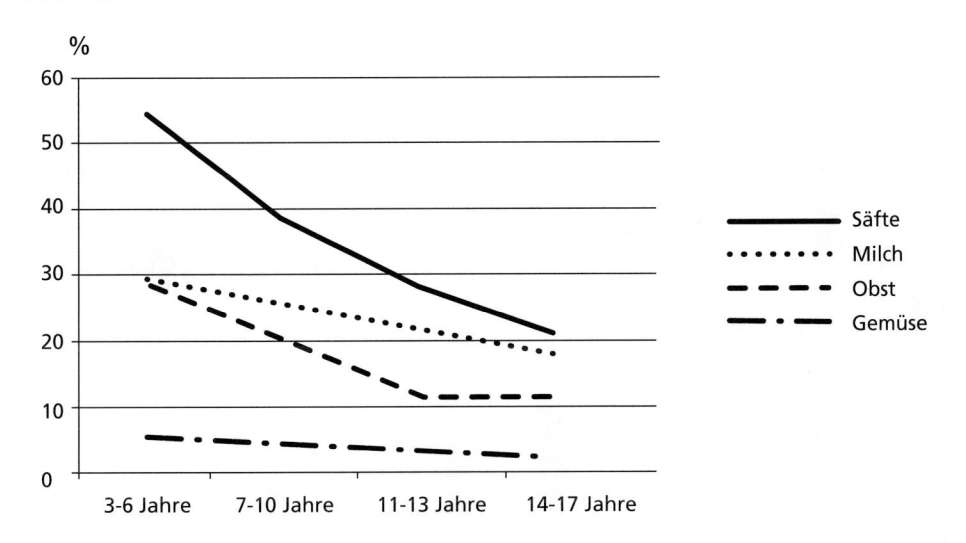

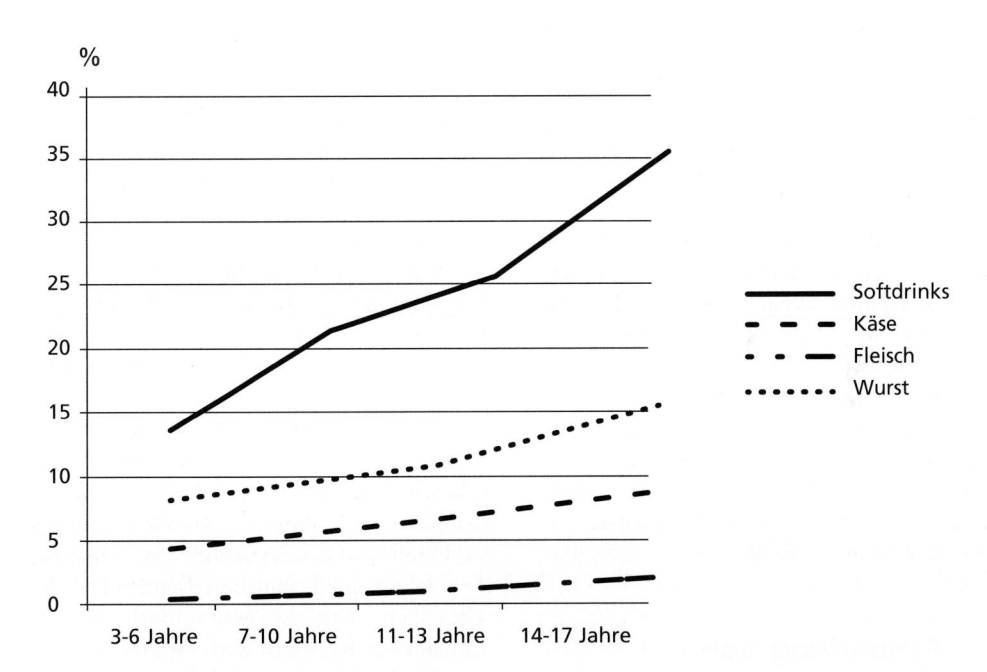

3.3 Ernährung, Essgewohnheiten und Essstörungen

Abb. 1a

Abb. 1a und b: Anteil der Jungen, die bestimmte Nahrungsmittel mehrfach täglich konsumieren. Vom Vorschulalter bis zur Volljährigkeit verringert sich der Prozentanteil der Jungen kontinuierlich, die Lebensmittel wie Säfte, Milch, Obst und Gemüse mehrfach täglich konsumieren (Abb. 1a, oben) bzw. vergrößert sich der Prozentanteil derjenigen, die Softdrinks, Käse, Fleisch und Wurst mehrfach täglich verzehren (Abb. 1b, unten). Die Daten stammen aus der KiGGS-Studie (Robert Koch-Institut 2007).

3 Jungenmedizin

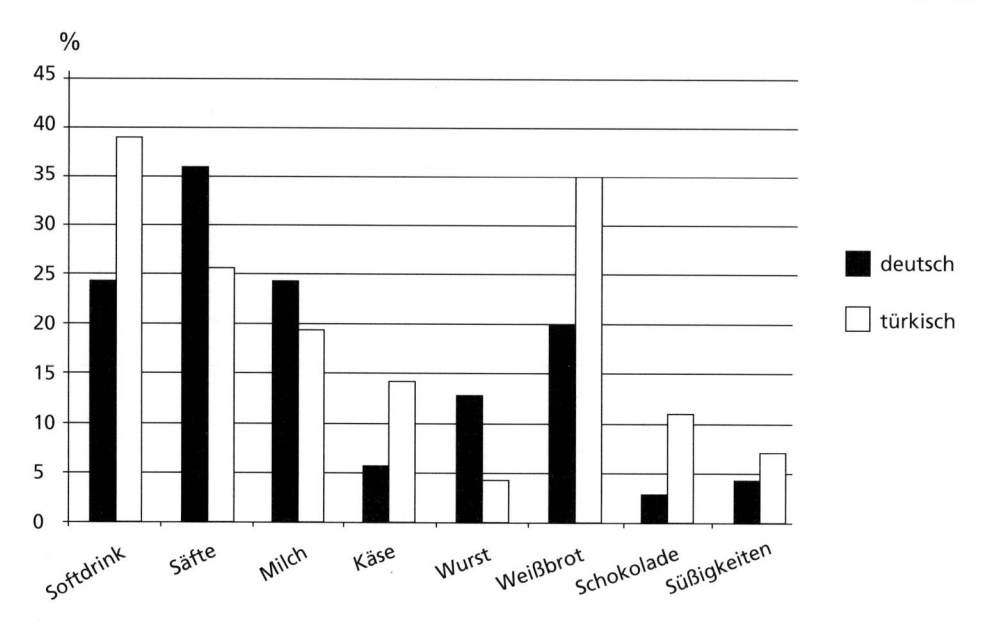

Abb. 2: Prozentanteil deutscher bzw. türkischer, in Deutschland lebender, Jungen, die mehrfach täglich die aufgeführten Nahrungsmittel konsumieren. Die Unterschiede der Ernährungsgewohnheiten lassen sich durch ethnische und auch sozioökonomische Faktoren erklären. Die Daten stammen aus der KiGGS-Studie (Robert Koch-Institut 2007).

Der Lebensmittelverzehr ist vom sozioökonomischen Gefälle abhängig. In unteren sozialen Schichten werden weniger Gemüse, Hülsenfrüchte, Obst und Fischerzeugnisse gegessen, dafür mehr fett- und zuckerreiche Lebensmittel und zuckerhaltige Limonaden. Der Wurst- und Fleischkonsum wiederum ist deutlich höher in niedrigen sozioökonomischen Schichten. Das soziale Gefälle beim Lebensmittelverzehr ist bei Männern deutlicher ausgeprägt (NVS II).

2 Ausbildung von Essgewohnheiten

Die Nahrungsaufnahme, das Ernährungsgleichgewicht und das Essverhalten unterliegen verschiedenen Steuerungsmechanismen. Neben kognitiven Prozessen und dem individuellen Erwerb von Einstellungen und Bewertungen gegenüber der gewünschten Art, Menge und der Zusammensetzung der Nahrung und der Häufigkeit der Nahrungsaufnahme (Bernstein und Borson 1986; Logue 1985; Logue et al. 1983) spielen u. a. das soziale Umfeld einschließlich familiärer Lernerfahrungen im Umgang mit der Nahrungsaufnahme, kulturelle Faktoren, emotionale Faktoren, biologische Faktoren, die die Homöostase zwischen Hunger und Sättigung regulieren, Qualitätsmerkmale und Beschaffenheit der Nahrung, die Vielfalt des Lebensmittelangebotes und schließlich auch die Ausbildung von Geschmackspräferenzen und -aversionen für die Auswahl von Nahrungsmitteln und das Essverhalten eine wichtige Rolle (Pudel 2006).

In jüngeren Jahren stehen die bisherigen erworbenen Essgewohnheiten im Vordergrund. Allerdings weisen mehrere Studien darauf hin, dass Ernährungswissen durchaus Einfluss auf die Ausbildung von Nahrungsmittelpräferenzen haben kann. Übergewichtige Kinder haben eine erhöhte Fettpräferenz und diese stellt bei der Entstehung und Aufrechterhaltung von Übergewicht einen sehr wichtigen Faktor dar (z. B. Macdiarmid et al. 1996). Adipöse Kinder haben im Vergleich zu normalgewichtigen Kindern ein geringeres Ernährungswissen (Triches und Giugliani 2005). Hartmann et al. (2010) konnten zeigen, dass Ernährungswissen die Attraktivität fetthaltiger Nahrungsmittel herabzusetzen und die fettarmer Speisen zu erhöhen scheint, was von enormer präventiver Bedeutung ist.

3 Übergewicht, Untergewicht und Störungen im Essverhalten

In zahlreichen Ländern ist eine Zunahme von Übergewicht und Adipositas zu verzeichnen. Laut NVS II sind in Deutschland mehr Männer als Frauen übergewichtig (66 % der Männer und 50,6 % der Frauen haben einen BMI ≥ 25). Hingegen ist bei der Adipositas der geschlechtsspezifische Anteil ausgewogen (20,5 % der Männer und 21,2 % der Frauen haben einen BMI ≥ 30). Insgesamt nehmen Übergewicht und Adipositas mit dem Alter zu. Bei den Jugendlichen im Alter von 14–17 Jahren wurden die anthropometrischen Messungen an 580 Jungen und 544 Mädchen durchgeführt (NVS II). Als Grundlage zur Beurteilung des Körpergewichts wurden die BMI-Perzentilen nach Kromeyer-Hauschild et al. (2001) herangezogen.

In Deutschland sind 75,7 % der Jungen und 77,2 % der Mädchen im Alter von 14–17 Jahren normalgewichtig. Als normalgewichtig gilt der Bereich zwischen der 10. und 90. BMI-Perzentile. Übergewichtig oder adipös sind 18,1 % der Jungen und 16,4 % der Mädchen. In der Gruppe der 18–19-Jährigen beträgt der Anteil 27,6 % bzw. 23,4 %. Generell findet sich ein Anstieg des Körpergewichts und des BMI vom 14. bis 17. Lebensjahr bei Jungen und Mädchen. Die Gewichtszunahme bei Jungen ist deutlich größer – im Mittel 10,7 kg (BMI-Anstieg 1,6 kg/m^2) im Vergleich zu Mädchen mit 4,2 kg (BMI-Anstieg 0,8 kg/m^2). Bei den 14- bis 15-Jährigen gibt es zwischen Mädchen und Jungen keine wesentlichen Gewichtsunterschiede. Im KiGGS finden sich über die gesamte Altersspanne von 3 bis

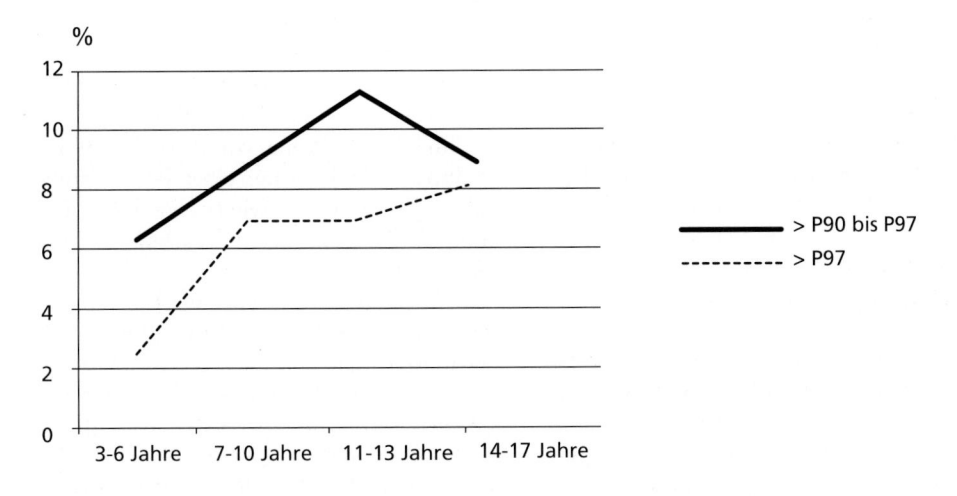

Abb. 3a

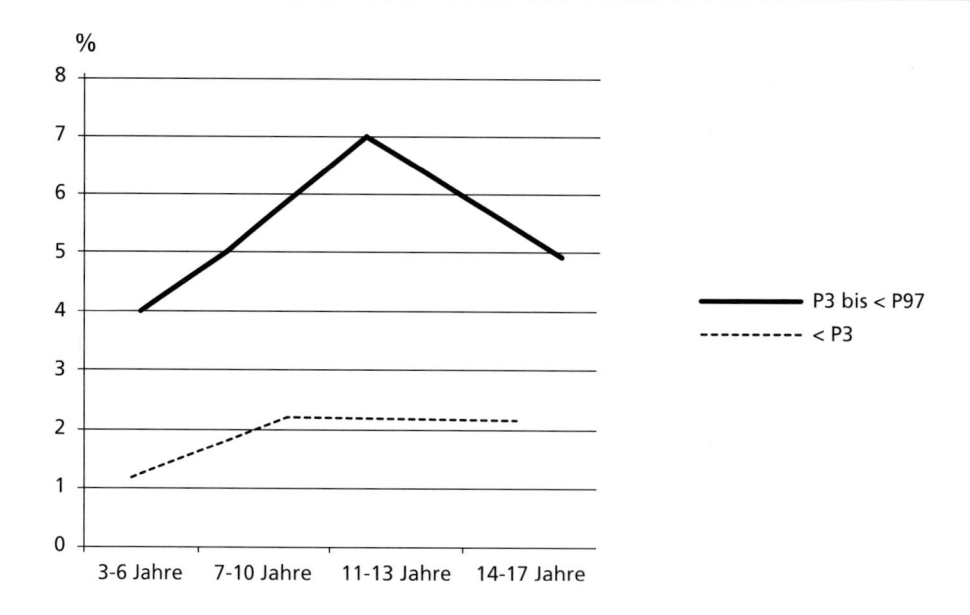

Abb. 3 a und b: BMI-Perzentilen für Jungen der Altersgruppen vom 3. bis 18. Lebensjahr. Prozentualer Anteil der Jungen der KiGGS-Studie, die Übergewicht (> P90 bis P97) bzw. Adipositas (> P97) aufwiesen (Abb. 3a). In Abb. 3b ist der prozentuale Anteil derjenigen mit Untergewicht (P3 bis < P10) bzw. massivem Untergewicht (< P3) dargestellt. Die berechneten BMI-Werte wurden den altersspezifischen BMI-Perzentilen nach Kromeyer-Hauschild et al. (2001) gegenübergestellt (Robert Koch-Institut 2007).

17 Jahren keine signifikanten Unterschiede beim Übergewicht und der Adipositas zwischen Jungen und Mädchen. Darüber hinaus zeigte sich bei beiden Geschlechtern eine 50 %ige Erhöhung des Anteils der Übergewichtigen und Adipösen seit den 80er Jahren. Der erste Anstieg des Übergewichts ist im aktuellen Survey mit Beginn des Schuleintritts und eine Verdoppelung ist im Alter von 14 bis 17 Jahren zu verzeichnen. Bei der Adipositas verdreifacht sich der Anteil im Alter von 14 bis 17 Jahren (Kurth und Schaffrath Rosario 2007) (▶ **Abb. 3 a**).

BMI, Taillenumfang und Waist-Hip-Ratio (WHR) steigen vom jungen Erwachsenenalter bis ins höhere Alter deutlich an. Der Taillenumfang steigt bei den 16- und 17-jährigen Jungen verhältnismäßig stärker an als bei den Mädchen. Der Taillenumfang ist bei Männern und Frauen im Alter zwischen 18 und 19 Jahren anteilig mit ungefähr 15 % gleichermaßen erhöht.

Jungen und Mädchen aus sozial schwachen Familien und mit Migrationshintergrund haben ein höheres Risiko für Übergewicht und Adipositas (Kurth und Schaffrath Rosario 2007). Je niedriger der Schulabschluss, desto höher ist der BMI bei Männern und Frauen. Mit steigendem Pro-Kopf-Nettoeinkommen findet sich bei Männern und Frauen ein Absinken des BMI (NVS II).

Eine Untergruppe von Betroffenen mit Adipositas leidet unter einer Binge-Eating-Störung (BES) mit wiederkehrenden Essanfällen, bei denen sie typischerweise große Nahrungsmengen verzehren und darunter leiden, die Kontrolle über ihr Essverhalten zu verlieren (Hilbert und Czaja 2007). Auch wenn Betroffene mit Essanfällen einbezogen werden, die die Kriterien einer BES nicht voll erfüllen, finden sich bei Männern und Jungen niedrigere Prävalenzzahlen als bei Frauen und Mädchen (Decaluwé und Braet 2003; Striegel-Moore und Franko 2003; Tanofsky-

Kraff et al. 2004; Tanofsky-Kraff et al. 2005).

18 % der weiblichen und 5 % der männlichen Jugendlichen ab 12 Jahren haben bereits eine Diät durchgeführt (Deutsche Gesellschaft für Ernährung e. V. (DGE) 2000). 26 % der Jugendlichen im Alter zwischen 13 und 16 Jahren zeigen gezügeltes, kaloriensparendes Essverhalten bei gleichzeitiger Unzufriedenheit mit der eigenen Figur (Roth 1998). Wie Berger et al. (2005) zeigen konnten, bevorzugen bereits Kinder im Alter von 8–12 Jahren ein dünneres Idealbild – 42 % der Jungen und 53 % der Mädchen äußerten diesen Wunsch. In der Studie von Vögele und Woodward (2005) waren es 44 % der 9- bis 10-jährigen Jungen, die den Wunsch angaben, dünner sein zu wollen – 10 % mehr als bei den gleichaltrigen Mädchen. Im KiGGS wurden mittels eines Fragebogens Symptome von Essstörungen bzw. einer Essproblematik durch Selbstauskunft erfragt. Bei den Mädchen zeigte sich ein auffälliger Score ansteigend vom 11. bis 17. Lebensjahr mit einem Anteil von 20,2 % bis 30,1 % der Mädchen, die Auffälligkeiten bezüglich des Essverhaltens angaben. Bei den Jungen war der Anteil mit Auffälligkeiten zwar geringer als bei den Mädchen, aber bei den 11-Jährigen lag dieser nur knapp unter 20 %, also annähernd so hoch wie bei den Mädchen. Bis zum 17. Lebensjahr fiel der Anteil kontinuierlich auf 12,8 % ab. Über ein Drittel der Jugendlichen, die Auffälligkeiten angaben, lagen im Bereich des Übergewichts (Hölling und Schlack 2007).

Zwischen dem 11. und 13. Lebensjahr findet sich ein hoher Peak bei Jungen mit Untergewicht, was am ehesten durch das Wachstum in dieser Altersphase zu erklären ist (▶ **Abb. 3 b**).

Bei den Jungen nimmt der Anteil der Untergewichtigen vom 14. bis 17. Lebensjahr wieder geringfügig ab, während bei den Mädchen der Anteil der Untergewichtigen ansteigt (KiGGS). Im Alter von 14–17 Jahren weisen 6,2 % der Jungen und 6,4 % der Mädchen Untergewicht (≤ 10. BMI-Perzentile) auf. Im Alter von 18–19 Jahren beträgt der prozentuale Anteil der von Untergewicht Betroffenen (BMI ≤ 18,5) bei den Frauen 6,3 % und bei den Männern 6,7 % (NVS II). Die Charakteristika für Männer und Frauen mit Essstörungen sind weitgehend identisch. Die Kriterien für die Essstörungen Anorexia nervosa (AN) und Bulimia nervosa (BN) sind bei Jungen bzw. Männern jedoch wesentlich seltener erfüllt als bei Mädchen oder Frauen. Das Verhältnis Frauen zu Männern beträgt für die AN etwa 10 : 1 und für die BN 4 : 1. Die später einsetzende Adoleszenz und die verhältnismäßig geringere Zunahme an Fettgewebe während und nach der Pubertät werden allgemein als protektive Faktoren für das männliche Geschlecht angesehen und sind eine mögliche Erklärung für die niedrigere Prävalenz von Essstörungen bei Jungen und Männern.

Die Entstehung der Essstörungen ist multifaktoriell. Unter den zahlreichen Risikofaktoren nehmen auch bei Jungen und Männern Diäten und restriktives Essverhalten einen wichtigen Stellenwert ein und werden häufig von niedrigem Selbstwertgefühl und einer schwachen interozeptiven Wahrnehmung begleitet (Mangweth-Matzek 2008). Die Unzufriedenheit mit dem Körper ist ein weiterer Risikofaktor für die Auslösung gestörten Essverhaltens. Bei Jungen und Männern steht neben dem Wunsch nach Abnahme der Fettgewebsmasse oft auch die Zunahme an Muskelmasse im Vordergrund. Das wird nicht nur durch restriktives Essverhalten, sondern auch durch vermehrte sportliche Aktivitäten erreicht. Die Motivation für Jungen, Diäten durchzuführen, ist die damit verbundene sportliche Leistungssteigerung und der Wunsch, einen athletischen muskulösen Körper zu haben. Im Massachusetts Youth Risk Behavior Survey wird gezeigt, dass ein hoher Anteil männlicher Jugendlicher daher versucht, das Aussehen und das Körpergewicht zu verändern

(Massachusetts Department of Elementary & Secondary Education 2007).

Bei anorektischen Männern wird im Vergleich zu Frauen die körperliche Überaktivität bzw. eine exzessive sportliche Betätigung häufiger und die einer Gewichtszunahme gegensteuernden Maßnahmen mithilfe von Abführmitteln oder Appetithemmern seltener beobachtet (z. B. Fichter und Daser 1987; Sharp et al. 1994). 0,2 % aller männlichen Adoleszenten und jungen Erwachsenen erfüllen die Kriterien einer BN (Carlat et al. 1991). In einer späteren Studie von Carlat et al. (1997) wurden 135 männliche Patienten mit Essstörungen untersucht. Davon hatten 46 % eine BN, 22 % eine AN und 32 % eine EDNOS (Eating disorder not otherwise specified), d. h. eine Essstörung, bei der die Kriterien einer AN oder BN nicht voll erfüllt sind. Diese Verteilung ist ähnlich wie bei betroffenen Frauen. Die männlichen bulimischen Patienten hatten signifikant häufiger eine Adipositas vor Beginn der Essstörung und drei Viertel der Betroffenen zeichneten sich in den Jahren vor Einsetzen der BN durch Diätverhalten aus. 16 % derjenigen mit einer Essstörung, bei denen Informationen über die berufliche Tätigkeit vorhanden waren, gingen Tätigkeiten nach, die mit einem höheren Risiko für das Auftreten einer Essstörung verbunden sind, wie z. B. Tätigkeiten als Model, Tänzer oder Schauspieler, Leistungssportler, Tätigkeiten, die typischerweise von Frauen ausgeübt werden (Florist, pflegende Berufe im Krankenhaus) oder Tätigkeiten aus dem Nahrungsmittelbereich (Catering, Restaurant-Management). Einige davon setzen einen schlanken Körperbau voraus oder fordern ein gezieltes Training bestimmter Körperproportionen wie beim Bodybuilding. 8 % der in einer Studie untersuchten männlichen Bodybuilder zeigten eine Körperschemastörung mit der Wahrnehmung als unmuskulös und schmächtig bei gleichzeitig kompensatorischen Maßnahmen, wie übermäßigem Essen, Anabolikakonsum und intensivem Fitness-Training, was die Autoren als invertierte Anorexia Nervosa oder auch als Muskeldysmorphie bezeichneten (Pope et al. 1993). Die Untersuchung der Frage nach der sexuellen Orientierung ergab, dass Homosexualität bzw. Bisexualität bei männlichen bulimischen Patienten signifikant häufiger zu beobachten ist. Homosexuelle Männer sind unzufriedener mit ihrer Figur und ihrem Gewicht als heterosexuelle Männer und die äußere Erscheinung hat für den Selbstwert eine höhere Bedeutung (Herzog et al. 1991). Dadurch erhöht sich die Vulnerabilität für das Auftreten einer Essstörung (Carlat et al. 1997). Die Unzufriedenheit mit dem eigenen Körper und das sich daraus entwickelnde Diätverhalten und restriktive Essverhalten sind, wie bei Frauen auch, Hochrisikofaktoren für die Entwicklung von Essstörungen.

Literatur

Berger U, Schilke C, Strauß B (2005) Gewichtssorgen und Diätverhalten bei Kindern in der 3. und 4. Klasse. Psychother Psych Med 55: 331–338.

Bernstein IL, Borson S (1986) Learned food aversion: a component of anorexia syndromes. Psychological Review 93: 462–472.

Carlat DJ, Camargo CA (1991) Review of bulimia nervosa in males. Am J Psychiatry 148: 831–843.

Carlat DJ, Camargo CA, Herzog DB (1997) Eating disorders in males: A report on 135 patients. Am J Psychiatry 154: 1127–1132.

Cronk CE, Mukherjee D, Roche AF (1983) Changes in triceps and subscapular skinfold thickness during adolescence. Hum Biol 55: 707–721.

Daniels SR, Khoury PR, Morrison JA (1997) The utility of body mass index as a measure of body fatness in children and adolescents: differences by race and gender. Pediatrics 99: 804–807.

Decaluwé V, Braet C (2003) Prevalence of binge-eating disorder in obese children and adolescents seeking weight-loss treatment. Int J Obes 27: 404–409.

Deutsche Gesellschaft für Ernährung e. V. (2000) Ernährungsbericht. Eigenverlag, Frankfurt/M.

Deutsche Gesellschaft für Kinder- und Jugendpsychiatrie und Psychotherapie (2007) Leitlinien zu Diagnostik und Therapie von psychischen Störungen im Säuglings-, Kindes- und Jugendalter. Deutscher Ärzte-Verlag.

Fichter MM, Daser C (1987) Symptomatology, psychosexual development and gender identity in 42 anorexic males. Psychological Medicine 17: 409–418.

Hartmann AS, Michael T, Munsch S (2010) Der Einfluss des Ernährungswissens auf Nahrungsmittelpräferenzen bei Kindern. Kindheit und Entwicklung 19: 21–26.

Herzog DB, Newman KL, Yeh CJ, Warshaw M (1991) Body image dissatisfaction in homosexual and heterosexual males. J Nerv Ment Dis 170: 356–359.

Hilbert A, Czaja J (2007) Essanfälle und Adipositas im Kindesalter. Psychother Psych Med 57: 413–419.

Hölling H, Schlack R (2007) Essstörungen im Kindes- und Jugendalter. Bundesgesundheitsbl-Gesundheitsforsch-Gesundheitsschutz 50: 794–799.

Kasper H (2009) Ernährungsmedizin und Diätetik. München, Jena: Urban & Fischer.

Kromeyer-Hauschild K, Wabitsch M, Kunze D, Geller F, Geiß HC, Hesse V, von Hippel A, Jaeger U, Johnson D, Korte W, Menner K, Müller G, Müller JM, Niemann-Pilatus A, Remer T, Schaefer F, Wittchen H-U, Zabransky S, Zellner K, Ziegler A, Hebebrand J (2001) Perzentile für den Body-mass-Index für das Kindes- und Jugendalter unter Heranziehung verschiedener deutscher Stichproben. Monatsschr Kinderheilkd 149: 807–818.

Kurth B-M, Schaffrath Rosario A (2007) Die Verbreitung von Übergewicht und Adipositas bei Kindern und Jugendlichen in Deutschland. Bundesgesundheitsbl-Gesundheitsforsch-Gesundheitsschutz 50: 736–743.

Logue AW (1985) Conditioned food aversion learning in humans. Annals of the New York Academy of Sciences 443: 316–329.

Logue AW, Logue KR, Strauss KE (1983) The acquisition of taste aversions in humans with eating and drinking disorders. Behaviour Research and Therapy 21: 275–289.

Macdiarmid JI, Cade JE, Blundell JE (1996) High and low fat consumers, their macronutrient intake and body mass index: further analysis of the National Diet and Nutrition Survey of British Adults. Europ J of Clin Nutr 50: 505–512.

Mangweth-Matzek B (2008) Essstörungen bei Männern. In: Herpertz S, deZwaan M, Zipfel S (Hrsg.) Handbuch Essstörungen und Adipositas. Heidelberg: Springer.

Massachusetts Department of Elementary & Secondary Education (2007) Massachusetts 2005 Youth Risk Behavior Survey. http://www.doe.mass.edu/cnp/hprograms/yrbs/05/, 11.04.2011.

Max Rubner-Institut, Bundesforschungsinstitut für Ernährung und Lebensmittel (2008) Nationale Verzehrsstudie II, Ergebnisbericht Teil 1 + 2.

Mensink GBM, Kleiser C, Richter A (2007) Lebensmittelverzehr bei Kindern und Jugendlichen in Deutschland. Bundesgesundheitsbl-Gesundheitsforsch-Gesundheitsschutz 50: 609–623.

Pope HG, Katz DL, Hudson JI (1993) Anorexia nervosa and »reverse anorexia« among 108 bodybuilders. Compr Psychiatry 34: 406–409.

Pudel V (2006) Ernährungspsychologie. In: Ernährungsmedizin. Prävention und Therapie. Schauder & Ollenschläger (Hrsg.) München, Jena: Urban & Fischer.

Robert Koch-Institut (2007) KiGGS-Basiserhebung. Bundesgesundheitsbl-Gesundheitsforsch-Gesundheitsschutz 50, Heft 5/6.

Roth M (1998) Prädiktoren gezügelten Essverhaltens bei Jugendlichen. Z Med Psychol 4: 158–162.

Sharp CW, Clark SA, Dunan JR, Blackwood DHR, Shapiro CM (1994) Clinical presentation of anorexia nervosa in males: 24 new cases. International Journal of Eating Disorders 15: 125–134.

Striegel-Moore RH, Franko DL (2003) Epidemiology of binge eating disorder. Int J Eat Disord 34: 19–29.

Tanovsky-Kraff M, Faden D, Yanovski SZ, Wilfley DE, Yanovski JA (2005) The perceived onset of dieting and loss of control eating behaviors in overweight children. Int J Eat Disord 38: 112–122.

Tanofsky-Kraff M, Yanovski SZ, Wilfley DE, Marmarosh C, Morgan CM, Yanovsli JA (2004) Eating-disordered behaviors, body fat, and psychopathology in overweight and normalweight children. J Consult Clin Psychol 72: 53–61.

Triches RM, Giugliani ER (2005) Obesity, eating habits and nutritional knowledge among school children. Revista de Saude Publica 39: 541–547.

Vögele C, Woodward H (2005) Körperbild, Diätverhalten und körperliche Diät. Kindheit und Entwicklung 14: 229–236.

World Health Organization (WHO) (2006) BMI classification. http://apps.who.int/bmi/index.jsp?introPage=intro_3.html, 27.03.2011.

3.4 Bewegte Jungen – Gestern, heute, morgen: »Schlappis oder Knackis«

Jörg Schriever

1 Bewegung, Motorik, Psychomotorik – der Weg zur Persönlichkeit

Unter »Motorik« versteht man die Gesamtheit der menschlichen Bewegung und unterscheidet »Fein- und Grobmotorik«. Dabei werden grobmotorische Bewegungen von großen Muskelgruppen (Hinsetzen) und feinmotorische von kleinen Muskeln (Fingerbewegung) gesteuert. Bei der »Psychomotorik« kommt die Wahrnehmung in Koordination mit der Bewegung hinzu, greifen und begreifen, fassen und erfassen (Limbourg 2008). Dabei unterscheidet man nach Frostig folgende psychomotorischen Grundfähigkeiten: Koordination, Kraft, Ausdauer, Rhythmus, Flexibilität, Geschwindigkeit, Geschicklichkeit und Gleichgewicht. Die Kenntnis dieser Faktoren und ihre altersabhängige, individuelle Ausprägung sind wichtig für die Beurteilung einer normalen psychomotorischen Entwicklung, für die Fördermöglichkeiten bei Defiziten, aber auch um Belastungsschäden, Unfälle und Verletzungen zu vermeiden.

Im ersten Lebensjahr verläuft die motorische Entwicklung über Massenbewegungen gesteuert von Primitivreflexen wie Moro, den Nacken- und Stellreflexen und schließlich über Greifen, Drehen, Krabbeln und Setzen zum freien Laufen. Danach verbessert der natürliche Bewegungsdrang des Kleinkindes ständig übend die Fertigkeiten Rennen, Hüpfen, Springen, Klettern, Werfen, Fangen. Dies steht im Kontext mit der weiteren Entwicklung des Stütz- und Bewegungsapparats sowie des Gehirns, wo sich die zunehmende neuronale Verschaltung durch Wahrnehmung und Koordination ständig verbessert.

Um das vierte Lebensjahr gelingen das An- und Ausziehen, aber auch sportliche Aktivitäten wie Radfahren, Schwimmen, Schilaufen können jetzt erlernt werden. Die physiologische Breite der Entwicklungsphasen ist noch sehr groß und erschwert eine vergleichende individuelle Beurteilung. Andererseits lassen für den erfahrenen Untersucher einzelne Qualitäten wie z. B. Hypotonie und Asymmetrie des Muskeltonus schon frühzeitig vorsichtige Rückschlüsse auf ein später nicht optimales Bewegungsmuster zu.

Alterstypische physiologische Entwicklungsdefizite sind dabei besonders im Vorschulalter bei den psychomotorischen Fähigkeiten zu berücksichtigen. Das betrifft beispielsweise ein vermindertes Richtungshören, das um ca. 30 % eingeschränkte periphere Gesichtsfeld und die etwa doppelt so lange Reaktionszeit Fünfjähriger – bei Mädchen länger als bei Jungen – erst spät räumliche Tiefe zu erkennen und die mangelnde Verknüpfung von Zeit und Bewegung zur Entfernung- und Geschwindigkeitseinschätzung (Schriever 1996).

Das Schulalter ist charakterisiert durch die zunehmende Steigerung der Bewegungskoordination, wobei die Zeit zwischen 9 und 13 Jahren hierfür als die beste Lernphase gilt. Selbst schwierige Bewegungsabläufe können jetzt spielend, fast auf Anhieb gelernt werden (Winter 1968). Auch geschlechtsspezifische Unterschiede werden nun deutlicher. Jungen sind dort leistungsfähiger, wo der Faktor Kraft eine Rolle spielt (z. B. Hoch- und Weitsprung, Werfen), Mädchen dann, wenn Rhythmus und Bewegungsgenauigkeit gefragt sind, wie bspw. einbeiniges Kästchenhüpfen (Limbourg 2008, S. 116).

Im Jugendalter wird die psychomotorische Entwicklung geprägt von den hormonellen, geschlechtsspezifischen, körperlichen Veränderungen der Pubertät. Dabei nimmt die motorische Leistungsfähigkeit insbesondere bei den Jungen deutlich zu. Vorübergehend kann das zeitlich unterschiedliche Längenwachstum – zuerst der Extremitäten, später des Rumpfes – die Bewegungen schlaksiger und plumper aussehen lassen. Einerseits weckt die zunehmende motorische Leistungsfähigkeit besonders bei Jungen die Lust an akrobatischen Übungen, z. B. beim Fahrradfahren oder Snowboarden. Andererseits erwächst daraus die Gefahr durch Überschätzung zu einem risikoreichen, gefährlichen Verhalten allgemein, besonders in der Gruppe. Dagegen führt die »Null-Bock-Variante« für Bewegung und Sport durch fehlende neue Erfahrungen und Übung zur Stagnation der motorischen Entwicklung (Dordel und Kunz 2005, S. 41).

Wahrnehmung und Bewegung beeinflussen miteinander als wesentliche Faktoren die körperliche, motorische, kognitive und psychosoziale Persönlichkeitsentwicklung und sind damit für ein gesundes Aufwachsen von Kindern und Jugendlichen verantwortlich (▶ Abb. 1). So erfolgreich erlernt, wird in der Regel dann auch später ein aktiver, gesundheitsbewusster Lebensstil beibehalten. Risikofaktoren wie Adipositas, Bluthochdruck oder Rauchen werden vermindert und damit Herz- Kreislauferkrankungen, Diabetes mellitus Typ II, Osteoporose, Rückenbeschwerden und unfallbedingten Verletzungen vorgebeugt. Zunehmende Kraft, Geschicklichkeit und Fitness erhöhen die Freude beim Sport, stärken das Selbstbewusstsein und soziale Ansehen. Umgekehrt werden diese durch die Folgen von Bewegungsmangel vermindert.

2 Bewegungsverhalten

2.1 Bildschirmgucker oder Sportler mit Mut zum Risiko

Die American Heart Association und die WHO (2005) fordern zur Prävention von Herz-Kreislauferkrankungen mindestens 60 Minuten Bewegung, Spiel und Sport pro Tag mit moderater Intensität (HF 130–160 P/Min) für Kinder und Jugendliche. Die European Youth Heart Study (Andersen et al. 2006) hat festgestellt, dass etwa 90 Minuten körperliche/sportliche Aktivität pro Tag den besten Schutz bietet.

Mit Hilfe der Bewegungstagebücher von Kindern und Jugendlichen der 1. bis 6. Klasse errechnete Bös (1999), dass diese im Tagesverlauf je 9 Stunden Liegen und Sitzen, 5 Stunden Stehen und sich nur 1 Stunde bewegen. Diese Stunde beinhaltet lediglich 15–30 Minuten sportlich-intensive Bewegung, bei Jungen etwas mehr als Mädchen. Mit ähnlicher Methodik fand Kleine (2003) bei 5- bis 12-jährigen Kindern günstigere Gesamtbewegungszeiten im Rahmen der Alltagstätigkeit, wie Schulweg oder Einkaufen. Seine Untersuchungen ergaben im Mittel Bewegungszeiten von 3,4 Stunden werktags und 4,5 Stunden am Wochenende.

Der Kinder- und Jugendgesundheitssurvey KiGGS des Robert-Koch-Instituts (RKI) bietet Basisdaten der körperlich-sportlichen Aktivität von Kindern und Jugendlichen (Lampert et al. 2007). Demnach treiben laut Angaben der Eltern 76,6 % der 3- bis 10-jährigen Jungen und 75 % der gleichaltrigen Mädchen regelmäßig mindestens einmal pro Woche Sport. Mehr als 50 % der Dreijährigen sind bereits sportlich aktiv. Bei den Jungen sind sogar 43,1 % und bei den Mädchen 36,2 % dreimal oder häufiger sportlich engagiert. Von den 10-Jährigen trifft dies für Jungen zu zwei Drittel und für die Mädchen zur Hälfte zu. Fast Dreiviertel dieser Gruppe ist in einem Sportverein aktiv. Die Studie zeigt aber auch, dass 25 % der 3- bis 10-Jährigen nicht regelmäßig und jedes achte Kind nie Sport treibt.

Laut Selbstauskunft der 11- bis 17-jährigen Kinder und Jugendlichen sehen die Studienergebnisse wie folgt aus: Mindestens einmal pro Woche sind 89,9 % der Jungen und 78,5 % der Mädchen aktiv, dreimal in der Woche 64,7 % der Jungen und 43,7 % der Mädchen. Im Durchschnitt bewegen sich die Jungen 7,8 Stunden pro Woche und die Mädchen 4,5 Stunden sportlich. Inaktiv sind bei den 17-Jährigen jeder sechste Junge und jedes dritte Mädchen.

Unterschiede nach Sozialstatus, Migrationshintergrund und Wohnregion – alte oder neue Bundesländer – bestehen hier im Gegensatz zu den jüngeren Kindern nur bei den Mädchen. Die Jungen aus der niedrigsten Sozialgruppe sind 2,1-mal, Jungen aus den neuen Bundesländern 1,5-mal und mit Migrationshintergrund 1,4-mal häufiger aktiv als die Mädchen. Ursächlich werden finanzielle und kulturelle Gründe bei den Mädchen und Vorbehalte gegenüber der Leistungssportpraxis in der ehemaligen DDR angenommen. Für den heutigen Bewegungsmangel der Kinder wird einerseits der ver-

---

Wahrnehmung und Bewegung

Unterstützt:
- ▶ **Körperliche Entwicklung**
  - Organe und Organsysteme
  - Bewegungsapparat
  - Muskel und Knochendichte
  - Körperhaltung
  - Sinnesorgane und Nervensystem
  - Atem-, Herz- und Kreislaufsystem
  - Immunsystem
  - Allgemeine Fitness

Fördert:
- ▶ **Motorische Entwicklung**
  - Koordination und Geschicklichkeit
  - Balance und Bewegungssicherheit
  - Sportliche Bewegungsabläufe, bewegungsaktives Freizeitverhalten
  - Einschätzung motorischer Fähigkeiten und Belastungsgrenzen
  - Entspannung und Erholung

Vermittelt:
- ▶ **Psychosoziale Entwicklung**
  - Lust, Spaß und Freude
  - Misserfolg und Enttäuschung
  - Fähigkeit zur Stressbewältigung
  - Selbsteinschätzung und Anspruchsniveau
  - Selbstvertrauen und Selbstständigkeit
  - Soziale Kompetenz und Miteinander
  - Teamgeist und Teamfähigkeit

Unterstützt:
- ▶ **Kognitive Entwicklung**
  - Entwicklung Nervensystem
  - Synaptogenese
  - Verbesserung der Wahrnehmung
  - Sensomotorische Intelligenz
  - Be-Greifen und Er-Fassen
  - Entwicklung der Sprache
  - Verhältnis zu Raum und Zeit
  - Aufmerksamkeit und Konzentration
  - Lern- und Leistungsfähigkeit

Abb. 1: Entwicklung der Persönlichkeit durch Wahrnehmung und Bewegung (mod. nach Dordel und Kunz 2005, S. 45)

mehrte Medienkonsum angesehen. Die sog. Bildschirmmedienzeit beträgt für 15-jährige Jungen 7,5 Stunden täglich und für gleichaltrige Mädchen durchschnittlich 6 Stunden und 10 Minuten (Mößle und Kleimann 2010, S. 234). Andererseits kommen besonders bei den jüngeren Kindern das Auto als Haupttransportmittel und die Einschränkung der Spielmöglichkeiten im Wohnumfeld durch gefahrbringende Verkehrsverhältnisse hinzu. Der Kraftfahrzeug-Bestand erreichte Anfang 2010 laut Kraftfahrt-Bundesamt(KFB) die Rekordhöhe von 50,2 Mio. bei 41,7 Mio. zugelassenen Pkws. Kamen im Jahr 1950 noch auf vier Kinder ein Auto, war das Verhältnis 1975 bereits 1:1 und im Jahr 2000 schon vier Autos auf ein Kind. Da wundert es nicht, dass in verkehrsreichen, unsicheren Gebieten nur 65 % der Kinder allein ohne Begleitpersonen zur Schule gehen, während es in ländlichen und verkehrsberuhigten Bereichen 78 % bis 89 % der Kinder sind (Funk und Fassman 2002).

Geschlechtsspezifische Auswertungen nach der Zusammenstellung von Limbourg »Kinder unterwegs im Straßenverkehr« (2008) zeigen, dass Jungen als Fußgänger im Schnitt 1,15 km pro Tag unterwegs sind, Mädchen dagegen 1,06 km. Jungen laufen häufiger plötzlich auf die Fahrbahn und verhalten sich auf dem Gehweg verspielt und unkonzentriert. Als Radfahrer legen Jungen 1,22 km und Mädchen 0,82 km pro Tag zurück. Jungen haben einen größeren Aktionsraum als Mädchen, welche für ihre stärker sozialen Spiele einen geringeren Platzbedarf haben. Jungen fahren häufiger als Mädchen mit dem Rad, sie fahren schneller und größere Strecken und öfter ziellos nur zum Spaß. Das Lenken beherrschen sie früher als Mädchen und sind mit 8 Jahren bereits so gut wie 11-jährige Mädchen. Beim Fahren reagieren Jungen schneller auf visuelle Reize, allerdings häufiger falsch als Mädchen. Dabei ist der Fahrstil der Jungen schon früh akrobatischer und riskanter, wodurch gleichzeitig die Unfallgefahr steigt.

Wilde (1994) zeigte, dass die Risikobereitschaft eine weitgehend individuelle persönliche Konstante ist. Übersteigt das geschätzte Risiko das eigene tolerierte Risiko, führt dies zu vorsichtigem Verhalten. Wird umgekehrt das Risiko unterschätzt, resultiert ein eher riskantes gefährliches Vorgehen. Natürlich kann sich das eigene tolerierte Risiko z. B. durch Kraft, Übung und mehr Geschicklichkeit steigern und anderenfalls auch wieder abnehmen. Sogenannte »Mutproben«, besonders häufig in der Gruppe, führen Jungen mit 32 % häufiger als Mädchen 18 % durch (Limbourg und Reiter 2010). Jungen leben gefährlich beim Bahnsurfen, Car-Rafting (sich mit Inline-Skates hinter Autos oder Lastwagen hängen) oder Springen von der Brücke. Mädchen klauen eher bei ihren Mutproben, stechen sich mit Nadeln oder verbrennen sich an Kerzen. Evolutionsgeschichtlich wird dies mit der Rolle der Männer als Jäger und ihrer Anerkennung innerhalb der Gemeinschaft durch Mut und Erfolg erklärt. Zur sog. Gruppe der »Kicksucher« (Sensation Seeking) gehören ca. 37 % der männlichen Jugendlichen. Bei Ihnen fand man neben einem hohen Testosteronspiegel erhöhte Werte für die »Glückshormone« Dopamin, Serotonin und auch Cortisol, was bei dieser Gruppe eine gewisse Suchtkomponente erklärt.

2.2 Fitness – Schlappis oder Knackis

Fitness bedeutet übersetzt Tauglichkeit und definiert sich z. B. als ein ausgewogenes Maß an optimaler, aber nicht maximaler Leistungsfähigkeit, dem Fehlen von Krankheit sowie psychischem und sozialem Wohlbefinden. Körperliche Fitness beschreibt den Zustand körperliche Leistungsfähigkeit bzw. den Stand der konditionellen und koordinativen Fähigkeiten: Kraft, Ausdauer, Schnelligkeit, Beweglichkeit und Koordination. Für die Beurteilung des Leistungsstands als Person oder Gruppe sind standardisierte Tests notwendig, die den Erhalt, Verbesserung oder Verschlechterung messbar machen. Nach WHO wird man oder hält man sich richtig fit, indem man »regelmäßig, richtig, mit Maß und Spaß Sport treibt.«

Die körperliche Leistungsfähigkeit der Kinder und Jugendlichen ist auf Grund der veränderten Lebensverhältnisse und des Bewegungsverhaltens in den letzten 20 Jahren tendenziell um ca. 10–20 % rückläufig (Übersicht bei Bös 2003; Dordel 2003). So lief ein Grundschulkind im Alter von 10 Jahren 1996 im Sechs-Minuten-Lauf über 100 m weniger im Vergleich zu 1976 (1 145 m). Im Rumpfbeugetest erreichten 53 % der Jungen und 33 % der Mädchen nicht mehr das Sohlenniveau. Die Leistung im Standweitsprung war zwischen 1976 und 2006 bei Jungen um 12 % und bei Mädchen um 16 % rückläufig. Unterschiedliche Tests und Beurteilungsverfahren kommen aber teils zu sehr unterschiedlichen Ergebnissen.

Die KiGGS-Studie in Ergänzung mit einem Motorik Modul (MoMo) soll mit Ermittlung der aktuellen körperlichen Leistungsfähigkeit, dem Sportverhalten und Verknüpfung sozialer Unterschiede deshalb künftig für Vergleichs- und Entwicklungsstudien auf nationaler und internationaler Ebene zuverlässige Basisdaten liefern. Ansatz und Methodik des Motorik-Moduls MoMo sind bei Opper et al. (2007) und die Testergebnisse für die motorische Leistungsfähigkeit bei Starker (2007) beschrieben. Wie zu erwarten, waren die älteren Jungen beim Ausdauertest und der Reaktionszeit besser als die Mädchen, die wiederum bei den übrigen motorischen Aufgaben günstiger abschnitten. So konnten die Mädchen über eine um 33 % längere Zeit eine Linie nachfahren, wobei die Jungen mit Migrationshintergrund nochmals 10 % schlechter waren. Während des Einbandstands über 1 Minute berührten die Jungen im Schnitt zweimal häufiger den Boden und beim Stifte einstecken waren die Mädchen 3 Sekunden schneller als die Jungen. Beim seitlichen Hin- und Herspringen hatten sie einen Sprung mehr und auch beim Rumpfbeugen die Hände häufiger auf dem Boden als die Jungen. Dafür waren die Jungen im Reaktionstest 1 Sekunde schneller und im Ausdauertest in allen Altersstufen vorne. Während die älteren Jungen sich dort immer weiter steigerten, stagnierte die Leistung bei den Mädchen ab 13–14 Jahren. Allgemein gilt, dass die motorisch sehr guten Kinder heute noch besser als vor 30 Jahren und die schwächeren noch schwächer als vor 1975 sind (Woll und Bös 2004; Starker et al. 2007), also »Hopp oder Topp« bzw. »Schlappis oder Knackis«.

3 Sport – macht, gut trainiert und vor Gefahren geschützt, ein Leben lang Spaß

Sport als wichtige Komponente für die psychomotorische Entwicklung und Fitness soll man regelmäßig, richtig, mit Maß und Spaß betreiben. Eine ausschließliche Jungensportart wie früher Boxen, Schispringen, Eishockey oder auch Fußball, gibt es heute nicht mehr. Der Lieblingssport der Jungen ist jedoch eindeutig Fußball. Im Bambinibereich soll der Spaß in »unserer Mannschaft« im Vordergrund stehen und nicht die Leistung. Trainingsziel ist entsprechend dem motorischen Entwicklungsstand die Schulung von Koordination, Aufmerksamkeit und Ausdauer, aber auch die der sozialen Komponenten wie Mannschaftsdienlichkeit und Fairplay. Am Ende der Grundschulzeit werden technisch schwierigere Bewegungsabläufe gelernt und der Leistungsdruck innerhalb der Mannschaft wächst. Jetzt entscheidet sich, wer bei den Ligaspielen häufig auf der Bank sitzt, was den Betroffenen nicht immer Spaß macht. Dann sollte über einen Wechsel der Sportart nachgedacht und die persönliche Lieblingssportart gesucht werden. Eine hilfreiche Übersichtsbroschüre über sportliche Ziele, Voraussetzungen, Übungsmöglichkeiten, aber auch Gefahren und Kosten aus der Sicht der einzelnen Sportverbände mit dem Titel »Sportarten für Kinder von A bis Z« gibt es bei der Bundesarbeitsgemeinschaft »Mehr Sicherheit für Kinder« in Bonn (www.kindersicherheit.de). Eine ausschließliche Spezialisierung ist im Grundschulalter zu früh. Turnen gilt für alle anderen Sportarten als ideales Vorprogramm. Für Kinder mit weniger Bewegungstalent sind häufig Schwimmen, Reiten oder Kampfsportarten, wie Judo und Taekwon-Do, eine Alternative. Im späteren Alter kommen dann die Ausdauersportarten hinzu.

Angeborene Anomalien und Behinderungen können ebenfalls die Wahl der Sportart beeinflussen. Allerdings sollte neben der Meinung des betreuenden Facharztes auch der Rat des erfahrenen Sportmediziners eingeholt werden. So verboten bspw. laut einer amerikanischen Arbeit von Grinsell et al. (2006) 86 % der pädiatrischen Nephrologen Kindern und Jugendlichen mit einer gesunden Einzelniere an zweikampfbetonten Mannschaftssportarten mit Kollisionsgefahr, hier speziell American Football, teilzunehmen. Dabei liegt das Risiko einer schwerwiegenden Nierenverletzung laut Literaturübersicht bei 0,4 pro 1 Mio. Kinder pro Jahr. Diese Gefahr ist allerdings dreimal größer beim Radfahren, aber auch bei anderen Sportarten wie Boxen, Reiten oder Alpinski. Höher liegt das Risiko für eine schwerwiegende Verletzung auch bei anderen unpaaren Organsystemen wie tödliche Schädel- Hirnverletzungen, irreversiblen Querschnittslähmungen oder Thoraxcontusionen mit Herzstillstand in dieser Sportart. Das Fazit: Die Nachteile für die körperliche und soziale Entwicklung durch ein Sportverbot bei Einzelniere sind bedeutender als das verhältnismäßig geringe Verletzungsrisiko nach Ansicht der Autoren.

Unfälle und Überlastungsschäden sind wie in anderen Lebensbereichen negative Begleitumstände auch des Sports. Sie lassen sich aber durch die richtige Bewegungstechnik, gutes Material- und angelegte Schutzausrüstung reduzieren und nach dem Motto »immer fair, mit Spaß, nicht zu viel und nicht zu wenig ausgeübt«, minimieren.

An den Schulunfällen wie auch im gesamten Unfallgeschehen sind Jungen (60 %) häufiger als die Mädchen (40 %) beteiligt. An den allgemein bildenden Schulen waren in den Jahren 2004 bis 2008 von den verletzten Kindern bis 10 Jahren die Jungen zu 59,5 % betroffen. Dies entspricht einer Unfallrate von 78,4 je 1 000 bei den Jungen und 55,8 je 1 000 bei den Mädchen. Bei den Kopfverletzungen liegen die Jungen mit 65 % und bei den Zerreißungen (Bänder- und Sehnenverletzungen) mit 66 % vorn. Die Mädchen sind an den Hand-/Unterarmverletzungen mit 51 % beteiligt. Die sog. Hinfall- und Anstoßunfälle treten bei den Jungen zu 34 % bzw. 31 %, bei den Mädchen zu 39 % bzw. 26 % auf. Sonst gibt es hier keine wesentlichen Unterschiede zwischen Jungen und Mädchen (Persönliche Mitteilung B. Lipka, Statistik Deutsche Gesetzliche Unfallversicherung DGUV 2010).

Im Schulsport, aber auch sonst, sind nach einer Übersicht von Dordel und Kunz (2005, S. 30) die Ballspiele (57,2 %), speziell Fußball, Basket-, Volley- oder Handball sowie das Geräteturnen (14,5 %) mit Kasten, Bock, Barren oder Trampolin als Risikogeräte Unfallschwerpunkte. Die Jungen verletzen sich mehr bei den körperbetonten Sportarten wie Fußball oder Hockey, Mädchen beim Turnen und Volleyball. Beim Turnen sind bei Sprungübungen während der Stützphase die Arme gefährdet, während der Landungsphase beim Abgang und im Ballsport allgemein die Sprunggelenke und beim Ballfangen die Finger. Der Kopf ist nur in 10,7 % und bei den älteren Kindern eher seltener betroffen. Insbesondere dynamische Sportarten, die mit einer gewissen Geschwindigkeit einhergehen (z. B. Radfahren, Inline-Skaten, Eishockey, Schifahren und Reiten), können zu schweren bis tödlichen Kopfverletzungen führen. Hier ist der Schutzhelm Pflicht, da dieser zu über 80 % vor tödlichen Schädel-Hirnverletzungen schützt. Je nach Sportart reduzieren weitere Protektoren z. B. für Wirbelsäule, Hoden, Hand, Knie und Ellenbeugen die Verletzungsrate erheblich. Setzt man die Verletzungsmuster ins Verhältnis zu Alter und der motorischen Entwicklung, findet man bei jüngeren Kindern mit schwererem Kopf im Verhältnis zum Körper und mangelnder Koordination vorwiegend Verletzungen im Schulter-Arm-Kopfbereich. Diese verlagern sich bei den älteren Kindern immer weiter nach unten. So stehen bei den Jugendlichen die unteren Extremitäten mit Sprunggelenksverletzungen im Vordergrund. Ausnahme bilden Schifahrerinnen, bei denen das Knie mit etwa 50 % Problemzone Nr. 1 bleibt. Die Fußballsenioren sind dann wieder anfällig für Sprunggelenk- und Knieverletzungen. Auf diesen physiologischen Wandel mit seinen Risiken sollten die Trainingspläne präventiv Rücksicht nehmen. Die »Arbeitsgemeinschaft Sicherheit im Sport« hat Broschüren zur Unfallverhütung mit entsprechenden Bewegungsübungen und Tipps zu vielen Sportarten, wie Fußball, Handball, Volleyball, Tennis, Schifahren, Eishockey, aber auch Mountain-Biken und Inline-Skaten herausgegeben; diese sind über die ARAG-Sportversicherung zu beziehen (duesseldorf@arag.de).

»Sport ist Mord« – dieser Ausspruch kommt auf Anhieb in den Sinn, wenn man sieht, dass die Unfallzahlen bei den sportlich aktiven, talentierten Jungen höher sind als bei den nicht fitten »Schlappis«. Das erklärt sich allerdings durch die zeitlich längere, häufigere und intensivere Teilnahme mit schwierigeren Übungselementen gegenüber den bewegungsarmen Jungen, die auf Grund ihrer Ungelenkigkeit mit negativen Erfahrungen jedes Risiko scheuen. Allerdings haben Letztere mehr Unfälle im üblichen Alltag, welche dann schwerwiegender als bei den geschickten sportlichen Jungen sind. Dadurch sind Gesamtunfallrate und körperlicher Schaden der aktiven, fitten Jungen letztlich kleiner.

Früh beginnendes, regelmäßiges sportlich-aktives Bewegen ist die Voraussetzung für eine gesundheitsfördernde, positive körperliche, kognitive und psychosoziale Persönlichkeitsentwicklung. Dies ist zweifelsohne ein lebenslang währender Vorteil für ein erfülltes Leben.

4 Zusammenfassung

Dargestellt werden die typischen altersabhängigen psychomotorischen Entwicklungsphasen, geschlechtsspezifische Unterschiede und die gegenseitige Einflussnahme von Wahrnehmung und Bewegung auf die körperlichen, motorischen, gesundheitsfördernden, kognitiven und sozialen Faktoren der Persönlichkeitsentwicklung. Veränderte Wohn- und Spielmöglichkeiten durch gefahrbringende Verkehrsverhältnisse, das Auto als Haupttransportmittel und erhöhter Medienkonsum haben die tägliche intensive Bewegungszeit und sportliche Aktivität deutlich gemindert. Die durchschnittliche körperliche, sportliche Leistungsfähigkeit ist in den letzten 20 Jahren um 10–20 % rückläufig. Der Kinder- und Jugendsurvey (KiGGS) sowie verkehrsphysiologische und -psychologische Untersuchungen spiegeln das typische Bewegungsverhalten und die Risikobereitschaft der Jungen wider und bieten Daten über die aktuelle körperliche und sportliche Leistungsfähigkeit sowie allgemeine Fitness. Dabei werden sozialer Status, Migrationshintergrund, Wohnverhältnisse und Geschlechtsunterschiede mit einbezogen. Die richtige Wahl der Sportart zur richtigen Zeit, aber auch die Kenntnis von typischen Gefahren aus Schul- und Vereinssport sind wichtig, um durch gezieltes

Training und entsprechende Schutzausrüstung Verletzungen und Unfälle zu minimieren. So bleiben Fitness und Freude durch Sport lebenslang erhalten.

Literatur

Andersen LB, Harro M, Sardinha LB, Froberg K, Ekelund U, Brage S, Anderssen SA (2006) Physical activity and clustered cardiovascular risk in children: a cross-sectional study (The European Youth Heart Study), Lancet 368 (9532): 299–304.

Bös K (1999) Kinder und Jugendliche brauchen Sport! In: Bös K, Schott N, (Hrsg.) Kinder brauchen Bewegung – leben mit Turnen, Sport, Spiel. Hamburg: Czwalina, S. 29–47.

Bös K (2003) Motorische Leistungsfähigkeit von Kindern und Jugendlichen. In: Schmidt W, Hartmann-Thews I, Brettschneider WD: Erster Deutscher Kinder- und Jugendsportbericht. Schorndorf: Hofmann, S. 85–107.

Dordel (2003) Bewegungsförderung in der Schule. Handbuch des Sportförderunterrichts. Dortmund: Verlag Modernes Lernen.

Dordel S, Kunz T (2005) Bewegung und Kinderunfälle: Bundesverband der Unfallkassen, Bundesarbeitsgemeinschaft Mehr Sicherheit für Kinder e.V. (Hrsg.) GUV-SI 8074.

Funk W, Fassmann H (2002) Beteiligung, Verhalten und Sicherheit von Kindern und Jugendlichen im Straßenverkehr. Bericht der Bundesanstalt für Straßenwesen, Bergisch-Gladbach, Heft M 138.

Grinsell M, Showalter S, Gordon KA, Norwood VF (2006) Single Kidney and Sports Participation: Perception versus Reality. Pediatrics 118 (3): 119–127.

Kleine W (2003) Tausend gelebte Kindertage. Sport und Bewegung im Alltag der Kinder. Weinheim, München: Juventa.

Lampert T, Mensink GBM, Romahn N, Woll A (2007) Körperlich-sportliche Aktivität von Kindern und Jugendlichen in Deutschland. Bundesgesundheitsbl-Gesundheitsforsch-Gesundheitsschutz 50: 634–642.

Limbourg M (2008) Kinder unterwegs im Straßenverkehr. Unfallkasse Nordrhein-Westfalen, Reihe Prävention in NRW, 12, (www.unfallkasse-nrw.de, Zugriff 30.11.2010).

Limbourg M, Reiter K (2010) Verkehrspsychologische Gender-Forschung. In: Steins G (Hrsg.) Handbuch Psychologie und Geschlechterforschung. Wiesbaden: Verlag für Sozialwissenschaften, S. 203–228.

Mößle T, Kleimann M (2010) Die Folgen exzessiver Mediennutzung von Jugendlichen. Kinderärztliche Praxis 81(4): 230–234. www.kinderaerztliche-praxis.de.

Opper E, Worth A, Wagner M, Bös K (2007) Motorik Modul (MoMo) im Rahmen der Kinder- und Jugendsurveys (KiGGS). Bundergesundheitsbl – Gesundheitshorsch – Gesundheitsschutz 50: 879–888.

Schriever J (1996) Unfälle im Kindesalter. Entwicklungsphysiologische und psychologische Aspekte. Der Kinderarzt 27(8): 984–990.

Starker A, Lampert T, Worth A, Oberger J, Kahl H, Bös K(2007) Motorische Leistungsfähigkeit. Bundesgesundheitsbl-Gesundheitsforsch-Gesundheitsschutz. 50: 775–783.

Wilde GJS (1994) Target risk. Toronto: PDE Publications.

Winter R (1968) Die motorische Entwicklung (Ontogenese) von der Geburt bis ins hohe Alter (Überblick) In: Meinel K, Schnabel G (Hrsg.) Bewegungslehre – Sportmotorik. Abriss einer Theorie der sportlichen Motorik unter pädagogischem Aspekt. Berlin: Sportverlag, S. 237–349.

Wilde R (1978) Theorie der Risikokompensation der Unfallverursachung und praktische Folgerungen für die Unfallverhütung. Hefte Unfallheilkunde 130: 134–156.

Woll A, Bös K (2004) Körperlich-sportliche Aktivität und Gesundheit von Kindern. In: Woll A, Bös K (Hrsg.) Kinder bewegen. Hörner, Forst, S. 8–21.

Adressen

ARAG Allgemeine Versicherungs-AG
ARAG Platz 1
40 472 Düsseldorf
WWW.ARAG.de
WWW.arag-sport.de/de/unfallforschung/infoblaetter/indexshtmlduesseldorf@arag.de

Bundesarbeitsgemeinschaft Mehr Sicherheit für Kinder
Heilsbachstr. 13
53 123 Bonn
www.kindersicherheit.de
www.kindersicherheit.de/html/bestellungwerbemittel.html

Bundesverband der Unfallkassen
Fockensteinstr. 1
81 539 München
www.unfallkassen.de

3.5 ADHS – Ruhelose Jungen und ihre frühen Beziehungsmuster

Frank Dammasch

1 Subjektive Bedeutung der Diagnose

Obwohl die Symptome bereits 1858 mit dem Zappelphilipp im »Struwwelpeter« des Frankfurter Nervenarztes Heinrich Hoffmann Berühmtheit erlangten, ist erst im letzten Jahrzehnt mit der neu geschaffenen Diagnose ADHS die kindliche Aufmerksamkeitsdefizit-/Hyperaktivitätsstörung über die klinischen Grenzen hinaus zu einem breit diskutierten Phänomen geworden. In psychotherapeutischen Praxen hört man von Eltern oft schon am Telefon, dass sie ein »ADHS-Kind« hätten. Ein Vater sagte mir, nachdem von einem Kinderpsychiater die Diagnose bescheinigt wurde: »Ich bin froh, dass das Kind jetzt endlich einen Namen hat. Ich weiß nicht, ob der stimmt, aber ich kann mich jetzt selbst besser unter Kontrolle bekommen. Wenn mein Kind sich wiedermal unmöglich benimmt, sage ich mir, es hat ADHS, es ist krank, es kann ja nichts dafür und dann schaffe ich es manchmal wieder, mich zu beruhigen.« Schon die Diagnose selbst scheint also manchmal für Eltern, aber auch Lehrer, die sich oft hilflos dem störend, unruhig-impulsiven Verhalten der Kinder ausgesetzt sehen, eine beruhigende Wirkung zu haben. Mit einer Namensgebung von einem Fachmann wird das verunsichernd-beunruhigende Verhalten des Kindes eingereiht in die Kategorie eines gesellschaftlich anerkannten medizinischen Diagnosesystems. Darüber hinaus entlastet eine somatisch orientierte Diagnose das leicht zu aktivierende Schuldgefühl vieler Eltern, in der Erziehung ihrer Kinder etwas falsch gemacht zu haben: Wenn es Diagnose, Behandlungsplan und Medikamente gibt, dann liegt eine körperliche Krankheit vor, die nichts mit der Erziehung oder mit familiären Beziehungserfahrungen des Kindes zu tun zu haben scheint.

Vielleicht ist der vermeintliche Entlastungsaspekt einer der Gründe, warum ADHS sich als Diagnose in den letzten Jahren so außergewöhnlich stark verbreitet hat.

2 Die Diagnosekriterien

Die älteren Diagnosekategorien Hyperkinetische Störung und Minimale cerebrale Dysfunktion werden Ende des letzten Jahrhunderts aus der amerikanischen Psychiatrie kommend (DSM-IV) durch die Diagnosekategorie ADS bzw. ADHS abgelöst: Aufmerksamkeits-Defizit-Syndrom ohne und mit Hyperaktivität. Drei Kriterien müssen bei der am häufigsten vorkommenden Variante »ADHS« erfüllt sein:

1. Das Verhalten des Kindes ist bereits im Vorschulalter gekennzeichnet durch eine Symptomtrias von Unaufmerksamkeit, Hyperaktivität und Impulsivität.
2. Die drei Symptome kommen situationsübergreifend in mehreren sozialen Kontexten (z. B. Schule, Familie, Untersuchungssituation) vor.
3. Die Verhaltensweisen sind andauernd und konstant (mindestens ein halbes Jahr).

Im ICD-10 wird die Diagnosestellung nach wie vor als Einfache Aktivitäts- und Aufmerksamkeitsstörung (F90.0) bzw. als Hyperkinetische Störung verbunden mit Störung des Sozialverhaltens (F90.1) bezeichnet. Die Diagnose kann durch Kinder- und Jugendärzte gestellt werden, sollte aber durch Kinder- und Jugendpsychiater oder Kinder- und Jugendlichen Psychotherapeuten nach eingehender Untersuchung abgesichert werden. Eine genaue Diagnosestellung sollte unter Beachtung der ausführlichen Leitlinien (s. Literaturverzeichnis, Rubrik »Ausführliche Informationen«) der jeweiligen Fachgesellschaften durchgeführt werden. Im Folgenden wird ausschließlich auf das Aufmerksamkeits-Defizit-Syndrom mit Hyperaktivität (ADHS) eingegangen, da dieses die am weitesten verbreitete Diagnose darstellt und bei Jungen viermal häufiger als bei Mädchen diagnostiziert wird (Schlack et al. 2007). Das Aufmerksamkeits-Defizit-Syndrom ohne Hyperaktivität (ADS) – die sog. Träumerchen-Variante – kommt seltener vor und ist auch weniger jungenspezifisch (Verhältnis 2 : 3/Jungen : Mädchen).

3 Verbreitung der Diagnose

ADHS ist inzwischen so bekannt, dass die deskriptive Diagnose von Eltern und Pädagogen, aber auch von Ärzten, oft voreilig den Kindern als Label angehängt wird. Eine aktuelle ADHS-Forschungsstudie des Sigmund-Freud-Instituts Frankfurt in Kooperation mit der Klinik für Psychiatrie, Psychosomatik und Psychiatrie des Kindes- und Jugendalters der Goethe-Universität Frankfurt (Läzer et al. 2009) kommt bei einer akkurat durchgeführten Eingangsdiagnostik zu dem Ergebnis, dass nur 9 von 101 der in den beiden Einrichtungen vorstellig gewordenen Kinder mit entsprechenden Symptomen und vorgängigen Vermutungsdiagnosen durch Lehrer, Eltern oder Ärzten die Diagnose ADHS bzw. F90.0 oder F90.1 zu Recht erhalten. Die Forscher unterscheiden daher zwischen einer kleinen Gruppe mit »ADHS-Diagnose« (10 %) und einer großen Gruppe mit »ADHS-Problematik« (90 %). Angesichts dieses durch klinische Erfahrungen bestätigten Forschungsergebnisses ist zu erwarten, dass die tatsächliche Verbreitung von ADHS bei akkurater Diagnosestellung erheblich unter der vom Robert Koch Institut geschätzten Prävalenzrate von 3,9 % (Huss 2008) liegt.

4 Ursachen

Während sich Forscher, Kliniker und Pädagogen deskriptiv einig darüber sind, dass Unaufmerksamkeit und impulsive Hyperaktivität bei Kindern häufig vorkommen, gibt es bei der Ursachenerklärung kontroverse Modelle, die die klassische Anlage-Umwelt-Debatte neu entfacht haben. Kampagnen der Pharmaindustrie für Medikamente auf Methylphenidat-Basis haben die Auseinandersetzung zusätzlich angeheizt. Drei Perspektiven sind zu unterscheiden:

- Die biologisch-medizinische Sicht begreift ADHS als eine somatische Krankheit, die wesentlich auf einem hauptsächlich genetisch bedingten gehirnorganischen Neurotransmitterdefekt im Bereich der Dopaminrezeptoren bzw. der Transportergene beruht. Krankheiten, dysfunktionale familiäre und soziale Erfahrungen können mit zur Auslösung oder Verstärkung der Krankheit beitragen.
- Die psychoanalytische Sicht versteht ADHS als ein Konglomerat von Symptomen mit unterschiedlicher Herkunft. Die Ursachen werden zentral in verinnerlichten problematischen Beziehungsmustern gesehen, die z. B. auf nicht angemessenen emotionalen Regulationen der Bedürfnisse und Affekte des Säuglings und Kleinkindes in der Beziehung zu Mutter und Vater beruhen können.

- Der soziologische Blick sieht die in die Familie hinein wirkenden Lebensverhältnisse der Moderne als Mitverursacher der kindlichen Unruhe an. Insbesondere die Beschleunigungsanforderungen durch ökonomischen Effektivitätsdruck und die Computerisierung führen zur Einschränkung freier Spielräume für Kinder.

Die aktuellen Erkenntnisse der Neurobiologie (Hüther 2008), dass die Expression von Genen wie auch die Entwicklung von Gehirnstrukturen im Kindesalter auch von Umwelt- und Beziehungserfahrungen geprägt werden, können eine Brücke bauen zwischen der soziologischen, psychodynamischen und biologischen Perspektive. Wenn sich Gehirnstrukturen prinzipiell entlang des Gebrauchs im frühkindlichen Umfeld nutzungsabhängig (»Use it or lose it«) aufbauen, dann ist anzunehmen, dass auch problematische Beziehungserfahrungen sich als Muster neurologisch eingravieren. Die Gehirnentwicklung formt sich im Zusammenspiel von genetischer Ausstattung und früher Beziehungserfahrung. Seit den Forschungen von Nobelpreisträger Eric Kandel (2006) wissen wir, dass selbst das genetische Erbe nicht unveränderbares Schicksal sein muss, sondern sich sogar innerhalb einer Generation in Abhängigkeit von den Umweltbedingungen verändern kann.

So kann ADHS verstanden werden als eine psychosoziale Störung mit Krankheitswert, bei der es zu spezifischen hirnorganischen Verhältnissen gekommen ist, die durch ein jeweils individuelles Wechselspiel früher problematischer Beziehungserfahrungen und mitgebrachten Erbanlagen geformt wurden. Einen besonderen Faktor beim symptomproduzierenden Wechselspiel von Biologie und Soziologie spielt dabei das männliche Geschlecht.

5 Behandlung

Die fachspezifisch differierenden Erklärungsansätze bestimmen die Konzepte der Behandlung:

- Psychiatrische Behandlung zielt primär auf Verbesserung des symptomatischen Verhaltens. In der Kinder- und Jugendpsychiatrie kommen vor allem Techniken zur Verhaltensmodifikation und Psychopharmakabehandlung zum Einsatz. Oft wird ein multimodales Behandlungsmodell favorisiert, das aus einem abgestuften Programm aus Elternberatung, Verhaltenstherapie des Kindes, Erziehungstraining der Eltern und einer Medikation mit Medikamenten auf Methylphenidat-Basis besteht.
- Psychodynamische Behandlung zielt primär auf die Veränderung der den Symptomen zugrunde liegenden intrapsychischen Konflikte des Patienten bzw. seiner Eltern. Dies soll erreicht werden, indem in einer längeren intensiven therapeutischen Beziehung die hinter der Ruhelosigkeit liegenden tieferen Ängste und ihre Herkunft aus früheren oder aktuellen Beziehungserfahrungen gemeinsam verstanden werden. Neben der zweimal pro Woche stattfindenden Behandlung des Kindes finden vierzehntägig begleitende Elterngespräche statt.

6 ADHS als eingravierte männliche Beziehungsstörung

Obwohl in zahlreichen Studien belegt wird, dass ca. 80 % der Kinder mit Unaufmerksamkeit, Hyperaktivität und Impulsivität männlichen Geschlechts sind, ist dieses Phänomen bisher nicht Bestandteil systematischer Forschung geworden. In meiner psychoanalytischen Praxis habe ich noch nie ein

Mädchen kennengelernt, das die Symptomtrias des ADHS situationsübergreifend und dauerhaft gezeigt hätte. Mädchen, auch wenn sie unruhig und unkonzentriert wirken, leben bewusst in Beziehungen und können sich daher besser als Jungen auf einen beruhigenden Verstehens- und Veränderungsprozess in einer psychotherapeutischen Beziehung einlassen. Ruhelose Jungen hingegen bewegen sich mit ihrer Hyperaktivität oft auf der Flucht vor inneren Ängsten und zeigen daher spezifische Widerstände gegen einen intensiven aufdeckenden psychotherapeutischen Beziehungsprozess. Jungen kämpfen gegen die Bedeutung einer intensiven Beziehung, um ihre Angst vor Abhängigkeit durch Betonung der Abgegrenztheit abzuwehren.

Bei ruhelos getriebenen Jungs sind im familiären Hintergrund meist einer oder mehrere dieser Faktoren zu finden:

- Problematische Regulierung der Affekte in der frühen Mutter-Kind-Beziehung (auch aufgrund transgenerational wirkender Traumatisierungen)
- Frühe reale oder emotionale Trennungs- oder Verlusterlebnisse
- Ein zur Gewalttätigkeit neigender Vater
- Ein real oder emotional abwesender Vater
- Ein in seiner Beziehung zum Sohn abgewerteter Vater
- Ein getrenntes oder nicht gut aufeinander abgestimmtes Elternpaar

Insbesondere das Fehlen des Vaters ist der am stärksten ausgeprägte soziale Faktor, den wir bei beunruhigten Jungen finden. In 50 % (Läzer et al. 2009) bis 70 % (von Klitzing 2008) der Fälle fehlt der Vater in der Familie.

Ein Fallbeispiel

Der elfjährige Michael wird in meiner Praxis mit dem Verdacht auf ADHS angemeldet. Schnell ist klar, dass Michael zwar die Symptome einer ADHS zeigt, dass sie aber wie bei den meisten Kindern nicht konstant und situationsübergreifend vorkommen. Er ist in der Schule unaufmerksam, unruhig und gleichzeitig aggressiv, bewirft die Lehrerin mit Stiften oder beschimpft sie. Wenn der Unterricht zu langweilig ist, geht er auch gerne mal früher nach Hause. Nur der Schuldirektor, den die Lehrerin manchmal holen muss, schafft es, Michael phasenweise zu beruhigen.

Die Mutter ist alleinerziehend und engagiert in ihrem Beruf als Verkäuferin tätig. Mutter und Sohn haben eine vertraute Beziehung miteinander, die auch den Körper und das Einkremen des Genitals einschließt. Seinen Vater hat Michael nie kennen gelernt. Michael schläft wie selbstverständlich meistens im Bett bei seiner Mutter.

Im ersten psychoanalytischen Gespräch wirkt Michael zurückhaltend interessiert, zeigt nur ein geringes Selbstwertgefühl. So erfahre ich von seinen sportlichen Leistungen als erfolgreicher Leichtathlet nur das Negative, die Dinge, die er alle nicht geschafft hat. Wenn er etwas malt oder aufschreibt, ist er damit unzufrieden und wirft es in den Mülleimer. Ich spreche dann den unbekannten Vater an und sage ihm, dass er die Dinge, die er leistet oder herstellt, gleich wieder wegwerfe, so wie er selbst sich vielleicht von seinem Vater nicht geschätzt und eigentlich weggeworfen fühle. Er zuckt mit den Achseln und erzählt mir von seinem bedrängenden Problem. Er leide vor allem nachts an panischen Ängsten. In letzter Zeit versuche er manchmal, im eigenen Zimmer zu schlafen. Aber er habe eine Stimme in sich, die ihm befehle aufzustehen, nach der Mutter zu schauen, weil sie sonst sterben würde. Deswegen schlafe er auch immer wieder bei der Mutter, da fühle er sich sicher. Er habe auch Albträume: Ein Mann komme in die Wohnung, packe ihn, werfe ihn zur Seite, gerade als er zur Mutter gehen will. Ich sage ihm, dass er vielleicht befürchte, dass da ein Mann sei, der sich nun rächen wolle, weil er alleine mit der Mutter lebe. Diese Deutung quittiert Michael mit einem uninteressierten Schulterzucken, erzählt mir aber dann, dass er eigentlich noch schlimmere Angst vor einer Frau habe. Eine Nachbarin sei böse, schaue ihn immer grimmig an, wenn er ihr begegne. Wenn er in seinem Zimmer liege, habe er das Gefühl, dass diese jederzeit durch die Wand kommen könne. Ich sage, dass er dann nicht sicher sei, dass seine Wand eine sichere, stabile Mauer sei, die ihn vor dem Übergriff der Frau beschützen könne.

Dem stimmt er zu. Wände seien nicht wirklich dicht. Schließlich vertraut er mir an, dass seine Stimme ihn immer dirigiere. Sie habe ihm auch schon befohlen, hier bei mir nichts zu erzählen. Nun wird er unruhig und läuft im Raum herum. Ich sage, dass er ja jetzt seiner Stimme die Treue verweigert habe und mir das Geheimnis von sich und seiner Stimme anvertraut habe, das mache ihn bestimmt so unruhig, weil er ja nicht wisse, wie die Stimme reagiere.

Ja, es wisse nur die Mutter und nun ich von seiner Stimme, und die Mutter habe ihm geraten, mir davon zu erzählen. Ich biete ihm schließlich an, eine zeitlang zu mir zu kommen, um zu verstehen, warum die Stimme Besitz von ihm ergriffen habe, warum er abends und nachts immer Angst habe und warum er seine Lehrerin mit Stiften bewerfen müsse.

Im Laufe analytischer Psychotherapie können wir allmählich gemeinsam verstehen, wie das Fehlen seines Vaters ihn zu dicht und erregend bei der Mutter gehalten hat und er so mit Inzestängsten konfrontiert wurde. Es wurde klar, dass das unruhig-aggressive Verhalten bei der Lehrerin insbesondere dann auftrat, wenn die Lehrerin Anforderungen stellte und sich nicht so an ihn anpasste, wie er es zu Hause gewöhnt war. Das problematische unruhig-aggressive Verhalten nahm in dem Maße ab, wie wir seine Ängste verstehen und durcharbeiten konnten und er in der Übertragung quasi väterlichen Halt und Begrenzung in der therapeutischen Beziehung erlebte. In der Schule besserte sich sein Verhalten auch dadurch, dass er in Absprache mit mir in eine Klasse mit einem männlichen Lehrer versetzt wurde.

Diese Fallvignette zeigt, wie ein Junge dazu neigt, tiefe Ängste durch hyperphallisches oder unruhig-aggressives Verhalten abzuwehren. Die Bedrohung der männlichen Identität durch Überpräsenz der Mutter und ihrer Weiblichkeit bei gleichzeitiger Abwesenheit eines verständnisvollen Vaters und dessen Männlichkeit spielt eine wichtige Rolle bei der Symptombildung.

7 Die Bedeutung des Vaters und der Triangulierung

Gerade ruhelos getriebene Jungen sind oft auf eine ungute Weise zu eng mit ihrer Mutter zusammen, was die Individuation erschwert und die männliche Identitätsbildung labilisiert. Es fehlt ihnen der männliche Dritte, der in einer liebevollen Beziehung zur Mutter steht. Die konstante Erfahrung eines libidinös verbundenen Elternpaars bildet die Grundlage dafür, dass der Junge auch intrapsychisch eine triangulierte Innenwelt aufbauen kann. Fehlt diese innere Triangulierung, so bleiben Jungen auf die Affekt- und Bedürfnisregulation in einer Zweierbeziehung angewiesen, was sie in Gruppenkontexten mit erhöhten Anforderungen an die Selbstregulation unruhig werden lässt oder auch Aggressionen hervorruft, wenn bspw. die Lehrerin sich nicht nur auf sie selbst konzentriert. In schweren Fällen kann auch das Interesse am Lernen überhaupt, an der Kultur als etwas überfamiliales Drittes, beeinträchtigt sein (Dammasch 2006).

Der Vater ist für die Entwicklung des Jungen bedeutsam, weil er ihn einerseits aus der engen Abhängigkeitsbeziehung von der Mutter befreit, und weil er andererseits seinem Sohn spielerisch die Lust an der Männlichkeit vermittelt. Zudem erfährt der

Sohn in den meist motorisch kämpferisch orientierten Spielen muskulär konkret die ihn begrenzende Kraft des Vaters. Durch die Erfahrung des Ausschlusses aus der erwachsenen Beziehung von Mutter und Vater erlebt der Junge die Grenzen seiner Allmacht und muss sich einreihen in die Generationenfolge. Durch seine liebevolle spielerische Präsenz und Konfliktfähigkeit signalisiert der Vater: »Du bist mein Sohn, du wirst mal ein Mann, der eine Frau haben wird, und du wirst mal stärker und klüger als ich. Jetzt aber bist Du noch klein und abhängig. Deine Mutter und ich beschützen und unterstützen Dich beim Größerwerden.«

Neben den genügend guten Erfahrungen mit einer haltenden und liebenden Mutter ist für die Entwicklung des Jungen ein liebevoller wie grenzensetzender Vater von hoher Wichtigkeit. Dabei muss der Vater zunächst von der Mutter als wichtige Bezugsperson anerkannt sein, dann muss er seine Funktionen als separierender männlicher Dritter annehmen und zuletzt muss er durch seine Liebe und Anerkennung der Mutter dem Jungen ermöglichen, die eigenen weiblich mütterlichen Anteile zu integrieren, ohne die Angst zu haben, die eigene phallische Männlichkeit zu verlieren.

Die Qualität der Beziehung der Eltern untereinander beeinflusst die Qualität und Stabilität der intrapsychischen Triangulierung. Studien belegen, dass die kindliche Fähigkeit zur Affektregulation im Alter von vier Jahren insbesondere bei Jungen abhängt von der Triangulierungskompetenz des elterlichen Paares und insbesondere der des Vaters (Bürgin und v. Klitzing 2001). Bei ruhelos getriebenen Jungen mangelt es häufig an positiven und schützenden Beziehungserfahrungen in einem liebevollen und wertschätzenden familialen Dreieck.

8 Abschließende Gedanken

Die ruhelose Getriebenheit der Jungs dient vor allem der Abwehr unbewusster Ängste, die sich auch auf den Verlust einer labilen männlichen Identität beziehen können. Überproportional häufig finden wir bei ADHS-Diagnose und ADHS-Problematik neben einer schwierigen Anpassung in der frühen Mutter-Kind-Dyade, Trennungserfahrungen und eine mangelhafte Eingebundenheit des Vaters in die Beziehungswelt des Sohnes. Das Fehlen eines von der Mutter anerkannten Vaters in seinen identitätsstiftenden Funktionen als Spiegel der Männlichkeit, als spielerischer Begrenzer männlicher Omnipotenz und als Teil eines libidinös miteinander verbundenen Elternpaars sind die familiendynamischen Ingredienzien, aus denen sich die Unaufmerksamkeit und rastlose Unruhe vieler Jungs speisen.

In den analytischen Gesprächen mit den Eltern geht es deshalb auch darum, die Wertschätzung zwischen Vater und Mutter in ihrer Bedeutung für die Entwicklung des Sohnes zu fördern. Medizinisch somatische Diagnosestellung mit Medikamentierung können zur Symptombesserung und zur hilfreichen Entlastung von Kind und Eltern führen. Allerdings kann Medikalisierung und Verhaltenstraining, wenn die Probleme primär auf unbewussten eingravierten psychosozialen Beziehungsmustern basieren, auch dazu dienen, die durchaus schmerzhafte therapeutische Aufarbeitung intrapsychischer und interpersoneller Konflikte zu vermeiden.

Literatur

Bürgin D, Klitzing K (2001) Triadische Kompetenz: Ressource für die psychische Entwicklung. Aus der Forschung über die Entwicklung der Eltern-Kind-Triade. In: Bohleber W, Drews S (Hrsg.) Die Gegenwart der Psychoanalyse – Die Psychoanalyse der Gegenwart. Stuttgart: Klett-Cotta.

Dammasch F (2006) Der Schulstörer, die mächtige Mutter und das Problem mit dem väterlichen Gesetz. In: Freyberg v. T, Wolff A (Hrsg.) Störer und Gestörte Bd. 2 Konfliktgeschichten als Lernprozesse. Frankfurt: Brandes und Apsel.

Hüther G (2008) Das schwache Geschlecht und sein Gehirn. In: Dammasch (Hrsg.) Jungen in der Krise. Frankfurt: Brandes & Apsel.

Huss M (2008) Vorbereitung der Erhebung und Auswertung zur Prävalenz des Aufmerksamkeits-Defizits-Hyperaktivitäts-Syndroms (»ADHS«) in Deutschland im Rahmen des Kinder- und Jugendsurveys des Robert-Koch-Instituts, ein Abschlussbericht an das BMGS, vom BMGS veröffentlicht am 01. Juli 2008.

Kandel E (2006) Auf der Suche nach dem Gedächtnis. Die Entstehung einer neuen Wissenschaft des Geistes. München: Siedler.

Klitzing v. K (2008) »Du bist wie dein Vater« – Die Bedeutung früher Familienbeziehungen für die Identitätsentwicklung des Jungen. In: Dammasch F (Hrsg.) Jungen in der Krise. Frankfurt: Brandes und Apsel.

Läzer KL, Gaertner B, Brand T, Leuzinger-Bohleber M (2009) Hyperaktive Kinder – eine Herausforderung für die Kinderpsychotherapie. Erster Bericht aus einer laufenden Therapiewirksamkeitsstudie. Analytische Kinder- und Jugendlichen-Psychotherapie 144: 557–594.

Schlack R, Hölling H, ·Kurth BM, Huss M (2007) Die Prävalenz der Aufmerksamkeitsdefizit-/ Hyperaktivitätsstörung (ADHS) bei Kindern und Jugendlichen in Deutschland. Erste Ergebnisse aus dem Kinder- und Jugendgesundheitssurvey (KiGGS). Bundesgesundheitsbl-Gesundheitsforsch-Gesundheitsschutz 50: 827–835.

Ausführliche Informationen:

Leitlinie zu Aufmerksamkeits- und Hyperaktivitätsstörungen der analytischen und tiefenpsychologischen Kinder- und Jugendlichen – Psychotherapeuten (2010). In: Analytische Kinder- und Jugendlichen. Psychotherapie 146: 238–274.

Leitlinie Hyperkinetische Störung: Deutsche Gesellschaft für Kinder- und Jugendpsychiatrie und Psychotherapie u. a. (Hrsg.) Leitlinien zur Diagnostik und Therapie von psychischen Störungen im Säuglings-, Kindes- und Jugendalter. Deutscher Ärzte Verlag, 3. überarbeitete Auflage 2007: 239–254.

Leitlinie der AG ADHS der Kinder- und Jugendärzte (2007) In: http://www.ag-adhs.de/uploads/Leitlinie2009.pdf

3.6 Jungen und Behinderungserfahrungen

Jo Jerg

Dieser Beitrag versucht, den Aspekt der Behinderung, Beeinträchtigung bzw. des Unterstützungsbedarfs im Rahmen von Jungenwelten zu betrachten, vorhandene Grenzziehungen zwischen NORMalität und Behinderung zu thematisieren sowie Zugänge zu einer inklusiven Jungenarbeit zu beschreiben.

1 Auf den ersten Blick – Ohne Geschlecht abseits in der »Behindertenliga«

»Jungen« und »Behinderung« sind zwei Begriffskonstruktionen, die in ihrem Verhältnis einen allgemeinen Überbegriff der Geschlechterordnung, der auf alle männlichen Kinder bzw. Jugendliche angewandt wird, mit einer spezifischen Lebenslage einer Minderheit dieser Gruppe verknüpfen. Beide Begriffe sind an eine Vielfalt von sehr unterschiedlichen Lebenswelten gekoppelt und können in ihrer ganzen Bandbreite hier nicht erfasst werden. Während mit dem Begriff »Jungen« eine neutrale Geschlechterunterscheidung verbunden sein kann, wird in der Regel in der Verbindung mit »Behinderung« ein Stigma bzw. eine negative Zuschreibung konstruiert. Beide Begriffe verbindet die Auseinandersetzung in Theorie und Praxis, ob sie eine immanente Eigenschaft bzw. ein Wesensmerkmal des Menschen sind oder ob Geschlecht wie auch Behinderung gemacht bzw. konstruiert werden.

»Jungen und Behinderung« ist keine pädagogisch aufgegriffene Themenkombination. In neuen Handbüchern zu Jungen-Pädagogik (u. a. Matzner und Tischner 2008) oder zur Integrationspädagogik (u. a. Eberwein und Knauer 2008)/Heilpädagogik (u. a. Speck 2008) oder in Kindheitsanalysen (Betz 2008) werden Jungen mit Behinderung nicht bzw. nur am Rande in einem Artikel als Geschlechterthema aufgegriffen. Einen Ort für diese Kombination der Differenzierungslinien Geschlecht und Behinderung bieten die Disability Studies[1] und der Forschungsbereich Intersektionalität[2].

»Wie viele Geschlechter gibt es?« hat Karsten Exner gefragt und kommt zum Ergebnis: »Natürlich gibt es – wie jedeR weiß – drei Geschlechter. Es gibt Männer, Frauen und Behinderte« (Exner 1997, S. 67). Die Ordnungssystematik von öffentlichen Toiletten bestätigt diese Erkenntnis einer »geschlechtslosen« Gruppe. Exner verdeutlicht in seinem Beitrag die Verletzungen und Kränkungen als Folge der Ignoranz des Junge-/Mannseins. Die vorherrschende Begrenzung auf Behinderung ist eng gekoppelt an das Verständnis von Behinderung.

---

1 Disabiltiy Studies ist ein junger Forschungsansatz, der Behinderung in den ausgrenzenden gesellschaftlichen Bedingungen verortet und die Erfahrungen und Sichtweisen behinderter Menschen in den Mittelpunkt von Untersuchungen über Behinderung stellt.

2 Über den Diskurs der Intersektionalität werden gesellschaftliche Ordnungskategorien, die strukturelle Ungleichheitsmerkmale beinhalten, wie z. B. Rasse, Klasse, Geschlecht, inzwischen auch Behinderung, auf die Verwobenheit von Ungleichheiten thematisiert.

2 Relationalität von Behinderung – Definitionsversuche

Traditionell wird nach körperlichen, geistigen, seelischen und Sinnes-Beeinträchtigungen unterschieden. Das Sozialgesetzbuch IX definiert Behinderung folgendermaßen: »Menschen sind behindert, wenn ihre körperliche Funktion, geistige Fähigkeit oder seelische Gesundheit mit hoher Wahrscheinlichkeit länger als 6 Monate von dem für das Lebensalter typischen Zustand abweichen und daher ihre Teilhabe am Leben in der Gesellschaft beeinträchtigt ist. Sie sind von Behinderung bedroht, wenn die Beeinträchtigung zu erwarten ist.« Behinderung ist damit kein Gegensatz zur Gesundheit, sondern ein Bestandteil einer möglichen Daseins-Form.

Die Definition von Behinderung hat sich im Laufe der Geschichte gewandelt. Während in früheren Zeiten die medizinischen Definitionen, der sog. »klinische Blick« (Foucault), Ursachen von Einschränkungen und Normabweichungen von Behinderungen erklärten, werden heute weitgehend bio-psycho-soziale Erklärungsmodelle herangezogen und Behinderung als relational begriffen. Am Beispiel der bedeutsamen ICF[3] wird der soziale und gesellschaftliche Kontext deutlich. Während in den 1980er Jahren noch die Verbindung von »impairment«, »disability« und »handicap« das Verständnis von Behinderung prägten, steht heute mit »disability«, »activity« und »participation« ein ressourcen- und teilhabeorientierter Blick im Vordergrund anstelle einer defektorientierten Beeinträchtigung (vgl. Schuntermann 1999). Es liegt bei dieser Sichtweise nahe, Jungen mit Behinderungen in erster Linie nicht als behinderte Jungen zu sehen, sondern als Experten in eigener Sache, die Erfahrung mit Behinderung haben.

Warum Behinderung als eine Konstruktion gesehen werden kann, verdeutlicht der Erklärungsversuch von Fredi Saal: »Nein, nicht der Behinderte erlebt sich wegen seiner Behinderung als unnormal – er wird von anderen als unnormal erlebt, weil ein ganzer Ausschnitt menschlichen Lebens ausgesondert wird. Dadurch bekommt seine Existenz etwas Bedrohliches. Man geht dabei nicht von dem behinderten Menschen selbst aus, sondern vom Erlebnis der eigenen Person. Man fragt sich, wie man selbst reagieren würde, schlüge jetzt eine Behinderung zu – und überträgt das Ergebnis auf den Behinderten. So bekommt man ein völlig verzerrtes Bild. Denn man sieht nicht den anderen, sondern sich selbst« (Fredi Saal 1992, S. 8).

3 Inklusion als Recht

Das Recht ist für erfahrene Benachteiligung und Diskriminierung gesellschaftlicher Gruppen eine zentrale Instanz, um Inklusion[4] zu erlangen. Seit der Inkraftsetzung der UN-Behindertenrechtskonvention im März 2009 können die spezifischen Interessen und Bedürfnisse von Jungen mit Inklusionsanspruch neu verhandelbar werden. Die Konvention ist ein Meilenstein, der Inklusion und Teilhabe als Menschenrecht konkret und differenziert thematisiert.

Von zentraler Bedeutung im Deutschen Rechtsverständnis ist neben der Unantast-

---

[3] Die ICF (Internationale Klassifikation der Funktionsfähigkeit, Behinderung und Gesundheit) der Weltgesundheitsorganisation ist eine länder- und fächerübergreifende einheitliche Beschreibung.

[4] Inklusion ist ein Recht und eine Leitidee, die Mädchen/Frauen und Jungen/Männer mit Behinderungen die gleichberechtigte Teilhabe in allen Lebensbereichen (allgemeiner Kindergarten, Regelschule, Arbeitsmarkt, Wohnen und Freizeit) und das Recht auf Selbstbestimmung uneingeschränkt einräumt. Inklusion respektiert Vielfalt und hebt die Trennung von behindert und nicht-behindert auf.

barkeit der Würde des Menschen und dem Benachteiligungsverbot von behinderten Menschen laut Grundgesetz auch das 2006 eingeführte Allgemeine Gleichbehandlungsgesetz (AGG).

Für eine konkrete Unterstützung im Alltag sind die einschlägigen Bestimmungen im BSHG (Bundessozialhilfegesetz) und im SGB (Sozialgesetzbuch) zu finden. In der Praxis wird die getrennte Systematik zwischen Eingliederungshilfe und Jugendhilfe für viele Betroffene, die keine eindeutige Zuordnung mitbringen, zum Verschiebebahnhof von Zuständigkeiten in Politik und Verwaltung.

4 »Gleichheit ohne Angleichung« – Vielfalt und Differenz statt Normalität und Behinderung[5]

Jungen sind unterschiedlich – verschieden u.a. in ihren körperlichen, seelischen und geistigen Ressourcen und Fähigkeiten. Das Vermögen der Eltern (ökonomisches Kapital), der Zugang zur Bildung (kulturelles Kapital) sowie die Ressourcen und Netzwerke (soziales Kapital) mit ihren Beziehungspotentialen strukturieren den Lebensweg und die gesellschaftliche Teilhabe jedes Jungen – auch von Jungen mit Behinderungserfahrung. Alle Jungen nehmen aufgrund von gesellschaftlichen und strukturellen Grundlagen des männlichen Geschlechts zwangsläufig, aber in unterschiedlichen Positionen, an männlichen hegemonialen Strukturen (vgl. Connell 1999) und ihren Bewältigungsanforderungen teil.

Vor diesem gesellschaftlichen Hintergrund sind Verschiedenheit und Vielfalt neue Begriffe und neue Denkansätze zur Normalitätsbeschreibung. »Es ist normal, verschieden zu sein« (Weizsäcker 1993) bedeutet: Differenz ist Normalität! Normal ist dann nicht der Mittelwert, sondern eine Ansammlung von sehr unterschiedlichen Lebensstilen und Bewältigungsweisen, die sich aufgrund von unterschiedlichen kulturellen und gesellschaftlichen Verhältnissen ergeben. Daraus ergibt sich eine bedeutende Fragestellung: Wo liegen Gemeinsamkeiten und Unterschiede in der Lebensgestaltung und Lebensbewältigung von Jungen?

5 Identität oder der Kampf um Anerkennung – Teilgabe

Alle Jungen haben die Entwicklungsaufgabe, ihre (Geschlechts-)Identität zu entwickeln. Dazu bedarf es eines positiv erlebten In-der-Welt-Seins, das eine gelingende Balance zwischen den eigenen Bedürfnissen und denen der anderen bzw. auch der gesellschaftlichen Anforderungen ermöglicht. Dabei ist Anerkennung eine zentrale Erfahrung, um Entwicklungsschritte anzunehmen und sie zu bewältigen. Jungen mit Behinderungen können in ihrem Jungewerden/Erwachsenwerden hierbei Gefährdungen ausgesetzt sein. Nach den drei Anerkennungsformen (vgl. Honneth 2003) beginnt der Kampf um Anerkennung schon mit der Geburt eines Kindes. Für Eltern ist ein Kind mit einer Beeinträchtigung eine besondere Herausforderung. Die Beziehungs- und Bindungsentwicklung zwischen Mutter, Vater und Kind kann mit starken Ängsten um das Leben, die Unklarheit der Einschränkung, Sorgen um die Zukunft und/oder den Platz des Sohnes in der Gesellschaft verbunden sein. Deshalb ist die Liebe öfters mit Unsicherheiten gekoppelt, so dass das eigene Selbstvertrauen des Kindes nicht ohne weiteres daraus erwachsen kann. Das Recht auf gleichberechtigte Teilhabe steht für die Selbstachtung, die zweite Form der Anerkennung. Sie zu erreichen ist in vielen Bundesländern von Anfang an ein Kampf, den die Eltern führen können

---

5 Ausführliche Darstellung vgl. Jerg 2005

müssen. Nur ca. 15 % der Jungen und Mädchen mit Behinderung in Deutschland haben in ihrer Biografie einen inklusiven Bildungsverlauf. Viele Jungen und ihre Familie sind durch Fremdbestimmung (Kindergartenrichtlinien, Schulgesetze) entmündigenden Prozessen ausgesetzt, die eine negative Wirkung auf die Identitätsbildung entfalten. Die dritte Form der Anerkennung ist die Solidarität, in der die eigenen Fähigkeiten durch andere anerkannt werden. Vor dem Hintergrund, dass jeder Mensch auf die Anerkennung durch andere angewiesen ist, erleben Jungen mit Behinderung nur selten Anerkennung, weil sie den Anforderungen der Leistungsgesellschaft und männlichen Idealbildern nicht entsprechen. Sie haben nicht nur zu wenig Gelegenheit der gleichberechtigten Teilhabe, sondern auch zu wenig Räume, durch Teilgabe der Gemeinschaft etwas zurückzugeben und Bedeutung für andere zu erfahren. Jungen mit Behinderungserfahrungen werden häufig durch reduzierende Wahrnehmungen (Stigmatisierung) von ihrer Umwelt in der Entwicklung behindert und erhalten dadurch wenig soziale Wertschätzung, die für die Entwicklung von Selbstschätzung bedeutsam ist. Dieses Reduzieren betrifft eine verbreitete Sichtweise, die am »Behindertsein« haftet und dabei die geschlechtliche Seite – das Jungesein – ausblendet.

6 Exklusiver Jungenalltag

Behinderung führt relativ schnell zu einem erschwerten Zugang zu relevanten sozialen Systemen wie Bildung, Ausbildung, Arbeitsplatz. Jungen mit Behinderungserfahrungen können eine räumliche Exklusion erfahren, die schon bei der ersten Ausgrenzung in eine Sondereinrichtung dafür sorgt, dass der biografische Verlauf in der Regel das »Abstellgleis« Sonderkindergarten bis Beschützende Werkstatt nach sich zieht. Je nach dem Assistenzbedarf – z. B. Assistenz im kompensatorischen pflegerischen Bereich oder Assistenz im kognitiven Bereich – und dem Lebensort ergeben sich unterschiedliche Möglichkeiten der Zugehörigkeit und Anerkennung in den verschiedenen Lebensbereichen.

Aktuelle Diskussionen über die strukturelle Benachteiligung der Geschlechter haben Jungen in der Schule als Bildungsverlierer entdeckt. Sie bleiben im Vergleich zu den Mädchen öfter sitzen, haben am Ende im Durchschnitt einen um eine Note schlechteren Abschluss, schaffen zu einem etwas geringeren Prozentsatz die weiterführenden Schulen und sitzen häufiger in den Sonderschulen[6] (BMFSJS 2005). Dies wurde eigentlich schon vor ca. 20 Jahren in »Kleine Helden in Not« (vgl. Schnack und Neutzling 1990) thematisiert, ohne Reaktionen hinsichtlich gendergerechter Schulentwicklungsprozesse. Gleichzeitig führt diese Ungleichheit im Schulsystem nicht dazu, dass sich die traditionellen Geschlechterhierarchien grundlegend ändern (Brückner und Böhnisch 2001). Hier bleiben eine differenzierte Beschreibung und eine mehrdimensionale Betrachtung notwendig, um ein Ausspielen von Ungleichheiten zwischen den Geschlechtern zu vermeiden.

7 Abhängigkeit und Ablösung

Jungen, die vor allem durch Pflege/Alltagsbegleitung oder hinsichtlich der kognitiven Entscheidungsräume auf ihre Eltern angewiesen sind, können Schwierigkeiten im Loslösungsprozess haben. Eine wesentliche Entwicklungsaufgabe liegt darin, sich von den Eltern mehr und mehr unabhängig zu bewegen bzw. sich abzulösen. Dazu bedarf es bei den Jungen mit Assistenzbedarf der Fähig-

---

6 Die Diskussion der Bildungsverlierer bezieht sich ausschließlich auf den Förderschulbereich, also Jungen mit Lernbeeinträchtigungen.

keit, Assistenz selbstständig zu organisieren und den eigenen Ressourcen Raum geben zu können. Sie benötigen in diesem Prozess besondere Unterstützung und Ermutigung. Im Gegensatz zu vielen anderen Jungen sind sie aufgrund des höheren Assistenzbedarfs, den sehr oft die Eltern leisten, von diesen stärker abhängig und können sich infolgedessen nicht ohne weiteres ablösen.

Interessant ist die Erfahrung, dass Jungen mit Behinderungserfahrung, die in inklusiven Kulturen aufwachsen, wesentlich mehr Möglichkeiten haben, Assistenz aus einem »normalen« Umfeld zu organisieren. Sie können oft auf die Assistenz von Freunden rechnen und sind dabei nicht nur auf Zivis, Praktikanten oder sonstiges jugendkulturell-aufgeschlossenes Personal in Einrichtungen angewiesen. Dabei bleibt bisher eine Regel ungebrochen: Je mehr Assistenz ein Junge benötigt, desto geringer sind die Chancen, an den jugendkulturellen Szenen oder inklusiven Angeboten teilzunehmen und sich von den Eltern zu lösen.

8 Perspektiven behinderungserfahrener Männer

Wie sehen Jungen, die selbst Experten und Betroffene sind, diese Zuschreibungen? Beispielhaft kommen hier zwei Männer zu Wort, die ihre Behinderungserfahrung biografisch erzählend aufarbeiten: Hirotada Ototake, der ohne Arme und Beine auf die Welt kam, und Florian Sitzmann, der nach einen Unfall seinen Lebensweg mit dem Rollstuhl bewältigt.

Ototakes Lebensgeschichte ist geprägt durch die selbstverständliche Teilhabe in Kindergarten, Schule und Basketballverein und verbunden mit Pädagogen und Trainern, die seine Fähigkeiten und Möglichkeiten einzubinden wussten. Deshalb enthält das Selbstbild keine Behinderungsdimensionen: »Als Kind hielt ich meine Behinderung für eine persönliche Stärke, doch inzwischen ist sie für mich ein physisches Merkmal wie jedes andere auch. Genau wie dick/dünn, groß/klein, dunkelhaarig/hellhaarig. Angesichts einer solchen Fülle von Variationen finde ich es nicht verwunderlich, dass es Menschen mit/ohne voll einsatzfähige Gliedmaßen gibt« (Ototake 2000, S. 240). Das bedeutet, mit Ausnahmen kann bei gelingender Alltagsbewältigung eine Einschränkung normal bzw. »gesund« sein, im Sinne, dass ich an diesen Herausforderungen wachse und stark werde. Sitzmann sieht die Differenzlinie nicht zwischen behindert und nichtbehindert: »Ich habe mich mit meiner Behinderten-Rolle nicht abgefunden, sondern meine Behinderung in mein Leben integriert. Wir gehören zusammen, die fehlenden Beine und ich.« ... »Diese Unterscheidung zwischen Behinderten und Nichtbehinderten ist doch völliger Quatsch. Im Grunde sind wir alle Menschen. Alle haben wir Defizite und Qualitäten. Manche brauchen eben einen Rollstuhl und andere nicht« (Sitzmann 2009, S. 102–103).

Diese Beschreibungen bestätigen Forschungsergebnisse, die aufzeigen, dass Behinderung im Lebenslauf erlernt wird. Kinder haben noch nicht die Konstruktionen von Behinderung verinnerlicht: »Kinder ... merken rasch, dass ich ein junger Mann wie jeder andere bin, und überwinden ihre Berührungsängste (...) Es sind die Erwachsenen, die eine Grenze zwischen ›Behinderten‹ und ›Nichtbehinderten‹ ziehen. Die Welt der Kinder kennt solche Trennungen nicht« (Ototake 2000, S. 245).

Obwohl Hirotada Ototake in seiner Kindheit und Jugend viele seiner Interessen und Wünsche in seinem Umfeld realisieren konnte, blieben auch bei ihm die gesellschaftlichen Normalitätsvorstellungen von Jungesein/Mannsein nicht ohne Folgen: »Ein Junge im Rollstuhl kann nicht erwarten, dass die Mädchen sich für ihn interessieren – d. h. richtig auf ihn stehen –, weil er so umwerfend aussieht. Davon war ich überzeugt. Gleichzeitig sagte ich mir, dass eine Behinderung nichts mit Liebe zu tun hat« (Ototake 2000, S. 124). Diesen Widerspruch auszuhalten zwischen fehlender äußerlicher Attraktivität für Mädchen und der Überzeugung, dass innere Werte in Beziehungen eine wichtige Rolle spielen (können), ist für viele Jungen mit Behinderungserfahrung ein zentrales Thema und eine belastende Herausforderung.

9 Praxis

Lebenswelten von Jungen mit der Zuschreibung Behinderung haben in der Jungenarbeit bisher kaum Bedeutung. Davon ausgenommen sind Jungen in der Jugendhilfe, die aufgrund abweichender Lern- und Verhaltensweisen gesondert gefördert werden, aber nicht augenfällig das Label und Stigma Behinderung erhalten. Im Folgenden sollen neue Wege in der Praxis anhand des Projekts Bo(d)yzone[7] dargestellt werden.

9.1 Erfahrungen und Erkenntnisse aus dem Projekt Bo(d)yzone

Die Erfahrungen im Projekt zeigen, dass im Rahmen einer geschlechterbezogenen Jungenarbeit Parallelen festzustellen sind zwischen Jungenarbeit im Bereich der offenen Jugendarbeit/Jugendhilfe und dem Bereich der Behindertenhilfe.

---

[7] Bo(d)yzone war ein Gemeinschaftsprojekt des Vereins für Jungen- und Männerarbeit »Pfunz-Kerle« in Tübingen in Kooperation mit der Ev. Hochschule Ludwigsburg. Zwischen 2005 und 2008 wurden in Kooperation mit Schulen, Einrichtungen der Jugendhilfe und Behindertenhilfe Aktivitäten mit Jungen mit Unterstützungsbedarf durchgeführt und evaluiert, die Entwicklungsräume für ihre Interessen und Themen zur Verfügung stellten und Öffnungen in Richtung Inklusion ermöglichen. Für eine ausführliche Darstellung s. Sickinger et al. 2009.

- Mädchenarbeit ist wesentlich stärker entwickelt und Frauen haben (z. T. inklusive) Netzwerkstrukturen.
- Jungenarbeit entsteht als eine Form der Ergänzung zu Mädchenarbeit. Es fehlt an männlichen Ansprechpartnern, die eher als Einzelkämpfer im Feld arbeiten.
- In existierenden Jungengruppen, die nicht bewusst initiiert wurden, ist diese Arbeit oft wenig geschlechtsbezogen.
- Jungen werden auch in der Behindertenhilfe dann in ihrem Geschlecht wahrgenommen, wenn sie stören, »Probleme machen!« Deshalb wird in der Jungenarbeit oft am Problematischen angesetzt (Gewalt, Aggression, Sexualität etc.).

Die Geschlechterforschung hat noch nicht dazu geführt, dass in der Theorie und Praxis auch für Jungen gilt: »Stärken zu stärken und Schwächen zu schwächen«. Dabei gilt es aus den Erfahrungen im Projekt Bo(d)yzone zu bedenken: Ziele, Themen und Methoden der Jungenarbeit bedeuten bei Arbeit mit Jungen mit Behinderung nicht eine grundlegend andere Themenstellung. Das Besondere liegt darin, dass Erfahrungsräume für die Thematisierung von Einschränkungen etc. bereitgestellt werden. Deshalb bedarf es keiner speziellen oder anderen Jungenarbeit für Jungen mit Behinderungserfahrung, sondern wie anderswo auch einer Jungenarbeit, die sich an den Lebenswelten und Lebenslagen orientiert.

9.2 Zugänge zu Jungen entwickeln

Die Bezugnahme auf das Geschlecht öffnete Zugänge zu Jungen. Jungen fühlen sich anerkannt und wertgeschätzt, wenn sie als Jungen angesprochen und nicht auf »Behinderte« reduziert wurden. Jungen mit Behinderungserfahrungen präsentieren sich als Jungen und setzen somit ein anderes Bild neben die gesellschaftlich vorherrschende Sichtweise der Nichtwahrnehmung des Geschlechts bei Jungen mit Behinderung.

Aktivitäten nur unter Jungen können hilfreich sein, um Themen offener zu gestalten bzw. sich zu zeigen. Die Jungenarbeit wird produktiv, wenn sie an den Bedürfnissen und Interessen von Jungen ansetzt. Dabei unterscheiden sich die Themen der Jungen mit Behinderungserfahrung nicht grundsätzlich von denen anderer Jungen. Zugänge wie Medienarbeit, körperorientiertes Arbeiten etc. kann den Start erleichtern.

Jungen wollen normal sein und sie wollen zugleich sie selbst sein. Hilfreich ist der Bezug auf Leitfiguren, die männliche Orientierungsmuster und Männlichkeitsnormen verkörpern. Es ist wichtig, hier anzusetzen und diese Bezugnahme auf typische Männlichkeitsmuster anzuerkennen, sie differenziert zu betrachten und damit zu arbeiten.

Inklusives Arbeiten ist mit vielen Barrieren verbunden. Schon gemeinsame Projekte zwischen Jugendhilfe und Behindertenhilfe zeigen, wie schwierig die gesellschaftliche Stigmatisierung und Zuschreibung »Behinderung« eine kooperative und empathische Zusammenarbeit macht.

Eine angemessene Begleitung von Jungen braucht deshalb gute Zugänge zu Jungen, bereichernde Beziehungen mit Jungen und die Gestaltung von Entwicklungsräumen mit und für Jungen (vgl. Sickinger et al. 2009).

10 Perspektiven – Anforderungen an eine inklusionsorientierte Jungenarbeit

Inklusionsorientierte Jungenarbeit/-pädagogik sollte vier Perspektiven in den Blick nehmen:

1. die individuelle Perspektive, die sich mit dem jeweiligen Selbstkonzept des Jungen beschäftigt. Es bedarf eines geschärften Blicks auf individuelle Ressourcen und strukturelle Benachteiligungen und daraus resultierender subjektiver Verarbeitungsformen in den biografischen Lebensläufen von Jungen mit Behinderungserfahrung. Hierzu bietet die »Persönliche Zukunftsplanung« (Boban und Hinz 1999 u. a.) einen offenen Zugang.
2. die interaktionale Perspektive zwischen Jungen und Jungenarbeitern, die auf dem Hintergrund einer assistenzorientierten Haltung der Professionellen mit den Jungen ihre Netzwerke und Unterstützungssysteme entwickeln. Hier muss an einer geschlechterreflexiven Haltung in den Arbeitsfeldern der Behindertenhilfe/Sonderpädagogik gearbeitet werden.
3. die institutionellen Rahmenbedingungen und Konzepte, die eine Inklusionsanschlussfähigkeit realisieren. Das Handbuch Kommunaler Index für Inklusion (Montag Stiftung 2011) wird hierzu relevante Fragen zur Überprüfung und Entwicklung formulieren.
4. eine gesellschaftliche Perspektive, die die Geschlechterverhältnisse und -politik in ihren gesellschaftlichen Entwicklungsprozessen wahrnimmt und die Lebenssituationen und Perspektiven von Jungen mit Behinderung in die Öffentlichkeit trägt.

Angebote für Jungen sind in der Regel zielgruppenspezifisch und wenig inklusiv ausgerichtet. Das ist eine Chance für einen peergroup-orientierten und milieuspezifischen Austausch. Neben dieser Möglichkeit sollten neue Optionen und Bewältigungsformen eröffnet werden. Eine Chance könnte darin liegen, die regulären stadtteilbezogenen und gemeinwesenorientierten Angebote explizit für Jungen mit Behinderungen zu öffnen. Inklusive Bildungsangebote, die einen lebensweltorientierten Zugang auch für risikobelastete Lebenssituationen gewährleisten, ermöglichen die Chance einer gelingenden Bewältigung von Entwicklungshindernissen.

11 Fazit

Behinderung im Sinne von behindert werden kann im Alltag bestimmend und mit ständigen Ausgrenzungssituationen verbunden sein und infolgedessen beschädigend auf die Identitätsentwicklung Einfluss haben. Als Zugang zu den Jungen erweisen sich diese dominanten Begrenzungen als hinderlich. Daraus erwächst Behandlung, Förderung, Therapie – ein schwächenbezogener Ansatz. Doch Jungen möchten wie alle Menschen auch an Fähigkeiten und Interessen anknüpfen können, damit ihre eigenen Kräfte stärken und an ihren Aufgaben wachsen können. Junge-Sein bietet eine Anknüpfungsmöglichkeit.

Der Blick könnte auch geschärft werden, wenn wir die Frage einmal anders stellen: Warum benötigen wir in der Jungen- und Männerarbeit die Ordnungskategorie »Behinderung« und trennen damit den gemeinsamen Kontext von Jungenwelten?

Literatur

Betz T (2008) Ungleiche Kindheiten. Theoretische und empirische Analysen zur Sozialberichterstattung über Kinder. Weinheim, München: Juventa.
Boban I, Hinz A (1999) Persönliche Zukunftskonferenzen. Unterstützung für individuelle Lebenswege. In: Behinderte in Familie, Schule und Gesellschaft 4/5: 13–23.
Brückner M, Böhnisch L (2001) Geschlechterverhältnisse. Gesellschaftliche Konstruktionen und Perspektiven ihrer Veränderung. Weinheim, München: Juventa.
Bundesministerium für Familie, Senioren, Frauen und Jugend (2005): Gender Datenreport. Kommentierter Datenreport zur Gleichstellung von Frauen und Männern in der Bundesrepublik Deutschland. http://www.bmfsfj.de/bmfsfj/generator/Publikationen/genderreport/9-Behinderung.html vom 19.08.2008.
Connell R-W (1999) Der gemachte Mann. Konstruktionen und Krise von Männlichkeit. Opladen: Rowohlt.
Eberwein H, Knauer S (2008) Integrationspädagogik. Weinheim, Basel: Beltz.

Exner K (1997) Deformierte Identität behinderter Männer und deren emanzipatorische Überwindung. In: Warzecha B (Hrsg.) Geschlechterdifferenz in der Sonderpädagogik: Forschung – Praxis – Perspektiven. Hamburg: LIT, S. 67–87.
Honneth A (1992) Kampf um Anerkennung. Zur moralischen Grammatik sozialer Konflikte, Frankfurt/M.: Suhrkamp.
Jerg J, Sickinger H (2008) »Was hat Jungenpädagogik mit Jungenträumen zu tun? Lebensträume von Jungen und jungen Männern mit Behinderungserfahrungen«. In: Sozial Extra, 32. Jahrgang, 9/10: 6–10.
Jerg J (2005) »Anschlussfähigkeiten«. In: Hiller GG, Jauch P (Hrsg.) Akzeptiert als fremd und anders. Pädagogische Beiträge zu einer Kultur des Respekts, Langenau-Ulm: Armin Vaas Verlag, S. 22–28.
Jerg J (2005) Bausteine und Verbindungen einer inklusiven Baustelle – oder: Ordnung muss sein!? Gedanken zum Aufräumen ohne Auszusondern! In: Barz M, Weth HU (Hrsg.) Potentiale Sozialer Arbeit. Stuttgart: Verlag der Evangelischen Gesellschaft.
Matzner M, Tischner W (2008) Handbuch Jungen-Pädagogik. Weinheim, Basel: Beltz.
Montag Stiftung Jugend und Gesellschaft (2011) Inklusion vor Ort. Der Kommunale Index für Inklusion – ein Praxisbuch. Bonn: dv-Verlag.
Ototake H (2000) Leben ist Freude, München: Lymphenburger.
Saal F (1992) Behinderung = Selbstgelebte Normalität. Überlegungen eines Betroffenen. In: Miteinander 1/1992, Offenburg.
Schnack D, Neutzling R (1990) Kleine Helden in Not. Jungen auf der Suche nach Männlichkeit. Hamburg: Rowohlt.
Schuntermann M-F (1999) Behinderung und Rehabilitation: Die Konzepte der WHO und des deutschen Sozialrechts. http://bidok.uibk.ac.at/library/schuntermann-who.html (Zugriff am 29.11.2006).
Sickinger H, Bittner N, Jerg J, Neubauer G (2008) Jungenarbeit angemessen. Berichte, Anregungen, Materialien und Erkenntnisse aus einem Projekt für Jungen mit und ohne Behinderungserfahrung, Reutlingen: Graphische Werkstätte der BruderhausDiakonie.
Sitzmann F (2009) Der halbe Mann. Dem Leben Beine machen, Gütersloh: Gütersloher Verlagshaus.
Speck O (2008) System Heilpädagogik. Eine ökologisch reflexive Grundlegung. München, Basel: Ernst Reinhard Verlag.

3.7 Genderspezifische Aspekte onkologischer Jugendlichenrehabilitation

Henning Ross und Almut Munke

1 Einleitung

»Ich will wieder Fußball spielen« äußert ein 16-jähriger Jugendlicher, der an einem Hirntumor erkrankt war, zu Beginn seines Aufenthalts in der Rehaklinik Katharinenhöhe als wichtigstes Rehaziel. Soweit es geht möchte er seine »Alltagsnormalität« zurück, wie die meisten der Jungen und Mädchen, die sich nach einer Krebserkrankung für eine vierwöchige Rehamaßnahme entschieden haben. In einer Kleingruppe mit etwa 16 gleichaltrigen und von ähnlicher Krankheit betroffenen Jugendlichen können die Patienten vom Austausch untereinander, von den sport- und freizeitpädagogischen Angeboten, aber auch von einer psychotherapeutischen Unterstützung profitieren. Dabei sagen einige Jugendliche ganz direkt, »ich brauche doch keinen Psychologen«. Andere dagegen wählen aktiv Gesprächsgruppen, Kunsttherapie und Einzelgespräche aus, um Entlastung zu erreichen. Ob sich dabei Jungen von Mädchen unterscheiden, wurde in der Klinik Katharinenhöhe über einen Zeitraum von fünf Monaten, von Februar bis Juni 2010, mit einer eigenen Datenerhebung untersucht. Im Vordergrund standen Fragen nach der Krankheitsverarbeitung, der Art der Inanspruchnahme einer stationären Rehamaßnahme und der Wirkung von Rehabilitation im Hinblick auf den Umgang mit der Erkrankung.

Grundsätzlich erleben wir in der stationären onkologischen Jugendlichenrehabilitation die Art und Weise, wie Jugendliche mit einer Krebserkrankung umgehen und mit welcher Einstellung sie eine Rehamaßnahme in Anspruch nehmen, äußerst individuell und abhängig von ganz vielen Faktoren. Auch das Ausmaß der körperlichen Einschränkungen und Handikaps kann eine Rolle spielen. Dabei lässt sich beobachten, dass die psychische Belastung nicht zwangsläufig mit dem Ausmaß der körperlichen Einschränkung zunimmt. So sehen wir z. B. häufig Patienten mit Morbus Hodgkin – einer Krebserkrankung, die mit einer guten Prognose, einer kurzen Therapie und nur geringen körperlichen Einschränkungen verbunden ist –, die eine stärkere psychische Belastung zeigen als andere Patientengruppen.

Im Umgang mit körperlich sichtbaren Einschränkungen sind nach unserem Eindruck für Mädchen vor allem therapiebedingte Körperbildbeeinträchtigungen und für Jungen Einschränkungen in der Kraft und Leistungsfähigkeit belastend. So zeigt sich ein allgemein für Mädchen beschriebener stärkerer »Schönheitsdruck« (Haug-Schnabel und Schnabel 2008, S. 116) auch bei den erkrankten weiblichen Jugendlichen. Für Jungen wie für Mädchen kommt daher den Sportangeboten eine wichtige Bedeutung zu. Allerdings nutzen Jungen vor allem die Kraftgeräte und Wettkampfsportarten, wohingegen die Mädchen mehr Motivation beim Ausdauertraining und Aerobic zeigen.

In jedem Fall stellt eine Krebserkrankung im Jugendalter für Jungen und für Mädchen eine immense Belastungssituation mit großen Anforderungen an Bewältigungsmechanismen dar (vgl. Hedenigg 2006). Im Einzelfall können die für das Jugendalter beschriebenen typischen Entwicklungsaufgaben (Ortland 2008) aufgrund der Krebserkrankung und der damit verbundenen Einschränkungen und Spätfolgen nicht im erforderlichen Maße erfüllt werden. Zudem beinhalten zentrale Entwicklungsaufgaben einen starken Bezug zur Körperlichkeit (vgl. Kolip 1997). Der Körper, dem gerade im Jugendlichenalter eine so zentrale Rolle im Entwicklungsprozess zukommt, ist aber bei Krebs im besonderen Maße der Ort der Erkrankung und krankheitsbedingten Veränderung. Er kann als fremd und bedrohlich erlebt werden, als abstoßend, schmerzhaft oder »unwirklich«.

Nach Kolip (1997) beinhalten Entwicklungsaufgaben im Jugendalter unterschiedliche Anforderungen an Jungen und Mädchen. Der Erwerb der männlichen Geschlechtsrolle sei für die Jungen mit anderen Verhaltensweisen verbunden als die Übernahme des weiblichen Rollenbilds für die Mädchen. So entwickelten Jungen im Jugendalter nach Raithel (2003) ein stärkeres Risikoverhalten, zeigten mehr Aggression und würden Emotionen eher verbergen als Mädchen. Diese Verhaltensweisen würden aber auch einer Aneignung männlicher Geschlechtsrollenidentität dienen. Im Zusammenhang mit Belastungen handelt es sich nach unserer Einschätzung dabei allerdings eher um defensive Bewältigungsstrategien. Für Mädchen dagegen sind ein emotionaler Ausdruck, das Reden über Probleme und generell eine Problemwahrnehmung Verhaltensweisen, die dichter am weiblichen Rollenbild angelehnt sind und gleichzeitig als aktive und positive Copingstrategien aufgefasst werden können. Demnach sollten Copingstrategien bei Jugendlichen mit schwerer Krankheit immer auch vor diesem Hintergrund geschlechtsrollenspezifischer Entwicklung beurteilt werden.

Ausgehend von diesen Vorüberlegungen wurden für die eigene Untersuchung in der Klinik Katharinenhöhe Unterschiede zwischen Jungen und Mädchen in Bezug auf Krankheitsverarbeitungsstile und insbesondere die Art der Inanspruchnahme und Wirkung der Rehabilitationsmaßnahme erwartet.

2 Untersuchung

Zur Datenerhebung wurde der Freiburger Fragebogen zur Krankheitsverarbeitung (FKV) zu Rehabeginn und am Ende der vierwöchigen Maßnahme eingesetzt. Weiterhin haben wir die Rehaziele erhoben und die quantitative Inanspruchnahme psychotherapeutischer Angebote (Einzelgespräche, Gruppengespräche, Kunsttherapie) ausgewertet.

Insgesamt wurden Daten von 57 Jugendlichen in der Untersuchung berücksichtigt. Es handelte sich um 32 Jungen und 25 Mädchen. Die Altersspanne lag zwischen 14 und 18 Jahren. Das Verhältnis von Jungen und Mädchen entsprach in etwa der Verteilung von Krebserkrankungen im Kindes- und Jugendalter zwischen den Geschlechtern, für die ein leichtes Übergewicht bei den Jungen beschrieben wird (vgl. Gutjahr 1993).

3 Ergebnisse

In der Krankheitsverarbeitung konnte ein signifikanter Unterschied zwischen Jungen und Mädchen in der Skala »Religiosität und Sinnsuche« festgestellt werden. Diese Differenz bestand zu Rehabeginn wie auch am Ende der Maßnahme. Mädchen scheinen deutlich mehr nach einer tiefergehenden Bedeutung der Krankheit und einem Sinn zu suchen als Jungen. In dieser stärkeren Ausprägung bei den Mädchen drückte sich gleichzeitig eine fatalistischere Haltung im Umgang mit der Erkrankung aus.

Für beide Geschlechter belegen die Ergebnisse eine signifikante Veränderung über den Rehaverlauf hinweg in der Skala »Bagatellisierung und Wunschdenken«. Die Werte für die Items »*Nicht-wahrhaben-Wollen*«, »*Herunterspielen der Bedeutung*« und »*Wunschdenken und Tagträumen nachhängen*« nahmen deutlich ab. Somit zeigte sich ein aktiveres Copingverhalten am Rehaende. Diese Veränderung fällt allerdings bei den Jungen weniger stark aus als bei den Mädchen. Sie nutzten aber auch weniger die psychotherapeutischen Angebote der Kunsttherapie, der Gesprächsgruppe und der Einzelgespräche. Dennoch konnte für das Gruppengespräch auch für die Jungen nachgewiesen werden, dass es zu einem Rückgang depressiver Verarbeitungstendenzen und der Stärkung eines aktiven problemorientierten Copingverhaltens beigetragen hat.

Bezüglich der erhobenen Rehaziele zeigte sich kein Unterschied zwischen den Geschlechtern. Sport- und körperbezogene Ziele wurden von fast allen Jugendlichen und gleichermaßen von Jungen und Mädchen genannt. Damit bestätigte sich in der Untersuchung unsere Erfahrung, dass die Sportangebote für Jungen wie für Mädchen eine besondere Bedeutung haben, auch wenn sie mit unterschiedlichen Motiven und Schwerpunkten genutzt werden.

In der Untersuchung zeigte sich ebenfalls ein Unterschied in der Krankheitsverarbeitung zwischen den Jugendlichen unter und über 17 Jahren. Die älteren Jugendlichen fielen mit signifikant höheren Werten gegenüber den jüngeren Jugendlichen in der Skala »Aktives problemorientiertes Coping« sowie in der Skala »Religiosität und Sinnsuche« auf. Auch nutzten sie signifikant häufiger das Gruppengespräch.

4 Zusammenfassung

Die Untersuchungsergebnisse belegen, dass die stationäre Rehabilitation in der Klinik Katharinenhöhe eine Stärkung aktiver Copingstrategien bewirkt. Darüber hinaus bestätigen die Ergebnisse Untersuchungen zu genderspezifischen Aspekten der Krankheitsbewältigung bei Jugendlichen. Ebenso wie in unseren Ergebnissen wird von Fend (2003) beschrieben, dass Mädchen offener gegenüber therapeutischen Gesprächsangeboten seien und dass sie mit ihrer größeren Ausprägung im Krankheitsverarbeitungsstil »Religiosität und Sinnsuche« eine fatalistischere Haltung zeigten. Ferner wird von Fend dargestellt, dass Jungen grundsätzlich weniger nach emotionaler Unterstützung suchen und Entlastung eher durch Ablenkung anstreben würden. Die Bedeutung des Alters hinsichtlich der Krankheitsverarbeitung wird ebenfalls von Fend (2003) herausgestellt. Korrespondierend mit unseren Ergebnissen beschreibt er, dass sich bei Jugendlichen mit zunehmendem Alter ein aktiveres Copingverhalten entwickle. Ältere Jugendliche nähmen mehr Gespräche in Anspruch und würden offener über ihre Probleme reden.

Entgegen diesen Ergebnissen über geschlechtsspezifische Unterschiede beschreiben Bullinger und Petersen (2007) für Untersuchungen zu genderspezifischen Aspekten der Krankheitsverarbeitung die Tendenz, dass es keine signifikanten Differenzen zwischen den Geschlechtern in den Copingstrategien gäbe. Eine wiederum andere Einschätzung vertreten Voll und Krumm (2003). Nach ihnen würden Unterschiede in der Krankheitsverarbeitung dann auftreten, wenn die Jugendlichen sich in der Entwicklung und Entfaltung der geschlechtsspezifischen Rolle beeinträchtigt fühlten. Eine solche Beeinträchtigung in der Geschlechtsrollenidentität kann aber für viele unserer jugendlichen Patienten in der Rehaklinik Katharinenhöhe angenommen werden, so dass sich unsere Ergebnisse der geschlechtsspezifischen Unterschiede auch vor diesem Hintergrund erklären lassen.

Weiterhin wird mit den Ergebnissen unserer Untersuchung bestätigt, wie wertvoll für Jungen und Mädchen der Erfahrungsaustausch im Rahmen des Gruppengesprächs sein kann. Gleichwohl profitieren die Jungen im Hinblick auf eine Stärkung positiver Krankheitsverarbeitungsstile insgesamt in der Rehamaßnahme etwas weniger als die Mädchen. Dies mag mit der doch deutlich stärkeren Inanspruchnahme der psychotherapeutischen Angebote von den Mädchen zusammenhängen.

5 Schlussfolgerungen

Aufgrund der Untersuchungsergebnisse, dass die Jungen weniger therapeutische Angebote nutzen als die Mädchen und insgesamt auch einen geringeren Zuwachs aktiver Copingstrategien erreichen, wird für die Jungen in der Katharinenhöhe zukünftig eine verstärkte Teilnahme am Gruppengespräch angestrebt. Weiterhin sollen gerade für Jungen mehr »niedrigschwellige« Gesprächsräume angeboten werden. Wenn therapeutische Gespräche im Büro der Mitarbeitenden zu angstbesetzt sind, können Spaziergänge, aber auch spontane Übergänge von freizeitpädagogischen Kontakten zu Einzelgesprächen, hilfreich sein. Von den Patienten selbst wird immer wieder positiv bewertet, dass in der Jugendlichenrehabilitation der Klinik Katharinenhöhe die psychosozialen Mitarbeiter nicht nur im Gesprächsbereich arbeiten, sondern auch im informellen Kontakt und in der freizeitpädagogischen Betreuung.

Für die Jungen kann ein im Rehaverlauf veränderter Umgang mit der Krankheit, ein stärkeres Wahrnehmen, Zulassen und Ausdrücken von Belastungen aber auch dazu führen, dass sie sich weiter von den Verhaltensnormen in ihrem Freundeskreis am Heimatort entfernen. »Ich fühle mich viel erwachsener als die anderen« ist eine typische Äußerung, die wir von den Jungen hören. Diesbezüglich sollten die Jungen in der Reha beraten werden, wie sie soziale Kontakte weiterhin positiv gestalten können. Gerade wenn Jungen nach ihrer Erkrankung keinen Alkohol mehr trinken und nicht mehr rauchen wollen, wenn sie Risikoverhalten eher vermeiden und insgesamt einen offeneren Umgang mit ihren Belastungen und Gefühlen entwickelt haben, können im Freundeskreis neue Probleme auftreten. Für diese Anforderungen sollen Gesprächs- und Trainingsmöglichkeiten im Rehaverlauf ausgebaut werden.

Das Ergebnis der altersbezogenen Unterschiede im Umgang mit Krankheit bedeutet für das Konzept der Jugendlichenrehabilitation vor allem, dass verstärkt an den altershomogenen Kleingruppen und den engen Altersgrenzen, 15–17 Jahre, 18–22 Jahre und 23–28 Jahre festgehalten werden sollte. Auch wenn die jüngeren Patienten von der offeneren Art über Krankheit zu sprechen und einem insgesamt aktiveren Copingverhalten der älteren profitieren können, haben 15-Jährige andere Themen und eine andere Lebenswelt als 19-Jährige und benötigen einen anderen pädagogisch-therapeutischen Zugang.

Im Hinblick auf einen Vergleich zwischen Jungen und Mädchen sollten aber immer auch die große Individualität der Belastungssituationen, der Verarbeitungsstile und insgesamt der Entwicklungssituationen bei den Jugendlichen berücksichtigt werden. Auch wenn sich Unterschiede in den Gruppenvergleichen zwischen Jungen und Mädchen, älteren und jüngeren Jugendlichen gezeigt haben, sind damit keine Aussagen über den Einzelfall möglich, so dass sich die psychosozialen Interventionen immer an dem individuellen Unterstützungsbedarf jedes Einzelnen auszurichten haben.

Literatur

Bullinger M, Petersen C (2007) Bewältigung chronischer Krankheit. In: Rohde A, Mameros A (Hrsg.) Geschlechtsspezifische Psychiatrie und Psychotherapie. Stuttgart: Kohlhammer.

Fend H (2003) Entwicklungspsychologie des Jugendalters. 3. Aufl. Wiesbaden: VS Verlag für Sozialwissenschaften.

Gutjahr P (1993) Krebs bei Kindern und Jugendlichen. Köln: Deutscher Ärzte-Verlag.

Haug-Schnabel G, Schnabel N (2008) Pubertät. Ratingen: Oberstebrink Verlag.

Hedenigg S (2006) Der Umgang mit dem Tod eines lebensbedrohlich erkrankten Kindes im familiären Diskurs. Dissertationsarbeit an der medizinischen Fakultät der Charité-Universitätsmedizin Berlin.

Kolip P (1997) Geschlecht und Gesundheit im Jugendalter. Opladen: Leske + Budrich.

Ortland B (2008) Behinderung und Sexualität – Grundlagen einer behinderungsspezifischen Sexualpädagogik. Stuttgart: Kohlhammer.

Raithel J (2003) Risikobezogenes Verhalten und Geschlechtsrollenorientierung im Jugendalter. Zeitschrift für Gesundheitspsychologie 11(1): 211–218.

Voll R, Krumm B (2003) Geschlechtsspezifische Bewältigung bei jungen Menschen mit Körperbehinderungen. Kinderheilkunde 151(6): 621–627.

4 Gesundheitsversorgung von Jungen

4.1 Blick über die Grenzen: Grundsätze der gesundheitlichen Betreuung männlicher Jugendlicher in den USA[1]

Donald E. Greydanus

1 Einleitung

Dem männlichen Jugendlichen geht der Ruf voraus, der Gesundheitsvorsorge selbst dann aus dem Weg zu gehen, wenn er durch ein hohes Risikoverhalten auffällt (Marcell AV et al. 2002; Bell und Ginsburg 2003). Vielleicht gilt es bei vielen Spezies als ein Kennzeichen von Männlichkeit, sich mit den Risiken des Lebens allein und ohne Hilfe von außen auseinander zu setzen. Ein Zeugnis davon geben z. B. die Drohnen bei den Bienen oder das Schicksal des Männchens der Gottesanbeterin, welches häufig während oder nach der Paarung vom Weibchen verspeist wird. Es war immer eine gefährliche Umwelt für viele männliche Hominiden, die sich vor 250 000 Jahren aus anderen Primaten entwickelt haben. So auch für den männlichen Homo sapiens, der sich vor ca. 60 000 Jahren entwickelte (Magner 2002).

Männer sind in tausenden von Jahren darauf programmiert worden, Gewalt auszuüben und in einer bedrohlichen Umwelt einen hohen Grad an Risikoverhalten aufzunehmen, dabei jedoch gleichzeitig ohne Hilfe und Unterstützung auskommen zu wollen (»lonesome Cowboy«).

Es entwickelte sich das Ethos einer Welt voller Gefahren, in der der Mann alleine bestehen muss. So fördern die meisten Familien und Kulturen immer noch eine leistungsorientierte Männlichkeit mit dem Ziel, Jungen zu Versorgern und Beschützern zu erziehen. Aggressive und kompetitive Verhaltensweisen sind häufig Teil der kulturellen Sozialisation von Jungen, da sie als notwendige Voraussetzung für die Verwirklichung dieses Ziels angesehen werden. Nun, zu Beginn des 21. Jahrhunderts, ist diese Jahrtausende alte Evolutionsstrategie nicht mehr funktional und es stellt sich die Frage, wie dem männlichen Jugendlichen mit seinem erhöhten Risiko für Gewalttätigkeit, Selbstmord- und Totschlaggefährdung und einem verstärkten Risikoverhalten auch im Bereich der Sexualität, abgesehen von anderen gesundheitlichen Problemen, geholfen werden kann (Melzer-Lange 1998; Greydanus et al. 2006; Eaton et al. 2009; Logan et al. 2009; De Rosa et al. 2010; Foti et al. 2010). Dieses Kapitel will hierzu einige Vorschläge machen.

---

1 Übersetzung aus dem Englischen: B. Stier

2 Vertraulichkeit

Für den männlichen Jugendlichen ist es wichtig zu wissen, dass alle seine Person betreffenden Informationen, die dem Arzt/in im Gespräch mitgeteilt werden, vertraulich behandelt werden (Ford et al. 2004, Lyren und Silber 2006). Jugendliche werden eher bereit sein, dem Arzt wichtige Gesundheitsinformationen mitzuteilen, wenn sie davon überzeugt sind, dass diese nicht ohne ihr Wissen und ihre Zustimmung an die Eltern oder Betreuer weitergegeben werden. Der Arzt muss jedoch darauf hinweisen, dass es bestimmte Informationen gibt, an die Eltern/Betreuer weiter gegeben werden müssen – z. B. wenn Gefahr für Leib und Leben des Jugendlichen oder eine Bedrohung Dritter durch diesen besteht. In einem solchen Fall wird der Arzt mit dem Patienten diese Informationsweitergabe besprechen. Dabei kann der Arzt als Puffer zwischen Jugendlichem und Eltern/Betreuer fungieren. Ärzte, die nicht bereit sind, diese Vertrauensbasis aufzubauen, werden umgekehrt von den Jugendlichen auch nicht ins Vertrauen gezogen, selbst dann nicht, wenn dies mit gesundheitlichen Risiken für den Jugendlichen verbunden ist. Es handelt sich dabei um eine Conditio sine qua non der Betreuung jugendlicher Patienten generell.

3 Ambulanzgespräch

Der wichtigste Teil der medizinischen Betreuung Jugendlicher ist das anamnestische Gespräch, welches zumeist in den Räumen der Ambulanz oder Praxis stattfindet (Greydanus 2008). Diese Anamnese besteht aus drei wesentlichen Komponenten: dem Zusammentragen von Informationen, dem Beziehungsaufbau und der Patientenschulung.
▶ Tabelle 1 zeigt einige Basisbereiche der ambulanten Betreuung von Jugendlichen (Hofmann 1997; Mehta 2006).

Tab. 1: Basisbereiche der ambulanten Betreuung von Jugendlichen

Basic Tenets of Providing Clinical Care to Youth in the Outpatient Setting (Hofmann 1997; Mehta 2006)
1. Availability
2. Accessibility
3. Approachability
4. Acceptability
5. Appropriateness
6. Affordability

Den männlichen Jugendlichen akzeptieren und annehmen (acceptability) verweist auf das Verstehen und die Akzeptanz des Jugendlichen sowie seines Entwicklungsstandes und Bedürfnisses nach Autonomie. Der Arzt sollte zudem gut zugänglich und erreichbar sein (accessibility and approachability) [Erreichbarkeit] und die geschilderten Probleme ernst nehmen (accepting of his problems). Er sollte angemessen Hilfe und Unterstützung, welche an den Bedürfnissen des Jugendlichen und nicht denen des Arztes ausgerichtet ist, anbieten. Nicht zuletzt sollte die medizinische Unterstützung für den Jugendlichen erschwinglich sein und seinem Bedürfnis nach Verschwiegenheit Rechnung tragen (affordability/confidentiality in health care).

Für das initiale Vorsorgegespräch einschließlich gründlicher Untersuchung sollten mindestens 45 min. eingeplant werden. Andernfalls können wichtige Informationen versäumt werden. Dabei sollte der Arzt in seinem Auftreten ehrlich und authentisch sein. Aufgesetztes Verhalten wird von Jugendlichen in der Regel rasch erkannt, was zur Folge hat, dass wichtige Informationen nicht mitgeteilt werden. Rigide, fundamentalistische oder moralisierende Einstellungen des Arztes (z. B. »Jugendliche dürfen niemals sexuell aktiv sein oder legale und illegale Drogen nehmen«) führen sehr schnell – zumal bei entsprechenden Themen – zur Ablehnung medizinischer Hilfe.

Aufmerksames Zuhören ist eine weitere wichtige Voraussetzung für ein erfolgreiches anamnestisches Gespräch. Für männliche Jugendliche bestehen vielfältige gesundheitliche Probleme und Risiken. Dies macht eine sorgfältige Einschätzung zur Identifizierung dieser Probleme und Risiken erforderlich (Barker 2000). Einige Jugendliche befinden sich noch im Stadium des konkreten Denkens (nach Piaget), in dem sie abstrakten Gedankengängen und einer Antizipation der Zukunft nicht oder nur bedingt zugänglich sind (Greydanus et al. 2006; Greydanus et al. 2008). Anders ist dies bei Jugendlichen, die zum späteren Zeitpunkt pubertärer Entwicklung gelernt haben, operational zu denken. Sie profitieren viel eher von einer auf die Zukunft ausgerichteten Gesundheitsberatung. Die falsche oder Nichtbeantwortung einer Frage kann daher auch bedeuten, dass sie nicht gemäß des individuellen Entwicklungsstadiums des Denkens des Jugendlichen gestellt wurde. Einige Jugendliche äußern u. U. Gedanken und Vorstellungen, die von Selbstüberschätzung und Realitätsferne getragen sind.

Widerstand gegenüber der empfohlenen Behandlung spiegelt nicht selten das Streben nach Autonomie und Loslösung von der elterlichen Kontrolle wider. Es sollte daher nicht grundsätzlich davon ausgegangen werden, dass sich der Jugendliche aus »Böswilligkeit« widersetzt. Der Arzt muss sich Zeit dafür nehmen, den Entwicklungsstand und die Denkweise des Jugendlichen zu verstehen. Häufig stellt sich die Elternführung als kritischer Punkt bei der gesundheitlichen Betreuung von Jugendlichen, z. B. bei Fragen rund um die Sexualität – im homosexuellen noch mehr als im heterosexuellen Kontext – dar (Levine 2009; Johnson et al. 2008). Die Studie von Arik Marcell (2007) macht deutlich, wie wichtig es ist, zur Verbesserung des Gesundheitsverhaltens männlicher Jugendlicher stereotype Männlichkeitsbilder zu hinterfragen und die Kommunikation über Gesundheitsfragen zwischen Müttern und insbesondere jedoch Vätern einerseits und den Jugendlichen andererseits zu fördern.

Für Jungen stellt der Vater das entscheidende Vorbild bzgl. des Gesundheitsverhaltens dar. Nach wie vor werden jedoch auch von männlichen Jugendlichen die Mütter als Vertrauenspersonen gewählt. Eine bessere Gesundheitsanbindung männlicher Jugendlicher leitet über in eine bessere Gesundheitsanbindung der Männer und hilft entscheidend, die gesundheitliche Situation der männlichen Bevölkerung zu verbessern (Marcell et al. 2007).

Männliche Jugendliche können diverse medizinische Probleme im Bereich des Urogenitaltrakts entwickeln, so z. B. Hydrozelen, Varikozelen, traumatische Verletzungen des Hodens, Hodentorsionen, Hodentumore und Hodenentzündungen (Melzer-Lange 1998; Marcell et al. 2002). Aus diesem Grund sollte ein Gesundheitsscreening bei männlichen Jugendlichen auch immer die Inspektion und Untersuchung des Genitalbereichs mit einbeziehen. Hierzu gehören auch die Dokumentation des sexuellen/genitalen Entwicklungsstatus (Tanner-Stadium), des Ausschlusses sexuell übertragener Erkrankungen (STD) sowie die Aufklärung über Schutzmöglichkeiten und Kontrazeptionsberatung. Ebenso sollte der Jugendliche zur Selbstuntersuchung der Hoden angeleitet werden. Die Häufigkeit von Hodentumoren wird für die USA mit 1–2 Fällen pro 100 000 Jungen im Alter von 15 bis 19 Jahren und mit 6 Fällen pro 100 000 für die Altersgruppe von 15 bis 24 Jahren angegeben. Die Anleitung zur Hodenuntersuchung sollte daher – wie von der American Cancer Society gefordert – fester Bestandteil jeder Routineuntersuchung von männlichen Jugendlichen sein. Gesundheitsberatung zum Thema Sexualität sollte auch die Thematik des sexuellen Risikoverhaltens mit einschließen und ggf. auch über bestimmte Risiken homosexueller Praktiken aufklären. Dabei geht es keinesfalls darum, eine Wertung vorzunehmen. Vielmehr sollen Wege aufgezeigt werden wie sich diese Risiken minimieren lassen.

Die Prävention und Behandlung sexuell übertragener Krankheiten sowie die Beratung zur Kontrazeption und Schwangerschaftsplanung ist Teil der Bemühungen, Jungen und junge Männer bei der Erreichung ihrer Ziele in Ausbildung, Karriere- und Familienplanung zu unterstützen. Ziel ist es, die Gesundheitsrisiken männlicher Jugendlicher im Kontext von Familie und Gesellschaft zu minimieren. In einigen Umgebungen erfahren männliche Jugendliche immer noch, dass riskanter und ungeschützter Sex die einzige Form von Sex ist, die zählt. Demzufolge schließt die Information zum Kondomgebrauch auch eine Diskussion über Männlichkeitsbilder und Geschlechterstereotypien wie auch Sexualverhalten und Einstellung zur Sexualität mit ein.

Männliche Jugendliche weisen eine erhöhte Vulnerabilität für psychische Erkrankungen wie z. B. Depressionen und Selbstmordabsichten auf, da sie sich mit ihren Beschwerden nur selten Anderen anvertrauen und sich eher zurückziehen. Typischerweise ignorieren sie entsprechende Beratungsmöglichkeiten. Aus diesem Grund ist es wichtig, in der medizinischen Betreuung, egal ob im ambulanten oder stationären Kontext, ein Screening auf das Vorliegen solcherlei Problematik durchzuführen.

4 Sportmedizin als ein Träger umfassender medizinischer Information

Männer sind seit Urzeiten in sportlichen Aktivitäten engagiert. Sowohl die antiken (776–393 AD) als auch die neuzeitlichen (ab 1896) Olympischen Spiele sind ein Zeugnis dieses großen sportlichen Interesses, welches männliche Jugendliche weltweit den unzähligen Sportarten entgegenbringen. Dabei sollte einer regelmäßigen sportlichen Betätigung in jedem Fall eine eingehende Untersuchung vorausgehen, um mögliche Kontraindikationen und gesundheitlichen Probleme ausschließen zu können (Patel et al. 2009). Das bedeutet, dass die Notwendigkeit einer solchen Untersuchung den männlichen Jugendlichen automatisch mit dem Gesundheitssystem in Kontakt bringt. Diese Gelegenheit kann und sollte für eine generelle Gesundheitsberatung genutzt werden (Elster und Kuznets 1992; Greydanus et al. 2010). Ärzte sollten dafür sensibilisiert werden, jede sich bietende Gelegenheit zur gesundheitlichen Beratung von männlichen Jugendlichen zu nutzen.

5 Zusammenfassung – Grundsätze der gesundheitlichen Betreuung männlicher Jugendlicher

Das United States Department of Health and Human Services (DHHS) veröffentlichte im Dezember 2010 das inzwischen bekannte Dokument »Healthy People 2010« (U.S. Department of Health and Human Services 2010). Diese und weitere Veröffentlichungen leiten den Arzt im gesundheitsfördernden Umgang mit männlichen Jugendlichen, wobei ausdrücklich auch das Sexualverhalten, die Möglichkeit einer frühen Vaterschaft sowie sexuell übertragbare Erkrankungen, hohe Mortalitätsraten, Unfallgefahren und -häufigkeiten, Substanzmissbrauch, die hohe Selbstmord- und Totschlagsrate, die hohe Rate an Depressionen, Angststörungen und anderen psychischen Krankheiten berücksichtigt und besprochen werden sollten (Elster und Kuznets 1992; Marcell et al. 2002; Bell und Ginsburg 2003; Elster und Marcell 2003; U.S. Department of Health and Human Services 2010).

Darüber hinaus sollten Auskünfte und Instruktionen bezüglich der Unvereinbarkeit von Alkoholkonsum und Autofahren, dem Gebrauch von Sicherheitsgurten sowie die Möglichkeiten, die Verletzungs- und Todesfallrate von männlichen Jugendlichen im Straßenverkehr zu reduzieren, gegeben werden. Häufig leben männliche Jugendliche in einem Umfeld, in dem Gewalt an der Tagesordnung ist. Informationen und Ratschläge, die ihnen helfen, gewalttätigen Auseinandersetzungen, dem Gebrauch von Waffen in Schulen und gefährlichen Situationen aus dem Weg zu gehen, sind daher erforderlich. Ebenso sollten Mobbing sowie Informationen bezüglich des Alkoholkonsums, insbesondere Bingedrinking, Tabakgebrauch und anderen Drogen diskutiert werden. Männliche Jugendliche sollten darüber hinaus über verantwortungsvolle Sexualität aufgeklärt werden. Weitere wichtige Themen der Aufklärungsgespräche betreffen Depressionen, Angststörungen und Suizidalität.

Ein weiterer Fokus sollte auf eine gesunde Ernährung und körperliche Aktivität, auch zur Vermeidung von Übergewicht, gelegt werden. Die gesundheitliche Beratung von männlichen Jugendlichen kann alle Bereiche primärer, sekundärer und tertiärer Prävention einschließen.

Die Untersuchung im Genitalbereich ist immer eine gute Möglichkeit, auf Fragen zur Sexualität und Schwangerschaftsverhütung einzugehen. Die Bestätigung, dass diese Untersuchung einen normalen Befund erbrachte, ist immer eine bedeutsame und beruhigende Feststellung. Darüber hinaus stellt sie eine Gelegenheit dar, auf Störungen der Sexualfunktion näher einzugehen. Die Möglichkeit der Untersuchung und gesundheitlichen Begleitung von männlichen Jugendlichen sollte bei diesem, vom Gesundheitssystem häufig vernachlässigten Kollektiv, nicht ungenutzt bleiben.

Literatur

Marcell AV, Klein JD, Fischer I et al (2002) Male adolescent use of health services: Where are the boys? J Adolesc Health 30: 35–43.

Bell DL, Ginsburg KR (2003) Connecting the adolescent male with health care. Adolesc Med 14(3): 555–564.

Magner LN (2002). A History of the Life Sciences, 3rd Edition. NY: Marcel Dekker, Inc.

Greydanus DE, Patel DR, Pratt HD (eds.) (2006) Essential Adolescent Medicine. NY: McGraw Medical Publishers.

Eaton DK, Kann L, Kinchen S et al. (2009) Youth risk behavior surveillance – United States. Morb Mort Week Rep 2010; 59(5): 1–142.

De Rosa CJ, Ethier KA, Kim DH et al (2010) Sexual intercourse and oral sex among public middle school students: prevalence and correlates. Perspect Sex Reprod Health 42(3): 197–205.

Foti K, Eaton D (2010) Associations of selected health risk behaviors with self-rated health status among U.S. high school students. Pubic Health Rep 2010, 125(5): 771–781.

Melzer-Lange MD (1998) Violence and associated high-risk health behavior in adolescents. Substance abuse, sexually transmitted diseases, and pregnancy of adolescents. Pediatr Clin North Am 45(2): 307–317.

Logan JE, Leeb RT, Barker LE (2009) Gender-specific mental and behavioral outcomes among physically abused high-risk seventh-grade youths. Public Health Rep 2009; 124 (2): 234–245.

Lyren A, Silber TJ (2006) »Consent, Confidentiality, and other related issues in the care of adolescents.« In: Greydanus DE, Patel DR, Pratt HD (Eds.) Essential Adolescent Medicine. NY: McGraw-Hill Medical Publishers, ch. 3: 29–42.

Ford C, English A, Sigman G (2004) Confidential health care for adolescents: Position paper for the Society for Adolescent Medicine. J Adolesc Health 35: 160–167.

Greydanus DE, Feinberg AN, Patel DR, Homnick DN (eds.) (2008) The Pediatric Diagnostic Examination. NY: McGraw-Hill Medial Publishers.

Hofmann AD (1997) Communicating with adolescents and their parents. In: Hofmann AD, Greydanus DE (eds.) Adolescent Medicine, 3rd Ed. Stamford, CT: Appleton & Lange, p 40.

Mehta R (2006) »Approach to an adolescent client« In: Bhave S (Editor-in-Chief) Bhave's Textbook of Adolescent Medicine. New Delhi, India: Jaypee Brothers Medical Publishers, ch. 1.4: 16–20.

Barker G (2000) What About Boys: A Literature Review in the Health and Development of Adolescent Boys. WHO Department of Child and

Adolescent Health and Development. Geneva, Switzerland.

Levine DA (2009) Office-based care for gay, lesbian, bisexual, and questioning Youth. Adolesc Med 20 (1): 223–242.

Johnson WD, Riaz RM, Flanders WE et al (2008) Behavioral interventions to reduce risk for sexual transmission of HIV among men who have sex with men. Cochrane Database Sys Rev 2008; 16(3): CD001 230.

Marcell AV, Ford CA, Pleck JH, Sonenstein FL (2007) Masculine Beliefs, Parental Communication, and Male Adolescents' Health Care Use. Pediatrics 119: e966–e975.

Patel DR, Greydanus DE, Baker RJ (2009) Pediatric Practice: Sports Medicine. NY: McGraw-Hill Medical Publishers.

Elster AB, Kuznets NJ (1992) AMA Guidelines for Adolescent Preventive Service (GAPS): Recommendations and rationale. Baltimore, MD: Williams and Wilkins.

Greydanus DE, Patel DR, Reddy VN, Feinberg AN, Omar HA (2010) Handbook of Clinical Pediatrics: An Update for the Ambulatory Pediatrician. Singapore: World Scientific Publishing & Imperial College Press.

U.S. Department of Health and Human Services. Healthy People 2010: Understanding and Improving Health. 2nd ed. Washington, DC: US Government Printing Office, 2000; Healthy People, 2020 – released December, 2010.

Elster AB, Marcell AV (2003) Health care of adolescent males: overview, rationale, and Recommendations. Adolesc Med: State of the Art Rev 14(3): 525–540.

4.2 Blick über die Grenzen: Gesundheitsvorsorge bei Jungen und jungen Männern in den USA[1]

Arik V. Marcell

1 Einleitung

Die Hauptursachen von Morbidität und Mortalität bei männlichen Jugendlich können großteils verhindert werden. Das Angebot des Gesundheitssystems an präventiven Dienstleistungen, die ein Screening des Gesundheitszustands und die Beurteilung von Risikofaktoren für alle Jugendlichen ermöglichen, können der betreuenden Instanz wichtige Hinweise für eine gezielte Intervention und Therapie geben.

Jeder Besuch in der Ambulanz oder Praxis gibt den dort Beschäftigten die Möglichkeit, eine Vertrauensbasis besonders mit den männlichen Jugendlichen aufzubauen, welche ansonsten im weiteren Verlauf viel zu wenig mit dem Gesundheitssystem in Kontakt kommen. Die in der Primärprävention Tätigen spielen daher eine herausragende Rolle für die Gesundheitsförderung und Verhinderung von Erkrankungen bei männlichen Jugendlichen. Das Ziel dieses Kapitels ist es, eine evidenzbasierte Herangehensweise an primärpräventive Maßnahmen bei männlichen Jugendlichen zu beleuchten und den in diesem Bereich Tätigen Anleitungen für ihren Umgang mit dieser Patientengruppe zu geben.

2 Die Konsultation

Professionelle, auf die Behandlung von Jugendlichen zugeschnittene Leitlinien gibt es von der American Medical Association (AMA) [Guidelines for Adolescent Preventive Services (GAPS)], der American Academy of Pediatrics (AAP) [Bright Futures (BF)], der United States Preventive Services Task Force (USPSTF) [Guide to Clinical Preventive Services], und der American Academy of Family Practice (AAFP) [Summary of Recommendations for Clinical Preventive Services]. (American Academy of Family Physicians 2010; Elster und Kuznets 1993; Hagan et al. 2008; U. S. Preventive Services Task Force 2010). ► Tabelle 1 gibt eine Zusammenfassung dieser Leitlinien spezifiziert nach Organisation und Art/Thematik der medizinischen Dienstleistung.

Die Organisationen gründen die Festlegung ihrer jeweiligen Leitlinien auf unterschiedliche Vorgehensweisen. So basieren die Leitlinien des USPSTF auf evaluierten und in ihrer Wirksamkeit bestätigten Screeningmethoden und Interventionsstrategien zur Verbesserung des Gesundheitszustands. Die AMA GAPS-Leitlinien berücksichtigen Expertenwissen und -meinungen, da nur begrenzt Daten und Studien zur Wirksamkeit von Gesundheitsverhalten und des Gesundheitszustands bei Jugendlichen vorhanden sind. BF basiert auf einer Kombination von evidenzbasierter Bewertung und Expertenmeinungen. Über diese grundsätzlich unterschiedlichen Ansätze hinaus kommen die einzelnen Organisationen auch im Vergleich untereinander zu differenten Empfehlungen.

---

[1] Übersetzung aus dem Englischen: B. Stier

Ergänzend gibt es für viele Empfehlungen keine evidenzbasierte Grundlage, da hierzu aufgrund mangelnder Untersuchungen keine validen Daten zur Verfügung stehen.

Der in der Primärprävention Tätige sollte immer das Ziel dieser Empfehlungen im Hinterkopf behalten, welches darin besteht, organisatorische Hilfen für die gesundheitlichen Dienstleistungen als Teil der Gesundheitsvorsorge bei Jugendlichen zu geben. Evidenzbasierte Leitlinien weisen auf Dienstleistungen hin, die aufgrund von Untersuchungen gemäß den Empfehlungen effektiver umgesetzt werden können.

Insbesondere die AMA GAPS geben eine Reihe von wichtigen Empfehlungen, wie die Konsultation eines männlichen Jugendlichen gestaltet werden sollte. Der wesentliche Fokus einer routinemäßigen gesundheitlichen Konsultation eines 11- bis 21-jährigen männlichen Jugendlichen ist auf den medizinischen und psychosozialen Aspekt seiner Gesundheit zu legen und Präventionsmaßnahmen zu fördern. Die AMA-GAPS-Leitlinien geben 24 Empfehlungen, die u. a. einschließen (▶ **Tab. 2**):

- Das grundsätzliche medizinische Betreuungsangebot für Jugendliche
- Die Notwendigkeit gesundheitlicher Unterstützung und die Fokussierung auf das Wohlergehen des Jugendlichen und seinen Eltern bzw. Betreuern
- Die Notwendigkeit, den Jugendlichen auf gesundheitliche Faktoren hin zu untersuchen, welche die Gesundheit im Jugend- oder späteren Erwachsenenalter negativ beeinträchtigen und signifikante Leidenszustände hervorrufen können
- Die Notwendigkeit und Bedeutung von Impfungen zur Verhinderung bestimmter Infektionskrankheiten

Bright future (BF) geben altersbezogene Empfehlungen, die sich auf zehn gesundheitsfördernde Themen der Kindheit und Adoleszenz beziehen. Diese fokussieren auf die Unterstützung der Familie, Entwicklung in der Kindheit, mentale Gesundheit, gesunde Ernährung und Körpergewicht, Bewegung, Mund- und Zahngesundheit, Geschlechtsentwicklung und Sexualität, Sicherheit und Unfallverhütung und soziale Beziehungen sowie Ressourcen. Die USPSTF und AAFP-Leitlinien heben wichtige präventive Dienstleistungen hervor, welche fortlaufend aktualisiert werden. Im Folgenden werden wesentliche Kernbereiche der Konsultation männlicher Jugendlicher herausgestellt und kommentiert.

- **Häufigkeit der Konsultation:** Die empfohlene Häufigkeit der Konsultationen variiert bei den Leitlinien von »jährlich« (AMA GAPS und BF) bis »nach Absprache« (USPSTF und AAFP).
- **Minimalvoraussetzungen und Schweigepflicht** (Elster und Kuznets 1993): Die Untersuchungsbedingungen sollten die Eltern/Betreuer in die gesundheitliche Betreuung mit einbeziehen sowie niedrigschwellig, durchsichtig und verständlich für Jugendliche und ihre Bezugspersonen sein. Obwohl die Volljährigkeit erst mit 18 Jahren erreicht wird, können bereits minderjährige männliche Jugendliche mit einer Aufklärung bzgl. Themen rund um die Fortpflanzung (z. B. Sexuell übertragene Erkrankungen (STDs) und HIV), Substanzmissbrauch und mentaler Gesundheit einschließlich der Thematik sexueller Übergriffe oder Vergewaltigung einverstanden sein. Medizinische Explorationen und Interventionen unterliegen der Schweigepflicht. Diese wird im Voraus abgesprochen und steht in Übereinstimmung mit der Kostenübernahme und Abdeckung durch die Krankenversicherung (Health Insurance Portability and Accountability Act (HIPAA), es sei denn, der Jugendliche berichtet über körperliche bzw. sexuelle Übergriffe oder Misshandlung bei ihm selbst und/oder Anderen. Berichte über jegliche Form

Tab. 1: Vergleiche zwischen den einzelnen Clinical Preventive Service Recommendations by National Organizations für männliche Jugendliche (nach Marcell 2007)

	AMA GAPS	Bright Futures		USPSTF	AAFP
	Expert Panel	Expert Panel & Evidence		Evidence-Based	
Access to care; confidentiality	Y	Y		Y	–	–
Target age range*	11–21	11–14; 15–17		18–21	< 20	< 20
Periodicity of visit	Annual	Annual		Annual	Tailored	Tailored
History: Screening & Counseling					
Puberty & sexuality	Y	Y		Y	–	–
Relationships & dating	–	–		–	–	–
Sexual activity	Y	Y		Y	B	B
Contraception¶	Y	Y		Y	–	–
STI/HIV counseling	Y	Y		Y	B¶/I if not	B¶/I if not
Depression	Y	Y		Y	B	I
Risk for suicide	Y	Y		Y	I	–
Violence prevention	–	Y		Y	I	I
Abuse	Y	Y		Y	I	I
Injury prevention	Y	Y		Y	I^a1	–
Tobacco use	Y	Y		Y	I	I
Alcohol use	Y	Y		Y	I	I
Other drug use	Y	Y		Y	I	I
Getting along with family	–	Y		–	–	–
School performance/problems	Y	Y		Y	–	–
Nutrition	Y	Y		Y	I	–
Physical activity	Y	Y		Y	I	I
Body image/Eating disorders	Y	Y		Y	–	–
Stress management	–	Y		Y	–	–
Skin protection	–**	Y		Y	I	–
Physical Exam/Health Guidance					
Sexual maturity rating	Y	Y		Y	–	–
Gynecomastia exam	–**	Y		–	–	–
Genital exam	–**	Y^b1		Y^b1	–	–
Testicular cancer screen	N	–		–	D	D
Teaching of testicular self exam	–	–		–	–	–
Hernia	–**	Y		Y	–	–
Anal/rectal exam	–**	–		–	–	–
Hypertension (BP)	Y	Y		Y	–	I^c1
Obesity/BMI	Y	Y		Y	B	B
Hearing & Vision	–**	Y		Y	–	–
Calcium/Bone health	–**	Y		Y	–	–
Scoliosis	–**	Y		Y	D	D

4.2 Blick über die Grenzen: Gesundheitsvorsorge bei Jungen und jungen Männern in den USA

	AMA GAPS	Bright Futures		USPSTF	AAFP
	Expert Panel	Expert Panel & Evidence		Evidence-Based	
Dental health	–**	Y	Y	B^{d1}	A^{d1}
Laboratory Screening Tests					
STI (Chlamydia)¶	Y	Y	Y	I	I
STI (Gonorrhea)¶	Y	Y	Y	I	I¶/D if not
STI (HCV, HSV, HBV)	N	–	–	–, D, D	–, D, D
Syphilis¶	Y	Y	Y	A¶/D if not	A¶/D if not
HIV infection¶	Y	Y	Y	A¶/C if not	A¶/C if not
Anal pap	–	–	–	–	–
Cholesterol¶ ^{e1}	Y	Y	Y	I	I
Tuberculosis¶	Y	Y	Y	Y^{f1}	A¶
Hematocrit¶	N	Y	Y	–	–
Urinalysis	N	–	–	D	D
Immunizations					
ACIP recommendations ^{g1}	Y	Y	Y	Y^{f1}	Y
Health Guidance for Parents†	Y	Y	Y	–	–

Y = Yes; N = No; – = Not discussed
A = Strongly recommend; B = Recommend; D = Recommend against; I = Insufficient evidence for or against
¶ Procedure recommended for selected adolescents who are at high risk for the medical problem
* The AAP, AMA, and BF make a distinction among developmental stages of adolescence
** GAPS indicates the need for a »complete physical exam« but does not explicitly state what this should include
[a1] Counseling on use of motor vehicle occupant restraints (child safety seats, booster seats, and lap- and-shoulder belts) and driving while under the influence of alcohol or riding with drivers who are alcohol-impaired.
[b1] Visual inspection for STIs and palpation for hydrocele, hernia, varicocele & masses
[c1] Recommended in persons 18 or older
[d1] Fluoride supplementation recommended in children 6 months to 16 years when water source is deficient in fluoride
[e1] USPSTF recommendations made for adults 20 and older
[f1] The USPSTF defers to the CDC ACIP recommendations on immunization.
[g1] Schedule per Committee on Infectious Disease, published annually in the January edition of Pediatrics. Every visit should be an opportunity to update and complete a child's immunizations
† Procedure recommended for all adolescents/parents
AMA GAPS, American Medical Association Guidelines for Adolescent Preventive Services; BF, Bright Futures; USPSTF, US Preventive Services Task Force; AAFP, American Academy of Family Physicians; CDC, Centers for Disease Control & Prevention; SAHM, Society for Adolescent Health & Medicine; AANP, American Association of Nurse Practitioners; ARHP, Association for Reproductive Health Professionals; ACIP, Advisory Committee on Immunization Practices

physischer Gewalt erfordern eine Kontaktaufnahme mit dem lokalen oder regionalen Kinderschutzdienst. Schildert der Jugendliche selbstschädigendes oder gegenüber Dritten übergriffiges Verhalten, ist eine Überweisung an den Kriseninterventionsservice bzw. die Psychiatrie, den zuständigen Sozialarbeiter und in dringlichen Situationen auch an rechtsstaatliche Instanzen notwendig.

- **Anamnese:** Um eine angenehme und konstruktive Atmosphäre herzustellen, sollte der Patient während der medizinischen und psychosozialen Anamnese angekleidet sein. Zudem sollte der medizinische Betreuer sensibel auf die Bedürfnisse des Jugendlichen eingehen und eine konzentrierte Konversation ohne größere Unterbrechungen gewährleisten. Die Anamnese ist möglichst detailliert und vollständig zu erheben, weshalb auch Informationen von Eltern/Betreuungspersonen eingeholt werden sollten. Hingegen sollte die psychosoziale Beurteilung des Jugendlichen unter vier Augen und vertraulich erfolgen. Neben aktivem Zuhören empfiehlt sich eine ausgewogene Mischung aus geschlossenen und aktiven Fragen (Elster und Kuznets 1993; Hagan et al. 2008). Ein bereits im Vorfeld dem Patienten zur Beantwortung übergebener Fragebogen hilft nicht nur Zeit zu sparen, sondern auch besser auf konkrete Problempunkte einzugehen. Eine andere Möglichkeit, auf die psychosoziale Anamnese einzugehen, bietet der HEADSS-Fragebogen (Goldenring und Cohen 1988; Goldenring und Rosen 2004; Marcell und Bell 2006). Die Abkürzung HEADSS steht für spezifische Lebensbereiche im Jugendalter (home, education, eating, activities, drugs, sexual identity/activity, suicide/depression, and safety).
- Auf die **körperliche Untersuchung** wird ausführlich in ▶ Kapitel 3.2 in diesem Band eingegangen.
- **Laboruntersuchungen:** Die Empfehlungen beziehen sich auf das Laborscreening asymptomatischer Patienten. Einzelne Screeningtests, z. B. die routinemäßige Urinuntersuchung und die Bestimmung des Hämatokritwerts, werden aufgrund evidenzbasierter Untersuchungen nicht länger als sinnvoll bei männlichen Jugendlichen angesehen. Empfohlen wird jedoch die routinemäßige Untersuchung z. B. auf HIV und Syphilis.

3 Gesundheitsförderung

Im Hinblick auf die verwendeten Fragetechniken und die Bereitstellung geeigneter medizinischer Maßnahmen muss der individuelle Entwicklungsstand des Jugendlichen berücksichtigt werden, wobei Strategien zum Herbeiführen von Verhaltensänderungen gegenüber dem jeweiligen Entwicklungsstand angemessen sein müssen (Marcell and Monasterio 2003). Zwar gibt es keine Studien über den effektivsten Weg, mit männlichen Jugendlichen über Gesundheitsthemen ins Gespräch zu kommen, doch sollte die Art der Fragestellung unbedingt berücksichtigt werden. Jungen haben möglicherweise Schwierigkeiten, ihre Gefühle auszudrücken, sind aber offen für ein Gespräch in einer Umgebung, in der sie sich sicher und verstanden fühlen. Es empfiehlt sich daher zu fragen: »Was glaubst/glaubtest Du geschieht/geschah mit Dir …?«, gegenüber der Formulierung: »Was fühltest Du dabei …?« Im weiteren Gesprächsverlauf können spezifischere Fragen dabei helfen, die Gefühle zu konkretisieren. Die alleinige Weitergabe von Informationen oder gar Drohen oder Ängstigen stellt keinen effektiven Weg zur angestrebten Verhaltensänderung dar. Als erfolgreich zur Herbeiführung von Verhaltensänderungen hat sich die Förderung von Fähig- und Fertigkeiten sowie die klientenzentrierte Gesprächsführung, welche die Selbstwirksamkeit und das Selbstwertgefühl des Patienten steigern, erwiesen (Bandura 1969; Kamb et al. 1998).

4.2 Blick über die Grenzen: Gesundheitsvorsorge bei Jungen und jungen Männern in den USA

Tab. 2: Guidelines for Adolescent Preventive Services (nach Elster und Kuzsets 1993)

Recommendations for Delivery of Health Services
Recommendation 1. From ages 11 to 21, all adolescents should have an annual preventive services visit.
Recommendation 2. Preventive services should be age and developmentally appropriate, and should be sensitive to individual and sociocultural differences.
Recommendation 3. Physicians should establish office policies regarding confidential care for adolescents and how parents will be involved in that care. These policies should be made clear to adolescents and their parents.

Recommendations for Health Guidance
Recommendation 4. Parents or other adult caregivers of adolescents should receive health guidance at least once during early adolescence, once during middle adolescence and, preferably, once during late adolescence.
Recommendation 5. All adolescents should receive health guidance annually to promote a better understanding of their physical growth, psychosocial and psychosexual development, and the importance of becoming actively involved in decisions regarding their health care.
Recommendation 6. All adolescents should receive health guidance annually to promote the reduction of injuries.
Recommendation 7. All adolescents should receive health guidance annually about dietary habits, including the benefits of a healthy diet, and ways to achieve a healthy diet and safe weight management.
Recommendation 8. All adolescents should receive health guidance annually about the benefits of physical activity and should be encouraged to engage in safe physical activities on a regular basis.
Recommendation 9. All adolescents should receive health guidance annually regarding responsible sexual behaviors, including abstinence. Latex condoms to prevent sexually transmitted diseases (including HIV infection) and appropriate methods of birth control should be made available with instructions on ways to use them effectively.
Recommendation 10. All adolescents should receive health guidance annually to promote avoidance of tobacco, alcohol and other abusable substances, and anabolic steroids.

Recommendations for Screening
Recommendation 11. All adolescents should be screened annually for hypertension according to the protocol developed by the National Heart, Lung, and Blood Institute's Second Task Force on Blood Pressure Control in Children.
Recommendation 12. Selected adolescents should be screened to determine their risk of developing hyperlipidemia and adult coronary heart disease, following the protocol developed by the Expert Panel on Blood Cholesterol Levels in Children and Adolescents.
Recommendation 13. All adolescents should be screened annually for eating disorders and obesity by determining weight and stature, and asking about body image and dieting patterns.
Recommendation 14. All adolescents should be asked annually about their use of tobacco products, including cigarettes and smokeless tobacco.
Recommendation 15. All adolescents should be asked annually about their use of alcohol and other abusable substances, and about their use of over-the-counter or prescription drugs, including anabolic steroids, for nonmedical purposes.
Recommendation 16. All adolescents should be asked annually about involvement in sexual behaviors that may result in unintended pregnancy and STIs, including HIV infection.
Recommendation 17. Sexually active adolescents should be screened for STIs.
Recommendation 18. Adolescents at risk for HIV infection should be offered confidential HIV screening with the ELISA and confirmatory test.
Recommendation 19. Female-specific recommendation regarding need for regular pap testing
Recommendation 20. All adolescents should be asked annually about behaviors or emotions that indicate recurrent or severe depression or risk of suicide.
Recommendation 21. All adolescents should be asked annually about a history of emotional, physical or sexual abuse.
Recommendation 22. All adolescents should be asked annually about learning or school problems.
Recommendation 23. Adolescents should receive a tuberculin skin test if they have been exposed to

> active tuberculosis, have lived in a homeless shelter, have been incarcerated, have lived in or come from an area with a high prevalence of tuberculosis, or currently work in a health care setting.
>
> **Recommendations for Immunizations**
> Recommendation 24. All adolescents should receive prophylactic immunizations according to the guidelines established by the federally convened Advisory Committee on Immunization Practices.

HIV = human immunodeficiency virus
ELISA = enzyme-linked immunosorbent assay

Gesundheitsfürsorge und -vorsorge in Klinik und Praxis sollte sicherstellen, dass diese jungengerecht stattfindet. So sollte auf eine für Jungen und junge Männer ansprechende Gestaltung des Settings geachtet werden (bspw. die Bereitstellung relevanter Broschüren, Zeitschriften, Videos etc. sowie eine Gestaltung der Räumlichkeiten mit entsprechenden Postern etc.). Der oder die Betreuer sollten zudem mit den in der jeweiligen Gesellschaft und Kultur herrschenden Rollenbildern für Jungen und Männer vertraut sein und sich mit diesen identifizieren können. Diese Stereotype und Rollenideale spielen unter Umständen in dem familiären und weiteren sozialen Kontext der Jungen (z. B. zu Hause, in der Schule oder im erweiterten Umfeld) eine entscheidende Rolle. So werden die Jungen in den USA dahingehend sozialisiert, emotional zurückhaltend, stark, kompetent, konkurrenzbetont und homophob zu sein. Im Jugendalter erleben Jungen auf diese Weise Scham und Demütigungen, ein geschwächtes Selbstwertgefühl und auf längere Sicht negative physische und psychische Konsequenzen im Versuch, die »männlichen Normvorstellungen« zu erfüllen. Die medizinischen Betreuer können als positives Rollenmodell dienen und einen sicheren Rahmen bereitstellen, der es erlaubt, über die äußeren und inneren Belastungen des »Jungeseins« und »Mannwerdens« zu sprechen.

Literatur

American Academy of Family Physicians (2010) Summary of Recommendations for Clinical Preventive Services, June 2010. In (pp. http://www.aafp.org/exam): Leawood, KS: American Academy of Family Physicians.

Bandura A (1969) Principles of behavior modification. New York: Holt, Rinehart & Winston.

Elster A, Kuznets N (1993) Guidelines for adolescent preventive services (GAPS). Baltimore, MD: Williams & Wilkins.

Goldenring JM, Cohen E (1988) Getting into adolescents heads. Contemporary Pediatrics 5(7): 75–90.

Goldenring JM, Rosen DS (2004) Getting into adolescent heads: An essential update. Contemp Peds 21(64): 64–90; www.contemporarypediatrics.com.

Hagan JF, Jr., Shaw JS, Duncan P (eds.) (2008) Bright Futures: Guidelines for health supervision of infants, children, and adolescents-Third edition. Elk Grove Village, IL: American Academy of Pediatrics.

Kamb ML, Fishbein M, Douglas JM, Jr., Rhodes F, Rogers J, Bolan G, Zenilman J, Hoxworth T, Malotte CK, Iatesta M, Kent C, Lentz A, Graziano S, Byers RH, Peterman TA (1998) Efficacy of risk-reduction counseling to prevent human immunodeficiency virus and sexually transmitted diseases: a randomized controlled trial. Project RESPECT Study Group. Jama 280(13): 1161–1167.

Marcell AV (2007) The Adolescent Male. In: Heidelbaugh J (ed.) Clinical Men's Health: Evidence in Practice. 1st Ed. Philadelphia, PA: Saunders Elsevier.

Marcell AV, Bell DL (2006) Making the most of the adolescent male health visit Part 1: History and anticipatory guidance. Contemp Peds 23 (5): 50–63.

Marcell AV, Monasterio EB (2003) Providing anticipatory guidance and counseling to the adolescent male. Adolescent Medicine State of the Art Reviews 14(3): 565–582.

U.S. Preventive Services Task Force (2010) USPSTF Recommendations. Available at: http://www.uspreventiveservicestaskforce.org/uspstf/uspstopics.htm.

4.3 Gesundheitsversorgung – Prävention

Bernhard Stier

Explizite und evaluierte Konzepte der Jungenberatung oder auch Jungenarbeit in Beratungsstellen gibt es sehr selten. Gleichzeitig wird oft berichtet, dass die Beratung von Jungen besonders schwierig oder gar unmöglich sei. In traditionellen Beratungsstrukturen gelingt vieles auch deshalb nicht, weil die Eintrittskarte für Beratung das Problem oder das Scheitern ist (Wanielik 2004). Dabei stehen viele Jungen generell einem »Männerarzt« sehr positiv gegenüber.

Winter und Neubauer (2004) entnimmt man, dass bei Krankheitsanzeichen erst einmal abgewartet wird. Typische Männerkrankheiten sind nicht bekannt. So existieren z. B. sehr diffuse Vorstellungen über Hodenkrebs. Jungen sind grundsätzlich offen für Prävention, verfügen aber kaum über Beratungserfahrung. Beratung »ist etwas für den Notfall«.

Bei der Betrachtung des Gesundheitszustandes von Jungen werden Daten unterschiedlichen Ursprungs herangezogen. Dabei unterliegen Befragungsstudien mit Selbsteinschätzung und Symptombenennungen starken Verzerrungen, da sie durch Geschlechtsstereotype und Selbstrepräsentation als männlich (oder weiblich) beeinflusst werden. Auch erschweren soziokulturelle Einflüsse die Vergleichbarkeit (Richter et al. 2010). Ebenso sind Daten zur Morbidität häufig von der Sichtweise der Eltern auf das Geschlecht ihres Kindes abhängig. So ist zu erklären, dass sich z. B. bei Verletzungen im häuslichen Umfeld gegenüber allen anderen Unfallorten (scheinbar) keine Geschlechterunterschiede ergeben (Robert-Koch-Institut 2008; s. a. ▶ Kap. 4.4).

Der wohl bedeutendste Geschlechterunterschied besteht vermutlich vor der Geburt. Bei Annahme, dass ca. 120–160 männliche Embryonen auf 100 weibliche kommen, sterben vor der Geburt deutlich mehr männliche als weibliche Embryonen und Föten. Auch im ersten Lebensjahr sterben ca. 20 % mehr Jungen als Mädchen. Tödliche Krankheiten und Unfälle sind im gesamten Lebenslauf beim männlichen Geschlecht häufiger als beim weiblichen (Hinz 2008). Ebenso zeigt sich auch bei nicht unfallbezogenen Erkrankungen eine größere Anfälligkeit der Jungen. Bis zur Pubertät leiden Jungen an vielen körperlichen (z. B. Asthma/Heuschnupfen/Bronchitis 1,5 : 1; Krebserkrankungen 1,2 : 1 – Robert Koch-Institut 2008) psychischen und psychosomatischen Erkrankungen (z. B. Verhaltensproblemen, Hyperaktivitätsproblemen, Problemen mit Gleichaltrigen – Hölling et al. 2007) häufiger als Mädchen. Mit der Pubertät scheint sich die Krankheitsprävalenz grundlegend zu ändern. Weibliche Jugendliche suchen jetzt häufiger den Arzt auf (Hinz 2008). Das mag einmal daran liegen, dass weibliche Jugendliche grundsätzlich mit dem eigenen Körper unzufriedener sind als die männlichen Jugendlichen (Stier und Weissenrieder 2006) und ihre Gesundheit grundsätzlich – europaweit – schlechter als die männlichen Jugendlichen einstufen (Richter et al. 2010). Gleichzeitig verfügen Mädchen schon aufgrund ihres immer noch vorherrschenden, von den Medien gepushten, weiblichen Rollenbildes über eine deutlich geringere Hemmschwelle in der Inanspruchnahme des gesundheitlichen Versorgungssystems.

Hinzu kommt das Vorhandensein eines speziell für weibliche Gesundheitsbelange zuständigen Facharztbereichs. Die genaue Analyse zeigt, dass auch nach der Pubertät die Morbidität und Mortalität der Männer gegenüber den Frauen z.T. deutlich höher liegt (s.o. und Schelhase und Rübenach 2004). Bis zur Pubertät werden Arztbesuche zumeist von den Eltern organisiert, danach erfolgt die Organisation in Eigenregie. Hierbei ergibt sich bei Jungen schon das Problem »Wer ist eigentlich für mich medizinisch zuständig?« Darüber hinaus haben Jungen ein eher instrumentelles, funktionelles Verständnis von Gesundheit. Gesundsein ist primär selbstverständlich und Krankheit »nicht normal«. Häufig fehlt die Fähigkeit, den eigenen Körper zu beobachten und einzuschätzen. So ist die scheinbar geringere Häufigkeit der Arzt- und/oder Psychotherapeutenbesuche bei männlichen Jugendlichen kein Indikator von Gesundheit (bzw. Krankheit), sondern Indikator des Gesundheits- (bzw. Krankheits-)verhaltens (z.B. Inanspruchnahme medizinischer Hilfe) (Sieverding 1998). Verstärkt wird diese Verhaltensweise durch von den Eltern übernommene Sichtweisen und Einschätzungen, die bei Jungen ein höheres Wohlbefinden nach der Pubertät (trotz häufigeren psychischen Auffälligkeiten) und geringeres Schmerzempfinden wahrnehmen als bei gleichaltrigen Mädchen (Ravens-Sieberer et al. 2007; Ellert et al. 2007). So ändert sich der statistisch schlechtere Gesundheitszustand der Jungen vor der Pubertät (gegenüber Mädchen) nur scheinbar nach der Pubertät, da Geschlechterstereotype sowie männliche bzw. weibliche Selbstempfindungen und Selbstdarstellungen die Gesundheitsdaten verzerren. Durchgängig findet sich bei Jungen trotzdem eine höhere Körperzufriedenheit als bei Mädchen (BZgA Jugendsexualität 2006), was vermutlich sehr viel mit der Vorstellung von Männlichkeit zu tun hat.

Das Experimentier- und Risikoverhalten ist bei Jungen im Vergleich zu Mädchen stärker ausgeprägt. Dies trifft besonders auf härtere Konsummuster zu. Hierbei spielt nicht nur die Vorstellung des »Männlichen« eine Rolle. Neben der sicherlich starken Beeinflussung durch männliche Rollenvorbilder und dem Erlernen von männlichen Verhaltensweisen, mit der traditionellen Männlichkeitsideologie von Härte, Schmerzunempfindlichkeit und Coolness, gibt es auch eine evolutionär bedingte Rollenvorgabe: Ausprobieren, was nur irgendwie geht. Das individuelle genetische Potential bzw. bestimmte Anteile dieses Potentials bis an die Grenzen des Möglichen auszuschöpfen, daraus die erstaunlichsten Verhaltensweisen herauszubilden, durch Risikoaufnahme und Risikobewältigung die eigene sexuelle Attraktivität für das weibliche Geschlecht zu steigern und damit die Überlebens- und Reproduktionschancen zu erhöhen, sind letztlich arterhaltende archaische Muster, die auch im 21. Jahrhundert noch ihre Gültigkeit haben (s.a. Hüther 2009). Experimentierverhalten ist also einerseits entwicklungspsychologisch typisch für eine bestimmte Lebensphase, in der Muster von Männlichkeit eingeübt werden, andererseits gesellschaftlich für bestimmte Zwecke sehr erwünscht (Dinges 2009).

So nimmt es nicht Wunder, dass die gefährlichsten und die am stärksten gesundheitsschädigenden Berufe praktisch ausschließlich von Männern ausgeübt werden.

Fazit (formuliert nach Dinges 2009): Das Gesundheitsverhalten von Männern ist das Ergebnis von

- traditionellen Männlichkeitsleitbildern,
- entwicklungspsychologischen Herausforderungen an männliche (und weibliche) Jugendliche,
- Anforderungen aus der geschlechtsspezifischen Arbeitsteilung und
- einer vorrangig auf Frauen ausgerichteten Gesundheitspolitik.

1 Wege zur Gesundheitsförderung und -bildung bei Jungen[1]

Die Inanspruchnahme einzelner Früherkennungsuntersuchungen im Säuglings-, Kindes- und Jugendalter (U3-J1) zeigt erfreulicherweise keinen signifikanten Unterschied zwischen Mädchen und Jungen – bei allerdings nach wie vor deutlich zu geringer Inanspruchnahme der J1 (Jugendgesundheitsuntersuchung) (Kamatsiuris et al. 2007). Wie zu erwarten wechselt die Inanspruchnahme bei Jungen und Mädchen gleichermaßen mit zunehmendem Alter vom Kinderarzt zum Allgemeinmediziner (Kinderarzt: < 2-jährige Kinder bei 95,1 %; 14–17 Jahre: 25,4 %; Allgemeinmediziner < 2 Jahre 11,8 % der Kinder; 14–17 Jahre: 53,1 %. Kamatsiuris et al. 2007). Dabei gilt: Je städtischer die Region ist, desto eher wird der Kinderarzt aufgesucht, während in ländlichen Regionen der Allgemeinmediziner auch schon im frühen Kindesalter in Anspruch genommen wird, was vermutlich damit zu tun hat, dass zumeist kein Kinder- und Jugendarzt in der Nähe verfügbar ist (▶ Tab. 1).

Aus **Tabelle 1** wird ersichtlich, dass es bei Jungen und Mädchen im Hinblick auf die Inanspruchnahme medizinischer Leistungen bei Kinderärzten und Allgemeinmedizinern nur geringe Unterschiede gibt, wobei interessanterweise die Jungen im Jugendalter etwas häufiger den Kinderarzt aufsuchen und die Mädchen mehr den Allgemeinmediziner. Der Grund könnte im späteren Einsetzen der Pubertät und damit längerem Verweilen in der Kindheit bei den Jungen liegen. Deutlich wird aber die schlechtere Versorgungssituation durch die zusätzliche deutliche Inanspruchnahme der Frauenärzte und -ärztinnen bei Mädchen (37,2 %), der gegenüber eine vergleichbare medizinische Inanspruchnahmemöglichkeit der Jungen fehlt. Das Fehlen eines »Jungenarztes« wird auch durch diese Daten ersichtlich, wobei hier ein Kompetenzerwerb in jungenspezifischen Gesundheitsthemen bei schon bestehenden Fachdisziplinen (vor allem Kinder- und Jugendärzte, Allgemeinmediziner) ausreichend wäre.

2 Ziele von Gesundheitsförderung und Prävention

Aus der dargestellten Analyse der gesundheitlichen Versorgung von Jungen lassen sich folgende Punkte zur Verbesserung von Gesundheitsförderung und Gesundheitsbildung bei Jungen ableiten. Notwendig sind:

- mehr kompetente Ärzte und Ärztinnen in der Jungenmedizin
- jungenspezifische Präventionsmaßnahmen, z. B. durch gezieltere jungengerechte Sprach- und Kommunikationsförderung (Jungen lesen ander(e)s als Mädchen – Vereinigung der Bayerischen Wirtschaft e. V. (Hrsg.) 2009)
- genderbewusstes ärztliches Handeln mit jungengerechten Untersuchungsmaterialien und Testungen und einer Reflexion der eigenen Position als Mann oder Frau
- mehr Genderforschung in der Medizin. Der Genderaspekt spielt zwar eine zunehmend wichtigere Rolle in der Entwicklung präventiver Angebote; dennoch besteht nach wie vor ein hoher Bedarf, geschlechterorientierte Maßnahmen zu entwickeln und zu stärken (Kolip 2002; Richter et al. 2010).

Darüber hinaus zu setzende Ziele sind:

- die Rolle der Väter anerkennen und betonen, Väter motivieren und es ihnen ermöglichen, Familienarbeit zu leisten,

---
[1] Siehe hierzu auch: 4.6 Neubauer: Patientenkompetenz. Oder: Was müssen Jungen als Patienten wissen und können?

4.3 Gesundheitsversorgung – Prävention

Tab. 1: Inanspruchnahme niedergelassener Ärzte in den letzten 12 Monaten – differenziert nach Altersgruppen und Geschlecht (aus Kamatsiuris et al. 2007)

	Kinderarzt		Allgemein-mediziner		Internist		Augenarzt		HNO-Arzt		Chirurg		Hautarzt		Frauenarzt	
	%	(95%-KI)	%	(95%-KI)	%	(95%-KI)	%	(95%-KI)	%	(95%-KI)	%	(95%-KI)	%	(95%-KI)	%	(95%-KI)
Gesamt	59,7	(57,8–61,6)	33,9	(31,5–36,4)	2,9	(2,6–3,2)	23,0	(22,1–24,0)	13,2	(12,4–14,0)	5,0	(4,5–5,5)	11,1	(105–11,8)	7,8	(7,2–8,3)
0–2	95,1	(93,9–96,1)	11,8	(9,7–14,2)	1,8	(1,3–2,6)	14,2	(12,6–16,1)	8,0	(6,8–9,4)	2,2	(1,7–2,8)	7,0	(6,0–8,3)		
3–6	86,3	(84,1–88,2)	21,6	(18,6–24,9)	1,8	(1,3–2,4)	23,9	(22,3–25,6)	22,1	(20,5–23,9)	3,6	(3,0–4,3)	6,9	(6,1–7,9)		
7–10	63,8	(60,7–66,8)	30,7	(27,4–34,1)	2,4	(1,9–3,0)	27,8	(26,0–29,6)	12,4	(11,1–13,9)	4,4	(3,8–5,1)	9,8	(8,7–11,0)	0,3	(0,1–0,5)
11–13	46,3	(43,2–49,3)	4104	(38,1–44,9)	3,7	(2,9–4,8)	24,9	(22,9–27,0)	9,2	(8,0–10,6)	6,1	(5,1–7,3)	11,3	(10,0–12,8)	1,2	(0,8–1,8)
14–17	25,4	(23,2–27,6)	53,1	(50,7–55,5)	4,1	(3,4–5,0)	21,6	(20,1–23,3)	12,0	(10,7–13,4)	7,3	(6,3–8,5)	17,6	(16,2–19,1)	18,2	(17,1–19,4)
Mädchen	59,2	(57,2–61,3)	34,2	(31,7–36,8)	2,8	(2,4–3,3)	24,6	(23,4–25,8)	12,4	(11,4–13,5)	4,2	(3,7–4,8)	12,5	(11,6–13,5)	15,9	(14,9–17,0)
0–2	94,4	(92,7–95,8)	12,3	(10,0–15,1)	2,0	(1,3–3,1)	13,3	(11,3–15,7)	6,3	(5,0–7,9)	2,1	(1,4–3,1)	6,6	(5,2–8,3)		
3–6	86,6	(83,8–88,9)	21,5	(18,2–25,1)	1,5	(1,0–2,3)	23,6	(21,5–25,7)	19,8	(17,8–22,0)	2,5	(1,8–3,4)	6,5	(5,3–7,9)		
7–10	62,9	(59,4–66,3)	29,7	(26,2–33,4)	2,2	(1,5–3,1)	28,8	(26,6–31,1)	12,2	(104–14,3)	3,4	(2,6–4,4)	10,2	(8,8–11,8)	0,6	(0,3–1,1)
11–13	46,5	(42,9–50,2)	42,0	(38,0–46,0)	3,7	(2,6–5,2)	26,8	(23,9–29,9)	9,2	(7,5–11,2)	6,4	(5,1–8,1)	13,1	(11,2–15,4)	2,5	(1,7–3,6)
14–17	24,5	(21,9–27,3)	54,3	(51,3–57,3)	4,1	(3,1–5,4)	26,4	(24,2–28,7)	12,0	(10,2–14,0)	5,9	(4,8–7,2)	22,0	(19,8–24,3)	37,2	(34,9–39,6)
Jungen	60,1	(58,1–62,1)	33,7	(31,1–36,3)	3,0	(2,6–3,4)	21,5	(20,4–22,6)	13,9	(13,0–14,9)	5,8	(5,1–6,5)	9,8	(9,0–10,6)		
0–2	95,7	(94,3–96,8)	11,3	(8,8–14,3)	1,7	(1,0–2,7)	15,1	(12,9–17,6)	9,6	(7,8–11,8)	2,2	(1,5–3,3)	7,5	(5,9–9,5)		
3–6	86,0	(83,6–88,0)	21,6	(18,4–25,2)	2,1	(1,4–3,0)	24,3	(22,0–26,7)	24,4	(22,1–26,7)	4,6	(3,7–5,7)	7,3	(6,1–8,8)		
7–10	64,7	(61,3–67,9)	31,6	(27,9–35,5)	2,6	(1,9–3,6)	26,8	(24,5–29,1)	12,7	(10,9–14,6)	5,4	(4,5–6,4)	9,4	(7,9–11,1)		
11–13	46,0	(42,4–49,7)	41,0	(37,0–45,1)	3,7	(2,7–5,0)	23,1	(20,7–25,7)	9,2	(7,5–11,2)	5,8	(4,6–7,4)	9,6	(8,0–11,4)		
14–17	26,2	(23,6–28,9)	52,0	(49,1–55,0)	4,2	(3,3–5,3)	17,1	(15,2–19,2)	12,0	(10,4–13,8)	8,8	(7,3–10,5)	13,4	(11,9–15,1)		

um die klassischen Verteilungsmuster von Berufs- und Familienarbeit im Interesse der Betroffenen, aber auch der Gesamtgesellschaft aufzubrechen,
- Auflösung der Verbindung von »Männlichkeit« mit Risikoverhalten (vgl. den Beitrag von Winter in diesem Band: Männlichkeit und Jungengesundheit),
- die Jungen bestärken, aus der traditionellen Männlichkeitsrolle auszubrechen und ihnen neue Wege zeigen (z. B. www.neue-wege-fuer-jungs.de/),
- Förderung der Wahrnehmung des eigenen Körpers und der Körpersignale – mehr Gesundheitsbildung, auch explizit geschlechtsbezogene (in Bezug auf spezielle Jungengesundheit) d. h.
  - mehr Bewegungsräume und Bewegungsmöglichkeiten für Jungen, gerade auch im schulischen Kontext/Unterricht zulassen
  - musikalische Frühförderung/Tanzprojekte (siehe Projekte »Rhythm is it« und »Carmina Berlina«, ▶ Kap. 5.2 Begemann: Künstlerisches Arbeiten: Rap-Workshop mit Jungen)[2].

3 Ansätze und erste Schritte in der Medizin

Die Untersuchung des Jungen weist einige Besonderheiten auf (Stier 2009/2010). So dient sie nicht nur zur Erhebung des Gesundheitszustands, sondern soll gleichzeitig aufklärenden Charakter haben. Eine Vorsorgeuntersuchung oder ein spontaner Arztbesuch bieten immer die Möglichkeit, gesundheitsfördernde Themen anzusprechen. Der Sinn und Zweck der Untersuchung sollte vorher besprochen werden. Schon früh sollte – erst bei den Eltern/Betreuern, später beim Jungen selbst – die Pflege im Genitalbereich angesprochen werden. Dabei ist auf die primäre Verantwortlichkeit der Väter zu fokussieren: Väter könnten die familiären »Experten für spezielle Jungengesundheit« und die Prototypen für gesundheitsbewusstes Verhalten (Marcell et al. 2007) sein. Gerade im Zusammenhang mit medizinischen Themen immer noch vorkommenden Zeichen tradierter »Männlichkeit« – wie z. B. »Jungen weinen doch nicht«, »tapferer Indianer« etc. – sollte man bewusst etwas entgegensetzen. Auch die Begleitung durch die Väter ist positiv herauszustellen, da sie noch viel zu selten geschieht. Im späteren Kindesalter und erst recht im Jugendalter ist die Suche nach medizinischem Rat, da leider noch immer viel zu tabuisiert, als Zeichen der Reife und des Selbstbewusstseins positiv herauszustellen.

Bei der Vorsorgeuntersuchung im Jugendalter (J1), und wenn es in den medizinischen Kontext passt (z. B. unklare Bauchschmerzen), sollte die Untersuchung des Genitalbereichs unbedingt mit einfließen. Dabei muss vorher der Konsens mit dem Jugendlichen eingeholt und besprochen werden. Bei entsprechenden Erklärungen bzgl. der Notwendigkeit (Vorkommen von Erkrankungen im Genitalbereich, Auswirkungen derselben auch in den Bauchraum) wird diese Untersuchung erfahrungsgemäß fast nie verweigert, zumal wenn der Junge durch die Vorsorgeuntersuchungen weiß, dass die Untersuchung des Genitalbereichs immer ein Bestandteil einer allgemeinen körperlichen Untersuchung ist. Die Untersuchung des Skrotalinhalts kann nicht nur zur Bestimmung der Hodengröße und ggf. der Feststellung einer vorhandenen Pathologie

---

2 Musik und Bewegung, am besten in Kombination (Tanz) sind u. a. hervorragend dazu geeignet, beide Hirnhälften in Aktion zu setzen und einen besseren »Datentransfer« zu generieren. Wegen der stärkeren Lateralisierung des Denkens profitieren Jungen hiervon mehr als Mädchen. »Bewegung kommt nicht nur vom Kopf, sie nützt auch dem Kopf« (zit. n. Prof. Dr. Martin Korte, TU Braunschweig). Bewegungsreize und aktives Musizieren sind für das Gehirn Wachstumsreize.

dienen (z. B. einer Varikozele), sondern auch dazu, den Jugendlichen durch das Abtasten des Skrotalinhalts in dieser Vorsorgemöglichkeit anzuleiten.

Es kommt immer wieder vor, dass Veränderungen im Genitalbereich seitens der Jungen nicht angesprochen werden, obwohl sie ihnen eigentlich aufgefallen sind. Hier führt die ärztliche Untersuchung und Besprechung zu einer deutlichen psychischen Entlastung. Grundsätzlich kann man sich auf die alleinigen Informationen der Jungen bzgl. ihres »Hodens« nicht verlassen. Anomalien und Problempunkte von Spermatozelen bis hin zu Schwellungen im Zusammenhang mit einem Hodentumor werden nicht angesprochen oder erkannt. Der Berufsverband der Kinder- und Jugendärzte Deutschlands (BVKJ e. V.) hat einen »Flyer für Jungen« zur Förderung der speziellen Jungengesundheit entwickelt und in großer Auflage gedruckt (erhältlich über: Bvkj.buero@uminfo.de).

Die Abtastung des Skrotalinhalts gehört zu jeder Untersuchung des Bauchraums (z. B. bei unklaren Bauchschmerzen) dazu und sollte indikationsbezogen durchgeführt werden. Bei jeder J1 sollten außerdem die Besonderheiten des Entwicklungsstandes sowie die weiteren Perspektiven berücksichtigt werden. Die Erklärungen und das Gespräch während des Untersuchungsgangs helfen dabei, diesen als etwas Logisches und Natürliches darzustellen. Dies enthebt den Untersuchenden nicht von der Verpflichtung, sich über die Notwendigkeit der Untersuchung z. B. der Genitalregion Rechenschaft abzulegen und im Hinblick auf die Anamnese plausibel zu machen. Während der Untersuchung sollte die Privatsphäre beachtet werden. Störungen von außen (z. B. durch Arzthelferinnen) sind zu vermeiden. Genaue Angaben, was anbehalten und was ausgezogen werden soll (primäres Anbehalten der Unterhose/kurzes Entkleiden erst bei Untersuchung dieser Region) sind dabei unbedingt notwendig.

Am Ende der Untersuchung sollte dem Jungen Gelegenheit gegeben werden, sich anzuziehen, bevor die Befunde besprochen werden. Allein durch diese, wie selbstverständlich anmutenden, Maßnahmen lässt sich die Inanspruchnahme medizinischer Leistungen durch die Jungen deutlich steigern, was damit einen wesentlichen Baustein der Prävention darstellt. Bei entsprechender Expertise ist es darüber hinaus von Bedeutung, jede Gelegenheit wahrzunehmen, um eine Vertrauensbasis aufzubauen und dabei auch die Schweigepflicht deutlich zu machen. Aussagen wie »Sie haben doch gesagt ... und jetzt habe ich bei mir bemerkt« signalisieren die Richtigkeit des eingeschlagenen Wegs. Dies leistet keiner Medikalisierung Vorschub, sondern bietet auf lange Sicht den Jungen ein adäquates Versorgungsangebot, wie wir es jetzt schon bei den Mädchen finden.

Literatur

Dinges M (2009) Männer, die beratungsresistenten Gesundheitsidioten? Blickpunkt der Mann 7(1): 19–23.

Ellert U, Neuhauser H, Roth-Isigkeit A (2007) Schmerzen bei Kindern und Jugendlichen in Deutschland: Prävalenz und Inanspruchnahme medizinischer Leistungen. Ergebnisse des Kinder- und Jugendgesundheitssurveys (KiGGS). Bundesgesundheitsbl-Gesundheitsforsch-Gesundheitsschutz 50: 711–717.

Hinz A (2008) Jungen und Gesundheit/Risikoverhalten. In: Matzner M, Tischner W (Hrsg.) Handbuch Jungen-Pädagogik. Weinheim: Beltz.

Hölling H, Erhart M, Ravens-Sieberer U, Schlack R (2007) Verhaltensauffälligkeiten bei Kindern und Jugendlichen. Erste Ergebnisse aus dem Kinder- und Jugendgesundheitssurvey (KiGGS). Bundesgesundheitsbl-Gesundheitsforsch-Gesundheitsschutz 50: 784–793.

Hüther G (2009) Männer. Das schwache Geschlecht und sein Gehirn. Göttingen: Vandenhoeck & Ruprecht.

Kamatsuiris P, Bergmann E, Rattay P, Schlaud M (2007) Inanspruchnahme medizinischer Leistungen. Ergebnisse des Kinder- und Jugendgesundheitssurveys. Bundesgesundheitsbl-Gesundheitsforsch-Gesundheitsschutz 50: 836–850.

Kolip P (2002) Geschlechtsspezifisches Risikoverhalten im Jugendalter. Empirische Befunde und theoretische Erklärungsansätze. Bundesgesundheitsbl-Gesundheitsforsch-Gesundheitsschutz 45: 885–888.

Marcell AV, Ford CA, Pleck JH, Sonenstein FL (2007) Masculine Beliefs, Parental Communication, and Male Adolescents' Health Care Use. Pediatrics 119: e966–e975.

Ravens-Sieberer U, Ellert E, Erhart M (2007) Gesundheitsbezogene Lebensqualität von Kindern und Jugendlichen in Deutschland. Eine Normstichprobe für Deutschland aus dem Kinder- und Jugendgesundheitssurvey (KIGGS). Bundesgesundheitsbl-Gesundheitsforsch-Gesundheitsschutz 50: 810–818.

Richter M, Kruse C, Steckling N (2010) Ungleiche Gesundheitschancen im Jugendalter. Eine internationale Perspektive. In: Hackauf H, Ohlbrecht H (Hrsg.) Jugend und Gesundheit. Weinheim: Juventa.

Robert-Koch-Institut und Bundeszentrale für gesundheitliche Aufklärung (Hrsg.) (2008) Erkennen – Bewerten – Handeln: Zur Gesundheit von Kindern und Jugendlichen in Deutschland. RKI, Berlin.

Robert-Koch-Institut (Hrsg.) (2008) Beiträge zur Gesundheitsberichterstattung des Bundes – Lebensphasenspezifische Gesundheit von Kindern und Jugendlichen in Deutschland. Ergebnisse des Nationalen Kinder- und Jugendgesundheitssurveys (KiGGS). Robert-Koch-Institut, Berlin.

Schelhase T, Rübenach SP (2006) Die Todesursachenstatistik – Methodik und Ergebnisse 2004. Statistisches Bundesamt, Wirtschaft und Statistik.

Sieverding M (1998) Sind Frauen weniger gesund als Männer? Überprüfung einer verbreiteten Annahme anhand neuerer Befunde. In: Kölner Zeitschrift für Soziologie und Sozialpsychologie 50: 471–489.

Stier B, Weissenrieder N (2006) Psychosoziale Entwicklung. In: Stier B, Weissenrieder N (Hrsg.) Jugendmedizin – Gesundheit und Gesellschaft. Heidelberg: Springer.

Stier B (2009/2010) Jungenmedizin in der Adoleszenz. pädiat. prax. 74: 537–570.

Wanielik R (2004) Interview mit Reinhard Winter. Jungen und Gesundheit. Dokumentation einer Tagungsreihe. Paritätisches Bildungswerk LV Rheinland-Pfalz.

Winter R, Neubauer G (2004) Kompetent, authentisch und normal. Studie im Auftrag der BZgA, 2. unveränd. Aufl. BZgA, Köln, Best. Nr. 133 000 14.

4.4 Public Health und öffentlicher Gesundheitsdienst

Thomas Altgeld

Jungengesundheit ist noch ein blinder Fleck in der Public-Heath-Forschung und für den öffentlichen Gesundheitsdienst.

In der neuen Gesundheitsstrategie der Europäischen Union, die unter dem Titel »Gemeinsam für die Gesundheit« den strategischen Rahmen für die Gesundheitspolitik für die Jahre 2008 bis 2013 setzt, hat die Verringerung gesundheitlicher Ungleichheiten als eine wesentliche Maßnahme für die Zukunft eines leistungsfähigen Gesundheitssystems in Europa festgelegt (vgl. Kommission der Europäischen Gemeinschaften 2007). Doch nicht erst in diesem aktuellen gesundheitspolitischen Papier wird die Herstellung gleicher Gesundheitschancen als öffentliche Aufgabe definiert. Chancengleichheit bezeichnet in modernen Gesellschaften das Recht auf eine gerechte Verteilung von Zugangs- und Lebenschancen. Gesundheitliche Chancengleichheit definiert dieses Recht gesundheitsbezogen, d.h. als Herstellung gleicher Chancen, gesund zu sein und gesund zu bleiben. Sie ist in den Menschenrechten nachhaltig verankert worden und wurde in der Allgemeinen Erklärung der Menschen der Vereinten Nationen von 1948 diesen als Prinzip vorangestellt. Die dort festgehaltenen Rechte und Freiheiten gelten für alle Menschen ohne Unterschied, etwa aufgrund von Rasse, Hautfarbe, Geschlecht, Sprache, Religion, politischer oder sonstiger Anschauung, nationaler oder sozialer Herkunft, Vermögen, Geburt oder sonstigem Stand. Geschlecht ist also bereits in diesem Grundsatzpapier als wesentlicher Faktor von Diversität benannt.

Auch in der Gleichstellungspolitik von Frauen und Männern wird Gesundheit als ein wesentliches Handlungsfeld mittlerweile anerkannt. Für den Gesundheitsversorgungs- und -förderungssektor ist das Grundsatzpapier zur Implementierung von Gender Mainstreaming von dem WHO-Regionalbüro für Europa im September 2001 als »Madrid Statement« verabschiedet worden: »To achieve the highest standard of health, health policies have to recognize that women and men, owing to their biological differences and their gender roles, have different needs, obstacles and opportunities. (…) Gender interacts with biological differences and social factors. Women and men play different roles in the different social context. (…) This affects the degree to which women and men have access to, and control over, the resources and decision making needed to protect their health« (WHO 2002, S. 4). Bezogen auf die Gesundheit(sförderung) bedeutet Gender Mainstreaming ein durchgängig geschlechtersensibles Vorgehen und die Herstellung von Chancengleichheit in zwei Dimensionen:

- Die Herstellung horizontaler Chancengleichheit: Wenn beide Geschlechter die gleichen Bedürfnisse haben, sollen sie auch gleiche Angebote bekommen. Gerade in der medizinischen Versorgung spielen geschlechterspezifische Fehl-, Über- und Untersorgungslagen nach wie vor eine Rolle.
- Die Herstellung vertikaler Chancengleichheit: Wenn die Geschlechter unterschiedliche Bedürfnisse haben, brauchen

sie geschlechtsspezifische Angebote. Hier ist vor allem die Gestaltung von Gesundheitsinformationen, Präventions- und Gesundheitsförderungsmaßnahmen bislang in vielen Bereichen zu geschlechtsneutral und damit nicht effektiv genug angelegt.

Die öffentliche Verantwortung für mehr gesundheitliche Chancengleichheit unabhängig von Geschlecht ist damit in verschiedenen Politikstrategien klar verankert, aber es fehlen in Deutschland Umsetzungsstrategien und außerhalb einer sehr gut verankerten Pandemieplanung oder Lebensmittelaufsicht ein breiteres Verständnis für das Feld öffentliche Gesundheit. Schon der Begriff »Öffentliche Gesundheit« oder Public Health, der häufig im deutschen ebenfalls verwendete englische Fachterminus, genießt in Deutschland höchstens in bestimmten Expertenkreisen eine gewisse Verbreitung. Public Health beschreibt eine über die Individualmedizin hinausgehende und zugleich diese ergänzende bevölkerungsbezogene Perspektive von Gesundheit und Krankheit. In vielen Ländern Europas und auch in den USA und Australien hat die öffentliche Gesundheit in der jeweiligen nationalen Gesundheitspolitik einen hohen Stellenwert. Gestützt auf wissenschaftlicher Basis werden Strategien und Pläne für eine Vielzahl von Akteuren und Partnern entwickelt, koordiniert und durchgeführt. Schweden hat sogar ein eigenes Ministerium für öffentliche Gesundheit eingerichtet, das nicht für die Gesundheitsversorgung, sondern für Gesundheitsförderung und andere Handlungsfelder der öffentlichen Gesundheit zuständig ist.

Innerhalb des strukturell eher schwach ausgestatteten öffentlichen Gesundheitsdienstes und der nur in Ansätzen entwickelten Public-Health-Forschung in Deutschland ist Geschlechtersensibilität und das Umsetzen geschlechtsspezifischer Angebote ein absolut nachrangiges Handlungsfeld, d. h. dass auch die Gesundheit von Jungen und Männern bislang kaum größere Beachtung in Forschungsschwerpunkten, Gesundheitsberichten oder der Maßnahmenplanung fand (vgl. Altgeld 2004). Nachfolgend sollen für den öffentlichen Gesundheitsdienst und für die Public-Health-Forschung der aktuelle Status quo, aber auch Handlungsperspektiven für eine geschlechtsspezifischere Ausrichtung der Angebote und Forschungsansätze skizziert werden.

1 Der Öffentliche Gesundheitsdienst

1.1 Aufgaben und Struktur

Unter der Bezeichnung öffentlicher Gesundheitsdienst werden alle Einrichtungen des öffentlichen Dienstes auf Bundes-, Länder- und Kommunalebene verstanden, die sich mit den Aufgabenbereichen Gesundheitshilfe, Gesundheitsschutz, Prävention und der Aufsicht über die Berufe und Einrichtungen des Gesundheitswesens und Lebensmittelproduktion befassen. Wie an den vergangenen Diskussionen um die sog. »Schweingrippe« oder dioxinverseuchte Lebensmittel wieder deutlich wurde, liegt die Hauptzuständigkeit für diesen Bereich auf der Ebene der Bundesländer. Sie haben die Möglichkeit, eigene Gesundheitsdienstgesetze zu erlassen, die den öffentlichen Gesundheitsdienst regeln.

Die Europäische Union und die Bundesregierung legen lediglich die übergreifenden Rahmenbedingungen, z. B. in Form des Infektionsschutzgesetzes, fest. Dies bedeutet, dass insgesamt 16 unterschiedliche Gesundheitsdienstgesetze für den öffentlichen Gesundheitsdienst in Deutschland existieren, die in ihrem Zuschnitt, Wirkungskreisanspruch und Stellenwert von einzelnen Bereichen sehr heterogen sind. Insbesondere freiwillige Leistungen wie Prävention und

Gesundheitsförderung erfahren eine sehr unterschiedlich starke Gewichtung. Von dem öffentlichen Gesundheitsdienst *in Deutschland* kann deshalb eigentlich nicht die Rede sein, sondern eher von dem Hamburger oder niedersächsischen Öffentlichen Gesundheitsdienst – und trotz gemeinsamer Landesgrenzen liegen zwischen den einzelnen Regelungen dieser beiden beispielhaft genannten Bundesländern teilweise Welten.

»Welche Aufgaben der öffentliche Gesundheitsdienst (ÖGD) wahrnimmt, wissen meist nur Insider. Die Öffentlichkeit kommt mit dem aus Steuern finanzierten ÖGD nur selten in Kontakt – beispielsweise über Angebote der Kariesprophylaxe in Kindergarten, bei Einschulungsuntersuchungen, wenn eine meldepflichtige Krankheit in der Familie auftritt, vor einer Verbeamtung oder zur Belehrung vor Aufnahme einer Tätigkeit im Lebensmittelbereich. Für diese und andere Aufgaben ist der Amtsarzt zuständig«

(Schmacke 2009, S. 31). Die Aufgabenbereiche des Öffentlichen Gesundheitsdienstes und die wesentlichen Einrichtungen werden in ▶ Tabelle 1 ausführlich dargestellt.

Eigentlich sollte öffentliche Gesundheitsdienst die »dritte Säule« des Gesundheitswesens neben ambulanter und stationärer Versorgung darstellen, seine vorrangigen Aufgaben liegen in der Bevölkerungsmedizin, der Prävention und der Gesundheitsförderung. Der öffentliche Gesundheitsdienst soll alle Bevölkerungsgruppen erreichen, gerade auch soziale Randgruppen. Vom Selbstverständnis her findet sich dieser Anspruch auch in vielen Gesetzespräambeln der Gesundheitsdienstgesetze der Länder oder der Kernziele von Landesgesundheitsämtern. Auf der Homepage des Landesgesundheitsamtes Baden-Württemberg ist dieser Anspruch folgendermaßen ausformuliert:

»Der Öffentliche Gesundheitsdienst (ÖGD) in Baden-Württemberg

Tab. 1: Der öffentliche Gesundheitsdienst auf Bundes-, Landes- und kommunaler Ebene (mod. n. Schmacke 2009, S. 33)

Bund	Länder	Kommunen
Zum Geschäftsbereich des Bundesgesundheitsministeriums gehören: • Robert-Koch-Institut (Gesundheitsberichte, Infektionsschutz) • Deutsches Institut für Medizinische Dokumentation und Information, DIMDI (Datenbanken, amtliche medizinische Klassifikationen) • Bundeszentrale für gesundheitliche Aufklärung (BZgA) • Paul-Ehrlich-Institut (Genehmigung klinischer Prüfungen, Sicherheit biomedizinischer Arzneimittel wie Impfstoffe) • Bundesinstitut für Risikobewertung, BfR (Lebensmittelsicherheit) • Bundesinstitut für Arzneimittel und Medizinprodukte, BfArM • (Arzneimittelzulassung, Arznei- und Medizinprodukte-Sicherheit)	• Landesgesundheitsämter bzw. Landesinstitut für den öffentlichen Gesundheitsdienst (in Nordrhein-Westfalen) • Akademie für öffentliches Gesundheitswesen, Düsseldorf, und Akademie für Gesundheit und Lebensmittelsicherheit, München (Aus- und Fortbildung für Mitarbeiter des öffentlichen Gesundheitsdienstes) • Institut für medizinische und pharmazeutische Prüfungsfragen (erstellt Prüfungsfragen und Gegenstandskataloge für die Approbation von Ärzten und Apothekern) • Landesumweltämter • Landesämter für Verbraucherschutz und Lebensmittelsicherheit	• kommunale Gesundheitsämter stehen unter Aufsicht der Landesgesundheitsministerien bzw. der Bezirksregierungen • Lebensmitteluntersuchungsämter, • chemische Untersuchungsämter, • Veterinäruntersuchungsämter (je nach Bundesland unterschiedliche Strukturen, Ämter auch auf Landesebene) • Umweltämter

- fördert und schützt die Gesundheit der Bevölkerung,
- beobachtet und bewertet die Auswirkungen der sozialen Lebens- und Umweltbedingungen auf die Gesundheit,
- orientiert sich an den aktuellen Erfordernissen mit besonderem Blick auf bevölkerungsmedizinische Fragestellungen. Bedürftige und sozial Benachteiligte werden besonders unterstützt.« (http://www.gesundheitsamt-bw.de/oegd/Seiten/startseite.aspx, Zugriff 1/2011).

Diesen umfangreichen Zielstellungen steht aber häufig eine kaum ausreichende Ausstattung mit Ressourcen gegenüber, so dass solche plötzlichen Aufgabenausweitungen wie die Pandemieplanung bei der Schweinegrippe häufig zu Lasten weniger dringender Aufgaben wie Gesundheitsförderung und Prävention ausgeübt werden.

1.2 Jungengesundheit als Aufgabe des öffentlichen Gesundheitsdienstes?

Die Förderung der Gesundheit der Bevölkerung sowie die Beobachtung und Bewertung der Auswirkungen der sozialen Lebensbedingungen auf die Gesundheit, die in dem Beispielleitbild des Landesgesundheitsamtes Baden-Württemberg eine wesentliche Rolle spielen, würden eine hohe Geschlechtersensibilität nahe legen. Dies ist in der Praxis jedoch kaum der Fall. Die Gesundheitsberichterstattung etwa verfolgt das Ziel, den Gesundheitszustand der jeweiligen Bevölkerung, einzelner Bevölkerungsgruppen sowie Angebotsstrukturen und Dienstleistungen im Gesundheitswesen zu beschreiben. Hierzu werden sowohl vorhandene Daten zu Gesundheitsverhalten und -gefährdungen, zu einzelnen wichtigen Krankheiten sowie zu Leistungen und Inanspruchnahme des Gesundheitswesens analysiert als auch eigene Datenquellen erschlossen. Die Gesundheitsberichterstattung auf Bundes-, Landes- und kommunaler Ebene kann dadurch auch Grundlagen für politische Entscheidungen liefern.

Die meisten Daten liegen zwar mittlerweile geschlechterdifferenziert vor, aber eine vertiefende geschlechtervergleichende Analyse des Datenmaterials erfolgt nicht. Jungen- und Männergesundheit wird im Rahmen der kommunalen Gesundheitsberichterstattung bislang kaum aufgegriffen, wohingegen Frauengesundheitsberichte in einigen Kommunen erarbeitet wurden. Lediglich innerhalb der kommunalen Gesundheitskonferenzen Bielefeld und Heinsberg wurden Vorschläge für Verbesserungen der geschlechtsspezifischen Gesundheitsförderung und -versorgung erarbeitet. Als Ziele dieses Vorgehens wurden in Heinsberg bspw. die »Schaffung eines Bewusstseins für geschlechtsspezifische Aspekte in der gesundheitlichen Prävention und Versorgung« (Kreis Heinsberg 2002, S. 16) der Institutionen vor Ort definiert. Dieses Bewusstsein muss auch in anderen Kommunen noch geschaffen werden. Das Aufgreifen männer- und jungenspezifischer Themenstellungen in der kommunalen Gesundheitsberichterstattung wäre ein erster Schritt zur besseren Verankerung des Themas. Auch eine systematische geschlechtersensible Aufarbeitung und tiefergehende Analyse der Daten der Schuleingangsuntersuchungen, die in den meisten Bundesländern nach wie vor durch die Kinder- und Jugendärzte des ÖGD vorgenommen werden, fehlt bislang vollständig.

Im Übergang vom Kindergarten zur Grundschule erhalten Jungen zurzeit deutlich mehr Unterstützung durch Ergotherapeuten oder Logopäden als Mädchen. Das geht aus dem Heilmittelbericht 2010 des Wissenschaftlichen Instituts der AOK (WIdO) hervor (vgl. Schröder und Waltersbacher 2010). Danach erhielt 2009 fast jeder vierte bei einer AOK versicherte sechsjährige Junge logopädische Leistungen. Bei den gleichaltrigen Mädchen waren es dagegen nur 16 %. Ergotherapie erhielten im vergangenen Jahr 13,5 % der sechsjährigen Jungen – bei den Mädchen waren es nur 5,5 % (ebd.). Der ÖGD könnte hier eine wichtige Qualitätssicherungsfunktion wahrnehmen und abklären, ob diese Masse von Verordnungen tatsächlich notwendig ist oder eine Überversorgung von Jungen darstellen, weil sie möglicherweise auf die ein andere Art den Bildungserwartungen der Eltern, Kindertagesstätten oder Grundschulen nicht im gleichen Maße bzw. nicht mit den gleichen Entwicklungsfortschritten wie Mädchen gerecht werden.

Ein weiterer Schritt könnte die Überprüfung der örtlichen Gesundheitsförderungsangebotsstruktur sein. Die Kommunen sind als Träger von Schulen und Erwachsenenbildungseinrichtungen häufig unmittelbarer Leistungsanbieter von Gesundheitsförderungsangeboten, aber viele geschlechtsunspezifische Angebote erreichen Jungen und Männer bislang kaum (vgl. Altgeld 2007). Im Rahmen der schulischen Gesundheitsförderung finden sich so gut wie keine jungenspezifischen Ansätze. Genauso wie bei den Kursangeboten der gesetzlichen Krankenversicherung ist eine Überprüfung der Themenauswahl, der Kursanbieter, der Struktur und den Zeiten der Kurse sowie eine stärkere jungen- und männerspezifische Themenorientierung, Ansprache und Werbung notwendig.

2 Public Health

Seit Ende der 1980er Jahre wird in Deutschland in Lehre und Forschung Public Health als Wissenschaftsdisziplin und Ausbildungsgang etabliert. Im angelsächsischen Bereich dagegen ist Public Health als Wissenschaft und Praxis zur Verhinderung von Krankheiten, Herstellung von gesundheitsbezogener Verteilungsgerechtigkeit und Qualitätssicherung sowie zur Förderung physischer und psychischer Gesundheit bereits viel länger etabliert. »Public Health steht nicht in Konflikt mit individueller Gesundheit, Public Health ist vielmehr überwiegend – und soweit möglich, vorausschauend – mit dem angemessenen Management kollektiver Gesundheitsproblematiken befasst, ohne individuelle Präferenzen und Bedürfnisse zu negieren« (Schwartz 2003, S. 4). Die Public-Health-Forschung integriert aufgrund der Komplexität ihrer Fragestellungen eine Vielzahl wissenschaftlicher Disziplinen und Methoden. Als Teil der Gesundheitsforschung legt sie ihren Schwerpunkt auf die Bevölkerung, Teilgruppen der Bevölkerung sowie Gesundheitssysteme und oder Teilbereiche derselben.

Im Vergleich zum Mainstream der auf das Individuum bezogenen medizinischen Forschung ist die Public-Health-Forschung eher marginalisiert und von der Relation der eingesetzten Forschungsgelder wenig bedeutend. Obwohl es mittlerweile eine Reihe von Fachgesellschaften in diesem Bereich gibt, spielen diese in der gesundheitspolitischen Diskussion trotz ihres bevölkerungsbezogenen Blickwinkels bislang kaum eine Rolle.

2.1 Geschlechtersensible Public-Health-Forschung existiert bislang kaum

In dem Sachverständigenrat zur Begutachtung der Entwicklung im Gesundheitswesen, der durch das Bundesgesundheitsministerium berufen wird, sind seit Jahren auch ausgewiesene Public-Health-Fachleute vertreten. Betrachtet man die Gutachten des Rates seit Beginn des Jahrtausends, fällt auf, dass einige Diversity-Dimensionen in den Schwerpunktsetzungen der Gutachten bereits gut abgedeckt sind. Unterschiedliche Gesundheitszustände sowie Versorgungslagen und Bedarfe, die auf Alter, soziale Lage und Behinderung (im Sinne chronischer Erkrankung) zurückzuführen sind, spielen mit diesen Schwerpunktsetzungen in der gesundheitswissenschaftlichen Politikberatung bereits eine zentrale Rolle, Geschlechterfragen tauchen dagegen nur am Rande oder punktuell in Details der Gutachten auf, wurden aber nie systematisch analysiert oder standen gar im Mittelpunkt der Interessen des Rates bzw. der ihn beauftragenden Gesundheitspolitik.

In welche Sackgassen man durch diese Ausblendung gerät, zeigt das Ratsgutachten 2009 bei der Abhandlung der Themenstellung »Aufwachsen in psychischer Gesundheit – Aspekte der Versorgung von Kindern und Jugendlichen mit ADHS« (Sachverständigenrat 2009, S. 68 ff.). Bei der Ätiologie werden zwar »multifaktorielle Auslöser und Einflüsse vermutet« (ebd., S. 69), aber nur »familiäres und soziales Umfeld« sowie »Medienkonsum« explizit benannt. Die einzigen Aussagen zu Geschlechterfragen in der Zusammenfassung weisen auf eine aus dem Blickwinkel auf Über- und Unterversorgungslagen wahrscheinlich vernachlässigbare Größe: »Feststellbar ist auch, dass geschlechtsspezifische Unterschiede in der ADHS-Symptomatik nicht ausreichend berücksichtigt werden. Dies führt dazu, dass Mädchen wegen der geringer auftretenden Hyperaktivität und der damit verbundenen geringeren Störwirkungen auf das soziale Umfeld möglicherweise unterversorgt, damit auch vor all zu schneller Medikalisierung geschützt werden« (ebd.). Vorher war keineswegs von höchstwahrscheinlich zu schnell medikalisierten und überversorgten Jungen die Rede, sondern ausschließlich von »Kindern«. Zwar fordert das Gutachten eine »bessere Aufklärung über diese geschlechtsspezifischen Unterschiede (…) im Hinblick auf die Häufigkeit (…) und bezüglich der Art der beobachtbaren Symptome« (ebd.), aber nur in einem Nebensatz und ohne vorher in der Beschreibung des Symptombilds, der Verbreitung der Therapieformen und der medikamentösen Versorgungsformen auch nur eine einzige Geschlechterfrage anzusprechen.

Weder die Sachverständigengutachten und der Mainstream der Public-Health-Forschung noch die meisten Gesundheitsberichte auf Bundesland- oder nationaler Ebene kommen bei Fragestellungen der Epidemiologie und der Versorgungsforschung über die bloße Konstatierung von Geschlechtsunterschieden hinaus. Eine tiefergehende, differenzierte Analyse der spezifischen Bedingungen der Gesundheit von Männern und Frauen, Jungen und Mädchen findet hier nicht statt. Kolip hat bereits 2003 festgestellt: »Derzeit sind einige Bemühungen erkennbar, die gesundheitliche Benachteiligung von Frauen zu beheben, während eine genauere Analyse männerspezifischer Gesundheitsprobleme noch aussteht« (Kolip 2003, S. 653). Auf diesem Status quo verharrt die Public Health-Forschung auch Jahre später immer noch.

Daten zur Jungengesundheit liefert zwar der Kinder- und Jugendgesundheitssurvey KiGGS des Robert-Koch-Instituts seit 2007. Aber eine geschlechterrollenreflektierende Analyse der Daten erfolgt nicht. Beispielsweise werden die Selbsteinschätzungen der Jugendlichen oder die Elternbewertungen nicht kritisch in Bezug auf mögliche geschlechtspezifische Verzerrungen hin bewertet. Die Daten der Elternurteile werden auch nur auf einer Ebene, nämlich der der Kinder, geschlechtspezifisch ausgewertet. Es finden sich bei den gesamten Auswertungen der Elternurteile im KIGGS keine Aussagen darüber, ob es die Urteile von Vätern oder von Müttern über ihre Töchter oder Söhne sind. In der – mit einer ausführlichen Response- und Non-Responseanalyse verbundenen – Darstellung des Stichprobendesigns (vgl. Kamtsiuris et al. 2007) wird die Fragestellung nach dem Response der Väter oder Mütter nicht einmal aufgeworfen, geschweige denn Daten darüber publiziert, wie viele Väter und wie viele Mütter tatsächlich mit ihren Kindern an den Untersuchungen teilgenommen haben.

Es kann jedoch davon ausgegangen werden, dass sich an den Untersuchungen deutlich mehr Mütter als Väter beteiligt haben und dass die Elternbeurteilungen vor allem Mütterbeurteilungen über ihre Töchter und Söhne sind. Das bei fast allen Gesundheitsaspekten deutlich schlechtere Abschneiden der Jungen in den Elternurteilen könnte natürlich auch einer möglicherweise besorgteren Haltung der Mütter gegenüber ihren Söhnen geschuldet sein. Zumindest wäre eine Analyse spannend, ob und inwiefern sich Väter- und Mütterbeurteilungen in der Wahrnehmung des Gesundheitszustands ihrer Töchter und Söhne unterscheiden. Wahrscheinlich sind die Väterbeurteilungen jedoch kaum repräsentativ. Diese Fragestellungen müssten aber bereits beim Stichprobendesign und auch bei der Einladung zur Untersuchungsteilnahme eine wesentliche Rolle spielen, will man wirklich aussagekräftige, genderrelevante Daten erhalten. Um eine repräsentative Väterstichprobe zu gewinnen, hätten möglicherweise gezielte Einladungsschreiben versandt oder andere Untersuchungszeitpunkte gewählt werden müssen.

2.2 Geschlechtersensible Weiterentwicklung der Public-Health-Forschung

Payne (2009) ist in einem Grundsatzpapier für die Weltgesundheitsorganisation 2009 der Frage nachgegangen: »How can gender equity be addressed through health systems?« Dabei hat sie drei zentrale Strategien zur Verbesserung der Geschlechtergerechtigkeit benannt: regulatorische Ansätze (z. B. Gesetzgebung), organisatorische Ansätze (z. B. gender-related budgeting, gender impact assessments) und informationelle Ansätze (z. B. gender-sensitive Gesundheitsindikatoren). Sie sieht in der Schaffung eines politischen Rückhalts den Dreh- und Angelpunkt für Fortschritte in Genderfragen. Nur so ließen sich Strukturen verändern und Ressourcen mobilisieren. Für Deutschland besteht insbesondere hier ein Nachholbedarf. Eine Art politischer Meinungsführerschaft zur nachhaltigen Verankerung von Genderfragen in der Gesundheitsforschung und -versorgung ist weder im Gesundheits-, Forschungs-, Jugend- oder Frauenministerium zu erkennen. Der Status quo des Beschreibens geschlechtsspezifischer Auffälligkeiten und der Verankerung von Gender Mainstreaming in Präambeln oder Querschnittsanforderungen wird von keiner ministeriellen Seite ernsthaft kritisiert.

Die Bildungsforschung ist bei dem Thema schon weiter, indem sie bspw. die Zusammenhänge zwischen Männlichkeiten, männlichen Identitätsentwicklungen und dem Bildungsversagen von Jungen in dem von Frauen dominierten Bildungssystem klar analysiert: »Zu beobachten ist, dass Jungen sich gegen Erzieherinnen und Lehrerinnen deutlich stärker abgrenzen als Mädchen oder dass sie das Übertreten von Regeln und Grenzen, die von Mädchen und vor allem von erwachsenen Frauen gesetzt werden, offensichtlich systematisch zur Identitätsgewinnung als Jungen (und Männer) brauchen und taktisch einsetzen« (Rabe-Kleeberg 2005, S. 19).

Eine geschlechtergerechte Neuorientierung der Public-Health-Forschung und der Gesundheitswissenschaften kann sich nur im interdisziplinären Dialog weiterentwickeln. So lange hier Diskursstrategien, Forschungsparadigmen und Fördergrundsätze des patriarchal organisierten Medizinbereichs dominieren und auch von den im Feld tätigen Sozialwissenschaftlern unhinterfragt bleiben, wird die Gesundheitspolitik gar nicht erst in Versuchung kommen, für veränderte Diskussionsgrundlagen zu sorgen und Geschlechterfragen zu zentralen Effektivitäts- und Versorgungsfragen zu machen. Nachdem Männergesundheitsfragen, auch aus wirtschaftlichen Interessen, in den letzten Jahren häufiger von anderer Seite thematisiert worden, ist die Frage der Jungengesundheit ein noch viel größerer blinder Fleck in der Public-Health-Forschung und innerhalb der Kinder- und Jugendhilfeberichte. Hier wären entsprechende Schwerpunktsetzungen hilfreich für einen neuen, fundierten Diskurs über Jungengesundheit und deren Förderung.

Literatur

Altgeld T (2007) Warum weder Hänschen noch Hans viel über Gesundheit lernen – Geschlechtsspezifische Barrieren der Gesundheitsförderung und Prävention. Prävention und Gesundheitsförderung 2: 90–97.

Altgeld T (Hrsg.) (2004). Männergesundheit – Neue Herausforderungen für Gesundheitsförderung und Prävention. Weinheim: Beltz.

Kamtsiuris P, Lange M, Schaffrath Rosario A (2007) Der Kinder und Jugendgesundheitssurvey (KIGGS): Stichprobendesign, Response und Non-Response-Analyse. Bundesgesundheitsblatt 50: 547–556.

Kolip P (2003) Frauen und Männer. In: Schwartz FW, Badura B, Busse R, Leidl R, Raspe H, Siegrist J, Walter U (Hrsg.) Das Public Health Buch. München und Jena, S. 642–652.

Kommission der Europäischen Gemeinschaften (2007) WEISSBUCH, Gemeinsam für die Gesundheit: Ein strategischer Ansatz der EU für 2008–2013, Brüssel.

Kreis Heinsberg (2002) Grundlagen und Vorschläge für Handlungsempfehlungen zur Verbesserung der Geschlechtsspezifischen Gesundheitsförderung im Kreis Heinsberg. Heinsberg.

Payne S (2009) How can gender equity be addressed through health systems. Copenhagen.

Rabe-Kleberg U (2005) Männer als Kindergärtnerinnen? Oder: Gender Mainstreaming und Kindergarten. In: Bildungsnetz Berlin (Hrsg.) Für eine geschlechtergerechte Bildung und Beschäftigung, Gender, Bildung, Neue Medien – Wie sieht die Kita von morgen aus? Dokumentation. Berlin, S. 15–21.

Robert-Koch-Institut (2008) Erkennen – Bewerten – Handeln: Zur Gesundheit von Kindern und Jugendlichen in Deutschland. Berlin und Köln.

Sachverständigenrat zur Begutachtung der Entwicklung im Gesundheitswesen (2009) Koordination und Integration – Gesundheitsversorgung in einer Gesellschaft des längeren Lebens (Kurzfassung). Berlin.

Schmacke N (2009) Gestatten: Dr. Unbekannt. Gesundheit und Gesellschaft 6: 31–34.

Schröder H, Waltersbacher A (2010) Heilmittelbericht 2010. Berlin.

Schwartz FW (2003) Public Health – Zugang zu Gesundheit und Krankheit der Bevölkerung, Analysen für effektive und effiziente Lösungsangsätze. In: Schwartz FW, Badura B, Busse R, Leidl R, Raspe H, Siegrist J, Walter U (Hrsg.) Das Public Health Buch. München, Jena, S. 3–6.

World Health Organization (2002) Madrid Statement – Mainstreaming gender equitiy in Health: The need to move forward. Copenhagen.

4.5 Jungenbegleitende Strukturen in der Gesundheitsversorgung

Reinhard Winter

Das Hilfesuchverhalten von Jungen, männlichen Jugendlichen und Männern ist häufig wenig initiativ. Die Gründe für diese Situation lassen sich kulturgeschichtlich und sozialisatorisch verstehen und erhellen, aber nicht einfach und ohne Anstrengung verändern. Vor diesem Hintergrund stellen sich in der gegenwärtigen jungenbezogenen Gesundheitsversorgung zwei Kernfragen:

- Wie kommt die Gesundheit (mehr) zu Jungen?
- Wie kommen Jungen (mehr) zur Gesundheit?

Dabei muss zunächst festgestellt werden, dass die Gesundheitsversorgung ebenso weit von Jungen, männlichen Jugendlichen und Männern entfernt ist wie diese vom Gesundheitssystem. In aller Regel verlässt sich die Gesundheitsversorgung auf gängige Komm-Strukturen: Es wird erwartet, dass Jungen mit Gesundheitsfragen oder -problemen dort hinkommen müssen, wo die Gesundheit ist bzw. wo ihnen Gesundheit angeboten wird. Dieser prinzipielle Zugang ist in der Gesundheitsversorgung tief verwurzelt. Viele Verantwortliche können es sich nicht vorstellen, dass es ihre Aufgabe sein könnte, die Gesundheit zu den Jungen zu bringen. Dementsprechend beharren sie auf ihrer Ansicht, Jungen hätten »gefälligst« zu ihnen zu kommen, und sie beklagen den Zustand, dass dies nicht oder nicht ausreichend so ist.

1 Echte Defizite

Das Hilfesuchverhalten ist weder bei Jungen noch bei Mädchen angeboren. Es gehört zu den Kompetenzen, die im biografischen Prozess der Gesundheitsbildung erworben oder gehemmt, erlaubt oder verwehrt werden. Dabei geht es darum, sich um sich selbst, um die eigene Gesundheit zu sorgen, und Wege dahin zu finden, wo dafür Unterstützung angeboten wird. Aufgabe von Gesundheitsbildung – auch in und durch Gesundheitsversorgung – ist es, Jungen gerade solche Fähigkeiten der Hilfesuche und -inanspruchnahme zu vermitteln, die auch mit deren Geschlechtsvorstellungen vereinbar sind. Wo Jungen darüber nicht verfügen, haben zunächst nicht die Jungen versagt, sondern sie wurden von der Gesundheitsbildung nicht ausreichend erreicht und versorgt. Hier liegen die wahren Defizite, die gern jedoch Jungen und später Männern zugeschoben werden.

Sicher können Bilder restriktiver Männlichkeit einmal erworbene Kompetenzen auch wieder ausbremsen – und die Distanz zwischen Jungen und Gesundheitsversorgung (wieder) vergrößern. Aber selbst dann ist dies eine Situation, mit der die Gesundheitsversorgung umgehen muss, ohne sich eindimensional auf bloße Schuldzuschreibungen zu beschränken.

Damit in der anderen Richtung Zugänge zur Gesundheitsversorgung geschaffen werden, braucht ein Teil der Jungen bessere Unterstützung. Durch Erfahrungen in der Kindheit wissen »eigentlich« viele Jungen, wo sie im Krankheitsfall Informationen oder

Hilfe erwarten können. Selbst die Orte psychologischer Beratung kennen zumindest immer einige Jungen. Der Weg dorthin ist allerdings oft (zu) weit, die Schwelle zu hoch (Winter und Neubauer 2004). Jungenbegleitende Strukturen in der Gesundheitsversorgung arbeiten deshalb an zwei Fronten – im Bereich von Männlichkeitsbildern und von Gesundheitszugängen – und verfolgen dabei als Strategien: Distanzen verringern, Brücken bauen, Schwellen absenken.

Dies gilt insbesondere für Jungen, die aufgrund ihrer sozialen Lage (Armut, Marginalisierung, Bildungs- und Zugangsbenachteiligung, Migration) von der Gesundheitsbildung sträflich vernachlässigt werden, ausgeschlossen oder abgeschnitten sind. Für Jungen aus bildungsfernen Milieus ist der Weg in die Gesundheitsversorgung viel weiter als der für bildungsbürgerliche Jungen (mit sorgenden Müttern, Vätern und Familiensystemen). Ein differenzierender Blick und eine Ausrichtung auf Jungen, die von der Gesundheitsversorgung weniger erreicht werden, ist für die Anlage jungenbegleitender Strukturen grundlegend.

Sprachliche Kompetenz ist eine wesentliche Voraussetzung, um in der Gesundheitsversorgung »anzukommen«. Jungen, die weniger gelernt haben oder denen es verwehrt wurde, sich selbst zu spüren und diese Wahrnehmungen zu verbalisieren, werden entsprechend weniger in der Lage sein, die Gesundheitsversorgung rechtzeitig in Anspruch zu nehmen. Diese Jungen brauchen strukturell abgesicherte Unterstützung dabei, sich selbst zu verstehen und eine Sprache für ihr Eigenes zu erlernen. Die Botschaft dabei lautet, dass es zum Mannsein dazugehört, eigene Befindlichkeiten benennen zu können: Gefühle, Körperempfindungen, emotionale Zustände, soziale Situationen.

Um die Gesundheitsfragen und -themen von Jungen registrieren und mit ihnen professionell umgehen zu können, benötigen alle Erwachsenen, die mit Jungen zu tun haben oder arbeiten, auch spezifisches Wissen, Informationen und Wahrnehmungsfähigkeiten in diesem Bereich. Depressionen zeigen sich z. B. bei Jungen häufig nur »maskiert«: Hinter den Phänomenen von Leistungs-Jungen (Workaholics) und Dauer-PC-Spielern können sich Depressionen verbergen, und auch mancher gewalttätige Junge wäre wegen seiner Depressionen beim Psychologen besser aufgehoben als im Anti-Gewalt-Training. Fachleute reagieren aus Unwissenheit oft nur auf die Maskierung und stellen deshalb den Kontakt zur Gesundheitsversorgung nicht her. Gerade die alarmierenden Suizidraten bei männlichen Jugendlichen können mit als eine dramatische Folge nicht erkannter psychischer, psychosozialer und psychosomatischer Störungen und Depressionen gesehen werden.

Dass diese jungen-gesundheitsbezogenen Kompetenzen bei vielen Fachkräften nicht vorhanden sind, ist nur zum Teil ihnen bzw. ihren Institutionen anzukreiden. Ebenso verantwortlich dafür sind sowohl Defizite in der (kaum vorhandenen) Jungengesundheitsforschung, wie auch in der Ausbildung, die genderbezogen in der Regel wenig qualifiziert ist.

2 Jungen unterstützen

In der Kindheit dient in den meisten Fällen die Familie als »jungenbegleitende Struktur«. Eltern und vor allem Mütter kümmern sich um den Kontakt zur Gesundheitsversorgung. Aufgrund der geschlechterbezogenen Arbeitsteilung sind dabei Väter weniger direkt verantwortlich und aktiv (sie sorgen dagegen fürs Finanzielle und die Rahmenbedingungen); ihre Präsenz in Sorge (»Care«) und Gesundheitsbelangen wäre aber bedeutsam: als real-symbolische Botschaft »Gesundheit geht auch Männer an«. Für den Jungen dient der Vater – so er im Alltag präsent ist – als genderbezogenes Vorbild. Er sorgt für eine Tradierung somatischer Kulturen; der Vater kann für den Jungen der

Prototyp männlichen Gesundheitsverhaltens sein. Eine Erweiterung jungenbegleitender Strukturen kann deshalb – auf eine eher indirekte Weise – bedeuten, mit den Vätern der Jungen im Themenspektrum Körper, Gesundheit, Wohlbefinden zu arbeiten, um die »Vorbilder« bzw. Rollenmodelle der Jungen zu qualifizieren und zu entwickeln und in ihrer Verantwortung zu ermuntern. Orte dafür wären etwa die Elternbildung (Familienbildungsstätten, Volkshochschulen), Kindertageseinrichtungen und Grundschulen.

Mit zunehmendem Alter der Jungen werden Gleichaltrige wichtiger. Ihnen gegenüber wollen sich Jungen als kompetent darstellen. Sorgen zu haben, krank, nicht leistungsfähig, gar depressiv zu sein – das passt nicht zum kompetenten Status in der Clique. Im Problemfall entsteht hier ein Dilemma: Zwar sind sich Jungen sicher, dass sie sich auf die Gleichaltrigen verlassen können. Gleichzeitig würde ein Problem möglicherweise ihren Status unterhöhlen. Die Feuerprobe machen sie also besser nicht, es könnte ein Makel, Abwertung, Ausschluss drohen. Gleichwohl: Es gibt Gleichaltrigengruppen, die sich gut unterstützen, wo es möglich ist, auch gesundheitliche oder mentale Sorgen anzusprechen: eine Frage der Nähe und der Kultur in diesen Gruppen. Entsprechendes Potenzial unter gleichaltrigen Jungen ist generell vorhanden – und wäre auszubilden. Weil dies faktisch aber häufig nicht der Fall ist, empfiehlt sich eine Strategie in der Gesundheitsversorgung, die Jungen »fit macht für den Kumpel«: In diesem indirekten Zugang werden Jungen für andere Jungen kompetent gemacht. Dies erlaubt es ihnen, den kompetenten Raum nicht verlassen zu müssen, und dennoch für Themen der Gesundheitsbildung offen zu sein (»ich brauche das nicht für mich – ich mache mich kompetent für meinen Freund«). Diese Form der Jungenbegleitung ist strukturell in der Jugendarbeit, Sexualaufklärung, in der stationären Jugendhilfe oder in mobilen Formen der Jugendarbeit zu verorten.

Auch wenn Gleichaltrige die primären persönlichen Bezugspunkte in der Jugendphase sind, haben Jungen doch auch mehr oder weniger vertrauensvolle Beziehungen zu Erwachsenen: Lehrerinnen und Lehrer, Jugendarbeiterinnen und -arbeiter, Väter und Mütter (auch von Freunden), Trainerinnen und Trainer usw. Überall dort, wo Erwachsene mit Jungen zu tun haben und wo sie Gesundheitsprobleme wahrnehmen, sind sie Teil potenzieller jungenbegleitender Strukturen und können die Distanz zwischen Gesundheitsversorgung und Jungen verringern oder überbrücken.

In den Sportvereinen ist die Perspektive auf Gesundheit meist sehr eng gehalten. Sich bewegen, Sport zu treiben, sich anstrengen und Trainieren ist gesund – und damit hat es sich. Gefahrenpotenziale durch Sport (Verletzungen, Trainingsfehler, Doping) werden dagegen tendenziell ausgeblendet. Besonders in der frühen Jugendphase hat der Sportverein, hat die eigene Mannschaft für Jungen eine wichtige Bedeutung. Gerade weil es um männlich akzeptierte Formen der Körperlichkeit geht, wären Sportvereine dafür prädestiniert, ihr Gesundheitsverständnis auszuweiten und Jungen in Kontakt zu Gesundem in einem weiteren Sinn zu bringen. Jede gute Mannschaft, jeder Leistungssportler wird medizinisch und mental betreut (oft allerdings mit fragwürdigen Zielen und Methoden). Nach diesem Vorbild könnte jeder Sportverein Jungen in Kontakt mit medizinischen (Physiotherapeuten, Ärzten verschiedener Fachrichtungen) und psychologischen Fachleuten (Psychologen, psychologische Berater) herstellen und diese in die eigene Arbeit mit einbeziehen: z. B. Pädiater, Orthopäden, Internisten oder Allgemeinmediziner für körperliche Themen, Psychologen etwa als »Mentaltrainer« zum Umgang mit Leistungsdruck, Sozialpädagogen für Themen der Gruppendynamik oder Teamentwicklung. Seltene Beispiele dafür gibt es, sie entstehen meist aus persönlichen Kontakten und Interessen; in der Struktur

Sportverein (oder Sportverband) ist dieser Ansatz nicht verankert, Gesundheit als Jungen- und Männerthema wird so auch symbolisch ausgegrenzt. In der Praxis herrscht meist eher das Gegenteil: die Reduktion auf Leistung, das Unterdrücken körperlicher Empfindungen wie Erschöpfung oder Schmerzen, das Herstellen von Leistungs- und Erfolgsdruck.

Migrantinnen- und Migranten-Organisationen können für Jungen mit Migrationshintergrund und insbesondere über die eigenen Väter ein wichtiges strukturelles Bindeglied zur Gesundheitsversorgung werden. Väter werden über »ihre« Organisation in ihrer Position gestärkt, sie gewinnen Kompetenz und Status, wenn sie über die Gesundheitsversorgung informiert sind. Dann können sie – nicht zuletzt über ihre Autorität – Jungen dazu bringen, die vorhandenen Angebote auch anzunehmen. Dem entsprechend wären solche Organisationen ein wichtiger struktureller Partner der Gesundheitsversorgung. Den Kontakt müsste aufgrund ihres Heimvorteils die Gesundheitsversorgung aufnehmen – ein Schritt, den diese zu selten geht.

Schule präsentiert sich Jungen in Bezug auf Gesundheit oft ähnlich erstarrt wie die Gesundheitsversorgung. Außer informationellen Zugängen fällt der Schule oft wenig zu Jungengesundheit ein (vgl. dazu die Beiträge 7.2 von Boldt und 7.3 von Winter und Neubauer in diesem Band). Entsprechend ungewöhnlich ist es, dass Schule ihren Gesundheitsbildungsauftrag in Bezug auf Jungen auch aktiv annimmt. Weil Jungen einen erheblichen Teil ihrer Zeit in der Schule verbringen, wäre dies als Struktur, die Jungen gesundheitsbezogen begleitet, besonders naheliegend. In der Realität ist der klassische schulische Alltag weit entfernt von dieser »Transportfunktion« für Jungen in Richtung Gesundheitsversorgung. Sie trägt stattdessen nicht unwesentlich selbst dazu bei, dass es Jungen nicht gut geht (z. B. Leistungsdruck, koedukative Strukturen, sozialer Stress im Klassenzimmer). Schulsozialarbeiter und -psychologen sind deshalb eine wichtige Gelenkstelle zwischen Jungen und Schule sowie zwischen Jungen und Gesundheitsversorgung. Die jungenbezogene Gesundheitskompetenz ist hier oft nicht gut entwickelt; ebenso sind die Arbeitszeitbudgets meist so eng, dass es gerade zu Interventionen an den heftigsten Stellen reicht (dort wo es »brennt«). Immerhin zeigen die seltenen Projekte im schulischen Rahmen, was möglich ist und viel selbstverständlicher sein sollte.

In einem einwöchigen Projekt mit dem Titel »Sex-Packs«, das PfunzKerle e. V. in einer Realschule durchführte, stand an einem Nachmittag – neben anderen Aktivitäten – der Besuch einer urologischen Praxis auf dem Programm. Zu diesem Zeitpunkt fand keine Sprechstunde statt. Der Urologe führte die zehn interessierten, aufmerksamen, aber auch leicht eingeschüchterten Jungen durch die verschiedenen Praxisräume, erklärte Geräte und kam auf Krankheitsbilder zu sprechen, die von ihm behandelt werden. Kurz und eindrücklich schilderte er die Symptome im Urogenitalbereich, bei denen Jungen einen Urologen oder ihren Hausarzt aufsuchen sollten. Die Jungen waren einerseits im Anschluss sichtlich erleichtert, dass sie diese Krankheitsbilder noch nicht aus eigener Erfahrung kennen; andererseits hatten sie für den Fall der Fälle schon mal Kontakt mit einem echten Urologen. Und schließlich fühlten sie sich mit ihrem Erfahrungsvorsprung gegenüber anderen Jungen eindeutig kompetenter.

Ein anderes Projekt mit benachteiligten Jungen führt diese aus der Schule in das Männerzentrum Frankfurt und von dort aus in die Praxis eines Männerarztes – mit erschreckenden Ergebnissen, was die körperliche, soziale und psychische Gesundheit der Jungen angeht, die sich dort interessiert untersuchen lassen, nachdem sie Zeit zur Vertrauensbildung hatten. Das Problem der Jungen ist weniger, dass sie ihren Körper nicht registrieren, dass sie also »körperfern« wären. Was ihnen fehlt ist eher die Kompetenz, mit beunruhigenden Wahrnehmungen angemessen umzugehen: Die Jungen wissen »oft sehr gut über Auffälligkeiten ihres Körpers Bescheid, haben sich sogar selber abgetastet, sehen sich jedoch außerstande, den nächsten wichtigen Schritt nach außen zu tun und um Rat nachzufragen. (...) Besonders Jungen aus sozial schlecht gestellten Familien und aus Immigrantenfamilien zeigen nach unserer Erfahrung überdurchschnittlich häufig schon im Alter von 14/15 Jahren behandlungsbedürftige Erkrankungen. In allen Jungengruppen zeigen sich deutlich die gesundheitsschädlichen Folgen einer geschlechtsspezifischen Erziehung (...)« (Hoffmann 1992, S. 90).

Lehrer, Trainer oder Jugendarbeiter in solchen Strukturen dienen als Vorbild dafür, dass Gesundheit durchaus ein Jungen- und Männerthema ist und dass es statusstützend wirkt, wenn ein Mann Kompetenzen in diesem Bereich erwirbt – und die Angebote der Gesundheitsversorgung auch selbst in Anspruch nimmt.

Eine weitere Möglichkeit, Jungen mit gesundheitlichen Themen in Kontakt zu bringen, sind die »Arztstunden« in Schulen oder Jugendzentren«. Dabei werden ca. 14 Tage vor dem einstündigen Arztbesuch in der Schule (z. B. im Rahmen des Biologieunterrichts) Fragen anonymisiert gesammelt, die dann in der Arztstunde behandelt werden. Die Art der Fragen und auch die Reaktionen in der Arztstunde spiegeln deutlich die noch mangelhafte Kompetenz und auch die große Unsicherheit der (einem Teil der) Jungen wider (vgl. Stier 2010).

3 Keine Einbahnstraße

Das Herstellen von Kontakten zwischen Jungen und Gesundheitsversorgung ist keine Einbahnstraße (Jungen zur Gesundheit bringen); es geht ebenso darum, die Beschäftigten in der Gesundheitsversorgung hinter ihren Mauern hervor zu locken. Jungenbegleitende Strukturen zu installieren heißt auch, die Gesundheitsversorgung zu bewegen – vor allem dazu, in Verbindung zum wirklichen Jungenleben zu kommen.

Jungen haben ihr Thema, »Saufen« mit ins Jugendhaus gebracht. Dort greifen die Pädagogen das Thema auf und finden mit den Jungen eine Form der Bearbeitung. Zu einer Infoveranstaltung für Jungen laden sie einen Assistenzarzt aus dem örtlichen Krankenhaus ein, der im Jugendhaus als Fachmann die »Durchlaufwege des Bieres« in Körperumrisse von Jungen einzeichnet und erklärt, was der Alkohol im Jungenkörper »macht« (vgl. Sturzenhecker 2010, S. 225). So entstehen Bezüge und Beziehungen, bei Jungen wächst Vertrauen, sie erhalten den Eindruck, dass sich die Gesundheitsversorgung auch für sie interessiert.

Viel zu selten bewegt sich die Gesundheitsversorgung aus eigenem Antrieb in die Nähe von echten Jungen: Der Kinder- und Jugendarzt, der in der Schule oder im Jugendtreff auftaucht und dort eine Sprechstunde anbietet; die Kollegin vom Gesundheitsamt, die im Verein einen Workshop zur sexuellen Gesundheit anbietet; Psychologen, die bei Projekttagen in der Schule mit Jungen zum Thema Depression und Suizid arbeiten – solche Beispiele sind so selten, dass Jungen sie nicht als kollektive Erfahrung registrieren können. Gesundheitsversorgung ist in ihrer Wahrnehmung deshalb häufig weit weg.

Neben Initiativen und Handlungsformen, die dazu beitragen, die Distanz zwischen Jungen und Gesundheitsversorgung zu verringern, braucht es noch eine weitere strukturelle Unterstützung: Nämlich fachliche »Leuchttürme«, also spezialisierte Einrichtungen, mit Experten für die Thematik »Jungen und Gesundheit« in fachlicher wie auch konzeptioneller und praxisbezogener Hinsicht. Hier sieht es in Deutschland ganz schlecht aus (vgl. Neubauer und Winter 2010): Es gibt derzeit (und erst seit kurzer Zeit) wohl erst eine einzige Einrichtung, die sich Jungengesundheit als primäre Thematik vorgenommen hat: JUB – Jungen im Blick in Stuttgart. Einige wenige andere Projekte bedienen die Jungengesundheit mehr oder weniger deutlich mit. Das genügt jedoch überhaupt nicht: Wer heute einen Experten mit Praxiserfahrung zum Thema Jungengesundheit sucht hat kaum Chancen, fündig zu werden.

Jungenbegleitende Strukturen in der Gesundheitsversorgung sind ohne jeden Zweifel notwendig und ein sinnvoller Ansatz, um die Jungengesundheit zu verbessern. Jedoch: Solche Strukturen gibt es in der Breite faktisch nicht oder nur äußerst selten. Dass sich viele Jungen dementsprechend weit weg von der Gesundheitsversorgung befinden, kann deshalb nicht überraschen. Es ist allerdings zynisch, das institutionelle und gesellschaftliche Versagen den Jungen selbst und später dann den Männern anzukreiden.

Literatur

Hoffmann J (1992) Gesundheitsförderung für ausländische und deutsche männliche Jugendliche – Ein Erfahrungsbericht. In: Hessischer Jugendring (Hrsg.) Nicht immer – aber immer öfter! Jungen- und Männerarbeit. Wiesbaden (Hess. Jugendring), S. 87–91.

Neubauer G, Winter R (2010) Jungengesundheit in Deutschland: Themen, Praxis, Probleme. In: Bardehle D, Stiehler M (Hrsg.) Erster Deutscher Männergesundheitsbericht. Ein Pilotbericht. München: Zuckschwerdt, S. 30–57.

Stier B (2010) Persönliche Mitteilung.

Sturzenhecker B (2010) Beer-education – zur Kultivierung von Alkoholtrinken mit Jungen. In: Sturzenhecker B, Winter R (Hrsg.) Praxis der Jungenarbeit. 3. Aufl. Weinheim: Juventa, S. 217–228.

4.6 Patientenkompetenz. Oder: Was müssen Jungen als Patienten wissen und können?

Gunter Neubauer

Der Begriff Patientenkompetenz, vor etwa zehn Jahren u.a. im Kontext von Krebstherapie aufgekommen, ist zugegebenermaßen noch nicht besonders weit verbreitet. So findet er sich derzeit auch nicht in der Sammlung »Leitbegriffe der Gesundheitsförderung« der BZgA (www.leitbegriffe.bzga.de). Deshalb bedarf es hier zunächst einer Klärung: »Der Begriff Patientenkompetenz steht für eine Grundhaltung des Patienten, selbst aktiv zu werden, sich zu informieren und eigene Kräfte zur Bewältigung seiner Krankheit einzusetzen. Ein kompetenter Patient versucht, sich im Bedarfsfall Hilfestellungen von außen zu holen – sei es aus seinem sozialen Umfeld oder dem Bereich professioneller Hilfsangebote« (Informationsdienst Wissenschaft 2003).

Patientenkompetenz meint also die eigene Aktivität im Krankheitsfall, den Umgang mit gesundheitsbezogenen Informationen und ein angemessenes Hilfesuchverhalten. Wenn wir dies auf Jungen beziehen, ist vorauszusetzen, dass es hier noch um den Anfang der Ausbildung von Patientenkompetenz gehen kann. Dazu gehört dann der Abgleich mit eigenen Werthaltungen, denn Patientenkompetenz wird auch definiert als die »Fähigkeit, Anforderungen und Belastungen, die in Folge einer Erkrankung entstehen, zu bewältigen und dabei persönliche Bedürfnisse und Zielvorstellungen zu berücksichtigen« (ebd.).

Kritische Stimmen werden jetzt rufen: »Nicht schon wieder eine neue Kompetenz erfinden und durchs Dorf jagen! Und muss nicht eigentlich der Arzt kompetent für seine Patienten sein, und nicht umgekehrt der Patient für seine Ärzte? Ist Patientenkompetenz gegenüber dem Einfluss von krank- oder gesundmachenden Verhältnissen nicht schon vom Begriff her ein zu sehr individualisierender, verhaltensbezogener Ansatz? Warum überhaupt Patientenkompetenz, und nicht gleich – salutogenetisch – Gesundheitskompetenz?« Das schweizerische Bundesamt für Gesundheit etwa definiert letztere in Anlehnung an die Ottawa-Charta der WHO als »die Fähigkeit des Einzelnen, im täglichen Leben Entscheidungen zu treffen, die sich positiv auf die Gesundheit auswirken.« Gesundheitskompetenz wird dort auch als »Health Literacy« (das meint eigentlich wissensbasierte Gesundheitskompetenz) bezeichnet. Davon ausgehend wäre Patientenkompetenz nun als ein bestimmter Teil von Gesundheitskompetenz zu betrachten: nämlich als die Fähigkeit eines Jungen oder Mannes, im Fall gesundheitlicher Beeinträchtigungen gesundheitsförderliche Entscheidungen zu treffen und das eigene Verhalten danach auszurichten.

Ein geschlechtsbezogen gewichtiger Einwand lautet dann vielleicht: »Appelliert der Begriff Patientenkompetenz nicht immer auch an den Gesundheitskonsumenten, der sich auf dem Markt der Gesundheitsangebote orientieren muss? Soll jetzt also auch noch den Jungen und Männern ein Medikalisierungs-Nachsprung genommen werden? Werden sie im Sinn einer Wachstumsreserve für den Gesundheitsmarkt entdeckt? Ist es vielleicht gesünder, darauf zu verzichten?« Auf Jungen bezogen könnte der Begriff jedenfalls so verstanden werden, dass es ein wichtiges Lernziel ist, sich als »ordentlicher«

Patient zu verhalten: zur rechten Zeit »zum Arzt« zu gehen, Verschreibungen und Verhaltensempfehlungen einzuhalten, an der eigenen Gesundung mitzuwirken usw. – und damit nicht zuletzt den Gesundheitsmarkt zu stärken. Im Wortsinn allerdings meint Patientenkompetenz die Fähigkeit, auszuhalten, zu erdulden und zu ertragen (von lateinisch »patiens«) – was streng genommen das genaue Gegenteil zum eben Gesagten wäre, aber bei Jungen und Männern doch als verbreitet gilt: zu spät zum Arzt gehen (und zur Vorsorge schon gar nicht), sich nicht halten und die eigene Gesundheit aufs Spiel setzen.

1 Jungen und Patientenkompetenz

Kindheit und Jugend gelten allgemein als eher gesunde, physisch starke Lebensphasen – noch ohne die Beeinträchtigungen, Schäden und Abbauprozesse, die sich i. d. R. mit dem Älterwerden einstellen. Aus überstandenen Krankheiten und Verletzungen speist sich die meist nicht ganz falsche Erfahrung: Es wird auch wieder gut, und das ist ja meistens auch ein wesentlicher Inhalt von Tröstung. Wer jung ist, gilt als gesundheitlich privilegiert und darf sich also eigentlich nicht gleich als kränklich oder hinfällig – eben nicht als Patient fühlen. Als Junge oder junger Mann, so heißt es entsprechend, kann man doch noch mehr aushalten, verkraften oder wegstecken. Dass dieses Bild der physischen Stärke insgesamt nicht stimmen kann, zeigen jedoch nicht erst die jungenbezogenen Ergebnisse des ersten deutschen Männergesundheitsberichts (Neubauer und Winter 2010). Diese belegen unter anderem, dass lebensgeschichtlich vor allem eine stärkere Perspektive auf die soziale und psychische Gesundheit von Jungen und jungen Männern wichtig wäre.

Ein sinnvoller Zugang für die Ausbildung von Patientenkompetenz ist demnach, eigene Betroffenheit hier nicht von vornherein gedanklich auszuschließen: Es kann jeden treffen. Immerhin finden wir auch unter den Jungen keine geringe Zahl von Personen, die sich zeitweilig oder dauerhaft in ärztlicher Behandlung oder in Therapie befinden – und deshalb sicher auch eine gewisse Patientenkompetenz benötigen. Wenden wir uns deshalb einer weiteren Definition zu:

> **Patientenkompetenz**
> Der Begriff Patientenkompetenz stammt aus der Kultur und Sprachwelt von Patienten des 21. Jahrhunderts. Er baut zwar auf den älteren Vorstellungen vom informierten, mündigen, autonomen Patienten auf, geht jedoch weit darüber hinaus. Was kompetente Patienten vor allem beschäftigt, zeigen die drei typischen Fragen, die sie immer wieder stellen: Wer gibt mir Orientierung und Orientierungshilfen im modernen Info-Dschungel, wie schaffe ich es, mit und trotz meiner Erkrankung möglichst normal zu leben, was kann ich selbst zur Bewältigung meiner Erkrankung beitragen?
> Unter Patientenkompetenz versteht man die Fähigkeit des Patienten, sich den Herausforderungen der Erkrankung zu stellen, sich auf die eigenen und fremden Ressourcen der Krankheitsbewältigung zu besinnen, diese Ressourcen zu nutzen, dabei auch persönliche Bedürfnisse zu berücksichtigen, eigene Zielvorstellungen zu verfolgen, und Autonomie zu wahren (vgl. Nagel et al. 2004).
> Patienten selbst definieren den Begriff Patientenkompetenz noch einfacher:
> Ein kompetenter Patient sein heißt fähig zu sein, mit und trotz der Erkrankung ein möglichst normales Leben zu führen. Patientenkompetenz äußert sich darin, wie sich ein Patient zu seiner Krankheit stellt und wie er seine körperlichen, geis-

> tigen und seelischen Kräfte optimal in den Heilungsprozess einbringt.
> (Quelle: www.stiftung-patientenkompetenz.de)

Patientenkompetenz in dem hier beschriebenen Sinn auszubilden, ist für Jungen und Männer gewiss erstrebenswert. Gerade wenn wir uns grundlegend am Oberbegriff der Gesundheitskompetenz orientieren, meint das allerdings nicht nur ein kooperatives Verhalten und Therapietreue (»Compliance«). Das Befolgen von Verhaltensmaßregeln, die Mitwirkung an der Therapie und das Einhalten von ärztlichen Verschreibungen sind sicherlich relevante Bedingungen für den Heilungsprozess. Dabei sind jungentypische Verhaltensmuster, etwa Risikobereitschaft und Autonomiestreben, im Einzelfall zu berücksichtigen. Darüber hinaus geht es jedoch auch um die aktive Rolle, die ein Junge als Patient in seiner Erkrankung spielen will oder kann, um aus eigenen Kräften zur Verbesserung des Krankheitsverlaufs beizutragen und den eigenen Weg in der Krankheit zu gehen (in Anlehnung an Nagel 2005, S. 129).

Es braucht also gegebenenfalls auch die eigene Annahme von Krankheit, Verletzung oder Beeinträchtigung, die innere Auseinandersetzung damit sowie deren Integration in das Selbstbild des Jungen. Dabei kommen so genannte subjektive Theorien zum Tragen: individuelle Vorstellungen und Konzepte über Gesundheit und Krankheit, Erfahrungen mit und Erwartungen an ärztliche Behandlung, Annahmen über die Wirksamkeit von Therapien und Medikamenten usw. Neben individuell und bildungsbezogen unterschiedlichen Voraussetzungen (etwa im Sinn von »Health Literacy« oder wissensbasierter Gesundheitskompetenz) spielen hier immer auch geschlechterbezogene Dispositionen eine Rolle: Wie wird der »männliche« Umgang mit Krankheit, Verletzung oder Beeinträchtigung vorgestellt? Wie setzen sich Jungen und Männer damit auseinander? Lasse ich mich als Junge von entsprechenden Zuschreibungen leiten, oder suche ich meinen eigenen Weg? Wird mir unangemessene Kläglichkeit vorgehalten (ein Vorwurf, der Jungen und Männer seltsamerweise genauso häufig trifft wie der Ruf, Gesundheits- und Vorsorgemuffel zu sein), oder wird mir das Erleben von Krankheit als eine – gerade im Kontext von Männlichkeitsbildern – geradezu narzisstische Kränkung unterstellt? Werde ich in der ärztlichen Behandlung als »typischer« Junge angesprochen (z. B. im Umgang mit Scham, Schmerz, Angst), oder als eigenständige Person mit individuellen Einstellungen und Bedürfnissen?

Patientenkompetenz in dieser Betrachtungsweise ist deshalb nicht allein das Wissen und Können des jeweiligen Jungen. Sein Verhältnis zu sich selbst, seine gesundheitliche Bildung, sein Hilfesuchverhalten und sein Vertrauen in die ärztliche Kunst wie in seine Selbstheilungskräfte sind nur der eine Teil. Darüber hinaus muss Patientenkompetenz als ein Interaktions- und Kommunikationsprozess verstanden werden, zu dem etwa der Arzt oder die Ärztin nicht unwesentlich beiträgt. Einseitig zugespitzt ließe sich dann sagen: Jungen zeigen die Patientenkompetenz, die man ihnen lässt oder zutraut. In diesem Zusammenhang muss weiters auch der soziale, das heißt familiäre, Gleichaltrigen- und Betreuungs-Kontext des Jungen einbezogen und berücksichtigt werden. Dabei geht es darum, den jeweils typischen Umgang mit Gesundheit und Krankheit zu verstehen. Interessant und aufschlussreich ist hier immer wieder das Erschließen prämissenhafter Schlüsselsätze (z. B. »Was kommt, geht auch wieder« oder »Geh schnell, es könnte was Schlimmeres sein« oder »Das wird schon wieder«); sie geben Aufschluss über das gesundheitsbezogene Curriculum, das der Junge oder junge Mann schon durchlaufen hat.

2 Jungen lernen Patientenkompetenz

Das stellt uns vor die Frage, wie man Patientenkompetenz eigentlich lernen kann. Wir beschränken uns dabei auf den Teil, der eher bei den Jungen liegt. Primär soll bei ihnen eine Grundhaltung ausgebildet werden, aus der heraus Impulse zur angemessenen eigenen Aktivität im Krankheits- oder Verletzungsfall bzw. bei einem entsprechenden Verdacht entstehen können. Das setzt selbstbezogene Achtsamkeit (»sich wichtig nehmen«) voraus wie ebenso ein Mindestmaß an Gesundheitsinformationen und ein Wissen über und die Aufmerksamkeit für körperliche Phänomene (▶ Kapitel 2.6 Körperbezug und Körperkompetenz). Zu berücksichtigen in der Begleitung von Jungen ist dabei die etwas mehr jungentypische Tendenz zur Vermeidung von Abhängigkeitsverhältnissen. Weniger die allgemeine Verbesserung des Hilfesuchverhaltens sollte deshalb als Ziel der Ausbildung von Patientenkompetenz bei Jungen angenommen werden, sondern vielmehr die Stärkung ihrer Fähigkeit zur aufgeklärten Abwägung und Entscheidung, ob und wann Hilfe gebraucht wird bzw. ob oder wann auch nicht. Für viele Jungen wird der Arzt von Eltern als Experte vorgestellt, dem es zu folgen gilt. Wenn Patientenkompetenz heißt, selbst aktiv zu werden und Verantwortung nicht einfach abzugeben, dann ist in diesem Sinn aber auch positiv anzuerkennen, wenn Jungen in ihre Selbstheilungskräfte und auf einen positiven Verlauf auch »ohne Arzt« vertrauen. Dieser Aspekt sollte jedoch in einer guten Balance stehen zur Anerkennung eigener Grenzen und dem Wissen um die Gefahr nachhaltiger Schädigung durch verschleppte Krankheiten, verspätete Interventionen sowie durch Verharmlosung, Verleugnung und Selbstüberschätzung in Gesundheitsangelegenheiten. In einer historischen Perspektive wird außerdem deutlich, dass geschlechtsbezogen unterschiedliches Hilfesuchverhalten direkt mit der gesellschaftlichen Zuteilung oder dem Vorenthalten von Gesundheitsressourcen und Gesundheitsbildung, also mit der Gestaltung von Verhältnissen zu tun hat (Dinges 2006).

Die Ausbildung von Patientenkompetenz kann teils »präventiv« geschehen, wird aber zu einem größeren Teil erst in der Situation der Betroffenheit passieren. Eine wesentliche Grundlage ist die individuelle Erfahrung, wie mit Verletzung und Krankheit zunächst im familiären Rahmen umgegangen wird. Insgesamt kommt es hier auf eine altersangemessene Balance von Eingreifen und (Los-)Lassen seitens der Erwachsenen an. Das gilt insbesondere für manch mütterlichen Impuls (»Bemuttern«): Nachdem sich im Familienalltag oft eher die Mütter um gesundheitliche Belange kümmern, könnte bei Jungen die Idee entstehen, dass es geradezu »männlich« wäre, sich um Gesundheit nicht zu kümmern. Deshalb sollten sich vermehrt auch Väter im Bereich von Pflege und Versorgung engagieren. Dabei wäre Hilfesuchverhalten von Jungen ebenso anzuerkennen wie ihr Wunsch nach Autonomie; zu vermeiden ist umgekehrt die bereits genannte Ambivalenz zwischen Identifikation von Kläglichkeit oder Wehleidigkeit und der Vorstellung männlicher Härte in dem Sinn, dass Jungen sich schlecht spüren und keinen Schmerz kennen. Da der Übergang zwischen vorübergehenden Missempfindungen und ernsthafter Beeinträchtigung nicht immer leicht zu bestimmen ist, sollte jedenfalls auf die ungeprüfte Unterstellung »männlicher« Hypochondrie verzichtet werden.

Patientenkompetenz erwächst weiter aus einer guten Gesundheitsbildung und -förderung in Kindertageseinrichtungen, Schulen und weiteren öffentlichen Institutionen, genauso aber auch aus der Alltagskommunikation und nicht zuletzt in der unmittelbaren Erfahrung ärztlicher Anamnese, Untersuchung, Diagnose und Behandlung im Krankheitsfall. Dazu gehört zugleich die

Fähigkeit zur Bewertung von gesundheitsbezogenen Informationen aus medialen Quellen, und insbesondere zur Einschätzung deren Relevanz im eigenen Fall. Aufgrund der modernen Medienvielfalt liegen solche Informationen in ganz unterschiedlicher und teilweise widersprüchlicher Form vor – vom amtlich-seriösen Aufklärungsmedium bis hin zu selbstorganisierten, jugendkulturellen und partiell fragwürdigen Internet-Foren. Fatal für die Ausbildung von Patientenkompetenz ist es, wenn sich Jungen und Männer angesichts dieser Unübersichtlichkeit in eine Haltung des »man kann eh nichts mehr glauben« zurückziehen. Umgekehrt wird es zum Problem, wenn sich Jungen nicht mehr aus dem Strudel von Symptombeschreibungen und freihändigen Diagnosen im Internet lösen können. Basis für ein gutes Gesundheitswissen ist es, alle gesundheitsbezogenen Zugänge, Themen und Hinweise gleichsam im Vorbeiströmen wahrzunehmen, zu sammeln und zu ordnen. Die wichtigste Informationsquelle ist und bleibt jedoch der eigene Körper, dessen Befindlichkeit ins Gespräch zu bringen ist.

Zu bedenken wäre dabei, dass Gesundheitskommunikation immer auch Wertekommunikation ist, die im Gespräch zwischen Jugendlichen und Erwachsenen selbstredend von einer generativen Spannung geprägt ist. Eine jugendliche Gegenwartsorientierung beinhaltet etwa, nicht präventiv »für später« zu denken, sondern – bis auf weiteres – einigermaßen unbekümmert voranzuschreiten und gesundheitlich vielleicht mal etwas zu riskieren. Genauso gibt es aber auch verunsicherte Jungen, die sich »zu viele« Sorgen machen und nicht recht wissen, wohin sie damit gehen sollen. Patientenkompetenz anzuerkennen heißt immer auch, solche individuellen, teils geschlechts-, teils alterstypischen Voraussetzungen und Wertorientierungen anzuerkennen. Sie bestimmen nicht unwesentlich den Weg in der Krankheit. Fragen, die das individuelle Verhältnis zu Gesundheit und Krankheit erschließen, sind etwa: Wofür leben und sterben? Mehr Geld, mehr Zeit, mehr Genuss oder mehr Gesundheit? Ist Freiheit das höchste Gut oder Gesundheit; oder Glück, oder Wahrhaftigkeit oder …? Solche Fragen werden in der Regel nicht direkt anzusprechen sein; sie bilden eher einen Interpretations- und Reflexionshintergrund in der Begleitung oder Beratung von Jungen und Männern. Darüber hinaus wird es oft um die Frage der Normalität gehen: »Bin ich OK? Ist bei mir alles normal?«

Gesundheit ist jedoch für viele Jungen nicht unbedingt ein Lieblingsthema – wozu auch, solange alles läuft? Wie wir aus der Praxis der Gesundheitsförderung wissen (und wie auch der aktuelle Männergesundheitsbericht zeigt), hilft es deshalb für die Ausbildung von Patientenkompetenz recht wenig, wenn Jungen und Männer jetzt auch noch Druck beim Thema Gesundheit bekommen. Vielmehr geht es um gute, entgegenkommende jungen- und männerspezifische Gesundheitsinformationen zur Vorbereitung einer »aufgeklärten Entscheidung« – und vor allem um die Möglichkeit, selbst über den eigenen Weg zu bestimmen. In einem gewissen Maß sind dabei »männliche« Gesundheitsressourcen und »eigen-sinnige« Gesundheitshaltungen anzuerkennen, auch wenn sie dem Votum der Fachleute widersprechen. Denn eine gewisse Unbekümmertheit oder Sorglosigkeit, die Fähigkeit zum Abpuffern und zur Kompensation, eine Haltung des »ich tue, was mir gefällt« sind Teil des »gesunden« Selbstbezugs. In ein Beratungs- und Behandlungskonzept, das zu den individuellen Bedürfnissen des jeweiligen Jungen passen soll, müssen solche Ressourcen mit einbezogen werden.

Das ist kein Plädoyer für Verdrängung als Teil von Patientenkompetenz; aber schon in der wörtlichen Bedeutung von »Patient« gehört ja die Fähigkeit zur Annahme der gesundheitlichen Situation dazu. Von dort aus wird es kaum darum gehen, jetzt alles anders und besser zu machen, sondern vielmehr darum, wieder mehr in eine gesundheitliche Balance zu kommen – gegebenenfalls auch im nicht nur vorübergehenden Status der Krankheit. Ein guter »männlicher« Umgang mit Gesundheit und eine taugliche Strategie im Umgang mit Jungen heißt dann: »Ihr macht es schon irgendwie richtig. Vermutlich wird das schon wieder besser, die Gesundheit kommt hoffentlich wieder (mehr) zurück. Und trotzdem darf man sich drum kümmern und Rat und Hilfe suchen.«

Dabei gilt es, mit Jungen über Gesundheit nicht nur zu reden, sondern diese immer auch erfahrbar zu machen. Das gelingt dann besonders gut, wenn auch »männliche« Elemente wie Kraft, Stärke, Energie einbezogen werden. Darüber hinaus braucht es Aufmerksamkeit und Anerkennung für alltäglich-traditionelle und soziale Formen männlichen Gesundheitsverhaltens.

Literatur

Bundesamt für Gesundheit (Schweiz) (2006): Gesundheitskompetenz – Kurzfassung. Bern, April 2006 www.bag.admin.ch/themen/gesundheitspolitik/00 388/02 873/index.html?lang=de

Dinges M (2006) Männergesundheit in historischer Perspektive: Die Gene erklären nur den kleineren Teil des Geschlechtsunterschiedes. In: Blickpunkt der Mann 4 (1): 21–24.

Informationsdienst Wissenschaft (2003) – http://idw-online.de (vom 10. 03. 2003).

Kalff M, Rottmair E (Hrsg.) (2007) Jugend im WertAll. Lese- und Arbeitsbuch zur Wertekommunikation mit jungen Menschen. Weinheim, München: Juventa.

Nagel G (2005) Patientenkompetenz. In: Krankenhauspharmazie 26 (4): 128–133.

Nagel G et. al. (2004) Patientenkompetenz: Begriffsbestimmung und prognostische Relevanz bei Krebs – Ergebnisse einer Umfrage. Deutsche Zeitschrift für Onkologie 36: 110–117.

Neubauer G, Winter R (2010) Jungengesundheit in Deutschland. Themen, Praxis, Probleme. In: Bardehle D, Stiehler M (Hrsg.) Erster Deutscher Männergesundheitsbericht. München: Zuckschwerdt, S. 30–57.

5 Mentale und psychische Jungengesundheit

5.1 Entspannung und Stressreduzierung

Bernd Drägestein

Auf Jungen werden im Allgemeinen aktive, schnelle, meist sogar auf körperliche Bewegung bezogene Verhaltens- und Rollenmerkmale zugeschrieben. Immer wieder ist in diesem Zusammenhang auch zu vernehmen, dass die Arbeit mit Jungen hauptsächlich im sportlichen und freizeitaktiven Bereich zentral angesiedelt sein soll. Es ist aber auch zu beobachten, dass eine Reihe von Jungen – egal welchen Alters – sich fast ausschließlich auf diese Weise durch ihren sozialen Raum bewegen, als wenn es ihre einzige Verhaltensoption wäre, ihre Begegnung mit anderen durchzuführen. Im extremen Fall kann dies bedeuten, dass sie sich nicht mehr selber spüren, nicht mehr mit sich in Kontakt sind und nur noch auf das Außen orientiert sind. Ihr soziales und kommunikatives Verhalten wirkt sehr angespannt und einseitig und kann zu Belastungen (z. B. Hyperaktivität) im Umgang mit sich selbst und anderen führen.

Im Rahmen der ersten Studie (2003–2006) zur Gesundheit von Kindern und Jugendlichen in Deutschland (KiGGS) wird darauf hingewiesen, dass Mädchen und Jungen zu unterschiedlichen Verarbeitungsmechanismen von seelischen Problemen neigen, dass Jungen bspw. eher von allergischen Krankheiten und von Unfällen häufiger betroffen sind. Jungen kennen Stress, Mobbing, Schul- und Leistungsprobleme, leben auch in schwierigen familiären Verhältnissen, die zu seelischer und körperlicher Überforderung führen können. Sie müssen manche Anforderungen bewältigen bzw. aushalten, denen sie aus unterschiedlichsten Gründen (noch) nicht gewachsen sind. Das kann – wenn kein Ausgleich oder keine Balance vorhanden ist – zu einer dauerhaften inneren wie auch auf die körperliche Ebene bezogene Unruhe und Nervosität führen, um der erlebten Spannung einen Ausdruck zu geben.

Entspannung, die von Jungen sprachlich neuerdings gerne manchmal auch mit »chillen« gleichgesetzt wird, muss in aller Regel erlernt und erfahren werden und setzt gleichzeitig eine innere Aufmerksamkeit voraus, welche die eigene Bedürfnisse erkennt und wahrnimmt.

1 Zur Begrifflichkeit: Entspannung

Entspannung definiert einen körperlich und geistig spürbaren und messbaren Zustand, der als Gegengewicht zur Anspannung bezeichnet wird. Der kontinuierliche Wandel von Entspannung und Anspannung erhält und unterstützt die Gesundheit. Spannung und Stress sind Reaktionen des Körpers auf jede subjektiv empfundene Belastung, die unter Ausschüttung von Hormonen (z. B. Adrenalin und Kortokoide) begleitet wird. Nach dem Stressforscher Hans Selye strukturiert sich der Stress in den EuStress sowie den DiStress. Unter EuStress wird die Spannung verstanden, wenn ein Mensch Glücksgefühle oder etwas für ihn Wünschenswertes erlebt. Die Situation ist für ihn kontrollierbar. DiStress beschreibt den Zustand unter dem ein Mensch eine große Enttäuschung, eine Krankheit, einen Unfall oder ein Unglück erleidet. Das bedeutet, die erfahrene Situation wird individuell als nicht steuerbar erlebt. Anspannung ist dann die Antwort auf diese negative Belastungserfahrung. Um eine natürliche Balance zwischen Anspannung und Entspannung herzustellen, dient in erster Linie der tägliche Schlaf.

Viele Situationen können Angst- und Stressphänomene verursachen und werden von unserem Gehirn gesteuert. Durch Stressoren (Reize) wie z. B. Angst, Lärm, Krankheit, Leistungsdruck, Zukunftsaussichten, Isolation oder nicht ausreichende Bewältigung von Entwicklungsaufgaben treten Belastungen auf, die zu individueller körperlicher sowie psychischer Anspannung führen können. Im Allgemeinen werden Stressquellen auf zwei Grundlagen zurückgeführt: auf Stress hervorrufende innere Systeme sowie auf äußere Umgebungsbedingungen.

Sind jedoch ausreichend Bewältigungskompetenzen vorhanden, so werden diese Ressourcen strategisch (Coping) zur Problemlösung der belastenden Situation eingesetzt. Wann eine kritische Situation zum individuellen Problem wird bzw. wann nicht, ist somit eine persönliche Entscheidung, die mit individueller Wahrnehmung und Bewertung korrespondiert. Insbesondere die Resilienzforschung versucht einen Beitrag zur Erkenntnis zu leisten, wieso manche Kinder und Jugendliche sog. Schutzfaktoren, wie z. B. Stressreduzierung, ausbilden, um Risikosituationen konstruktiver zu bewältigen als andere in gleicher oder ähnlicher Lebenslage.

Ist die stressige Erregungslage für ein Individuum von Dauer und wird diese nicht durch entlastende Faktoren (Erholung/Entspannung) abgebaut, können sich in der Folge (chronische) Krankheiten manifestieren. Werden Erfahrungen gesammelt, wie Stresssituationen konstruktiv zu bewältigen sind, so führen diese Reifungsprozesse zu einem gesundheitsfördernden Ergebnis sowie zu einer Stärkung des Wohlbefindens.

Stresssymptome, die bei Jungen auftreten, besitzen vielfältige Ursachen und wirken sich unterschiedlich aus. Betroffene klagen zum Beispiel über Schlafprobleme, Nervosität, Konzentrationseinschränkungen, Schweißausbrüche, Bettnässen, Nägelkauen, hohe Bereitschaft zu Aggressivität, Traurigkeit, Kopf- und Rückenschmerzen, sexuelle Funktionsstörung, Essstörungen, Lernbehinderung, negative Selbsteinschätzung und Suchtproblematik. Auch physikalische Faktoren wie Lärm, Hitze, Kälte, usw. erhöhen die Stressempfindsamkeit. Treten sie längerfristig auf, so belasten sie auch die sozialen Kontakte.

Die Orte und Lebenszusammenhänge, wo spannungsreiche und stressige Situation für Jungen (und Mädchen) auftreten, sind in den allermeisten Fällen Familie, Kindergarten, Schule und Peergroup. Unterschiedliche Faktoren in der Lebensumwelt sowie den individuellen Voraussetzungen kommen zum Tragen. Speziell die Familiensituation mit dem vorherrschenden Erziehungsstil, der Eltern-Kind-Beziehung, Gewalterfahrung, Leistungsdenken, Einschränkung der Gestaltung persönlicher Freiheiten, Beteiligung an der Hausarbeit und instabilen Elternbeziehungen können Einflüsse sein, die stress- und angstauslösend wirken können.

Steigende Leistungsansprüche (Über- als auch Unterforderung) und Konkurrenzerleben in Kindergärten, Horten und Schulen aber auch Sportvereinen erhöhen den Erfolgs- und Erwartungsdruck und nehmen

Gewicht auf das persönliche Wohlbefinden (Schul- und Prüfungsangst). Auch die Bindung oder Ausgrenzung in eine soziale (Lern)Gemeinschaft beeinflusst das Stressempfinden und belastet die sozialen Beziehungen.

Herrscht in der Peergroup oder im Freundeskreis ein asymmetrischer Umgang untereinander, treten einige Gruppenmitglieder hierarchisch mit Hilfe von rigiden Umgangsformen hervor und unterdrücken andere, so wird auch hier Stress und Anspannung ausgelöst. Die Integration in eine Gleichaltrigengruppe mit altersadäquaten Handlungen wirkt hingegen unterstützend sowie stressreduzierend.

Auch typische Entwicklungsaufgaben und die bezeichnenden Schwierigkeiten mit dem Erwachsenwerden, bspw. mehr eigene Selbständigkeit/Verantwortung aufbauen, Kontakt zu sich selber finden, die Ablösung von der Herkunftsfamilie bewerkstelligen, die eigene (Geschlechts)Identität ausbilden, den Findungsprozess zur eigenen Berufstätigkeit gestalten, die Beziehungsfähigkeit zu beiden Geschlechter entfalten, usw., können bei nicht oder nur unzureichender Bewältigungskompetenzen in dieser Lebensphase Gefahr laufen, in Teilen zu einer unkontrollierbaren subjektiven Überbelastung (Stress) zu wachsen und das eigene Selbstvertrauen in Frage zu stellen.

2 Jungenstress

Insbesondere die Ausgestaltung und Ausdifferenzierung der eigenen Geschlechtsidentität bzw. Geschlechtsrollenvorstellung beeinflusst die Wahrnehmung oder sind gar Auslöser für die eigene Stressbewältigung und Gesundheit. Lothar Böhnisch bemerkte hierzu: »Vor allen die auf der Stressforschung basierende Bewältigungsforschung hat gezeigt, dass Menschen in kritischen Lebensereignissen, wenn die bisher verlässlichen sozialen Ressourcen nicht mehr gegeben sind, hoch geschlechtssomatisch reagieren. Das heißt, dass hier typische maskuline und feminine Bewältigungsmuster jenseits der gelernten Männlichkeits- und Weiblichkeitsrollen als somatische Reaktion des Körpers aufbrechen. ... Das Biologische wirkt in den sozialen und kulturellen Formen« (Böhnisch 2003, S. 17). Für eine an der Zielgruppe orientierte Jungenarbeit bedeutet die Aussage von L. Böhnisch, in diesem Handlungsfeld ein Lernfeld zur Erweiterung sozialer Kompetenzen und (Selbst)Erfahrungen zur Verfügung zu stellen, um für die Bewältigung von Krisen (= Stress) mehr »ressourcenorientierte Instrumente« (wie z. B. Reflexionsbereitschaft, Achtsamkeit, Begrenztheit und Selbstbezug/Anbindung) im persönlichen Handlungsrepertoire kennenlernen und anwenden zu können. Zu enge und einseitige Handlungsspielräume – möglicherweise auch ausgelöst durch tradierte geschlechtsspezifische Rollenvorgaben – führen Jungen zu einer sehr beschränkten Auswahl an Bewältigungsformaten, was im Übrigen auch (wieder) zu Stresserfahrungen führen kann.

Nach empirischen Untersuchungen (Seiffge-Krenke 2007) zeigen weibliche jüngere Jugendliche eine höhere Dichte an Stress in sozialen Beziehungen als ihre männlichen Altersgenossen an. Im Wahrnehmen und Erleben von Schul- und Freizeitstress gleichen sich die Geschlechtsdifferenzen in dieser Altersgruppe wieder an. Jungen hingegen beschreiben ihre Stressoren im Zusammenhang mit Spannungen im Peerbereich, mit den Schulleistungen sowie Konflikte mit Eltern und Lehrkräften. Insgesamt klagen Mädchen mehr über Stressbelastungen und zeigen mehr psychische und körperliche Symptome an. Jungen hingegen äußern sich zurückhaltender bezüglich ihrer Stresserfahrungen, was mit den traditionellen Geschlechtsrollenstereotypen zusammenhängen kann.

Auch die geschlechtsbezogenen Reaktionen auf Stressbewältigung spiegeln bekannte geschlechtsrollenbezogene Schemata und Muster: Jungen geben in aller Regel ihre

Emotionen nicht preis, deklarieren ihre stressig-erlebten Situationen als unerheblich bzw. überspielen diese mit unterschiedlichen – typisch-männlich anerkannten Bewältigungsstrategien, wie z. B. Gewalttätigkeit, Wut, Witz, Suchen von Grenzerfahrungen oder -überschreitungen im körperlichen Bereich, Ausschweigen zu körperliche Symptomen und psychischen Beschwerden. Tendenziell ist zu konstatieren, dass Jungen eher ihre Stressreaktionen nach außen verlagern, über »Umwege« ihre Belastung abreagieren und weniger bereit (als die Mädchen) sind, sich über das Zustandekommen ihrer angestrengten Situation reflektorisch Gedanken zu machen. Es kommt häufig zu der Erfahrung: Der Stress stresst!

3 Entspannung lernen und kultivieren

Um eine effektivere Stressbewältigung zu gewährleisten, ist es wichtig, die Eigenwahrnehmung von Jungen zu den folgenden Punkten auszubauen:

- Mehr Wissen um die individuellen Stressoren (Information),
- Eigene Stressreaktionen angemessener sowie situativ anzupassen (Selbstreflexion),
- Über ein handlungsfähiges Reservoir an sozialen Kompetenzen zur Stressbewältigung zu besitzen (Erfahrungslernen).

Der Weg zur Kultivierung eines erweiterten Stressmanagements sollte von einem reflektierten Lernprozess gekennzeichnet sein, der sich in drei Phasen unterteilt:

- Wahrnehmen. Was stresst? Das heißt, die Herkunft der Stressreize erkunden und sie bemerken.
- Erkennen. Wie stresst es? Dem eigenen Bezugsrahmen Gewahr werden sowie eigene Reaktionen (emotional, physisch, vegetativ-hormonell, verhaltensorientiert) besser kennen lernen.
- Gestalten. Was entspannt? Wahrnehmen und Erkennen führt zu Entlastung und stellt Raum und Energie zur Veränderung bis hin zur Neugestaltung des aktiven Wohlbefindens bereit.

Aufbauend auf den persönlichen Ressourcen bedeutet ein besseres Stressmanagement Stressreduzierung und führt nicht nur zu einer Lebensqualitätsverbesserung sondern auch zu mehr Gesundheit (Präventionsgedanke). Insbesondere für Jungen, die im Rahmen ihrer Geschlechtsrollensozialisation hauptsächlich gelernt haben, mehr im Außen (= traditionelle Vorgabe, männlicher Mainstream) und weniger mit sich in Kontakt zu sein, stellt diese Art der Kultivierung von Stressreduzierung eine wichtige Entwicklungsaufgabe dar. Die eigenen Bedürfnisse, Schwächen und Kränkungen anzunehmen und die Perspektive der Entspannung für sich zu suchen (und anzuerkennen), ist ein bedeutendes Ziel in der (sozial)pädagogischen Arbeit mit Jungen.

Ob nun sportliche Aktivitäten (Bewegung mit Augenmaß), gesunde genussvolle Ernährungsgewohnheiten, kreatives Spielen – egal ob analog oder digital –, Langeweile als Entschleunigungsergebnis, Entspannungstechniken (Meditation, Massage, Fantasiereisen, etc.) einsetzen, überschaubare Tagesstruktur planen, Hilfe-holen-lernen oder die soziale Begleitung und Unterstützung unter Mitwirkung eines intakten sozialen Umfelds (Peergroup, Erwachsene, Freundeskreis, Schule) annehmen, können wertvolle Beiträge zu einer individuellen Gesundheitsentwicklung (Salutogenese) darstellen, indem sie zur erfolgreicheren Bewältigung der Lebensanforderungen beitragen.

Für Jungen können diese erworbenen sozialen Kompetenzen – egal ob sie in Schulen, Familien oder Gleichaltrigengruppen vermittelt werden – gleichzeitig auch als erweitertes männliches Rollenspektrum angesehen werden, da sie auch identitätsstärkende Wirkung für den Einzelnen beinhaltet.

Literatur

Antonovsky A (1997) Salutogenese. Zur Entmystifizierung der Gesundheit. Tübingen: dgvt-Verlag.

Böhnisch L (2003) Die Entgrenzung der Männlichkeit. Verstörungen und Formierungen des Mannseins im gesellschaftlichen Übergang. Opladen: Leske + Budrich.

Bundesgesundheitsblatt (2007) Ergebnisse des Kinder- und Jugendgesundheitssurveys (KiGGS). Heidelberg: Springer Medizin Verlag.

Drägestein B (2009) Entspannung mit Jungen. In: Holz H, Drägestein B (Hrsg.) Unterrichtsmaterialien zur Bewältigung jungenspezifischer Herausforderung in der Grundschule. Brüssel: Europäische Hochschule Brüssel, S. 40–44.

Kabat-Zinn J (1999) Stressbewältigung durch die Praxis der Achtsamkeit. Freiburg: Arbor-Verlag.

Kolip P (1997) Geschlecht und Gesundheit im Jugendalter. Die Konstruktion von Geschlechtlichkeit über somatische Kulturen. Opladen: Leske + Budrich.

Seiffge-Krenke I (2006) Nach Pisa. Stress in der Schule und mit den Eltern. Bewältigungskompetenz deutscher Jugendlicher im internationalen Vergleich. Göttingen: Vandenhoeck & Ruprecht.

Selye H (1994) Stress. Bewältigung und Lebensgewinn. München: Piper.

5.2 Künstlerisches Arbeiten: Rap-Workshop mit Jungen

Frank Begemann

Das künstlerische Arbeiten mit Jungen im Genre des »Rappens« steht hier exemplarisch für alle Formen der künstlerischen Arbeit mit Jungen. Musik wird hier also gleichgesetzt mit anderen Kunstformen, da jeweils der Prozess der künstlerischen Auseinandersetzung und Produktion und nicht das Produkt im Vordergrund steht. Allerdings ist der Rap durch seine inhaltliche Nähe zu Lebensgefühlen von Jungen und durch seine jugendkulturelle Attraktivität eine besonders »jungenaffine« Kunstform.

1 Warum künstlerisches Arbeiten mit Jungen?

Bei der Sozialisation von Jungen werden emotionale Prozesse, Selbstausdruck und wahrnehmungsbezogene Körperlichkeit oft behindert oder vernachlässigt. Geschlechterreflektierte Pädagogik sollte Jungen dabei ermutigen, ihre – oft nicht den traditionellen Rollenerwartungen entsprechenden – Kompetenzen zu erweitern und diesen einen künstlerischen Ausdruck zu geben. Kunst gilt dann in den Augen von Jungen nicht etwa als unpassend oder gar »schwul« (wie Gefühlsäußerungen oft abgewertet werden), sondern als attraktiv und »cool«. Die künstlerischen Genres benötigen deshalb Anschlüsse an die Lebenswelten der Jungen. Bewusst begleitet entstehen so spannende Erfahrungen und Storys jenseits des Mainstreams; künstlerische Produktion führt so zur geschlechtsbezogenen Erweiterung des Erfahrungsraums der Jungen.

Künstlerischen Prozessen wohnt ein Wechselspiel zwischen Geist, Körper und dem außen liegenden Objekt, dem Kunstwerk, inne. Damit fördert die künstlerische Produktion die psychische, soziale und körperliche Gesundheit: Sie unterstützt die Selbstwahrnehmung, dem Eindruck von Selbstwirksamkeit, fördert Selbstreflexion und die Möglichkeit, inneres auszudrücken, erweitert die körperlichen Erfahrungsmöglichkeiten, und führt zur Entspannung bei Jungen. Jede künstlerische Arbeit ist auch riskant; Jungen lernen dabei, eine andere Qualität von Risiken einzugehen, die ihre Gesundheit nicht gefährden.

Sind bei dem Kunstprojekt mit Jungen verschiedene Disziplinen beteiligt, sollte bereits im Vorfeld ein inhaltlicher Austausch und Abgleich stattfinden. Arbeiten z. B. Künstler und Pädagogen zusammen, so kann es zu Überschneidungen von begrifflich weit gefasster künstlerischer Freiheit und einem pädagogisch zu stark ausgerichteten Konzept kommen. Im Zweifel geht es bei den Kunstprojekten um die künstlerische Produktion. Die Beteiligung professioneller Personen aus der Künstlerszene kann die gemeinsame Arbeit entscheidend beeinflussen: Künstler können Kunstprojekten mit Jungen durch ihre Authentizität einen deutlichen Motivationsschub geben. Beim Rappen bieten Berichte über deren Erfahrungen, ihre ersten Auftritte, Bemühungen um ein Plattenlabel oder erste Einkünfte glaubhafte Vorbilder – bis hin zu einer Berufsorientierung in diesem Bereich.

Damit nicht jedes traditionelle Männlichkeitsklischee – beim Rappen etwa das der

»Gangsta Rapper« – bedient wird, sollten sich pädagogische Leitung und künstlerisch Mitwirkende darüber klar sein, welche Form von Männlichkeit für die Jungen erlebbar werden soll.

2 Praxisprojekt »Rappen mit Jungen«

Das geschilderte Projektbeispiel ist in der außerschulischen Jungenarbeit angesiedelt und orientiert sich an der Altersgruppe von 12 bis 18 Jahren. Die beteiligten Jungen kennen sich zum Teil nicht, sie verbindet aber ihr Interesse an Rap-Musik und die Bereitschaft, etwas Neues auszuprobieren. Die Erfahrung zeigt, dass das Alter und Herkunft im Grunde keine bedeutende Rolle spielen. Sie verlieren sich im Tun, indem etwas gewagt und Einsatz gezeigt wird, bei der Arbeit an Texten und mit dem Mikrofon.

Das Nachahmen von Stars und Profis ist bei den künstlerischen Projekten mit Jungen nicht sinnvoll (vgl. Hill und Josties 2007, S. 32). Die Qualität der Arbeit entsteht durch Eigenproduktionen. Bereits ausgefeilte Beats oder Stimmen (Vocals) aus bekannten Songs könnten später sogar öffentliche Auftritte aus musikrechtlichen Gründen unmöglich machen.

Zu Beginn werden die Jungen aufgefordert, alles (!) Material bereitzustellen, alles soll »auf den Tisch gelegt werden. Die Auswahl möglicher Musik wird mit allen Jungen gemeinsam (auszugsweise) angehört und besprochen. Tabus sind dabei zunächst nicht gefragt. Die Erwachsenen sind in diesem Prozess beratend mit dabei; für manche Jungen stellt es eine neue Erfahrung dar, dass ein Erwachsener Textzeilen genau verfolgt und sich ernsthaft auf eine Auseinandersetzung einlässt. Für in der künstlerischen Produktion weniger erfahrene Jungen ist es sinnvoll und unterstützend, wenn die Erwachsenen – Künstler oder Pädagoge – für das Texten ein Thema vorgeben. Findet die Produktion mit einer Gruppe statt, ist es gut, gemeinsam an einem einzigen Track zu arbeiten: Dies fördert die sozialen Kompetenzen in der Gruppe, den Zusammenhalt, die Einbindung einzelner und das Gemeinschaftsgefühl.

Beim Produzieren und Ausformulieren eigener Textideen kann es unter den Jungen hoch hergehen. Möglicherweise gerät dabei die Poesie ins Hintertreffen. Wichtiger ist in dieser Phase die Reflexion. Eine interessante Frage, die Erwachsene in den Produktionsprozess mit einbringen: Was hat die Musik mit meinem Bild von Männlichkeit zu tun? Welche Bedeutung hat der Text für die Jungen? Wollen die Jungen wirklich das, was sie hören? (z. B.: »Nutte Nutte Nutte! Kau an meinem Sack! Du kriegst diesen Pullermann in deinen Arsch! ...« – Originalzitat aus dem Liedtext: »Nutte Nutte Nutte ...« von MOK&Frauenarzt). Gerade bei bildungsbenachteiligten Jugendlichen spielen Männlichkeitsideologien und Abwertung bei der vordergründigen Stabilisierung der eigenen männlichen Identität zwar eine wichtige Rolle. Für das eigenständige Formulieren gilt dennoch die Regel: Diskriminierungen aufgrund des Geschlechts oder sexueller Orientierungen werden kritisch zur Diskussion gestellt und in den Text- und Soundproduktionen der Jungen nicht zugelassen. Dies kann anfangs immer wieder Diskussionen auslösen und dazu führen, dass der Workshop hinter vorgehaltener Hand als »Blümchenrap« belächelt wird. Dennoch kommen die Jungen trotzdem wieder; die Bereitschaft Erwachsener, sich mit Jungen aktiv inhaltlich als pädagogische oder künstlerische Begleitung auseinanderzusetzen und Konflikte zu wagen, bewerten Jungen letztlich positiv. Damit bietet diese Art der geschlechterreflektierten künstlerischen Jungenarbeit beispielhafte Möglichkeiten, mit Jungen an der Erweiterung von Männlichkeitsbildern zu arbeiten.

Die Interessen und Erfahrungen der Jungen werden im Prozess der Textproduktion aufgenommen. Die Texte sollten dabei den Möglichkeiten bzw. Kompetenzen der Jungen entsprechen. Deren authentische Lebenswirklichkeit macht das Texten und die Texte spannend und gibt den thematischen »roten Faden« vor. Gelingt es Jungen, abseits von Klischees Texte mit eigenem Inhalt zu formulieren, so sind sie einem wichtigen Ziel näher gekommen: sich selbst auszudrücken und neue Handlungsmuster auszuprobieren.

In solchen künstlerischen Projekten mit Jungen kommt sowohl der Produkt- als auch Prozessorientierung ein eigener Stellenwert zu. Ziel ist die Erarbeitung eines Endergebnisses: z. B. eines Auftritts, eines Musikstücks im MP3-Format, einer CD oder eines Radio-Features. Für die beteiligten Jungen ist es wichtig, dass eine abschließende und dauerhafte künstlerische Form unbedingt Bestandteil des Projekts ist.

Musik fördert die kognitive, kreative, ästhetische, soziale, emotionale und psychomotorische Lernfähigkeiten in ein und demselben Lernprozess (vgl. Bastian 2007, S. 35). Die Verwirklichung eigener Ideen, das Ausprobieren neuer Fähigkeiten und Handlungsmuster, die Anerkennung in der Gruppe, das Erleben neuer Rollenbilder können potenziell zu einer verbesserten Selbstwertschätzung führen. Transfereffekte, hier künstlerische Fähigkeiten, Handlungskompetenz und subjektive Erfolgserlebnisse, können dazu beitragen, dass sich die Jungen mit und unter sich wohler fühlen.

Gleichwohl geht es bei der Durchführung eines künstlerischen Projekts nicht um eine Funktionalisierung der Kunst. Von einer kulturellen und ästhetischen Praxis mit dem beschriebenen Nutzen kann erst dann die Rede sein, »wenn die musikspezifischen Eigenwerte und Qualitäten etwa gleichberechtigt mit pädagogischen Zielen berücksichtigt werden« (Hill und Josties 2007 S. 36). Neben dem künstlerischen Ausdruck, neben den eher kognitiven und mentalen Anforderungen ist Rappen für die Jungen zugleich eine Form der Körperlichkeit, die oft gar nicht als solche wahrgenommen wird. »Ein etwas ›anderer‹ Umgang mit dem Körper wird scheinbar nicht verstanden oder tendenziell kritisiert und abgewertet« (BZgA 2004, S. 101). Der Körper des Jungen ist beim Rappen nahezu durchgängig präsent: Sowohl beim Texten im Rahmen einer Objekt-Subjekt-Dialektik – »Bauchgefühl« und »Kopf« kreisen um den persönlichen Ausdruck und suchen eine Objektivierung im Text –, beim Atmen und Ausstoßen von Worten und Lauten, dem Sprechgesang, als auch beim Vortragen, Posen bzw. Performen im Raum. Erst aus diesem Wechselspiel zwischen Geist und Körper und dem Versuch, einem inneren roten Faden zu folgen, entsteht durch die Jungen das Objekt, der Rap, ein Kunstwerk.

Literatur

Bastian HG (2002) Musik(erziehung) und ihre Wirkung: Eine Langzeitstudie an Berliner Grundschulen. Mainz: Schott Musik International.
Bastian HG (2007) Kinder optimal fördern – mit Musik. Intelligenz, Sozialverhalten und gute Schulleistungen durch Musikerziehung. Mainz: Schott Musik International.
Begemann F (2008): Künstlerisches Arbeiten = uncool = schwul? In: Switchboard. Zeitschrift für Männer- und Jungenarbeit 184: 4 – 6.
Brater M, Büchele U, Fucke E, Hertz G (1989) Künstlerisches Handeln. Die Förderung beruflicher Handlungsfähigkeit durch künstlerische Prozesse. Stuttgart: Freies Geistesleben.
BZgA (Bundeszentrale für gesundheitliche Aufklärung) (Hrsg.) (2004) Kompetent, authentisch und normal? Köln.
Hill B, Josties E (2007) Jugend, Musik und Soziale Arbeit. Anregungen für die sozialpädagogische Praxis. Weinheim, München: Juventa.
Marquardt P, Krieger W (2007) Potenziale Ästhetischer Praxis in der Sozialen Arbeit. Eine Untersuchung zum Bereich Kultur – Ästhetik – Medien in Lehre und Praxis. Schneider Baltmannsweiler: Hohengehren.
Treptow R (2001) Kultur und Soziale Arbeit. Gesammelte Beiträge. Münster: Votum. Münster-Loh H, Güngör M (2002) Fear of a Kanak

Planet: HipHop zwischen Weltkultur und Nazi-Rap. Höfen: Verlagsgruppe Koch GmbH/Hannibal.

Verlan S (2003) Rap-Texte. Für die Sekundarstufe: Die besten deutschen Rapper der 90er Jahre und ihre Texte. Ditzingen: Reclam Universal-Bibliothek.

Hörbeispiele: sind auf der Webseite von Dissens e. V. zu finden: http://dissens.de/de/jungenarbeit/kunstraum.php

5.3 Jungenpsychosomatik, Jungenpsychiatrie und -psychotherapie

Gunther Klosinski

Psychosomatische Krankheitsmodelle müssen all jene Aufgaben und Vorgänge, die sich auf der physiologischen, der psychologischen und sozialen Ebene ereignen, in Verbindung zu bringen versuchen. Kinder- und Jugendlichenpsychosomatik muss darüber hinaus den Aspekt der Entwicklung, respektive das Konzept einer Entwicklungspsychopathologie, berücksichtigen. Unsere kranken Kinder und Jugendlichen – unabhängig davon, ob sie körperlich, psychisch oder psychosomatisch erkrankt sind – erleben ihre Erkrankung als individuelle Wirklichkeit. Es gilt diese vom Patienten erfahrene Wirklichkeit zu erfassen, dem Patienten zu erklären und ihm das Gefühl zu geben, dass er aktiv mithelfen kann, seine Störung, Erkrankung oder Behinderung anzugehen, zu lindern oder gar zu überwinden.

Es sollen im Folgenden die Fragen erörtert werden, wie sich Jungenpsychosomatik und Jungenpsychiatrie/-psychotherapie im kinder- und jugendpsychiatrischen Alltag darstellt, welche Entwicklungen zur Kenntnis zu nehmen sind und ob es geschlechtsspezifische, auf die Jungen hin orientierte Befunde und vielleicht auch Empfehlungen aus der Sicht der Kinder- und Jugendpsychiatrie, gibt. Diese Erörterung folgt den Themen:

- Epidemiologie psychischer und psychosomatischer Störungen bei Kindern und Jugendlichen: Entwicklungen und generelle Aspekte
- Zur Knabenwendigkeit psychischer Erkrankungen in der Vorpubertät
- Zum Konzept der Entwicklungspsychopathologie
- Somatoforme Störungen und psychische Störungen mit körperlicher Symptomatik
- Besonderheiten des therapeutischen Zugangs zum Jungen und männlichen Jugendlichen im psychotherapeutischen Alltag

1 Epidemiologie psychischer und psychosomatischer Störungen bei Kindern und Jugendlichen: Entwicklungen und generelle Aspekte

Eschmann et al. (2007) haben 21 Studien analysiert, bei denen Zusammenhänge zwischen der Prävalenz psychischer Störungen bei Kindern und Jugendlichen und soziodemografischen Merkmalen untersucht wurden. Die Übersichtsarbeit deckt einen Zeitraum von über 30 Jahren ab. In Studien, die vor 1970 mit sehr unterschiedlichen Methoden durchgeführt wurden, ergab sich eine mittlere Prävalenzrate von 15,4 %, in Studien der 70er Jahre hingegen ein Wert von 14,1 % und in den 80er Jahren ein Wert von 13,8 %. In Studien nach 1990 erhöhte sich dann aber die mittlere Prävalenzrate auf 26 %. Zur Kenntnis zu nehmen ist, dass insgesamt die mittlere Altersperiodenprävalenz für psychische Störungen bei Kindern und Jugendlichen in den neueren Studien bei 22 % und damit deutlich höher als in früheren Übersichtsarbeiten liegt. Das heißt, dass bei uns bei etwa jedem fünften Kind bzw. Jugendlichen zu irgendeinem Zeitpunkt in der Kindheit- oder Jugendlichenphase mit einer psychischen Störung gerechnet werden muss, die den Kriterien des internationalen Klassifikationssystems ICD-10 oder DSM-IV entspricht. Neuere Studien konnten auch zeigen, dass die Prävalenzraten verschiedener Störungen für die Geschlechter unterschiedlich verlaufen. So wurden bspw. bei Jungen häufiger Aufmerksamkeitsdefizit-/Hyperaktivitätsstörungen, Tics sowie dissoziale Störungen und Störungen durch Substanzmittelgebrauch diagnostiziert, bei Mädchen hingegen mehr Essstörungen und psychosomatische Störungen (Ihle und Esser 2002). Folgende kinder- und jugendpsychiatrische Störungen bzw. Erkrankungen haben zugenommen:

- Selbstverletzendes Verhalten bei Mädchen in der Pubertät,
- die Diagnosen Borderline-Persönlichkeitsstörungen und Schulverweigerung bzw. Schulphobie: 83 000 Schülerinnen und Schüler sollen in der Bundesrepublik Deutschland nur unregelmäßig den Schulunterricht besuchen!
- Die Diagnose »ADHD oder ADHS« (Aufmerksamkeits-Defizit-Hyperaktivitätssyndrom) und das »ADS« (Aufmerksamkeits-Defizit-Syndrom).

Des Weiteren ist festzuhalten, dass sich das Einstiegsalter für Nikotin und Cannabis in den letzten Jahren stetig nach unten verlagert hat: Immer mehr Kinder rauchen bereits und kommen mit Alkohol in Kontakt. Kinder und Jugendliche aus der Unterschicht haben offenbar bei generalisierten Angststörungen höhere Prävalenzwerte als die Angehörigen der Mittelklasse (4,3 % gegenüber 1,2 %).

Ferner ist nachgewiesen, dass sich das Erstmanifestationsalter einer Depression in das Kindesalter vorverlagert hat: Das Erkrankungsrisiko für Mädchen steigt nach der Pubertät auf das Doppelte an. Bei Jungen ist dies nicht der Fall. Schließlich kann festgestellt werden, dass Multiproblemfamilien in der Kinder- und Jugendpsychiatrie zugenommen haben: Immer mehr Eltern können Probleme ihrer Kinder in der Entwicklung nicht auffangen, sei es, dass sie selbst körperlich oder psychisch krank sind oder dass sie nach Trennung oder Scheidung alleinerziehend sind. Insbesondere alleinerziehende Mütter haben zunehmend Schwierigkeiten, entwicklungsbedingte Probleme der Pubertät bei ihren Söhnen anzusprechen und einer Lösung zuzuführen. Immer weniger Kinder leben in Großfamilien und immer weniger Kinder haben Geschwister: Statistisch befinden sich in unseren Familien mit Kindern 1,3 Kinder. Bis zum 15. Lebensjahr trägt jedes 3. Kind das Risiko, ein Trennungs- oder Scheidungswaise zu werden, da die Eltern auseinander gehen. Der Leistungsdruck an unsere Kinder beim Schuleintritt hat zugenommen. Schon im Kindergarten fordern nicht wenige Eltern optimale Startbedingungen für ihre Kinder und deren Schulkarriere: Mehr als 90 % aller Eltern erwarten von ihren Kindern, dass sie eine weiterführende Schule (Realschule oder Gymnasium) besuchen werden und bringen die Kinder dadurch unter ganz erheblichen Druck.

Ein von der UNICEF erstellter umfassender Bericht (Anfang 2007 veröffentlicht), der das Wohlergehen der Kinder in 21 Industrieländern zum Inhalt hatte, kam zu einem ernüchternden Ergebnis im Bezug auf Deutschland: Die BRD ist Mittelmaß, wenn es darum geht, günstige Lebensbedingungen für die junge Generation zu schaffen. In sechs Dimensionen oder Bereichen wurde eine Bestandsaufnahme vorgenommen: Materielle Situation, Gesundheit, Bildung, Beziehung zu Eltern und Gleichaltrigen, Lebensweise und Risiken sowie »eigene Einschätzung der Kinder und Jugendlichen«. Deutschland belegte dabei unter 21 Industrieländern lediglich den 11. Platz, während die Niederlande als kinderfreundlichstes Land die besten Noten erhielt, gefolgt von

Schweden, Dänemark und Finnland. Ganz am Ende stehen Ungarn, USA und Großbritannien. Laut der KiGGS-Studie (Hölling et al. 2008) hat sich ergeben, dass ca. 20 % der deutschen Kinder und Jugendlichen psychische Probleme aufweisen und ca. 10 % einer psychiatrisch-psychologischen Behandlung bedürfen, wobei mehr Jungen als Mädchen betroffen sind. Jungen sind gegenüber Mädchen auch bei den Verhaltensauffälligen (nach SDQ) klar überrepräsentiert. Dieser Unterschied ist über alle Altersgruppen zu finden, fällt bei den 14- bis 17-Jährigen jedoch tendenziell geringer aus. Dabei sind Kinder und Jugendliche mit Migrationshintergrund mit 17 % häufiger betroffen als ohne Migrationshintergrund (14,4 %).

Eine auffällig hohe Rate von psychischen Störungen findet sich bei neurologisch kranken Kindern. Kinderärzte begegnen bei ihren Patienten immer wieder auch psychischen Störungen, die Folge einer somatischen Erkrankung oder eines Traumas sind. Andererseits sieht der Kinder- und Jugendpsychiater psychische Störungen, die als somatische Erkrankung imponieren oder von somatischen Epiphänomenen begleitet sind. Auch gibt es psychische Störungen des Kindes- und Jugendalters, die mit somatischen Auffälligkeiten im Erwachsenenalter assoziiert sind: So konnte nachgewiesen werden, dass kindliche und adoleszente Depressionen mit einem erhöhten Risiko für Adipositas im Erwachsenenalter einhergehen (Hebebrand und Herpertz-Dahlmann 2009).

2 Anmerkungen zur »Knabenwendigkeit« in der Vorpubertät im kinder- und jugendpsychiatrischen Klientel

Konstant hat sich über viele Jahrzehnte nicht nur in Deutschland, sondern auch in den übrigen »westlichen« Ländern gezeigt, dass psychische Auffälligkeiten vom Kleinkind bis zum Vorpubertätsalter gehäuft bei den Jungen auftreten, mit Ausnahme der Trichotillomanie. Dies hat dazu geführt, eine generell höhere sog. Vulnerabilität für Stress und psychische Symptome beim »starken Geschlecht« anzunehmen, d. h. darauf hinzuweisen, dass Mädchen eigentlich das starke und Jungen das schwache Geschlecht verkörpern. Ticerkrankungen, Einnässen, Einkoten, Legasthenie, ADHS, Störung des Sozialverhaltens, Mutismus und Sprachentwicklungsstörung sowie Stottern u. a. finden sich gehäuft bei Jungen im Vergleich zu Mädchen. Was nun aber die kumulative Prävalenz somatoformer Störungen im Jugendalter bis zum 18. Lebensjahr angeht, besteht mit ca. 13 % eine deutliche Mädchenwendigkeit (Essau et al. 2000). Dabei tritt das Vollbild einer Somatisierungsstörung vor der Pubertät nur ganz vereinzelt auf. Herausgestellt hat sich jedoch, dass die meisten somatoformen Störungen bei niedrigem sozioökonomischem Status häufiger vorkommen mit Ausnahme der eher bei gehobenem Sozialstatus auftretenden Schmerzstörungen. Die Rate organisch nicht zu erklärender Symptome wird in pädiatrischen Inanspruchnahmepopulationen mit ca. 10 % angegeben, bei weiterer Definition unter Einschluss psychosomatischer Beschwerden erreicht der Anteil im pädiatrischen Klientel bis zu 50 % (Goldbeck und Freyberger 2009).

Auf den Adoleszentenstationen der Kinder- und Jugendpsychiatrie finden sich dann ab der Pubertät stark überwiegend weibliche

Jugendliche vertreten, mit besonderer Häufung der Erkrankungen Anorexia nervosa, Bulimia nervosa, selbstverletzendes Verhalten, beginnende Persönlichkeitsstörung vom Borderlinetypus sowie Patientinnen mit depressiven Symptomen und suizidalen Tendenzen. Untersuchungen bezüglich des Selbstbilds bei Jungen und Mädchen haben ergeben, dass Jungen weniger emotional verletzlich, ein größeres Ausmaß von Glücklichsein, mehr Zuversicht hinsichtlich der eigenen Sexualität und eine positivere Einstellung zum Körper aufweisen als Mädchen. Letztere zeigen hingegen eine deutlich positivere soziale Einstellung zu ihrer Umwelt.

3 Zum Konzept der Entwicklungspsychopathologie

Kinder- und Jugendpsychiatrie, ganz besonders aber die Kinder- und Jugendlichenpsychosomatik, eignet sich als Modelldisziplin, weil die drei Aspekte – der biologische, der psychologische und der soziale – eine ungefähr gleichgewichtige Rolle spielen, sowohl bei der Entstehung von verschiedenen Krankheitsbildern als auch beim therapeutischen Zugang. Entwicklung ist ein Prozess, der nur multidimensional zu verstehen ist. Die drei angesprochenen Ebenen (biologische, psychologische und soziale Ebene) beeinflussen sich wechselseitig. Psychische, psychosomatische und psychiatrische Störungen manifestieren sich auf allen genannten Ebenen bzw. Dimensionen. Wenn es um die Frage der Entwicklungsbedingungen bzw. der Entwicklungseinflüsse geht, müssen alle Aspekte auf allen drei Ebenen gewichtet werden. Auf der biologischen Ebene können wir genetische Belastungen »Vulnerabilitäten« feststellen, die sich in einer auffälligen körperlichen Entwicklung oder auch in psychosomatischen Störungen niederschlagen können. Die psychologische Ebene schließt alle Aspekte der menschlichen Persönlichkeit ein, wie Fähigkeiten und Fertigkeiten, seien sie kognitiver oder emotionaler Art sowie den Verhaltensbereich. Interaktion und Kommunikation mit anderen Personen, die Teilhabe an sozialen Systemen wie Schule und Familie, an sozialen Normen und Wertsystemen bis hin zu sozioökologischen Faktoren bestimmen die soziale Ebene des Modells. Dabei vollzieht sich Entwicklung im Wechselspiel zwischen individuellen Faktoren und Faktoren der Umwelt und beginnt bereits im pränatalen Stadium, wie uns die Auswirkungen von Unter- oder Fehlernährung der Mutter, Alkohol- und Drogenabusus der Schwangeren oder der psychosoziale Stress einer werdenden Mutter deutlich machen. Psychische und psychosomatische Erkrankungen im Kindes- und Jugendalter auch auf dem Hintergrund eines Ungleichgewichts von Risiko- und protektiven Faktoren zu sehen, ist seit dem Jahrzehnt der Integration unterschiedlicher Denk- und Handlungsweisen (1998–2008) Allgemeingut kinder- und jugendpsychiatrischen Denkens. Verwiesen sei auf das Lehrbuch Entwicklungspsychopathologie des Kindes- und Jugendalters von Resch (1996). Von Herpertz-Dahlmann et al. (2008) stammt das Lehrbuch für Entwicklungspsychiatrie. Die Entwicklungspsychopathologie hat die Bedeutung des Systems Familie für die Entwicklung eines Kindes als überaus bedeutsam erkannt, da sich Entwicklung in Beziehungen ereignet und im Meistern von Entwicklungsaufgaben, bei denen die entscheidenden Bezugspersonen eines Kindes diesem Hilfestellung anbieten. Dies hat auch dazu geführt, dass die systemische Familientherapie Eingang gefunden hat in das Spektrum wichtiger theoretischer Ansätze bei der Behandlung von psychischen und psychosomatischen Erkrankungen im Kindes- und Jugendalter. Von den individuellen Faktoren, die bei der Entwicklung unserer Kinder eine Rolle spielen, ist das Geschlecht (es wurde bereits darauf hingewiesen) ein entscheidender Faktor, der die Wahrscheinlichkeit des Auftretens psychischer Störungen beeinflusst: Jungen haben bis zur Pubertät ein höheres Risiko für psychische Störungen, Entwicklungsstörungen und sog. Teilleistungsstörungen. Sie zeigen auch im Durchschnitt ein geringeres Entwicklungstempo als Mädchen und sind anfälliger gegenüber äußeren Belastungen (Stress). Insbesondere im sprachlichen Bereich zeigt sich immer wieder, dass die Reifungsprozesse beim männlichen Geschlecht langsamer und weniger stabil verlaufen. Im heutigen entwicklungspsychologischen Modell kommt den Temperamentseigenschaften, die zu einem großen Teil angeboren sind, im Sinne von Risiko- oder protektiven Faktoren eine erhebliche Bedeutung zu. Ein sog. »unproblematisches Temperament« (auch leichtes Temperament) stellt einen Schutzfaktor dar, wohingegen Kinder mit einem »schwierigen Temperament« einen Risikofaktor mitbringen und anfällig für psychische Erkrankungen sind. Sozial emotionale Merkmale wie soziale Attraktivität, positives Selbstwertgefühl und soziale Bindungsfähigkeit zählen zu den protektiven Faktoren. Erlernte und geförderte Bewältigungsstrategien funktionaler Art stellen protektive oder, wenn sie dysfunktional sind, auch risikoerhöhende Faktoren dar. Im Einzelnen sind es folgende Faktoren, die die Entwicklung von psychischen Störungen beeinflussen (Ergebnis der sog. KAUAI-Studie nach Werner 1985): Risikofaktoren zum Zeitpunkt der Geburt sind chronische Armut, geringer Bildungsgrad der Mutter, perinatale Komplikationen, Entwicklungsverzögerungen, genetische Anomalien sowie psychopathologische Auffälligkeiten der Eltern. Belastungsfaktoren im weiteren Entwicklungsverlauf sind: längere Trennung im ersten Lebensjahr, Erkrankung der Eltern, behindertes Geschwisterkind, Abwesenheit des Vaters, Scheidung (Trennung) der Eltern, außerfamiliäre Unterbringung sowie bei Mädchen: Schwangerschaft in der Adoleszenz.

Als protektive Faktoren werden in der Studie bei Jungen und Mädchen folgende genannt: Erstgeborenes Kind, hohe Aktivität als Säugling, positives Sozialverhalten, Fähigkeiten zur Selbsthilfe, gute Kommunikation, ausgeprägte Interessen, Selbstkontrolle, positives Selbstkonzept. Positive protektive Faktoren der Umgebung sind für ein Kind: Viel Zuwendung, positive Eltern-Kind-Beziehung, weitere Bezugspersonen (neben der Mutter), Freunde und Kameraden, geregelter strukturierter Haushalt, Zusammenhalt der Familie sowie Hilfe und Rat bei Bedarf (Eltern, Lehrer).

4 Somatoforme Störungen und psychische Störungen mit körperlicher Symptomatik

Laut ICD-10 ist das Hauptcharakeristikum somatoformer Störungen (F 45) die wiederholte Darbietung körperlicher Symptome in Verbindung mit hartnäckigen Forderungen nach medizinischer Untersuchung trotz wiederholter negativer Ergebnisse und Versicherung der Ärzte, dass die Symptome nicht körperlich begründbar sind. Im Kindes- und Jugendalter werden diese Forderungen zunächst von den Eltern, später im weiteren Entwicklungsverlauf dann von den Kindern und Jugendlichen selbst vorgetragen. Zu unterscheiden sind Somatisierungsstörungen (F 45.0) mit einer wiederholten, multiplen, unter Umständen wechselnden körperlichen Symptomatik (Schmerzen, Schwindel und Störungen autonomer Funktionen) von den hypochondrischen Störungen (F 45.2), bei denen eine befürchtete körperliche Erkrankung vom Patienten permanent benannt wird. Eine Spezialform stellt die Dysmorphophobie dar, eine ins Krankhafte gesteigerte Sorge und Angst, wegen einer bestimmten körperlichen Eigenheit (z. B. Fehlstellung der Nase) entstellt oder hässlich zu sein. Somatoforme autonome Funktionsstörungen (F 45.3) zeigen sich im respiratorischen, kardiovaskulären, gastrointestinalen und im urogenitalen Organsystem. Neben anhaltenden, somatoformen Schmerzstörungen (F 45.4) lassen sich solche mit überwiegend permanentem, als quälend erlebtem Schmerz in Verbindung mit emotionalen Konflikten oder akuten psychischen Belastungen ausmachen. Schlafstörungen, Enuresis und funktionelle Harninkontinenz, funktionelle gastrointestinale Störungen einschließlich Enkopresis sowie entzündliche Darmerkrankungen und respiratorische Affektkrämpfe werden unter die psychischen Störungen mit körperlicher Symptomatik gerechnet. Bei den Schlafstörungen gelten als behandlungsbedürftig all jene, die länger als sechs Monate anhalten und häufiger als zwei- bis dreimal pro Woche auftreten.

Eine Dysmorphophobie bei pubertierenden Jungen kann sich auch auf ihre sekundären Geschlechtsmerkmale beziehen: Ein zu kleiner oder zu großer Penis, eine Abweichung des Penisschaftes nach links oder rechts, eine enge Vorhaut oder das Gegenteil kann bei dem Pubertierenden das Gefühl aufkommen lassen, etwas sei mit ihm »nicht richtig«, was dazu führen kann, dass der Betreffende sich im Sport schämt, nicht wagt, sich zu entkleiden; er entwickelt u. U. sozialphobische Ängste.

Im Bezug auf die Erscheinungsformen der somatogenen Störungen und der Störungen mit körperlicher Symptomatik und ihrer Komorbiditäten sei auf die kinder- und jugendpsychiatrischen Lehrbücher verwiesen sowie auf die »Leitlinien zu Diagnostik und Therapie von psychischen Störungen im Säuglings-, Kindes- und Jugendalter«, herausgegeben von der Deutschen Gesellschaft für Kinder- und Jugendpsychiatrie und Psychotherapie, der Bundesarbeitsgemeinschaft leitender Klinikärzte für Kinder- und Jugendpsychiatrie und Psychotherapie und dem Berufsverband der Ärzte für Kinder- und Jugendpsychiatrie und Psychotherapie (Deutscher Ärzteverlag Köln 2000). Da in zahlreichen Lehrbüchern der Pädiatrie und Kinder- und Jugendpsychiatrie die psychischen Auswirkungen auf die Entwicklung der Sexualität und ihrer Störungen weniger Beachtung finden, soll hier auf die Besonderheiten von Jungen und ihrer sexuellen Entwicklung und der damit einhergehenden psychischen Ängste und Störungen eingegangen werden.

Im Hinblick auf Geschlechtsunterschiede bezüglich des ersten Geschlechtsverkehrs zeichnen sich nach Schmidt (2002) heute in Europa zwei Trends ab: Ein sog. traditionelles Muster – »Jungen fangen früher an« – in den südlichen und südwestlichen, überwiegend katholischen und orthodoxen Ländern (Belgien, Frankreich, Griechenland und Portugal) einerseits und ein sog. modernes Muster (auch »skandinavisches Muster« genannt) – »Mädchen fangen früher an« –, wobei überwiegend protestantische, skandinavische Länder betroffen sind. In den letzten Jahrzehnten würden sich alle Länder der EU, die zwischen den beiden Mustern liegen, auf das skandinavische Muster zubewegen (auch Deutschland): Koitus-Erfahrungen (spät-)adoleszenter Frauen und Männer seien heute üblich und würden von Gesellschaft und Eltern weitgehend akzeptiert, wobei der Geschlechtsverkehr Jugendlicher meistens in der Wohnung der Eltern des Mädchens oder des Jungen mit deren Billigung stattfinde. Wir wissen im Bezug auf Studien zur Masturbationserfahrung, dass sich bei den Jungen in den letzten Jahrzehnten eine leichte, wenn auch ständige Zunahme der Masturbationserfahrung für 15-Jährige feststellen lässt, die heute bei 80 % liegt. (Bei einem 15-jährigen Mädchen ist der Anstieg sehr viel deutlicher. Er lag in den 60er Jahren bei 20 %, heute bei 60 %). Schmidt (2002) deutet dies so, dass sich wahrscheinlich in diesem deutlichen Ansteigen bei den Mädchen eine größere sexuelle Neugier, größeres sexuelles Selbstvertrauen, eine erhöhte Körperbewusstheit und eine starke sexuelle Autonomie von Mädchen niederschlagen. Dies würde bedeuten, dass heute im Gegensatz zu früher mehr Mädchen eine sexuelle Erregung und einen Orgasmus für sich und mit sich entdecken, bevor sie mit einem Jungen zusammen sind und nicht mehr mit oder durch einen Jungen in die Sexualität eingeführt werden. Dies führt zu dem Schluss, dass ein früher gültiges, traditionelles Schema – ein Mann führt eine Frau in die Sexualität ein – heute an Bedeutung verliert und dabei ist, sich umzudrehen. Interessant erscheint eine Entwicklung zum »gegengeschlechtlichen Sex«: Offenbar erleben und interpretieren heutige Jugendliche gleichgeschlechtliche Erlebnisse sehr schnell als »schwul«, insbesondere wenn es sich um Jungen handelt. Eine in früheren Jahrzehnten als passagere Homosexualität bei Pubertierenden zu verzeichnende bisexuelle Durchgangsphase wird heute von Seiten der Jugendlichen weniger gelebt. Schmidt (2002) formuliert es so: »Aus harmloser, unschuldiger Freude und Lust am gegenseitigen Onanieren ist ein schwuler Akt geworden.« Diese heterosexuelle Ausrichtung ist wohl mitbedingt durch eine besonders frühe, offensive und affektive heterosexuelle Sozialisation über die Medien: Es hat den Anschein, als ob nicht wenigen insbesondere männlichen Jugendlichen heute vor der Pubertät und um die Pubertät herum subtil heterosexuelle Drehbücher gleichsam als Skripte implementiert werden, die sie dann über solche Filme und Videoclips in der Fantasie gespeichert haben, um sie in ihrer weiteren Entwicklung im alltäglichen Kontakt mit dem anderen Geschlecht, bei Flirts und beim Dating erproben zu können.

Für kontaktscheue und selbstunsichere männliche Jugendliche kann ein Schullandheimaufenthalt eine Chance bedeuten, an den Entwicklungsaufgaben der Adoleszenz (engere Beziehungsaufnahme zu gleich- und gegengeschlechtlichen Altersgenossen, Ablösung von den Eltern und Aufbau eines neuen persönlichen Wert- und Moralsystems u. a.) herangeführt zu werden, sie in Ansätzen zu bewältigen. Es kann aber auch eine Überforderungssituation entstehen mit der Gefahr, psychisch zu dekompensieren. Dies soll das folgende Fallbeispiel zeigen (Klosinski 2010):

Der 17-jährige Gerhard wurde mit hypochondrischen Beschwerden, Körpermissempfindungen und akustischen Halluzinationen wegen des Verdachts auf eine beginnende Schizophrenie stationär eingewiesen. Zehn Tage zuvor hatte er sich im Schullandheim zum ersten Mal, wie er sagt, »richtig« in ein Mädchen verliebt. Sie hatte bereits einen anderen, festen Freund, stimmte jedoch für die Dauer der Freizeit einer Beziehung mit Gerhard zu. Kurze Zeit vor diesem Schullandheimaufenthalt hatte der Patient eine emotional weniger intensive Beziehung zu einer 15-Jährigen, wobei ihn ein misslungener Koitus-Versuch stark beunruhigte. Im Schullandheim hatte sich Gerhard nachts wachgehalten in der Hoffnung, die neue Freundin werde auch wach bleiben und »auf ihn zukommen«. Nach zwei durchwachten Nächten erfolgte dann die psychische Dekompensation.

Der Patient, dessen Vater ihm wenig männliche Identifikationsmöglichkeiten anbot, versuchte über Bodybuilding und asketisches Verhalten um so mehr, eigene, allgemein als männlich geltende Gebärden zu entwickeln. Sein sexuelles Versagen in der Beziehung zu einer 15-Jährigen wollte er im Schullandheim wieder »wettmachen«. In der zu mehr Intimität auffordernden Atmosphäre des Schullandheims geriet er in einen sexuellen Leistungsdruck, der, durch die Übernächtigung mitbedingt, zur psychotischen Dekompensation führte. Generell kann für kontaktgestörte Jugendliche gesagt werden, dass sie im Schullandheimaufenthalt einem Gruppendruck ausgesetzt sind. Dieser rührt daher, dass im Verlauf solcher Aufenthalte engere Kontakte zu Jugendlichen untereinander geschlossen werden, wobei sexuell getönte Annäherungsversuche entweder in der Realität oder auch als Erwartungshaltung in der Fantasie »gewagt« werden.

Sexuelles Erleben kann bei einer engen und strafenden religiösen Ausrichtung zu Ängsten und zu Zwängen führen, die sexuelle Erregung und Wünsche verhindern und unterdrücken. Um sich von den quälenden, manchmal blasphemisch anmutenden Zwangsgedanken zu distanzieren, werden in solchen Fällen Zwangshandlungen vorgenommen, die im Sinne einer Angstabwehr und Angstblockade fungieren sollen.

»So hatte ein zwangsneurotischer Jugendlicher, dessen Vater Geistlicher war, zwanghafte Vorstellungen, Jesus am Kreuz habe eine Erektion. Um diesen schrecklichen Gedanken, der sich ihm immer wieder aufdrängte, in Schach zu halten, musste er ein ganzes Ritual an Zwangshandlungen vornehmen, um »die bösen Gedanken« wieder »ungültig« zu machen. Dabei standen bei dem Patienten magisch-mystische Vorstellungen Pate, die durch das Zwangsritual den allmächtigen Gott kontrollieren bzw. in die gewünschte Richtung lenken und leiten sollten.«:

Im alten Testament ist dies im zweiten Buch Mose, Kapitel 17 anschaulich dargestellt. In diesem Kapitel wird der Sieg des Volkes Israel über die Amalekiter beschrieben. In den Versen 8–12 heißt es: »Es kam Amalek und stritt wider Israel in Raphidin. Und Mose sprach zu Josua: »Wähle Männer aus und siehe hin, zu streiten wider Amalek; ich aber will morgen auf die Spitze des Hügels gehen mit dem Stab Gottes in meiner Hand.« Josua tat, wie Mose gesprochen hatte und stritt wider Amalek. Mose aber und Aaron und Hur stiegen auf die Spitze des Hügels. Und wenn Mose die Hände aufhob, siegte Israel, wenn er sie aber ein wenig sinken ließ, übermochte Amalek.«

Es wird hier eindrücklich beschrieben, wie durch eine Anstrengung und Ritual Gefahr abgewandt wird. Diese Vorstellung von der Möglichkeit einer Abwendung schlimmer Ereignisse durch eigene Leistungen in Form von Ritualen ist bei zwangsneurotisch Erkrankten geradezu pathognomonisch. Man könnte hier auch von einem »Mose-Amalekiter-Syndrom« sprechen (Klosinski 1998). Sexualität ist ein körperliches Geschehen einerseits, ein überaus emotionales Geschehen andererseits, meistens in einer Gleichzeitigkeit, die wir in anderen Lebensbereichen in derartiger Intensität nicht spüren. Man könnte Sexualität »als Nahtstelle zwischen Körper und Psyche bezeichnen« (Loebner 2004). Heutige Jugendliche laufen Gefahr, im Internet einerseits alles schon gesehen zu haben, andererseits mit ihren eigenen Erfahrungen noch ganz am Anfang zu stehen. Manchmal würde man ihnen gerne sagen, dass das nicht alles gängig und normal ist, was da im Netz zu sehen ist. Eltern, Pädagogen, Erzieher und auch Therapeuten stehen vor dem Problem, das Jugendliche den Spagat zwischen virtueller und realer Welt gut verkraften müssen und dabei nicht in einen Leistungsdruck verfallen dürfen bzw. in Resignation. Positiv wäre sicher, wenn Jugendliche erahnen könnten, dass ihre konkreten Schritte in der Liebe und in der sexuellen Begegnung deutlich anders aussehen werden und müssen als das, was der Computer und das Internet vorgeben.

5 Besonderheiten des therapeutischen Zugangs zu Jungen und männlichen Jugendlichen im psychotherapeutischen Alltag

Unabhängig von seiner psychotherapeutischen Ausbildung wird jeder Kinderpsychotherapeut das kindliche Spiel in Analogie zu

Freuds Auffassung vom Traum als die »Via regia« zur kindlichen Seele nutzen. In den vergangenen Jahrzehnten hat es eine Abkehr von einer schulenorientierten Psychotherapie (Grawe et al. 1994) gegeben und es haben sich multimodale Behandlungsansätze bei einer Vielzahl von Störungen als hilfreich erwiesen. Unabhängig davon, ob es sich um Kinder, Jugendliche oder Erwachsene handelt, ob sie männlichen oder weiblichen Geschlechts sind, der kleinste gemeinsame Nenner erfolgreicher Psychotherapie lässt sich im Sinne von Jerome Frank (1981) wie folgt beschreiben: Sie ist abhängig

- von einer intensiven vertrauensvollen Beziehung zur helfenden Person,
- von einer rationalen Begründung oder einem mythologischen Zusammenhang, der die Gründe für die Schwierigkeiten des Patienten erklärt und indirekt sein Vertrauen in den Therapeuten stärkt,
- von einer Darlegung neuer Informationen über Ursache und Dynamik der Probleme des Patienten und vom Aufzeigen alternativer Wege zum Umgang mit diesen Schwierigkeiten,
- von einer Stärkung der Erwartung des Patienten auf Hilfe. Kurz: Es geht darum, Hoffnung zu wecken,
- von einer Vermittlung eines Erfolgserlebnisses, das die Hoffnungen weiter stärkt und dem Patienten das Gefühl gibt, seine Probleme meistern zu können,
- von der Ermutigung, Gefühle offen und adäquat auszudrücken. Diese Aspekte lassen sich in einer Spieltherapie mit dem Kind realisieren.

Generell könnte man Erkundungs-, Gestaltungs-, Geschicklichkeits- und Imitationsspiele von Glücksspielen und Spielen des Rausches unterscheiden. Da Kinder im späten Kindergarten- und frühen Schulalter besonders ausgeprägt expansives und externalisierendes Verhalten zeigen, sind es vor allem bei Jungen die Geschicklichkeitsspiele, die struktural ordnenden Gestaltungsspiele (Spiele mit Bauklötzen und Zügen) sowie die Erkundungsspiele, die die besondere Neugier wecken. Bei den Imitations- und Rollenspielen (so tun als ob) werden geschlechtstypische Rollenübernahmen in solchen Spielen von Seiten der Jungen aufgegriffen, wenn wir sie ihnen auch anbieten bzw. zur Auswahl stellen (z. B. Cowboy- oder Indianerspiele im Sand-Spiel nach Dora Kalf). Jungen im frühen Schulalter wollen beweisen, wie geschickt sie sind, d. h. sie sprechen sehr gut auf Sequenzen von Geschicklichkeitsspielen an, sei es ein kurzes Fußballspiel oder eine zeitlich begrenzte Phase in der Therapiestunde, wo man mit dem Kind ein Wurfspiel (z. B. Dart) vornimmt (Klosinski 1980).

Jedes Kind und jeder Jugendliche, der psychische oder psychosomatische Störungen aufweist, hat eine individuelle Entwicklung im Bezug auf eine für ihn typische und altersbezogene Geschlechts- und Rollenübernahme zurückgelegt, die am Anfang einer Psychotherapie dem Therapeuten oder der Therapeutin nicht bekannt ist. Es geht aber insbesondere am Beginn einer psychotherapeutischen Kontaktaufnahme und auch danach darum, den Patienten zu ermutigen, sich zu öffnen und etwas von seiner Welt dem Therapeuten mitzuteilen. Eine solche Möglichkeit des Einstiegs und der Begegnung mit dem Patienten ist das 10-Wünsche-Fantasiespiel (Klosinski 1988). Wunschfragen als projektive Fragen, als Verwandlungsfragen, sind in der Psychodiagnostik der Kinderpsychologie und der Kinder- und Jugendpsychiatrie seit langem bekannt. Beim 10-Wünsche-Fantasiespiel werden Kinder ab dem 4.–5. Lebensjahr, aber auch Jugendliche, aufgefordert, ein Zauberer (bei Jugendlichen ein Magier) würde ihnen 10 Wünsche erfüllen oder (Ver-)Änderungen gewähren: Was würden sie sich wünschen, was soll anders werden? Spielerisch Wünsche oder Änderungen zu formulieren bedeutet, eine Erwartungshaltung bezüglich eines Wechsels von negativ erlebten Aspekten der Welterfahrung hin zu positiv erachteten Zuständen zu induzieren: Der Glückspilz, der für einen Augenblick lang alles potenziell wünschen und alles ändern kann, wird zum Schöpfer und Richter in seinem individuellen Bereich, im Bereich seines sozialen Atoms und auf der Ebene der gesamten Menschheit. Der Wunschlistenschreiber kann damit in die Rolle des Ritters oder des Heilers treten und eine »heile Welt« entwerfen, er kann sich mit Attributen der Macht, der Gerechtigkeit, des Zorns und der Versöhnung versehen, um Ohnmacht, Ungerechtigkeit, Erniedrigung und Zwietracht in der vorstellenden Fantasie ungeschehen oder wieder gut zu machen. Geht der Patient auf das Angebot des Fantasiespiels ein, ist er es selbst, der dem Therapeuten einen Einblick in seine Welt der Fantasie gewährt. Gerade bei Jungen, die häufig argumentieren, sie könnten nicht malen und wollten nicht mit Knet oder Ton spielen, bewährt sich das Fantasiespiel, bei dem es sich nicht nur um ein diagnostisches Instrument, sondern um eine Methode handelt, die durch die Begegnung in einer Fantasiewelt einen vorgegebenen Graben zwischen Patient und Therapeut zu überbrücken versucht. Fantasiewünsche erschließen die Zukunft, befassen sich mit Möglichkeiten und regen zu Hoffnungen und Veränderungen an. Formulierte Wünsche sind oft Zielsetzungen, Ein-sich-besinnen auf Ideale. Wunschträume können konstruktive Entwürfe sein, auch wenn sie häufig als notwendige Kompensation einer in Bedrängnis geratenen Psyche zu verstehen sind. Das Erzählen oder Vorlesen von Märchen im Sinne einer erweiterten Bibliotherapie lässt sich bei Jungen in der Vorpubertät gut einsetzen, wenn in den Märchen die Protagonisten männlich sind und sich als Identifikationsfiguren gleichsam anbieten. Insbesondere die Märchen von Gebrüder Grimm eignen sich besonders gut, um Wandlungen und Entwicklungen anzuregen, weil sie seelische Konflikte in Bildern und Geschichten widerspiegeln, die allgemein menschlich sind und genügend weit entfernt, um in einer Fantasiewelt »gewagt werden zu können«.

Dem starken Bedürfnis von Jungen nach körperlicher Betätigung und expansivem Verhalten kommt es nahe, wenn man in die Psychotherapie eine körperbetonte Komponente einbaut, sei es z. B. in Form eines regelmäßigen Trampolinspringens, durch Elemente einer Körpertherapie oder auch durch Entspannungsübungen (z. B. autogenes Training oder Muskelrelaxation). Die Tagtraumtechnik in Form des katativen Bilderlebens hat sich als themenzentrierte Vorgehensweise in der Gruppe bei männlichen Jugendlichen bewährt: Das Schließen der Augen, um zu imaginieren, ist in der Gruppe leichter durchzuführen als im Einzelsetting, bereitet ganz offensichtlich weniger Angst.

6 Ausblick

Psychisch und psychosomatisch auffällige Kinder und Jugendliche, egal ob Jungen oder Mädchen, sind häufig in ihrem Selbstwertgefühl erschüttert und auf der Suche nach sich selbst, nach Anerkennung und Zuwendung. Eltern, Lehrer, Mentoren oder Therapeuten dienen den Kindern und Jugendlichen als »Entwicklungshelfer« und bedeutsame Personen, mit denen sie sich ein Stück weit identifizieren können, die für sie auch Vorbildcharakter bekommen. Wollen wir unseren Jungen und männlichen Jugendlichen gerecht werden bei ihrer Identitätsfindung, die langsam aber stetig in der Kindheit und Latenzperiode beginnt, sich in der Pubertät und der Adoleszenz beschleunigt, müssen wir ihren Entwicklungshelfer als Spiegelbilder, aber auch als Idole und Projektionsmöglichkeiten anbieten. Dies ist ganz besonders wichtig, wenn es sich um psychisch Kranke handelt, die Hilfestellung benötigen, sich reiben wollen, um sich selbst zu finden. Auch in der Auseinandersetzung mit anderen definiert sich der Mensch, sieht sich im Spiegel der anderen. Es ist die Selbst- und die Fremd-Selbst-Beurteilung, die schließlich das Gefühl der Selbstevidenz, der Selbstempfindung und des subjektiven Selbst hervorbringt und damit Identität stiftet. Im Nachleben von Vorbildern und der Übernahme von Rollen geht es um das Modellieren des eigenen Verhaltens in stetiger Auseinandersetzung mit bereits Bestehendem, d. h. es geht um Identifizierungen. Identifizierung heißt auch Verinnerlichung, sie erfolgt mit der Familie, mit dem Geschlecht, mit der Generation und mit der Nation, in der man lebt. Man kann von persönlichen, sozialen, kollektiven, sowie von geliehenen Rollenidentitäten sprechen. Immer geht es bei der Identitätsfindung entscheidend um das Prinzip der »Selbst-Adoption«, d. h. um ein kritisches Erkennen und eine Hinnahme des persönlichen Charakters und der individuellen Eigenarten mit all seinen Vorzügen und Mängeln der physischen und psychischen Existenz. Viele unserer Kinder werden geprägt von Vorbildern einer Frauenwelt, die sich im Kindergarten und in den ersten Schuljahren den Kindern zur Verfügung stellen. Erzieherinnen und Lehrerinnen können wertvolle Ergänzungen und idealisierte »Ersatzmütter« werden. Häufig mangelt es aber an männlichen Vaterfiguren, insbesondere für Jungen und männliche Jugendliche. Wir alle tragen in uns männliche und weibliche Seiten, wir verkörpern aber ganz besonders psychologisch selbstverständlich die Seite, die unser Geschlecht und unsere Geschlechtsidentität ausmacht. Wie man als junger Mann mit seelischen Verletzungen, Niederlagen, Trauer oder Erfolg, mit Anerkennung und Freude umgeht, lernen wir auch in Abhängigkeit von unserer Geschlechtsidentität an unseren gleichgeschlechtlichen Vorbildern in der Erwachsenenwelt. Insofern kommt der Identifikation mit einem gleichgeschlechtlichen Psychotherapeuten für manche unserer Patienten eine besonders große Bedeutung zu, insbesondere dann, wenn der entsprechende Elternteil, aus welchen Gründen auch immer, unzureichend als Identifikationsfigur zur Verfügung gestanden hat. Im Bereich von Beratungsstellen und zunehmend auch im Bereich der Kinder- und Jugendpsychiatrie kommt es zahlenmäßig zunehmend zu einer Dominanz der Frauen. Wenn bei Jungen und männlichen Jugendlichen bekannt ist, dass ihre Väter wenig präsent, häufig abwesend oder womöglich gar nicht zur Verfügung standen (alleinerziehende Mütter), sollte der Aspekt eines gleichgeschlechtlichen Psychotherapeuten mit bedacht werden: Auf dem individuellen Weg einer (altersentsprechenden) Identitäts- und Sinnfindung können Jungen mit psychischer und psychosomatischer Symptomatik besonders von positiven gleichgeschlechtlichen Erziehern, Therapeuten und Mentoren profitieren.

Literatur

Eschmann S, Häner YW, Steinhausen H-C (2007) Die Prävalenz psychischer Störungen bei Kindern und Jugendlichen unter Berücksichtigung sozio-demographischer Merkmale. Übersicht und Forschungsnotwendigkeiten. In: Zeitschrift für klinische Psychologie und Psychotherapie 36(4): 270–279.

Essau CA, Conradt J, Petermann F (2000) Häufigkeit und Komorbidität somatoformer Störungen bei Jugendlichen: Ergebnis der Bremer Jugendstudie. Zeitschrift für klinische Psychologie und Psychotherapie 29: 97–105.

Frank J (1981) Die Heiler: Wirkungsweise psychotherapeutischer Beeinflussung. Vom Schamanismus bis zu den modernen Therapien. Stuttgart: Klett.

Goldbeck L, Freyberger HJ (2009) Somatoforme Störungen. In: Fegert JM, Streeck-Fischer A, Freyberger HJ (Hrsg.) Adoleszenzpsychiatrie. Psychiatrie und Psychotherapie der Adoleszenz und des jungen Erwachsenenalters. Stuttgart: Schattauer-Verlag, S. 303–310.

Grawe K, Donati R, Bernauer F (1994) Psychotherapie im Wandel. Von der Konfession zur Profession. Göttingen: Hogrefe.

Hebebrand J, Herpertz-Dahlmann B (2009) Psychological and psychiatric aspects of pediatric obesity. Child Adolesc Psychiatric Clin. N. Am. 18: 49–65.

Herpertz-Dahlmann B, Resch F, Schulte-Markwort M, Warnke A (2008) Entwicklungspsychiatrie. Biopsychologische Grundlagen um die Entwicklung psychischer Störungen. Stuttgart: Schattauer.

Hölling H, Kurth BN, Rothenberger A et al. (2008) Assessing psychopathological problems of Children and Adolescents from 3 to 17 years in a nationwide representative sample: Results of the German Health Interview and Examination Survey for Children and Adolescents (KiGGS). Eur. Child and Adolesc. Psychiatry 17: 34–41.

Ihle W, Esser G (2002) Epidemiologie psychischer Störungen im Kindes- und Jugendalter: Prävalenz, Verlauf, Komorbidität und Geschlechtsunterschiede. In: Psychologische Rundschau 53: 159–169.

Klosinski G (1980) Spiel und Psychotherapie unter besonderer Berücksichtigung des Psychodramas. Gruppenpsychother. Gruppendynamik 15: 165–175.

Klosinski G (1988) Das »10-Wünsche-Fantasiespiel«. Gedanken und Erfahrungen zum »projektiven Fragen« am Beginn des therapeutischen Dialoges mit Kindern und Jugendlichen. Acta pädopsychiatrica 51: 164–171.

Klosinski G (1998) Stellenwert und Funktion der Religion für psychisch kranke junge Leute. Kerbe (Die Fachzeitschrift für Sozialpsychiatrie) 3: 8–10.

Klosinski G (2010) Jugendliche Sexualitätsentwicklung: Zwischen Angst, Imitationsverhalten und Leistungsdruck – Jugendpsychiatrische Anmerkungen. In: Clauß M, Karle M, Günter M, Barth G (Hrsg.) Sexuelle Entwicklung – sexuelle Gewalt. Grundlagen forensischer Begutachtung von Kindern und Jugendlichen. Lengerich: Papst Science Publishers. S. 218–227.

Loebner I (2004) Kritische Anmerkungen zur Sexualpädagogik. Ajs-Informationen 40 (1): 10–16.

Resch F (1996) Entwicklungspsychopathologie des Kindes- und Jugendalters. Weinheim: Psychologie Verlagsunion.

Schmidt G (2002) Jugendsexualität – Veränderungen in den letzten 4 Jahrzehnten. Kinder- und Jugendmedizin 1: 26–30.

Werner EE (1985) Stress and protective factors in children's lives. In: Nicol AR (Ed.): Longitudinal studies in child psychological and psychiatry. New York: Wiley.

5.4 Externalisierende Störungen

Hans Hopf

1 Was bedeutet Externalisieren?

Innerseelische Konflikte können unbewusst auf äußere reale Konflikte aufgepflanzt und dann in dieser externalisierten Form ausgetragen werden. Sehr viele wiederkehrende Streitigkeiten und Kämpfe, in der Familie, in der Schule, sowie in anderen sozialen Bezügen sind also in Wirklichkeit externalisierte innere Konflikte.

Gemäß Mentzos (2002, S. 182) ist Externalisierung ein Sammelbegriff für alle möglichen Spielarten von projektiven Prozessen: Innerseelische Konflikte werden nicht als die eigenen erkannt, sondern der äußeren Welt und bestimmten Personen zugeschrieben. Auf diese Weise können aggressive Impulse, Stimmungen, Konflikte etc. nach außen verlagert werden. In der Regel verstehen wir »Externalisieren« somit als einen Versuch, negative Affektzustände loszuwerden oder sie zu modifizieren (vgl. auch Fonagy et al. 2004, S. 298). Vorgänge von Affektspiegelung, Symbolisieren, Mentalisieren etc. lassen einen inneren Raum entstehen, in dem Affekte gehalten, ausgehalten und symbolvermittelt in Beziehungen gebracht werden können.

»Externalisieren« ist immer ein Versuch, sich von negativen Affektzuständen zu entlasten oder sie zu modifizieren

2 Was sind Externalisierende Störungen?

Externalisierende Störungen gehören zu den häufigsten psychischen Erkrankungen im Kindesalter. Dabei dominieren Störungen des Sozialverhaltens (ICD-10 F91 – zwei Drittel aller externalisierenden Störungen) und hyperkinetische Störungen wie z.B. ADHS (Aufmerksamkeits-Defizit-Hyperaktivitäts-Störung), genauer die hyperkinetischen Störungen des Sozialverhaltens (ICD-10 F90.1). Diese sog. externalisierenden Störungen (externalisieren = nach außen verlagern) werden besonders oft chronisch und haben gravierende Konsequenzen für die soziale, schulische und berufliche Laufbahn von Kindern und Jugendlichen (Bundespsychotherapeutenkammer 2010). Im Folgenden zwei Fallvignetten:

Fallvignette 1 (Störung des Sozialverhaltens – ICD-10 F91)

»Der 6 Jahre und 6 Monate alte Junge besucht einen Kindergarten und fällt dort wegen seines Sozialverhaltens auf. Er hat Schwierigkeiten, Regeln einzuhalten, Grenzen zu respektieren und ist sehr stur. Er würde die Erzieherinnen provozieren, mit Sachen um sich werfen, manchmal auch beißen, wenn etwas nicht so läuft, wie er es möchte. Außerdem würde er sehr schnell zuschlagen, auch bei seinen zwei Brüdern zuhause. Wenn er wütend ist, würde er auch auf Schränke und Regale klettern. Beim Abholen vom Kindergarten wäre er schon oft abgehauen. Konzentrieren kann sich der

Junge nur dann, wenn ihn etwas interessiert. Bei sonstigen Anforderungen verliert er schnell das Interesse und stört die anderen. Der Patient hat Angst vor allem Neuen, auch knabbert er an seinen Nägeln, an Fingern und Zehen.«

Kennzeichnend ist, dass dieser Junge in Konfliktsituationen nicht nachdenkt, fantasiert und reflektiert, sondern ungestüm handelt. Er erzeugt beständig hochaggressive Szenen, indem er seine Spannungen externalisierend abführt. Er besitzt nur geringe Symbolisierungsfähigkeit und wenig Mentalisierungsfähigkeit. Nur mit diesen Fähigkeiten schafft es ein Kind, Affekte und Impulse auszuhalten, etwas aufzuschieben.

Symbolisierungsfähigkeit macht es einem Kind also möglich, Trennungen samt dazugehörenden Unlustgefühlen auszuhalten. Sie schafft die Möglichkeit, intermediäre Räume für Denken und Fantasieren zu nutzen, um Bedürfnisse aufschieben zu können.

Mit Mentalisierung bezeichnet Fonagy die Fähigkeit, sich selbst und einen anderen Menschen als ein Wesen mit geistig-seelischen Zuständen zu begreifen. Dem Kind wird bewusst, dass es ein Bewusstsein hat; es erkennt, dass es ein Lebewesen unter vielen ist; und es wird fähig für symbolisches und kreatives Denken. Besitzt ein Kind »Mentalisierungsfähigkeit«, so kann es sich in einen anderen Menschen einfühlen, mit ihm leiden und ihm beistehen. Es hat im Sinne von Winnicott die Fähigkeit zur Besorgnis erworben.

Fallvignette 2 (Hyperkinetische Störung des Sozialverhaltens – ICD-10 F90.1)

»Kaum war Sven im Therapiezentrum angekommen, gab es ringsum Auseinandersetzungen, da er keinerlei Grenzen akzeptieren mochte. Die Erzieherinnen im Haus, in welchem Sven jetzt mit anderen Kindern lebte, meinten den Jungen überall und gleichzeitig wahrnehmen zu können. Er rannte durch das Zimmer, eilte die Treppe hinauf, rutschte das Geländer herunter, zwischendrin bekam ein Kind einen Fußtritt, einem Erwachsenen wurde der Stinkefinger gezeigt, alles geschah mit einer Energie und Geschwindigkeit, welche fassungslos machte. Innerhalb weniger Minuten brach er mindestens fünf Regeln und fragte gleichzeitig mit Unschuldsmiene, warum sich denn alle so aufregten. Zunehmend wirkte Sven wie ein Strudel, in den andere Kinder mit ihrem Verhalten und ihren Affekten hineingezogen wurden. Wurde der Gruppe vorgelesen, mündete alles im Chaos. Beim Basteln flogen in Kürze die Materialien umher. Sven zeigte eine außergewöhnliche Dünnhäutigkeit, mit durchlässigen Grenzen zwischen sich und seiner Umwelt, und er hielt einfach nichts aus: Er konnte nicht still sitzen, nicht aufmerken, nicht spielen, alles mündete über kurz oder lang in einer hektischen Unruhe. Zudem infizierte er die anderen Kinder mit seinem unruhig-aggressiven Verhalten, indem er sie störte und ebenfalls aggressiv machte, sodass sich in der Gruppe bald extreme Unruhe ausbreitete. Er bewies somit auch eine ausgeprägte Fähigkeit, vorhandene Erregung auf andere Menschen zu übertragen« (Hopf 2007).

Im ersten Fall werden erkennbar Affekte in Szene gesetzt, im zweiten Fall werden die Spannungen über Bewegungsunruhe abgeführt. (Über ADHS wird in ▶ Kapitel 3.5 von Dammasch ausführlich gesprochen.)

3 Geschlechtsunterschiede: Externalisierende Störungen treten überwiegend bei Jungen auf

Psychische Störungen sind erkennbar geschlechtsspezifisch. Jungen neigen zur Bewegungsunruhe, externalisieren ihre Konflikte und streuen Sand ins soziale Getriebe. Um sie an die bestehenden gesellschaftlichen Verhältnisse anzupassen, wird ihnen mittlerweile fast das gesamte verordnete Methylphenidat verabreicht. Das waren in Deutschland im Jahr 2006 bereits 1 221 kg. Dass Jungen häufiger als Mädchen Störungen durch Substanzgebrauch haben, scheint in diesem Zusammenhang keine Überlegung wert. In ▸ Tabelle 1 werden einige wichtige Störungsbilder von Mädchen und Jungen nebeneinander gestellt.

Tab. 1: Psychische, somatoforme und psychosomatische Störungen (nach Häufigkeiten auf die Geschlechter verteilt)

Jungen	Mädchen
Störungen des Sozialverhaltens (Aggressives Verhalten) 80 %	Anorexia nervosa (95 %)
ADHS (75–85 %) (Externalisierende Störungen)	Bulimia nervosa (90 %)
Lese- und Schreibstörungen, Sprach- und Sprechstörungen (65–80 %)	Mutismus (etwa 70 %)
Stottern (etwa 75 %), Tics (75 %)	
Störungen der Geschlechtsidentität (80 %), Perversionen	Selbstverletzendes Verhalten (etwa 80 %)
> Enuresis (etwa 70 %)	Depressionen (bis 75 %)
> Enkopresis (etwa 70 %)	

Allgemein lässt sich dazu das Folgende sagen: Jungen haben Probleme mit der Beherrschung von aggressiven Affekten, und ihre psychosexuelle Entwicklung ist störanfällig: Ihre sexuelle Identität ist instabil. Jungen neigen zu sozial störenden, ausagierenden Verhaltensweisen mit vermehrten Aggressionen und Hyperaktivität und tragen so ihre Konflikte in die Außenwelt. Es kommt zu »Externalisierenden Störungen«.

Mädchen leiden stärker unter psychosomatischen und neurotischen Verarbeitungsformen von Konflikten mit Neigung zu vermehrter Depression und Ängsten. Die Verarbeitung ist deutlich internalisierend und autoaggressiv.

Motorik, Aggression und Sexualität, sowie eine archaische Lust an der Bewegung sind bei Jungen eng miteinander verknüpft (vgl. Dammasch 2002). Weil ihnen in vielen Fällen keine ausreichenden anderen Möglichkeiten zur Regulation und symbolvermittelten Abfuhr ihrer Affekte zur Verfügung stehen, machen sie aus dieser Not offensichtlich eine Tugend – die Affekte werden externalisiert und die Bewegungsfunktion wird übersetzt. Den Mädchen ist es scheinbar leichter möglich, zu symbolisieren und zu sublimieren.

Warum können viele Mädchen ihre Affekte besser im Zaum halten, nachdenken und fantasieren? Und warum neigen so viele Jungen eher zur impulsiven und unvermittelten Abfuhr, zum Externalisieren ihrer Affekte und Konflikte?

4 Einige mögliche Ursachen

Es überrascht, dass in der Diskussion der externalisierenden Störungen den erheblichen Geschlechtsunterschieden so wenig Beachtung geschenkt wird, existiert doch eine extreme Asymmetrie der Geschlechtsverteilung zugunsten der Jungen. Darum halte ich die Frage nach den Ursachen für die wesentlichste und habe dieser Diskussion ausreichend Raum gegeben.

4.1 Von Geburt an ist die Mutter-Sohn-Beziehung mehr oder weniger ambivalent

Von schicksalhafter Bedeutung ist die Tatsache, dass unter den gegenwärtigen gesellschaftlichen Bedingungen die erste Bezugsperson für alle Kinder so gut wie ausschließlich eine Frau ist. Darum sind schon die allerfrühesten Beziehungserfahrungen für Mädchen andere als für Jungen: Aufgrund der geschlechtlichen Gleichheit erfahren Mütter ihre Töchter in starkem Maß sich selber ähnlich und als Verlängerung ihres eigenen Selbst. Dagegen erleben sie ihre Söhne schon früh als von sich getrennt. Für Jungen bricht die Symbiose mit der Mutter somit früher auseinander als bei den Mädchen; sie müssen sich relativ abrupt aus der primären Beziehung zur Mutter lösen und werden somit verfrüht in eine Selbständigkeit entlassen, der sie in der Regel noch nicht gewachsen sind. Wahrscheinlich müssen Jungen wegen dieser verfrühten und plötzlichen Trennung die Gefühls- und Phantasiewelt stärker verdrängen und können in der Folge auf emotionale Wünsche schwerer eingehen.

Der Beginn dieses Prozesses kann bereits vom ersten Lebensjahr an beobachtet werden. Neugeborene Mädchen reagieren empfindlicher auf Geschmack und Berührung. Mütter finden bald heraus, dass sich Mädchen auf orale Weise – bspw. mit Schnuller – gut beruhigen lassen, während Jungen stärker auf »gewiegt werden« ansprechen. Ab dem dritten Lebensmonat bekommen Mädchen mehr zärtlichen Körperkontakt, während bei den Jungen die Muskelaktivität stärker gefördert wird. Auch unterstützen Mütter von da an bei Söhnen intensiver ein explorierendes, selbstständiges, loslösendes Verhalten. In Spielsituationen bewegen sich krabbelnde Jungen bereits von ihren Müttern weiter weg als die Mädchen. Aus kleinen Unterschieden werden große, indem sie Phantasien und das geschlechtstypische Handeln der Eltern weiterhin beeinflussen: Jungen bewegen sich früher von den Eltern weg, ihre körperlichen Aktionen werden stärker narzisstisch bestätigt (Mertens 1992, S. 62; Hopf 2009, S. 41 f.). Jungen definieren sich darum als mehr separate und verschiedene Wesen und entwickeln ausgeprägte Ich-Grenzen und stärkere Differenzierungen.

4.2 Der Junge muss sich von der Mutter »ent-identifizieren«

Die Beziehung zum Sohn wird, weil er von der Mutter auch als sexuelles Wesen begehrt wird, zudem frühzeitig sexualisiert. Um ein gesundes Männlichkeitsbewusstsein zu erlangen, muss der Junge sein primäres Identifizierungsobjekt, die Mutter, aufgeben und sich stattdessen mit dem Vater identifizieren. Um die männliche Identifizierung ihres Sohnes zu fördern, müssen beide Eltern einander in ihrer »Andersheit« respektieren und akzeptieren. Wenn Väter Frauen und Mütter nicht hassen oder fürchten und Mütter Männer nicht hassen oder fürchten und wenn Rivalitätsgefühle im Kontext einer grundsätzlich stützenden Familie toleriert werden können, ist der Junge nicht gezwungen, sich für einen der beiden Elternteile zu entscheiden und seine Gefühle aufzuspalten (vgl. Diamond 2010).

Ist die Paarbeziehung der Eltern jedoch gestört, ist der Vater schwach oder ein Frauenhasser oder fehlt der Vater vollständig, müssen sich Jungen, um männlich zu werden, von der verführerischen Mutter aggressiv abgrenzen. Sie werden oft »herrisch« und anspruchlich, zeigen nicht selten ein machohaftes, aggressives und sexualisiertes Verhalten: Weil es ihnen in solchen Konstellationen an ausreichenden Möglichkeiten fehlt, sich mit einem realen Mann zu identifizieren – auch mit seinen Schwächen – entwickeln sie ein sog. »hyperphallisches Verhalten«. Je sicherer sich der Vater seiner eigenen Männlichkeit ist, desto effektiver kann er seinem Sohn dabei helfen, den Übergang von der mütterlichen Geborgenheit zur männlichen Identifizierung zu bewältigen. Gemäß Diamond dienen Väter auch als Vorbilder und demonstrieren, wie man schwierige Situationen achtsam bewältigt. Sie helfen ihren Söhnen bei der Gefühlsregulierung, aber auch dadurch, dass sie ihnen vor Augen führen, abstrakte Regel-, Fairness- und Gerechtigkeitskonzepte als konkrete Beziehungs- und

Verbundenheitskonzepte zu nutzen (Diamond 2010, S. 118).

4.3 Trennung und Angstabwehr über Größenfantasien

Bekanntlich muss ein Kind die Fähigkeit erwerben, Trennungen und aufkommende Ängste mittels Erzeugung von inneren Bildern, Vorstellungen zu bewältigen. Erst eine reife Symbolisierungsfähigkeit schafft einem Kind die Möglichkeit, Trennungen samt dazugehörenden Unlustgefühlen auszuhalten. Frühe traumatische Trennungen und Verluste können Repräsentanzen und Symbolisierungsfähigkeit von Kindern leicht überfordern, so dass sie mit Ängsten oder depressiven Affekten reagieren. Dabei zeigen sich erhebliche Geschlechtsunterschiede. Beobachtungen und Untersuchungen lassen erkennen, dass sich bei Jungen stärker eine narzisstisch-objektmeidende Neigung manifestiert, bei Mädchen eher eine anklammernd-depressive. Manche Jungen beantworten darum die aufkommenden Ängste in kontraphobischer Weise mit motorischer Unruhe und Getriebenheit: Anlässlich von Situationen, welche Trennung erforderlich machen, wie Kindergarten und Schule, werden sie unruhig und getrieben und können nicht mehr stillsitzen. Das Symptombild der Depression von Kindern unterscheidet sich deutlich zwischen Jungen und Mädchen. Depressionen kommen bei Jungen im Kleinkindalter nicht etwa seltener vor, die depressiven Affekte werden nur häufiger von einem lärmenden aggressiven und unruhigen Agieren zugedeckt, was nicht selten als hyperkinetische Störung diagnostiziert wird. Schmauch (1987) hat Kinder in einer Krabbelgruppe beobachtet und kam zu ähnlichen Ergebnissen: »Die Mädchen wurden im Laufe ihrer Entwicklung ›mädchenhafter‹, in den offenen Äußerungen ihrer Aggression gehemmt, häufig depressiv ängstlich, und die Jungen ›jungenhafter‹, nämlich oft aggressiv und grandios agierend« (S. 65). Das Etikett »ADHS« wird dann schnell verliehen.

Hypothetisch kann angenommen werden, dass die Symbolisierungsfähigkeit des Jungen insgesamt leichter erschüttert werden kann als die des Mädchens und dass er dann zur Abwehr über Größenfantasien hin regrediert. Manche Ereignisse – wie etwa jähe Trennung der Eltern oder Tod eines nahen Verwandten – können die Entwicklung der Symbolisierungsfähigkeit von Jungen endgültig erschüttern und eine dauerhafte Regression in narzisstische Abwehr nach sich ziehen. Die kommunikativen Fähigkeiten von Jungen, ihre Fähigkeit, Affekte auszuhalten und aufzuschieben werden von jetzt an tendenziell schlechter sein als bei den Mädchen.

4.4 Aggression und Externalisierung

Weil Jungen zu früh in eine Autonomie geraten, der sie nicht gewachsen sind, zeigen sie vermutlich häufiger Symbolisierungsstörungen. Bekanntlich dient Symbolisierung auch dazu, Aggression einzubinden und in subjektiv und sozial erträgliche Formen zu lenken (vgl. Löchel 2000, S. 9). Gelingt das nicht im ausreichenden Maß, so wird Aggression zunehmend agiert und externalisiert. Das Externalisieren der Jungen kann zum einen daher rühren, dass Jungen schon aufgrund der hormonalen Ausstattung mehr Aggressionen einbinden und sublimieren müssen als Mädchen. Vielleicht hindern auch die Größen-Fantasien den Jungen daran, die Notwendigkeit zur Trennung nicht in ausreichendem Maße zu fühlen und wahrzunehmen. Oder es überfordern ihn Trennungen so sehr, dass er zur narzisstischen Abwehr regredieren muss. In jedem Fall ist das frühe Externalisieren der Jungen bereits Ausdruck einer Symbolisierungsstörung.

Von Geburt an ist die Mutter-Sohn-Beziehung mehr oder weniger ambivalent. Jungen werden früher in eine Autonomie entlassen, der sie noch nicht gewachsen sind. Sie werden von der Mutter gleichzeitig auch begehrt und müssen sich von ihr ent-identifizieren. Ausgleich in diesen Konflikten schafft ein psychisch präsenter Vater, er ist Modulator und Organisator eines intensiven Affektsystems. Steht der Vater nicht zur Verfügung, kann es zu schweren narzisstischen Beeinträchtigungen und statistisch messbaren aggressiven Externalisierungen kommen (vgl. Leuzinger-Bohleber et al. 2008). Jungen haben zudem mehr aggressive Affekte »einzubinden« als Mädchen.

5 Vorbeugende und fördernde Maßnahmen: Jungen brauchen Väter, Erzieher und Lehrer

Männer in der öffentlichen Erziehung: Jungen begegnen in der öffentlichen Erziehung kaum mehr Männern im Sinne von »public fathers« (Aigner 2009, S. 53), dabei brauchen sie für ihre Entwicklung unbedingt starke männliche Vorbilder. In deutschen Kindergärten sind mittlerweile ausschließlich weibliche Erzieherinnen, in Grundschulen sind 86 % Frauen als Lehrerinnen tätig. Schulen sind zum weiblichen Biotop geraten – ich zitiere im Folgenden Preuss-Lausitz (2008, S. 125): »Lehrerinnen unterstützen Jungen offenkundig weniger als Mädchen, möglicherweise unbewusst. Sie sind weniger tolerant gegenüber auffälligem und lernschwachem Verhalten von Jungen, das könnte die hohe Aussonderungsrate aus den Grundschulen in Sonderschulen erklären«. Es bedarf insgesamt der väterlichen Struktur: Regeln, Gesetze, Klarheit, Entschiedenheit, Grenzen. Damit ist nicht gemeint, dass dies nur von einem Mann vertreten werden könnte. In der Pädagogik ist stets erforderlich, dass Frau oder Mann eine mütterliche oder eine väterliche Haltung einnehmen kann und weiß, wann welche Haltung erforderlich ist.

Eine Pädagogik, auch für Jungen: Wichtig ist für unsere Jungen, dass sie in Beziehungen lernen, negative Gefühle wie Wut, Rachegefühle, Enttäuschung, Resignation, Hilflosigkeit auszuhalten. Erziehung ist Beziehung. Mehr Kenntnisse über die Entwicklungspotentiale und Gefährdungen von Jungen sind notwendig. Die Jungen sind nicht problematischer oder erziehungsresistenter. Gemäß Guggenbühl (2001) ist es die heutige Schule, die es verpasst, die Jungen in ihren Verhaltensmustern anzusprechen. Prahlen, Wettbewerb, Kampflust, Coolness sind nicht nur Restbestände eines patriarchalischen Männerbilds, sondern auch Potentiale, die leider in einem durch »femininen Erziehungs- und Wissensvermittlungsstil« selbst männlichen Pädagogen wenig Spielraum lässt, diese Potenziale erleb- und erfahrbar zu machen. Mädchen sind mittlerweile der Maßstab, an denen Jungen gemessen werden.

Förderung von Symbolisieren und Mentalisieren innerhalb von Pädagogik und Psychotherapie: Es ist davon auszugehen, dass produktive Entwicklungen von Symbolisieren und Mentalisieren vor allem bei Jungen durch einen einseitigen und einsamen Gebrauch von Medien gestört werden können. Sie flüchten nicht selten in eine Alternativ-Welt, die Computerwelt, für die sie mittlerweile bessere Ausstattungen mitbringen. Und hier können sie eine Bestätigung ihrer Größe erleben, die ihnen in der anderen Welt versagt bleibt. Es braucht also eine Erziehung, die Kreativität, Phantasie und Symbolisierungsfähigkeit fördert und damit Einfühlung in einen anderen Menschen. Das dialogische Spielen sollte im Mittelpunkt der frühen Kindheit stehen. Ziel ist die Fähigkeit, sich selbst und seinem Gegenüber ein Seelenleben zuschreiben zu können.

Literatur

Aigner JC (2009) »Public Fathers«. Überlegungen zu Männern in der öffentlichen Erziehung (und in der öffentlichen Repräsentation). In: Dammasch F, Metzger H-G, Teising M (Hrsg.) Männliche Identität. Psychoanalytische Erkundungen. Frankfurt: Brandes & Apsel, S. 53–64.

Bundespsychotherapeutenkammer: Psychische Krankheiten (2010) (http://www.bptk.de/. Zugriff am 15.07.2010).

Dammasch F (2002) »Er weiß nicht, wo er anfängt und wo er aufhört«. In: Bovensiepen G, Hopf H, Molitor G (Hrsg.) Unruhige und unaufmerksame Kinder. Psychoanalyse des hyperkinetischen Syndroms. Frankfurt: Brandes & Apsel, S. 257–310.

Diamond MJ (2009) Das Unbehagen an der Männlichkeit. In: Dammasch F, Metzger H-G, Teising M (Hrsg.) Männliche Identität. Psychoanalytische Erkundungen. Frankfurt: Brandes & Apsel, S. 53–64.

Diamond MJ (2010) Söhne und Väter. Eine Beziehung im lebenslangen Wandel. Frankfurt: Brandes & Apsel.

Hopf H (2007) Wenn Kinder krank werden. Besser verstehen – einfühlsamer helfen. Stuttgart: Klett-Cotta.

Hopf H (2009) Philobatische Tendenzen bei Jungen. Mögliche Ursachen und die Folgen. In: Dammasch F, Metzger H-G, Teising M (Hrsg.) Männliche Identität. Psychoanalytische Erkundungen. Frankfurt: Brandes & Apsel, S. 33–52.

Fonagy P, Gergely G, Jurist EL, Target M (Hrsg.) (2004) Affektregulierung, Mentalisierung und die Entwicklung des Selbst. Stuttgart: Klett-Cotta.

Guggenbühl A (2008) Die Schule – ein weibliches Biotop? Psychologische Hintergründe der Schulprobleme von Jungen. In: Matzner M, Tischner W (Hrsg.) Handbuch Jungen-Pädagogik. Weinheim, Basel: Beltz, S. 150–167.

Leutzinger-Bohleber M et al. (2008) Störungen der frühen Affektregulation: Klinische und extraklinische Annäherungen an ADHS. Psyche – Z Psychoanal 62: 533.

Löchel E (2000) Aggression, Symbolisierung, Geschlecht: Eine konzeptuelle Dyade. In: Löchel E (Hrsg.) Aggression, Symbolisierung, Geschlecht. Göttingen: Vadenhoeck & Ruprecht.

Mentzos S (2002) Externalisierung. In: Mertens W, Waldvogel B (2002) (Hrsg.): Handbuch psychoanalytischer Grundbegriffe. 2. Aufl. Stuttgart: W. Kohlhammer.

Mertens W (1992) Entwicklung der Psychosexualität und der Geschlechtsidentität. Band 1. Stuttgart, Berlin, Köln: W. Kohlhammer.

Preuss-Lausitz U (2008) Voraussetzungen einer jungengerechten Schule. In: Matzner M, Tischner W (Hrsg.) Handbuch Jungen-Pädagogik. Weinheim, Basel: Beltz, S. 122–135.

Schmauch U (1987) Anatomie und Schicksal. Frankfurt: Fischer Verlag.

5.5 ... und Jungen reden doch. Kommunikation und Jungen

Olaf Jantz und Christoph Grote

In diesem Artikel wollen wir keinen wissenschaftlichen Abriss über das Kommunikationsverhalten von Jungen präsentieren. Vielmehr bieten wir im Folgenden einen kleinen Einblick in unterschiedliche Normalitäten jungentypischer Kommunikation, so wie sie sich uns erschließt, wenn wir Jungen und männlichen Jugendlichen einen jungengemäßen Raum der Begegnung durch eine gezielte Jungenarbeit anbieten. Welche Form der Kommunikation für einzelne Jungen »gesund« ist, kann dabei oft nicht oder nur schwer bewertet werden. Frotzeleien etwa können als Spaß- und Kontaktform lustvoll besetzt und damit als gesund erlebt werden, in einer anderen Situation sind sie kränkend oder verletzend und damit der psychischen Gesundheit abträglich.

Unsere Beobachtungen resultieren v. a. aus der langjährigen Erfahrung in der pädagogischen Arbeit mit Jungen bei mannigfaltig e. V. – Verein und Institut für Jungen und Männerarbeit in Hannover (www.mannigfaltig.de). Dabei ist stets zu konstatieren, dass es unterschiedliche Ebenen der Beobachtung und damit der Interpretation gibt: Da ist zunächst die erste Ebene der Alltagsbeobachtung, in der Jungen zumeist defizitär besonders bezüglich ihres Kommunikationsverhaltens gesehen werden. In diesen Momenten werden die Kompetenzen der Jungen kaum wahrgenommen, geschweige denn gestärkt. Darauf folgt die zweite Ebene, wenn Jungen als zu unterstützende Kinder und Jugendliche wahrgenommen werden. Hier betont die ressourcenorientierte Sicht, welche Stärken die männliche Sozialisation ebenfalls erbringt. Allerdings werden dabei oft die Defizite und Grenzen beschwichtigt oder gar übersehen. Die produktive dritte Ebene der Wahrnehmung entsteht in der grundsätzlichen Suche nach den Chancen und Ressourcen der »typisch und untypisch männlichen Kommunikation« bei gleichzeitiger Kompensationssuche möglicher Grenzen und Schwächen. Aus dieser Suchbewegung männlichen Kommunikationsverhaltens wollen wir nun ein paar Schlaglichter einwerfen, ohne dabei den Anspruch einer vollständigen Rekonstruktion zu verfolgen.

1 Ebene der Vorderbühnenkommunikation

Zunächst einmal ist das Kommunikationsverhalten von Jungen und Mädchen vielerorts folgendermaßen beschrieben worden: *»Jungen und Mädchen kommunizieren unterschiedlich. Jungen haben Spaß an der Selbstdarstellung, stellen eher ihr Wissen, Können, ihre Kompetenzen in den Vordergrund. Mädchen betonen eher, was sie noch lernen müssen, möchten im Hintergrund bleiben«* (aus einem Faltblatt von live e. V./ Berlin).

Dabei schwingt zumeist die offensichtliche Wahrnehmung mit, dass Jungen durch ihr offensives und raumgreifendes Kommunikationsverhalten besonders Mädchen, aber auch »stilleren und defensiveren Jungen« die Chance einer angemessenen Beteiligung verbauen. Gegenübergestellt begegnet uns immer wieder die Beobachtung geschlechtstypischen Verhaltens, das die Kollegen und Kolleginnen von live e. V.

mit Rückbezug auf Bettina Heintz (Heintz et al. 1997): Ungleich unter Gleichen. Studien zur geschlechtsspezifischen Segregation des Arbeitsmarkts. Frankfurt.) wie in ▶ Tabelle 1 zusammengestellt systematisieren. Beide Auflistungen enthalten zwar auch Ressourcen und messbare Kompetenzen (v. a. auf der Mädchenseite), doch werden hier v. a. die Förderbedarfe bzgl. der Kommunikationsgewohnheiten herausgestellt. Darüber hinaus betonen die allermeisten Erwachsenen, dass Jungen v. a. dann nichts mehr zu sagen hätten, wenn es um Gefühle geht; dies gelte insbesondere für diejenigen Gefühle, die als schwach attribuiert gelten oder sich schlicht unangenehm anfühlen. Auch sei das eigene Sozialverhalten mit den allermeisten Jungen nicht zu besprechen. Überhaupt sprächen Jungen und v. a. männliche Jugendliche nicht über sich und ihre Erfahrungen. Stattdessen würden die eigenen Gefühle auf Medien, Sport oder gemeinsame Aktionen projiziert und im aktiven Handeln kanalisiert. Auch aus unserer Praxis können wir diese Analyse mit einem Beispiel untermauernd veranschaulichen: Wenn Jungen innerhalb unserer Seminare zu Rollenspielen aufgefordert werden, einen guten Freund darin zu trösten, dass ihn seine Partnerin verlassen hat, dann wird selten »in den Arm genommen« oder verbal getröstet. Stattdessen lauten die Unterstützungsvorschläge zumeist handlungsorientiert: »komm lass uns einen Trinken gehen« oder »viele Mütter haben schöne Töchter, Du findest bald eine neue« oder »ach, echte Liebe gibt es nur unter Freunden, die brauchst Du gar nicht«. Männliche Kommunikation scheint dadurch gekennzeichnet zu sein, sich möglichst *nicht* den unangenehmen Gefühlen zu stellen, hier auf keinen Fall in der negativ bewerteten Trauer zu verweilen. In Jungenprojekten hingegen lernen Jungen eine angemessene Form der gefühls- und selbstbezogenen Kommunikation.

Tab. 1: Kommunikationsgewohnheiten bei Mädchen/Frauen und Jungen/Männern

Mädchen/Frauen	Jungen/Männer
Zögern oft länger, bevor sie etwas sagen	Reden gern und viel
Stellen ihr Licht eher unter den Scheffel, wollen sich nicht in den Vordergrund drängen	Spaß an Selbstdarstellung
Beziehen sich in ihren Beiträgen häufig auf andere	Unterbrechen andere häufiger
Haben eine einschränkende, vorsichtige Ausdrucksweise; fragen erst andere, wenn es um Entscheidungen geht	Bevorzugen Aussagesätze; Fragen werden als Schwäche ausgelegt
Kooperativer Stil; Dialogorientierung/ Beziehungsorientierung	Konfrontativer Stil; Dominanz/positive Selbstdarstellung
Umgang mit Kritik: eher persönlich	Umgang mit Kritik: eher sachlich

2 Ebene der geschlechtshomogenen Kommunikation

In der Jungengruppe zeigen Jungen dann sehr häufig erstaunliche Fähigkeiten im Austausch. Zunächst werden über »Sprüche«, »Frotzeleien« und Provokationen Unsicherheiten überdeckt. Das verschafft den meisten Jungen Sicherheit. Bei einer angemessenen Begleitung, also einer Gewährung dieses Sicherheitsraums, zeigen die allermeisten Jungen dann darüber hinaus auch Empathie und konstruktives Konfliktverhalten. In der Face-to-face-Beziehung interessieren sich

Jungen für die Wahrnehmungen der anderen Jungen. Bieten wir den Raum, sich über die eigenen Erfahrungen und lebensweltlichen Eindrücke auszutauschen, hören sie sich i. d. R. erstaunlich lange zu und sehr viele sind motiviert, sich dann auch selbstbezogen einzubringen. Die kommunikativen Fähigkeiten wachsen eindeutig mit dem ganz subjektiven Gefühl der Anerkennung und Wertschätzung der eigenen Person und Position innerhalb des Gruppengefüges. Das setzt voraus, dass Jungen ihre Sprache sprechen dürfen und dass wir sie unterstützen, ihre eigenen Worte zu finden. Dann können *sämtliche Jungen*, nicht nur Gymnasiasten und andere bildungserfolgreiche Jungen, austauschorientiert über Gefühle, Erlebnisse, Wünsche, Hoffnungen usw. sprechen.

Feed-back-Übungen zeigen jedoch das Bild, dass es Jungen leichter fällt, in die konfrontativ-negative Kritik zu gehen. Positive, wertschätzende und damit angreifbare, weil enttäuschbare Rückmeldungen gelingen nur denjenigen Jungen, die einen guten Stand innerhalb der Peergroup genießen. Das offensichtliche Beziehungsangebot könnte abgelehnt werden und genau eine solche Kränkung wird unserer Wahrnehmung nach männlichkeitstypisch zu vermeiden gesucht.

Darüber hinaus bleibt die klassische Beobachtung männertypischen Verhaltens: Häufig sind Kommunikationsstile von Jungen durchzogen von einer Konkurrenzkultur untereinander und ein sich herausstellen wollen und grandios sein wollen. Darin hat Anderssein keinen Platz, weil es mich angreifbar macht: Als Junge versuche ich stets zu beweisen, dass ich normal bin. Von diesem Abwehrkampf her betrachtet lassen sich dann die grenzverletzenden und von der eigenen Person distanzierenden Kommunikationsformen von Jungen (und Männern) verstehen und auch verändern.

3 Ebene der selbstbezogenen und konstruktiven Kommunikation

Jungen können unserer Erfahrung nach den »Schonraum« jungengemäßen Kommunizierens in der begleiteten Jungengruppe sehr gut für sich nutzen. Doch um konstruktives Konfliktverhalten und eine übergeordnet selbstbehauptungsfähige Kommunikation jenseits grenzverletzenden Verhaltens auch im Alltag für Jungen zu ermöglichen, brauchen Jungen Modelle der gelingenden Kommunikation. Diese geben sie sich selbst. Deshalb sollten Menschen, die Jungen begleiten, eben diese in den Austausch bringen. Wir sollten ihnen angemessene Formen der ehrlichen Kommunikation anbieten. Das fängt bei der authentischen Begleitung durch geschlechtsreflektierte Erwachsene an und entfaltet seine besondere Wirkung durch die ehrliche Anerkennung der subjektiven und zumeist jungentypischen Wahrnehmung innerhalb des kommunikativen Alltags: Können wir Jungen »bis zum Schluss zuhören«? Ermuntern wir sie dazu, selbstbezogen *und* ausführlich über ihre subjektive Seite der Wirklichkeit zu berichten? Oder haben wir stets (erwachsen postulierte) Lernziele, die unsere Ansprache dirigieren?

In diesem Sinn werden Jungen an die eigenen inneren Welten von Empfindungen und Gefühlen, von Intuition und Selbstbewusstsein, von biografisch Erlebtem und suchendem Fragen heran geführt. Begleiten wir sie darin, Kontakt zu sich selbst aufzunehmen, dann werden scheinbar plötzlich sehr variable Kommunikationsstile möglich: Jungen lernen von klassischer und unklassischer Kommunikation bei Mädchen und suchen sich erwachsene Modelle gelingender Kommunikation. Dabei hilft ihnen dann auch der Rückgriff auf ansonsten eher negativ konnotierte männliche Gewohnheiten, wie etwa sich in der Kommunikation behaupten und durchsetzen zu können. Eine der größten Ressourcen der männlichkeitstypischen Kommunikation stellt dabei unserer Ansicht nach die Fähigkeit dar, sich zeigen zu können, andere an ihren Leistungen teilhaben zu lassen. Jungen agieren in der Kommunikation dementsprechend nach außen häufig in einem erlaubten Raum von Männlichkeit. Doch auch die »leisen Jungen« können ohne zu reden sich in Gestik und Mimik ausdrücken – bloß können wir es lesen? Hintergründig sind jedoch bei Jungen in der Biographie viele Erlebnisse, die öffentlich eher verschwiegen werden – hier brauchen sie Hilfe, sich diesen zu stellen und den Raum der Vertrautheit und/oder der Sicherheit! Und dann »reden alle Jungen«! Und damit wollen wir in der nötigen Kürze schließen:

Für eine gesunde Entwicklung ist ein gesundes Kommunikationsverhalten hilfreich. Dieses zeichnet sich dadurch aus, dass auch Jungen Kontakt zu ihren Gefühlen, Hoffnungen und Wahrnehmungen aufnehmen. Auf der anderen Seite ist auch die zuweilen männlich-dominante Fähigkeit der Selbstbehauptung notwendig. Beide Seiten vereint deuten auf die Fähigkeit für eine gesunde Streit- und Austauschkultur.

6 Soziale Gesundheit

6.1 Männlichkeit und Jungengesundheit

Reinhard Winter

Unter »Männlichkeit« verstehen wir generell die Vorstellungen, Idealisierungen und Ideologien darüber, was in einer Gesellschaft als »männlich« betrachtet wird, sowie die daraus folgende Praxis. Über Männlichkeit wird die geschlechtsbezogene Perspektive der Jungengesundheit eingenommen. Als der soziale Bezugsstrang (neben physischen und psychischen Komponenten) wirkt Männlichkeit stets auch auf das Gesundheitsverständnis und -verhalten von Jungen – gleichermaßen problematisch bzw. negativ, wie auch als mögliche Ressource, also positiv. Es ist eine Aufgabe der Gesellschaft, Jungen in deren Entwicklung und Suche nach ihrer Geschlechtlichkeit tragfähige Konzepte des Männlichen anzubieten und in einer gewissen Vielfalt bereit zu stellen; in Bezug auf ihre Gesundheit bedeutet dies, dass eine Gesellschaft die Frage beantworten können muss, wie »männlich« und »gesund« zusammenkommen.

Zusammenhänge zwischen Männlichkeit und Jungengesundheit werden gewöhnlich ausschließlich auf der individuellen Objektebene gesehen: Nach dem gängigen Argumentationsmuster orientiert sich der Junge an problematischen, etwa an risikoaffinen Bildern von Männlichkeit und verhält sich deshalb gesundheitsgefährdend. Sein Fehlverhalten wird ihm dann individuell vorgehalten, Jungen sind demnach in erster Linie selbst verantwortlich für gesundheitsschädliches Verhalten. Diese Sichtweise ist eindimensional – und falsch. Denn Männlichkeit ist Struktur, Jungen lernen ihr Geschlecht: Sie nehmen Vorhandenes auf, kategorisieren und strukturieren es; im Strom des Alltags fischen sie heraus, was ihnen angeboten oder als attraktiv präsentiert wird. In diesem Prozess reichert sich das Wissen über das eigene Geschlechtliche genauso wie der Umgang mit dem Körper, mit Gefühlen, mit Beziehungen usw. an: Erfahrungen mit Eltern und anderen Vorbildern des eigenen und anderen Geschlechts, geschlechtskonnotierte Erlebnisse im Medizinsystem und mit den Krankheits- und Gesundheitsdienstleistern, Medieninformationen, entdeckte Beziehungs- und Hierarchiestrukturen usw. Wird Männlichkeit also nur individuell betrachtet, werden wesentliche und bedeutsame(re) Aspekte ausgeschlossen.

In der bisherigen Diskussion sind insbesondere drei spezifische Defizite oder Denkfehler aufgetreten, in der sich auch die Gesundheitsförderung und -forschung verfangen hat:

Diskussionen um Männlichkeit und Gesundheit zielen auf die Herstellung von Geschlechterdifferenz (beliebt sind Mittelwertvergleiche, die mit dramatisierendem Unterton präsentiert werden: »Jungen sind von ... 1,5 mal mehr betroffen als Mädchen«). Damit wird Männliches in ein Abgrenzungsverhältnis gegenüber Weiblichem gesetzt. Diese Perspektive unterschlägt, dass bzw. wo Jungen und Mädchen (Frauen und Männer) kongruent, also gleich sind. Differenz herstellen heißt auch Homogenisierung (offen oder suggeriert: »die« Jungen, »alle« Jungen usw.); die Bandbreiten im Jungesein werden unterdrückt, bipolare Bilder von Geschlechtlichkeit konstruiert (wobei solche Gegenüberstellungen selbstverständlich nützlich sein können, um Problemlagen und Defizite aufzuzeigen; als unerwünschter Nebeneffekt entsteht dabei jedoch geschlechtliche Bipolarität).

Männlichkeit wird einseitig pathogenetisch thematisiert und gilt als gesundheitsgefährdend (Sieverding 2004). Statistische Phänomene, wie die gegenüber Mädchen und Frauen höhere Mortalität oder Morbidität, werden dabei monokausal auf »Männlichkeit« zurückgeführt. Dadurch wird einerseits verdeckt, dass Bilder von Männlichkeit Gesundheit von Jungen und Männern unterstützen und fördern kann, dass sie auch »gesund« und an präventive Ideen anschlussfähig ist; andererseits werden die biophysichen und psychischen Aspekte des Junge- bzw. Mannseins nicht einbezogen, die das Verhalten ebenfalls beeinflussen, »Männlichkeit« selbst wird als Negativfaktor konstruiert.

Strukturelle Faktoren, wie Männlichkeitskonstrukte, Defizite im Bildungsangebot, Berufsarbeit, institutionelle Bedingungen usw. werden ebenso wie die individuellen Kompetenzen von Männern im gesundheitsförderlichen Verhalten unterschlagen[1].

---

[1] Erleiden z.B. in einem Jahr 8 % aller Jungen einen Unfall, dann verhalten sie nach dieser Interpretation individuell zu männlich-riskant; dass 92 % der Jungen, die im gleichen Zeitraum *keinen* Unfall haben, sich individuell selbstschützend, also männlich-risikokompetent verhalten, bleibt unerwähnt.

Um diesen Fallen zu entgehen, muss das Thema Männlichkeit und Jungengesundheit qualifiziert mehrdimensional erschlossen werden. Es ist notwendig, 1. eine Strukturebene mit Geschlechterideologien und sozialen Stereotypen in den Blick zu bekommen, 2. Männlichkeit als in gesundheitsrelevanten Institutionen eingeschriebenes Thema zu behandeln, 3. Männlichkeit und Gesundheit im Zusammenhang mit Erwachsenen zu sehen und schließlich 4. auch auf Jungen selbst als letztes Glied in der Kette zu kommen.

1 Männlichkeitsbilder und -strukturen

Weder alltagssprachlich noch wissenschaftlich ist der Begriff »Männlichkeit« präzise bestimmt. Von Selbstbildern über Stereotypen, Zuschreibungen, evolutionsbezogenen Deutungen, Verhaltensweisen und Selbstpräsentationen bis hin zu gesellschaftlichen Strukturen wird quasi alles Mögliche unter Männlichkeit verstanden. Im Zusammenhang mit Jungengesundheit sind hier zwei Seiten von Bedeutung: nämlich Männlichkeit verstanden als Idealisierung, Zielvorstellung oder Orientierungsrahmen und Männlichkeit als alltägliche Praxis, also Handlungen, die dazu dienen sollen, das Männliche immer wieder neu herzustellen und sich selbst als männlich zu präsentieren.

1.1 Polarisierung und Idealisierung

Geschlechter entstehen und funktionieren relational, sie werden aufeinander bezogen, polarisiert und gegenübergestellt. Männlichkeit ist in Bezug auf Weiblichkeit bestimmbar (und umgekehrt). Deshalb muss eine Idealisierung von Männlichkeit die Wirklichkeit reduzieren: Ein Teil der Realität von Jungen und Männern wird ausgeschlossen, er »passt« nicht ins Männliche, während anderes in diesem Rahmen gut platziert ist, weil es solchen bipolaren Kategorien entspricht. Neben dem abgrenzenden Verhältnis zur Weiblichkeit bedient sich Männlichkeit eines zweiten Bezugssystems: Sie vergleicht und setzt sich in Bezug auf andere Formen des Männlichen, insbesondere deklassierte Männer und Homosexualität. Idealisierte Männlichkeit grenzt solche Facetten des Männlichen aus und klassifiziert sie als »Nicht-Männlich«. In der praktischen Anwendung heißt dies für Jungen, sich sowohl gegenüber Mädchen, als auch untereinander abzugrenzen und in eine möglichst hohe Position zu setzen: Abgrenzung und Konkurrenz sind in Männlichkeit angelegt. Männlichkeit wirkt beschreibend, was zu einer selektiven Wahrnehmungen führt, durch die Bekanntes immer wieder bestätigt wird. Zudem setzt Männlichkeit soziale Leit- und Orientierungsbilder. Männlichkeit ist dabei ein generalisierter Anspruch und meint Ideale des Männlichen: das Ziel für Jungen, gewissermaßen die Messlatte, an der sich Jungen in ihrem Jungesein zu orientieren haben. Männlichkeit wirkt dementsprechend normativ.

Vermittelt und symbolisiert wird Männlichkeit oft in Bildern; sie prägen sich im Alltag eher subtil ein (informelles Lernen) und lassen dabei einen gewissen Interpretationsspielraum offen: Männlichkeit ist eine diffuse, fließende Angelegenheit. Deshalb sind Jungen darauf angewiesen, sich zu vergewissern, was »normal«, was »richtig« und »falsch« ist. Was Männlichkeit jeweils aktuell ist, ist schwer, vielleicht gar nicht genau zu bestimmen. Abbilder von Männlichkeitsvorstellungen finden wir in alltäglichen Lebenswelten im Überfluss: in der Kultur, in Religionen, Medien, Institutionen und gesellschaftlichen Strukturen. Auch stereotypisierte, dem Männlichen zugeschriebene Eigenschaften gehören dazu, z.B. Unabhängigkeit, Aktivität, Entscheidungskraft, Durchhaltevermögen, Belastbarkeit – und eben auch: Gesundheit.

Jungen übernehmen Männlichkeitsbilder zwar in ihre Selbstkonzepte, allerdings zeigen sich hier große Bandbreiten (Winter und Neubauer 2004; vgl. Sieverding 2004, S. 27).

Es ist deshalb falsch, unter »Männlichkeit« stets nur das Reduzierte zu fassen (»Macho-« bzw. »Marlboro-Männlichkeit«) und breiter angelegte, ausgewogene Männlichkeitskonzepte zu unterschlagen – zumal dieses Vorgehen letztlich Geschlechterdichotomien und reduziertes Männlichkeitsverständnis stabilisiert. Mit der Reduktion wird implizit unterstellt, dass Jungen, die sich um ihre Gesundheit kümmern, nicht »männlich« seien. Auch wenn es sogar in wissenschaftlichen Werken immer wieder behauptet wird: Es gibt nicht eine oder gar »die« Männlichkeit; Vorstellungen über das Männliche variieren stark (Nideröst 2007, S. 38), sie unterscheiden sich vor allem nach den sozialen Anforderungen, unter denen eine Gesellschaft lebt: So gibt es historische Wandlungen (Dinges 2005), regionale und ethnische Unterschiede (Gilmore 1991). Männlichkeitsbilder differieren teils erheblich, etwa nach sozialen Milieus (Nideröst 2007), situativ (z.B. ob Erwachsene oder Gleichaltrige anwesend sind) und individuell. Auch biografisch verändern sich Ideale der Männlichkeit permanent; Jungen lernen z.B. dazu, sie entwickeln sich, verfeinern oder verwerfen dabei ihre eigenen Vorstellungen. So gesehen ist es irreführend, ein Männlichkeitsextrakt – noch dazu aus einer anderen Zeit und aus einer anderen Weltregion – als »das« Bild von Männlichkeit darzustellen (besonders beliebt: Brannon 1976), wie es in der männerkritischen Gesundheitsdiskussion üblich ist (z.B. Merbach und Brähler 2004).

Bilder von Männlichkeit sind immer auch bezogen auf Vorstellungen darüber, welches primäre Lebens- und Handlungsspektrum Männer erwartet. Männlichkeitsbilder lassen deshalb Rückschlüsse darauf zu, in welcher sozialen Lage Jungen aufwachsen. In ihren Männlichkeitsbildern antizipieren Jungen die Erwartungen, die später an sie als Mann gestellt werden. Diese sind nach wie vor monooptional ausgerichtet auf die Welt der Berufsarbeit. Einen verwertbaren Platz in der Arbeitswelt zu bekommen und (dadurch) für eine Familie sorgen zu können, strahlt als Leitidee von Männlichkeit durch sämtliche Differenzierungen hindurch (Weiblichkeitsbilder sind multioptional auf Familie und/oder Beruf sowie Mütterlichkeit und Fürsorglichkeit konzentriert). »Gesundheit« ist insofern männlichkeitsfunktional, als darüber der Kernauftrag gesichert werden kann: Produktion, Berufsarbeit, Versorgung der Familie. Gesundheit bedeutet demnach Leistungsfähigkeit und Verwertbarkeit im Produktionsprozess. Dieses spezifische Gesundheitsinteresse taucht im männlichkeitskritischen Gesundheitsdiskurs lediglich als Zwang, sich als »gesund« zu präsentieren, nicht aber als Motiv für gesundheitsförderliches Verhalten auf. Auch die Kehrseite der Berufsarbeit, strukturelle Krankheitsdeterminanten – z.B. Belastungen und Gesundheitsrisiken in von Männern ausgeübten Berufen (z.B. Bergarbeiter, Gerüstbauer, Hafenarbeiter, Fernfahrer) – und Leistungsdruck oder Arbeitsplatzängste, die durch fehlende alternative Lebensoptionen zur Berufsarbeit maßgeblich zu gesundheitsgefährdenden Bewältigungs- und Verhaltensformen führen können, bleiben der Diskussion meist ausgeblendet. Auch dass bestimmte »Männerberufe« grundsätzlich mit größerem gesundheitlichen Risiken behaftet sind, wird als selbstverständlich gegeben angesehen und kaum hinterfragt.

Maßgeblich für die Erörterung des Zusammenhangs von Männlichkeit und Jungengesundheit ist sicher, welche Dimensionen zur Definition von Männlichkeit herangezogen werden. Hier folgt die Männergesundheitsforschung bislang einer schlichten Formel: Männlichkeit ist Dominanzverhalten; Dominanzverhalten ist gesundheitsschädlich; Männlichkeit ist also gesundheitsschädlich. Solche Derivate aus einer politischen Soziologie können als ein Analyseinstrument fruchtbar herangezogen werden. Hier wird Männlichkeit als eine Form von Konstruktion und Praxis gesehen, durch die hierarchische Verhältnisse gegenüber Mädchen bzw. Frauen sowie gegenüber anderen Männern und vor allem Homosexualität hergestellt werden (Männlichkeit ist dabei jeweils das Überlegene). Dass ständige Positionskämpfe Stress produzieren oder dass das Abspalten alles als »weiblich« oder »schwul« Definierten psychisch ungesund sind, liegt nahe. Eine solche Perspektive kann demnach einen kritischen Blick auf Jungengesundheit qualifizieren. Die ausschließliche Reduktion des Männlichen auf zwei Männlichkeitssegmente ist dagegen weder begründet noch sinnvoll. Denn in ähnlicher Weise könnte »Übernahme von Verantwortung« als Aspekt von Männlichkeit definiert werden, dann würde gelten: Männlichkeit ist Verantwortung, Verantwortung ist gesundheitsförderlich, Männlichkeit ist gesundheitsförderlich. Andere Elemente, wie z.B. »Verlässlichkeit«, »Fertilität«, »Pioniergeist« oder »Schutzkompetenz« sind selbst im traditionellen Verständnis ebenfalls wesentliche Merkmale von Männlichkeit. Nur: Im Zusammenhang mit Gesundheit werden solche Facetten des Männlichen bislang nicht bemüht, sondern übergangen.

1.2 Konstruktion und Handeln

Die neuere Geschlechterforschung versteht Geschlecht nicht als statischen, angeborenen oder erworbener Zustand, sondern als Praxis: Geschlecht wird im Handeln stets neu hervorgebracht. Das Handeln von Jungen bindet sie in ihrer Entwicklung ein in »somatische Kulturen«, die stark differieren können: nach Geschlecht, aber auch regional, national, religiös, nach Bildung, sozialer Schicht oder Herkunftsmilieus. Gesundheit, aktives Gesundheits- und Risikoverhalten kann dabei mehrdimensional als Zugehörigkeits- oder Abgrenzungsmedium verwendet werden. Gleichzeitig sind solche somatischen Kulturen durchdrungen von Männlichkeit.

Bei Jungen gelten insbesondere Gleichaltrige als maßgeblich in der Normierung und Ausrichtung auf Männlichkeit; die kulturellen Standards und Leitlinien erwerben Jungen aber primär von Erwachsenen, aus Institutionen und Medien. Erst dann bestätigen sich Jungen wechselseitig ihr Wissen und die erworbenen Kompetenzen, sie korrigieren oder verdichten es; in Gleichaltrigen finden Jungen dann auch Vorbilder und Meinungsträger zu ihrer Gesundheits- oder Risikopraxis, hier erhalten sie Resonanz und Anregung, entwickeln ihre Körper- und Gesundheitskultur innerhalb eines Rahmens, den ihr Umfeld, ihr soziales Milieu absteckt.

Menschen sind daran interessiert, sich durch ihr Verhalten, ihre Gestaltung, Kommunikation usw. als geschlechtsbezogen »richtig« zu präsentieren. Dies geschieht neben Gestaltungsattributen (z. B. Schmuck, Frisur) und Symbolen (z. B. Jungen- oder Mädchenfahrrad) in der Qualität einer Handlung, also durch das »wie« eines Verhaltens: z. B. durch die Stimmlage und Wortwahl in der Kommunikation. Umgekehrt transportiert jedes Verhalten immer auch eine meist verdeckte Botschaft, die »Geschlecht« herstellt. Dieser Aspekt hat nun Bedeutung in Bezug auf Gesundheit und Krankheit. Gesund- und Kranksein kann dafür verwendet werden, um sich als geschlechtlich, bei Jungen also als »männlich« darzustellen. Dabei zeigt Männlichkeit in Bezug auf Jungengesundheit ein doppeltes Gesicht:

Jungen assoziieren mit hoher Selbstverständlichkeit »männlich« mit »gesund« (Winter und Neubauer 2004). Bilder von Männlichkeit können in diesen Zusammenhängen zu gesundheitsförderlichem (z. B. sportlichem) Handeln motivieren (vgl. De Visser et al. 2009); über diese entstehen Körpererfahrungen, ein höheres Maß an Leistungsfähigkeit und Körperbeherrschung, wachsende Risikokompetenz (realistische Folgeneinschätzung) bei positivem und intensivem emotionalen Erleben, möglicherweise auch tragfähige soziale Kontakte usw. Umgekehrt kann ein anderes Segment von Männlichkeitsvorstellungen die Selbstwahrnehmung und das Hilfesuchverhalten beeinträchtigen, »nicht gesund« kann vor dem Hintergrund von Männlichkeit, die sich über Leistungsfähigkeit herstellt, als Makel, als depotenzierender Faktor befürchtet werden; oder es kann ein Druck entstehen, gesund sein bzw. sich als gesund präsentieren zu müssen (Winter und Neubauer 2004). Die Erfahrung oder die Angst, mit anderen Konkurrenten nicht mithalten zu können, schlägt sich auf die psychische und soziale Gesundheit nieder. So können – gekoppelt mit physischen (z. B. Testosteron als aktivierendes Moment) und psychischen Faktoren (z. B. mangelhafte begrenzende Introjekte durch fehlenden väterlichen Halt) – im Zusammenhang mit Männlichkeit die hohen Raten von Unfallverletzungen bei Jungen mit erklärt werden.

Gleichzeitig lassen sich bestimmte Krankheitsbilder ebenfalls mit »männlich« verknüpfen, die auf »heldenhaftes« Handeln hinweisen und als Nachweis des Männlichseins gelten: Psychische Erkrankungen durch starkes berufliches Engagement (Stress, Burn-Out), Verletzungen oder Vernarbungen aus Kampfhandlungen (Sport, Gewalt) oder aus (symbolischem) Eroberungsverhalten (Wagnisse, Risikosportarten). Dabei kann Männlichkeit dazu verführen, mit der Aussicht auf gesundheitliche Nachweise des Männlichen Risiken zu akzeptieren. Während in Gesundheitsdiskursen solche Männlichkeitsfolgen Anlass für Kritik sind, werden im Wirtschaftsleben extremes Berufsengagement, Konkurrenz und Kampf oder die auch riskante Eroberung neuer Absatzgebiete und Märkte erwartet und beschworen. Wer sich so verhält, sichert sich Einkommen und Anerkennung, wesentliche Quellen sozialer und psychischer Gesundheit. Andere Erkrankungen gelten dagegen – auch aufgrund restriktiver Männlichkeitsbilder – als gravierender Makel oder als Ausweis zu geringer Belastbarkeit, sie werden in beruflichen und privaten Kontexten hart tabuisiert. Dies gilt insbesondere für Depressionen und andere psychische Probleme infolge von Überlastung.

Es muss folglich akzeptiert werden, dass Männlichkeit im Handeln, in der Praxis von Jungen gleichzeitig gesundheitsfördernd *und* gesundheitsgefährdend sein kann. Dieses »Sowohl-als-auch« führt auf ein Kontinuum zwischen beiden Polen. Was Männlichkeit in Richtung gesundheitsriskant tendieren lässt, sind extreme Auffassungen und übersteigerte Konzepte (Sieverding 2004, S. 28), vermutlich in zwei Richtungen: sowohl das Negieren und die harte Unterdrückung »nicht passender« Impulse oder Persönlichkeitsaspekte, wie auch das Betonen und extreme Ausagieren dessen, was als »maskulin« betrachtet wird. Umgekehrt sind ausgewogene Männlichkeitskonzepte und eine Vielfalt von Männlichkeitsressourcen durchaus als gesundheitsförderlich einzuschätzen.

Auf einer tieferen Ebene stellt sich die Frage, wieso dieses betonte Herstellen des Geschlechtlichen besonders für Jungen so eminent wichtig ist. Eine Erklärung bietet die Entdeckung eines unhinterfragten Mythos: dass das Junge- und Mannsein nicht »einfach da« ist, sondern erst hergestellt oder stets bewiesen werden müsse (vgl. Schmauch 1996). Dieser Mythos lebt in vielen Kulturen (Gilmore 1991). Er verunsichert Jungen und Männer, drängt sie dazu, sich anzustrengen, um ein Mann zu sein oder zu werden und den Beweis dafür zu liefern. Dieser Mythos entstammt der Notwendigkeit, motivierte und für riskante, gar lebensgefährliche soziale Aufgaben aufopferungsbereite Gesellschaftsmitglieder zu rekrutieren (ebd.) und folgt einem Männlichkeitsverständnis im Dreiklang von Erzeuger, Beschützer, Versorger. Längst verselbständigt ist dieser Mythos heute unreflektiert eingeschrieben in die Konstruktion des Männlichen. Anders als etwa männliche Geschlechtsstereotypen, die offen verhandelt und kritisiert werden, wird dieser Mythos letztlich auch von der Gesundheitsbildung, -förderung und Prävention unhinterfragt übernommen und weiter vermittelt: Jungen (Männer) müssen etwas dafür tun, um männlich zu sein. Auch die latent oder offen gestellte Frage der späten Moderne »Wann ist Mann ein Mann?« verweist auf diesen Mythos und stützt ihn, ohne ihn zu hinterfragen (umgekehrt wird auf der Mädchen- und Frauenseite diese Frage kaum gestellt). »Männlichkeit« wird viel häufiger thematisiert und hinterfragt als Weiblichkeit[2]. Auch die Konstruktivistische Geschlechtertheorie befasst sich auffällig häufig mit Problemen der Konstruktion von Männlichkeit (und nur wenig mit Weiblichkeit). Hier reproduzieren sich in der wissenschaftlichen Diskussion traditionelle Geschlechterbilder und -polaritäten. Mädchen und Frauen wird ihre Geschlechtlichkeit unhinterfragt zugestanden – Jungen und Männern nicht.

Der Auftrag, sich an Männlichkeit zu orientieren, kann Jungen belasten; die Androhung, dass das Geschlechtliche gefährdet sei, ja ganz verschwinden könnte, wirkt zusätzlich und radikal. Wenn in einer Gesellschaft unreflektiert davon ausgegangen wird, dass das Männliche nicht vorhanden ist, sondern stets neu hergestellt werden müsse, übernehmen Jungen diesen Auftrag und setzen einiges daran, ihn zu erfüllen. Die übliche und selbstverständlich partiell auch berechtigte Kritik an Männlichkeitsvorstel-

---

2 Dies gilt auch für die Wissenschaft, was z. B. ein Blick ins Stichwortregister des »Handbuch Frauen- und Geschlechterforschung« (Becker und Kortendiek 2008) belegt: Dort finden sich nur 15 Verweise auf »Weiblichkeit«, aber mehr als doppelt so viele auf »Männlichkeit«.

lungen setzt so gesehen zu spät ein: Erst dort, wo und wie Jungen das tun, was von ihnen verlangt bzw. zur Lösung dieses Problems angeboten wird. Der Mythos selbst, der solches Verhalten (mit) auslöst, bleibt unhinterfragt – und er ist lediglich ein Mythos. Denn das Geschlechtliche ist physisch, psychisch und sozial vorhanden. Es ist eine Struktur, in die Jungen geboren werden. Deshalb brauchen Jungen keine angestrengte oder geleistete männliche Identität (vgl. Schmauch 1996, S. 53). Das Männliche im Jungen reichert sich biografisch »einfach so« an. Er muss sich nicht bemühen, um überhaupt männlich zu sein – das ist er bereits. Vielleicht ist es gerade der Faktor des Sich-Anstrengens, das bemühte Männlich-Sein-Müssen, was das individuelle und authentisch Männliche bei Jungen untergräbt. Bislang wird allerdings nur versucht, die Folgesymptome bei angestrengt männlichen Jungen (und Männern) zu therapieren. Wichtiger scheint es, diesen Mythos zu entlarven und ihn zu demontieren – besonders da, wo seine negativen Folgen gesundheitsriskant wirken.

1.3 Weiblichkeit

Geschlechter funktionieren relational. Um definiert und abgegrenzt zu werden, ist Weiblichkeit als Kontrast auf Männlichkeit bezogen und umgekehrt. Angesichts einer faktischen Angleichung der Geschlechterwirklichkeiten in vielen Bereichen ist deshalb konsequenterweise ein fast schon krampfhaftes Bemühen festzustellen, anhand von Statistiken oder eingefärbten Hirnschnittbildern Unterschiede der Geschlechter festzuhalten. Immer, wenn ein gesundheitsbezogener Jungen-Mädchen-Abgleich getroffen wird, steht im Hintergrund das Interesse, die Differenz zu betonen – auch wenn diese tatsächlich gar nicht so groß ist und auch wenn es immer auch Gleiches gibt.

Bezüglich der Geschlechtergesundheit gilt meist ein schlichtes Prinzip: Das gute Gesundheitliche ist das Weibliche, das Riskante ist das Männliche; Mädchen und Frauen machen es richtig (sie gehen rechtzeitig zu Arzt oder Ärztin, nehmen regelmäßig Vorsorgeuntersuchungen wahr, achten auf ihre Ernährung, gehen keinerlei Risiken ein usw.), Jungen und Männer nicht. In Bezug auf Gesundheit ist Weiblichkeit richtig, Männlichkeit falsch (weiblich = gesund = richtig). Diese Formel dient Mädchen und Frauen dabei, ihr Weiblichsein über die eigene Gesundheit herzustellen und zu markieren: Jungen und Männer verhalten sich gesundheitsbezogen falsch, ich mache es anders – also richtig. Um »gut« zu sein, braucht Weiblichkeit den Bezug und den Kontrast zum »schlechten« Männlichen. Weiblichkeit erhält dabei eine gesundheitsmoralische Komponente. Dieses »Gute« verzahnt und verbindet sich mit Basisaspekten der Weiblichkeit: mit Fürsorglichkeit bzw. Mütterlichkeit. Gesundheit ist ein optimales Feld, um dies zu agieren. Die Selbstkonstruktion des Weiblichen greift dann auch auf Jungen bzw. Männer über: Die Frau hält und erweitert ihre »weibliche« Position über die eigene Gesundheit hinaus, indem sie sich um deren Gesundheit kümmert.

Diese Geschlechterrechnung geht nur auf, wenn der Junge oder Mann sich gesundheitsbezogen »falsch« verhält. Natürlich kann er auch einsichtig sein und sich gesund verhalten – nur verliert er dabei latent etwas seines »Männlichen«. Gleichzeitig sind in diesem Fall Mädchen und Frauen davon bedroht, einen Teil ihres Weiblichen, ihren Bezug auf Weiblichkeit einzubüßen: Ihr eigenes »Richtigsein« und Anlässe, um fürsorglich zu handeln; latent sind sie daran interessiert, dass sich Jungen und Männer nicht selbst um ihre Gesundheit kümmern. Im Geschlechterkontrast hat so gesehen niemand ein Interesse daran, dass sich Jungen tatsächlich gesund verhalten.

Jungen, die auf die Vergewisserung ihres Männlichseins angewiesen sind, werden sich also aus geschlechterkonstruktiv gutem

Grund widerspenstig zeigen. Gleichzeitig überträgt sich die Verknüpfung von Weiblichkeit und Gesundheit. Gesundheitsthemen erinnern Jungen und Männer an Beschränkungen durch besorgte Mütter, Erzieherinnen und Lehrerinnen: »Lauf' nicht barfuß, du erkältest dich noch«; »zieh dir eine Jacke an, es ist kalt«; »pass' auf beim Klettern, du kannst runterfallen«; »zieh den Helm auf beim Radfahren«; »iss noch Salat, das ist gesund«; »du musst ins Bett, du brauchst den Schlaf«, »fahr' nicht so schnell«. Dies können gesundheitsmoralisch wertvolle Impulse sein. Aber vielen Jungen und Männern klingen dabei Verbote im Ohr – insbesondere Verbote des Männlichseins.

Ungesunde Verhaltensweisen sind oft Teil männlicher somatischen Kulturen; damit sind sie gekoppelt mit der Konstruktion des Geschlechts: Riskant leben, rauchen, Alkohol konsumieren, viel arbeiten, schnell Ski, Snowboard, Fahrrad, Motorrad oder Auto fahren, riskante Skateboard-Kunststücke, in der Natur sein und nicht auf die Gesundheit achten usw. – das alles ist (kulturell differenziert) im wesentlichen männlich konnotiert. Wenn sich ein Junge dem entsprechend verhält, konstruiert er situativ sein soziales Männlichsein. Sollen diese Gelegenheiten reduziert werden, wird das Männlichsein eingeschränkt oder depotenziert.

Zudem wird unterschwellig in Gesundheitsinteraktionen eine Statushierarchie gebildet: »Ich bin kompetent – du bist dumm; ich bin gesund – du bist krank; ich bin richtig – du bist falsch« usw. Wo durch Gesundheit Statusverlust droht, wird gesundes Verhalten nicht attraktiv. Auch diese Verbindungen verhindern bei Jungen gesunde Praxis, sofern – und dies ist für das Verständnis und die Differenzierung sehr wichtig – es zu diesem geschlechterkonstruierenden Verhalten keine oder zu wenige Alternativen gibt.

Wo sich weibliche Fürsorglichkeit in die Zusammenhänge von Jungen, Männlichkeit und Gesundheit einmischt, bedarf es wegen der Verstrickung von Weiblichkeit mit Jungengesundheit auch eine Korrektur der Weiblichkeit. In den aktuellen Umbruchphasen der Geschlechterbilder sind Veränderungen in vielen Bereichen festzustellen, nicht aber in Bezug auf Mütterlichkeit und Fürsorglichkeit. Wo sich Weiblichkeit mit diesen Aspekten profiliert und vom Männlichen abgrenzt, ist das Negieren solcher Facetten bei Jungen vorprogrammiert.

In diesem Zusammenhang muss auch darauf verwiesen werden, dass nicht nur der direkte Einfluss des Weiblichen bedeutsam ist, sondern die Strukturen des Bildungs- und Gesundheitssystems – unabhängig von der jeweiligen Repräsentanz (z. B. Arzt oder Ärztin, Lehrer oder Lehrerin) – »weiblich« sind, d. h. Mädchen können sich wesentlich besser damit identifizieren und finden sich vielmehr darin wieder. Das bedeutet: Es ist nicht so – wie vielfach behauptet – dass ein »Auswechseln der Lehrerin gegen einen Lehrer« etc. den Erfolg bringen würde.

2 Institutionen

Gesellschaftliche Institutionen, wie Familie, Bildungssystem, Arbeitsmarkt oder Gesundheitssystem, vermitteln und tradieren Geschlechterbilder. Als Teil struktureller Verfestigung wirken Institutionen über – auch gegenläufige – Varianten hinweg. So kann es sein, dass ein Junge familiäre Fürsorglichkeit überwiegend von seinem Vater erfährt, weil dieser Hausmann ist, und dennoch die familiäre Arbeitsteilung als Struktur selbstverständlich aufteilt in eine väterliche und eine mütterliche Sphäre (Berufsarbeit des Vaters, Vater als Familienernährer; Hausarbeit und fürsorgliche Reproduktionstätigkeit der Mutter). Solche Strukturen sind kaum willentlich intendiert. Sie sind in die Institutionen kulturell eingeschrieben; entsprechend träge und langwierig ist ihre Veränderung.

Gesundheit gehört in der Institution Familie zum weiblich-mütterlichen Zuständigkeitsbereich, zur »Weiblichkeit«: Die Mutter kümmert sich um gesunde Ernährung; sie sorgt für die Hygiene, pflegt kranke Kinder, geht mit ihnen zum Arzt oder zur Ärztin, sorgt für den Heilungsprozess, verbindet Verletzungen; sie hat die familiären oder außerfamiliären sozialen Kontakte im Blick, berät bei Sorgen und Konflikten, sieht und fühlt mit, wenn es dem Jungen schlecht geht usw. Die Mutter geht in diesen gesundheitsrelevanten Feldern konform mit Weiblichkeitsidealen. Leicht verschwimmen dabei die Grenzen der eigenen mit denen der versorgten Person[3]. Im Umkehrschluss erfährt der Junge: Gesundheitsthemen gehören nicht zur Männlichkeit. Selbstverständlich kann jeder Junge im familiären Rahmen auch Gesundheitskompetenzen erwerben, nur gelangen diese nicht in die Kategorie »männlich«. Die zaghaften politischen Veränderungsversuche (Erziehungsgeld für Väter) stärken paradoxerweise diese Strukturen: Der Vater ist zwar erwünscht, aber stillschweigend wird davon ausgegangen, dass er Haupternährer bleibt, seine zeitweilige Anwesenheit stellt die Ausnahme dar, die lediglich die strukturelle Regel bestätigt.

Durch die Personalstruktur und die institutionelle Geschichte ist Gesundheit auch in der Institution Kindergarten in Frauenhand. In dieser weiblich bestimmten Sphäre hat es Männlichkeit schwer. Sie wird meist nur nach negativen Vorfällen angesprochen, etwa wenn es zu wild zugeht, wenn Gewaltphantasien (Spielzeugwaffen) im Raum stehen oder Sexualität thematisiert wird. Damit geraten männlichkeitsbezogene Gesundheitsthemen ebenfalls ins Abseits: Gut und sicher kämpfen können als soziale Kompetenz, aktiver Umgang mit kindlicher Sexualität oder Aggressionskultivierung als Beitrag zur psychischen und sozialen Gesundheit, Risikofolgeabschätzung und -schutz als Gesundheitsförderung – solche Themen schließt die Institution Kindergarten eher aus.

Zwar hat in der Institution Schule intentionale Gesundheitsbildung nur eine marginale Bedeutung. Aber auch dadurch werden Männlichkeitsbilder informell vermittelt. Themen der speziellen Jungengesundheit werden nur sehr eingeschränkt behandelt (männliche Körperfunktionen, Hoden, Fertilität als männliche Kompetenz). Auf der anderen Seite orientiert sich der schulische Sportunterricht eng an reduzierter Männlichkeit: Der Schulsport ist auf individuelle oder mannschaftliche Leistung, Kampf und Durchsetzung ausgelegt; für die Notengebung gelten für Jungen durchweg höhere Leistungsnormen als für Mädchen; erweiterte Männlichkeitskonzepte (Entspannungsbalance, Selbstsorgekompetenz), Eleganz und Grazilität, Körpergestaltung im und -pflege nach dem Sport sind in dieser Struktur ausgeschlossen. Schule vermittelt Jungen damit die Botschaft: Männlichkeit heißt, sich nicht um männliche Gesundheit zu kümmern.

Auch in Sportvereinen werden beschränkte Männlichkeitsbilder hochgehalten. In diesen Institutionen geht es mit zunehmendem Alter der Jungen um die Anpassung an leistungsorientierte Männlichkeitsmuster, die auf Körperdisziplin, Schmerzunterdrückung, Grenzüberschreitung und Konkurrenzkampf zielen (vgl. Hinz 2008, S. 236). Gleichzeitig wird selektiert; Jungen, die Sport nicht wegen der Lust an Kampf und Leistung, sondern aus Freude an der Bewegung oder aus Spaß am gemeinsamen Tun genießen wollen, werden ausgeschlossen. Übrig bleiben konforme Leistungsträger, die reduzierte Formen des Männlichen selbstverständlich weitertragen. Parallel dazu vermitteln die Vereine den Jungen – ebenfalls unreflektiert – ritualisierte Männlichkeitskulturen (Abwertung, Feiern, Alkohol …), die für die Gesundheit von

---

[3] Was in dem netten Witz zum Ausdruck kommt: Was ist ein Pullover? Ein Kleidungsstück, das ein Junge anziehen muss, wenn seine Mutter friert.

Jungen problematisch sind (vgl. Brettschneider und Kleine 2001).

Im Gesundheitssystem ist Männlichkeit ebenfalls eingewoben, ohne dass darüber nachgedacht würde. Alle Bereiche des Gesundheitssystems sind stark statusbezogen und streng hierarchisch organisiert: Kliniken und Arztpraxen genauso, wie Gesundheitsämter. Hier bilden sich militärisch-autoritäre Männlichkeitsformen (Befehl – Gehorsam) ab, die Jungen wahrnehmen, wenn sie mit solchen Institutionen in Kontakt kommen. Möglicherweise reagieren Jungen in solchen Systemen besonders, weil sie latent eine Statusabwertung in ihrem Männlichsein befürchten.

In Institutionen der Erziehungs- und Familienberatung werden Jungen von Beratungsangeboten ab dem Zeitpunkt weniger erreicht, ab dem nicht mehr die Eltern diese Unterstützung organisieren.

Auch die Jugendberatung erreicht Jungen nur wenig, ihre Zugangsschwelle ist für Jungen offenbar hoch: Nur ein Drittel der beratenen Jungen nimmt selbst Kontakt auf (Mädchen: über die Hälfte) (vgl. Neubauer und Winter 2010). Die Personalstruktur der Beratung ist deutlich frauenlastig (ebd.). Offenbar fehlen in Beratungsangeboten Personen, Zugänge und Methoden, die Jungen erreichen; zudem könnte es dort an der Kompetenz zur Wahrnehmung jungenspezifischer Problemlagen mangeln (vgl. Hinz 2008, S. 234). Auch diese Institutionen transportieren verdeckte Männlichkeitsbotschaften: »Männer brauchen eigentlich keine Hilfe. Und wenn sie Hilfe brauchen, sind sie Manns genug, sich diese auch selbst zu organisieren. Für psychische Unterstützung sind eher Frauen zuständig« usw.

Dieser kurze Streifzug zeigt, dass in Institutionen gesundheitsrelevante Männlichkeitsmuster eingeschrieben sind, dass diese von den Institutionen unreflektiert an Jungen weitergegeben werden und dass geschlechtsbezogene Hintergründe ausgeblendet werden: Jungengesundheit ist kein institutionelles Thema, Männlichkeit und Gesundheit werden in diesen Institutionen durchgängig als getrennte Sphären betrachtet. Gleichzeitig sind spezialisierte Institutionen (Projekte) noch extrem selten, die Jungengesundheit zum Thema machen; in Deutschland gibt es nur eine einzige Institution, die Jungengesundheit als Auftrag und primäres Ziel vertritt (»Jungen im Blick« in Stuttgart) (vgl. Neubauer und Winter 2010).

3 Erwachsene

Bevor Jungen selbst über Männlichkeit und Gesundheit nachdenken, stehen sie in Beziehung mit erwachsenen Frauen und Männern aller Art: Eltern, Erzieherinnen, Lehrerinnen und Lehrer, Ärztinnen und Ärzte, Jugendarbeiterinnen und -arbeiter, Präventionsfachkräfte, Trainer usw. Die Bedeutung der Erwachsenen blieb (ähnlich wie die der Institutionen) für die Jungengesundheit bislang unbeachtet. Es scheint, als wollten diejenigen, die mit Jungengesundheit befasst sind, sich selbst aus dem Spiel lassen. Es sind aber Erwachsene, die Zusammenhänge von Männlichkeit und Gesundheit festlegen und Jungen vermitteln. Erwachsene bestimmen Horizonte des Männlichen und definieren das Verständnis von Männlichkeit. Dies kann durchaus auch mit kritischem Impetus geschehen: Ein Lieblingssatz präventionsbemühter Erwachsener lautet: »Männer sind Vorsorgemuffel«. Abgesehen vom moralischen Unterton und der Frage, ob Vorsorge den Gesundheitszustand verbessert: Die im ostinato wiederholte Koppelung von »männlich« und Vorsorgeverweigerung bahnt sich im Gehirn ein und verhindert bei »Männlichen«, den Gedanken einer aktiven Verantwortungsübernahme für die eigene Gesundheit zu entwickeln (eine sich selbst erfüllende Vorhersage also). Ähnlich bestätigt die kritische Verknüpfung von »ungesund« und »männlich« – etwa in Zusammenhang mit Alkoholkonsum, Rauchen,

Schlafmangel usw. – letztlich die Annahme, dass sich Gesundheit und Männlichsein offenbar wechselseitig ausschließen. Jungen bekommen in solchen Spiegelungen die auch institutionell vermittelten Botschaften bestätigt: Männlichkeit ist ungesund, Ungesundes ist männlich.

Im Kontakt mit Erwachsenen – und partiell sicher unterschiedlich, wenn es sich um eine Frau oder einen Mann handelt – ist es die Ebene der Interaktionen, die bei Jungen Zusammenhänge zwischen Männlichkeit und Gesundheit herstellt. So vermitteln Erwachsene durch offene oder subtile Interventionen und Botschaften, dass Jungen einen Teil ihres Gefühlsspektrums besser unterdrücken (z. B. Trauer, Angst, Scham), weil sie in den Augen der Erwachsenen nicht zu Männlichkeitskonzepten passen. Mütter reden mit Jungen deutlich weniger über Gefühlszustände als mit Mädchen und werden gegenüber Jungen häufiger gewalttätig (vgl. Hinz 2008, S. 237). Indem sie mit Jungen in Beziehung sind, nehmen Erwachsene entlang ihrer eigenen Konzepte von Männlichkeit gesundheitsrelevante Themen wahr oder schließen sie aus. Anzeichen dafür, dass Jungen Opfer einer Gewalthandlung sind, bemerken Erwachsene beispielsweise weniger, weil vor dem Hintergrund reduzierter Männlichkeit das Opfersein für Jungen und Männer nicht vorgesehen ist (vgl. ▶ **Kap. 9.3** von Joachim Lenz). Faktisch sind Jungen aber häufig Opfer von häuslicher (Eltern, Geschwister) und außerhäuslicher Gewalt (v. a. von gleichaltrigen und älteren Jungen). Zudem nehmen Erwachsene Gesundes bei Jungen oft nicht wahr. Sobald Jungen in Verbindung mit ihrem Geschlecht gesehen werden, scheint bei Erwachsenen ein Filter vorgeschaltet zu werden, der die Wahrnehmung auf Kritisches und Problematisches beschränkt (vgl. Winter und Neubauer 2004). Im Zusammenhang von Jungengesundheit und Männlichkeit sind Erwachsene so gesehen die eigentliche Problemgruppe.

Sofern diese Erwachsene Professionelle sind (etwa in der Bildung oder im Gesundheitssystem), transportieren sie das, was sie in der jeweiligen Ausbildung gelernt oder eben nicht gelernt haben: Denn in den meisten Institutionen beruflicher Bildung (Berufs-/Fachschulen, Hochschulen) wird über Geschlechterthemen nicht qualifiziert nachgedacht, schon gar nicht über Männlichkeit und Jungengesundheit. Eingeschränkte Männlichkeitskonzepte werden später von so ausgebildeten Erwachsenen weiter vermittelt. Dies wirkt sich direkt gesundheitlich aus, etwa in der Qualität, wie Jungen sich im Gesundheitssystem verstanden fühlen. Umgekehrt agieren Erwachsene ihrerseits gesundheitsrelevant: Ärztinnen und Ärzte diagnostizieren z. B. bei Männern eher organische und weniger psychosomatische Störungen, auch wenn die Symptome exakt die gleichen sind wie bei Frauen (Möller-Leimkühler 2006).

Generell haben Erwachsene die Befugnis, Männlichkeit auch in Bezug auf Gesundheit zu definieren; in ihrer Beziehung zu Jungen deuten und interpretieren sie deren Männlichkeitsversuche und schließen dabei Gesundheitsthemen ein oder aus. Nehmen sie dabei eine eingeschränkte Perspektive ein, indem sie sich beispielsweise auf Problematisierung konzentrieren oder indem sie das Verhalten von Jungen nur im Schnittfeld von Männlichkeit und problematischem Gesundheitsverhalten interpretieren, laufen sie Gefahr einer ständigen Retraditionalisierung restriktiver und reduzierter Männlichkeitsbilder. Aus der problemfixierten Sichtweise erwächst notwendigerweise eine aggressive, depotenzierende Haltung. Der Gesundheitsförderung und Prävention Erwachsener geht es im Wesentlichen darum, dass Jungen ihr schlechtes, männliches Verhalten »wegmachen« sollen: Kein Risikoverhalten mehr, keine Leistungsorientierung, keine Konkurrenz, kein Kampf. Gleichzeitig sollen sie stets Körper und Psyche fühlen, »unmännliche« Gefühle zeigen (Angst,

Trauer, Scham) und sofort Hilfe aufsuchen, wenn sich irgendein Bedarf abzeichnet.

In dieser Zuspitzung wird klar, dass all dies gesundheitsmoralisch einleuchtend, im Selbstverständnis von Jungen aber äußerst unattraktiv und möglicherweise depotenzierend erscheint (im Sinne einer sozialen Kastration). Zudem taucht Männlichkeit als strukturelles Thema dabei gar nicht auf: Nur der Junge soll sich verändern. Indem Erwachsene andererseits Jungen Resonanz geben auf Gesundheitsaspekte und Männlichkeit, indem sie Jungen dies als Thema spiegeln, aber auch Jungen in ihrem gleichzeitigen Männlich- und Gesundsein anerkennen, öffnen sie ihnen eine lebensförderliche Verbindung dieser Aspekte. Dafür benötigen Erwachsene positive Zugänge in zweifacher Hinsicht: zu Männlichkeit und zu Jungengesundheit.

4 Jungen

In Bezug auf Männlichkeit haben es Jungen heute im Allgemeinen nicht leicht, wie auch der Zusammenhang von Männlichkeit und Jungengesundheit zeigt. Männlichkeit ist für Jungen eine notwendige geschlechtliche Orientierungskategorie, auch in Bezug auf ihr gesundheitsbezogenes Verhalten. Sie werden dabei von einem institutionellen, medialen und persönlichen Gewebe mit Männlichkeitsbotschaften in Bezug auf Gesundheit versorgt (was Halt bieten, aber auch beengen kann). An Jungen werden Aufträge und Botschaften gerichtet, denen sie sich kaum entziehen können. Gleichzeitig machen sich Jungen aktiv auf die Suche (auch) nach dem Männlichen. Dabei sind sie darauf angewiesen, was sie bei Personen und in Institutionen vorfinden. Im Rahmen des Möglichen werden Jungen dabei eingebunden in männliche somatische Kulturen.

Gleichwohl hat nicht alles, was Jungen in Bezug auf ihre Gesundheit tun bzw. nicht tun, unbedingt mit der Orientierung an Männlichkeitsbildern zu tun. Das Jungesein ist durch drei Attribute bestimmt: durch eine Gattungszugehörigkeit (menschlich), in Bezug auf das Lebensalter (Kindheit oder Jugend) und hinsichtlich des Geschlechts (männlich). So gesehen kann etwa ein bestimmtes Risikoverhalten in der Jugendphase viel stärker aus dem Wunsch gespeist sein, sich von den Eltern bzw. der Erwachsenenwelt abzugrenzen oder zu einer Clique zu gehören, als mit der Orientierung an Männlichkeit. Dabei kann es – psychogen gespeist – durchaus auch Geschlechtsunterschiede oder unterschiedliche Tendenzen zwischen Jungen und Mädchen (wie auch unter Jungen) geben.

Gesundheitsförderung und -bildung, die sich nur problematisierend und negativ explizit gegen Männlichkeitskonzepte stellt, nützt Jungen nichts, sondern bringt sie allenfalls in Konflikte. Um solchen Gesundheitsbotschaften zu folgen, müssten Jungen ihre geschlechtsbezogenen Idealisierungen verleugnen oder ihnen abschwören und ihre milieuspezifischen männlichen somatischen Kulturen verlassen, sich Weiblichkeitsvorstellungen unterwerfen. Gleichzeitig würden sie im Gegenzug Mädchen und Frauen latent »entweiblichen«, weil sie ihnen eine Möglichkeit zum Fürsorglichsein entziehen. Die Auffassung, dass »männlich« und »gesund« nicht zusammen passen, führt bei einem Teil der Jungen, männlichen Jugendlichen und jungen Männern zur Konsequenz, sich im Zweifel für »männlich« und gegen »gesund« zu entscheiden.

Die Verknüpfung von Männlichkeit und Jungengesundheit zwingt zu einem differenzierteren Blick, ohne dabei Risiken zu ignorieren. Selbstverständlich können Männlichkeitsbilder bei einem Teil der Jungen durchaus problematische Gesundheitsfolgen zeigen: Bei Jungen, die sich an überzogenen Stereotypen orientieren oder die Männlichkeit auf extreme Bilder des Maskulinen reduzieren (etwa auf einen »Rambo-« oder »Marlboro-Typ«, der stets risikobereit, abenteuerlich und autonom lebt) – also auf eine gefährliche und gefährdete Männlichkeit. Diese Orientierung kann im Männlichkeitsspektrum einen Problempol darstellen (vgl. Sieverding 2004) – repräsentiert aber nicht den gesamten männlichen Horizont. Wird im Umkehrschluss die präventivmännlichkeitskritische Ansicht ernst genommen, dann wäre ein gänzlich »unmännliches« Männlichkeitsbild wünschenswert: Jungen, die keinerlei Risiken eingehen, auf Muskeln keinen besonderen Wert legen, niemals rauchen oder Alkohol trinken, keinen Sex haben, stets über alle ihrer Probleme reden, nie fernsehen und keine Computerspiele verwenden usw. Diese Karikatur einer gesunden Männlichkeit ist weder für die Mehrheit der Jungen, noch für Erwachsene attraktiv. Hier implodiert das Männliche und verschwindet restlos.

Deshalb gilt es, im Blick auf Jungen immer auch eine positive Sichtweise, attraktive Bilder von Männlichkeit und Gesundheit zu integrieren. Dann kann z. B. wahrgenommen werden, dass für Jungen zur Männlichkeit ein gesunder, und das heißt: trainierter, Körper gehört. Um dies zu erreichen oder zu bewahren, sind sie bereit, Sport zu treiben, auf Rauchen, Alkohol oder Drogen zu verzichten (vgl. De Visser et al. 2009). Derartig aktive Jungen können sich sogar als »weiblich« konnotierte Verhaltensweisen erlauben, ohne Gefahr zu laufen, dass ihr Status gefährdet wird (ebd.). Eine wichtige Frage für die Jungengesundheit lautet dann: Wie sind Jungen »männlich«, wenn sie sich gesundheitsförderlich, selbstfürsorglich oder schützend verhalten? Sowohl in Bezug auf gesundheitsbezogene Aktivität und aktive Bewältigung, auf den eigenen kompetenten Status, als auch auf die Körperlichkeit (Muskeln, Körperspannung) oder auf das Herstellen sozialer Bezüge als Gesundheitsfaktor beinhalten Männlichkeitsvorstellungen immer *auch* gesundheitsfördernde Aspekte. Allein: Diese werden in den Gesundheitsdiskursen ignoriert. Es scheint, als könne das Gesundheitssystem selbst mit männlichen Gesundheitsstrategien wenig anfangen; hier wird als Eintrittskarte Unterwerfung und das Eingestehen von Inkompetenz verlangt. So jedenfalls kann das Gesunde kaum zu den Jungen kommen.

Innerhalb eines breiten Männlichkeitsspektrums wird es darauf ankommen, die Risiken der Männlichkeit nicht durch »Entmännlichung« eliminieren zu wollen. Wenn etwa bei vielen Jungen in der Pubertät gesundheitsriskante Verhaltensweisen Teil ihrer somatischen Kulturen und eine Form der männlichen Selbstinszenierung sind, muss das Ziel darin liegen, dies als Teil des Männlichen aufzunehmen, aber zu »puffern«. Dann geht es darum, Jungen rechtzeitig Risikokompetenzen als Teilaspekt der Männlichkeit zu vermitteln (Folgenabschätzung, Schutzkompetenz), ohne das Männliche demontieren oder depotenzieren zu wollen. Insgesamt geht es um eine Bewegung hin zu offen(er) verstandenen Männlichkeitsbildern (vgl. Winter und Neubauer 2006). Soll es aber nicht nur bei moralischen Forderungen bleiben, die an Jungen gestellt werden, darf eine Förderung von Jungengesundheit vor dem Hintergrund von Männlichkeit kaum bei Jungen beginnen. Diese Veränderung muss zuerst auf Institutionen und auf Erwachsene mit ihren unreflektierten, teils verschrobenen Männlichkeitsansichten und -botschaften zielen.

Literatur

Brannon, R. (1976): The Male Sex Role. In: David, D. S./Brannon, R. (Hg.): The Fourty-Nine-Percent Majority. Reading.

Brettschneider W, Kleine T (2001) Forschungsprojekt »Jugendarbeit in Sportvereinen« – Anspruch und Wirklichkeit, Abschlussbericht. Paderborn.

De Visser R, Smith J, McDonnell E (2009) »That's not masculine«. Masculine capital and health-related behavior. Journal of Health Psychology 14 (7): 1047–1058.

Dinges M (2005) Männer – Macht – Körper. Hegemoniale Männlichkeiten vom Mittelalter bis heute. Frankfurt/M.: Campus.

Gilmore D (1991) Mythos Mann. München: Kunstmann.

Hinz A (2008) Jungen und Gesundheit/Risikoverhalten. In: Matzner M, Tischner W (Hrsg.) Handbuch Jungen-Pädagogik. Weinheim: Beltz.

Merbach M, Brähler E (2004) Daten zu Krankheiten und Sterblichkeit von Jungen und Männern. In: Altgeld T. (Hrsg.): Männergesundheit. Weinheim: Juventa.

Möller-Leimkühler A-M (2007) Geschlechtsrolle und psychische Erkrankungen. In: Rohde A, Marneros A (Hrsg.) Geschlechtsspezifische Psychiatrie und Psychotherapie. Stuttgart: Kohlhammer, S. 470–484.

Neubauer G, Winter R (2010) Jungengesundheit in Deutschland. Themen, Praxis, Probleme. In: Bardehle D, Stiehler M (Hrsg.) Erster Deutscher Männergesundheitsbericht. München: Zuckschwerdt.

Niederöst S (2007) Männer, Körper und Gesundheit. Somatische Kultur und soziale Milieus bei Männern. Bern: Huber.

Schmauch U (1996) Probleme der männlichen sexuellen Entwicklung. In: Sigusch V (Hrsg.) Sexuelle Störungen. Stuttgart: Thieme, S. 44–56.

Sieverding M (2004) Achtung! Die männliche Rolle gefährdet Ihre Gesundheit! In: psychomed 16/1: 25–30.

Winter R, Neubauer G (^{2}2004) Kompetent, authentisch und normal? Aufklärungsrelevante Gesundheitsprobleme, Sexualaufklärung und Beratung von Jungen. Köln (BZGA).

Winter R, Neubauer G (^{2}2006) Dies und Das. Das Variablenmodell »balanciertes Jungesein« und die Praxis der Jungenarbeit. In: Sturzenhecker B, Winter R (Hrsg.) Praxis der Jungenarbeit. Modelle, Methoden und Erfahrungen aus pädagogischen Arbeitsfeldern. Weinheim: Juventa, S. 27–36.

Winter R (2004) Balancierte Männergesundheit. In: Altgeld T (Hrsg.) Männergesundheit. Neue Herausforderungen für Gesundheitsförderung und Prävention. Weinheim, München: Juventa, S. 243–255.

6.2 Die Bedeutung persönlicher Beziehungsformen in der Lebensbewältigung von Jungen

Steve Stiehler

1 Soziale Gesundheit – Persönliche Beziehungen und Lebensbewältigung

Die Soziale Gesundheit ist ein vergleichsweise neuer Fokus innerhalb der wissenschaftlichen Auseinandersetzung um Gesundheit und Krankheit. Vor dem Hintergrund einer optimalen individuellen Leistungsfähigkeit verweist sie auf ein generelles soziales Wohlbefinden und soziale Funktionsfähigkeit in verschiedenen Kontexten (Erhart und Ravens-Sieberer 2010). Soziale Gesundheit manifestiert sich im engeren sozialen Umfeld, das durch gesellschaftliche Gegebenheiten und Umweltkontexte bestimmt wird (Kolip und Hurrelmann 1994). Um dies für die Gruppe der Jungen fassbarer zu machen, sollen Bedeutungen persönlicher Beziehungen anhand zentraler Dimensionen biografischer Lebensbewältigung herausgearbeitet werden. Konkret wird der Frage nachgegangen: Was leisten Elternbeziehungen an sozialen Rückhalt, Cliquenbeziehungen an sozialer Orientierung und enge Freundschaftsbeziehungen für den Selbstwert bei Jungen?

Ausschlaggebend für Soziale Gesundheit sind somit einerseits gute soziale Kontakte im Sinne tragfähiger persönlicher Beziehungen (Lenz 2003; Lenz und Nestmann 2009). In diesen liegen entscheidende Wirkungen für die Entwicklung einer eigenen Identität sowie eines Selbstkonzepts begründet (Erikson 1973). So speist sich Soziale Gesundheit aus subjektiv als bereichernd, unterstützend und identitätsstiftend wahrgenommenen Einbindungen in persönliche Beziehungen. Im Folgenden werden mit Elternbeziehung, Cliquenbeziehung und enger Freundschaftsbeziehung persönliche Beziehungen fokussiert, die eine große subjektive Bedeutung im Leben von Jungen besitzen und damit von hoher Relevanz für ihre Lebenszufriedenheit und ihr Wohlergehen sind (Sardei-Biermann 2006). Für Jungen liegt andererseits in der gelungenen Balance von sozialer Integration und subjektiver Handlungsfähigkeit die primärere Herausforderung biografischer Lebensbewältigung (Böhnisch 2006; 2010). Maßgebliche Risikofaktoren für Soziale Gesundheit im Jugendalter bestehen im Nichtgelingen von sozialer Integration, in der Nichtanerkennung durch wichtige Bezugsgruppen sowie in der Ausgrenzung aus Bildungsprozessen (Kolip und Hurrelmann 1994). Damit wird es ungleich schwerer, eine anerkannte soziale Position bzw. Rolle für sich wahrzunehmen und letztlich soziale Identität herzustellen. Übertragen auf unsere Zielgruppe heißt dies, dass der einzelne Junge im Rückgriff auf seine bestehenden Sozialisationserfahrungen gezwungen ist sich gleichzeitig in unterschiedliche Beziehungskonstellationen zu integrieren, die (gesellschaftlichen) Lebensherausforderungen weitgehend eigenverantwortlich zu bewältigen und dies als subjektiv Gelungen zu bewerten.

Die folgenden Ausführungen sind in ihren Perspektiven eingeschränkt. Erstens konzentrieren sie sich im Sinne einer konsequenten salutogenetischen Gesundheitsperspektive auf Bedingungen und Faktoren, die Gesundheit schützende Ressourcen bzw. Widerstand kräftigende Potentiale darstellen. Zweitens wird auf einen Geschlechtervergleich verzichtet, da in diesem selbst ein defizitäres Normalisierungsansinnen, wie eine Festschreibung von Gender-Dualität angelegt ist. Und drittens konzentrieren sie sich auf ca. 12- bis 17-jährige Jungen in Deutschland, die »Zuhause« aufwachsen und entsprechend keine teilstationäre/stationäre Hilfe zur Erziehung in Anspruch nehmen.

2 Persönliche Beziehungen

Persönliche Beziehungen begleiten unser Aufwachsen in vielfältiger Form (familiär, freundschaftlich, nachbarschaftlich, institutionell) und Gestalt (hilfreich-belastend, schützend-schädigend, fördernd-einschränkend) und sind entsprechend sozialisatorisch äußerst wirkmächtig. Persönliche Beziehungen helfen »unsere Persönlichkeit in der Bezogenheit auf andere und mit anderen zu entwickeln und unsere Potentiale zu entfalten. In persönlichen Beziehungen entwickeln wir unser Bild von der Welt und ein Selbstbild von uns in dieser Welt« (Lenz und Nestmann 2009, S. 9). Eingebettet in ein Beziehungsgefüge (Soziales Netzwerk) erhalten und sichern sich Menschen über persönliche Beziehungen ihre Sozialität und soziale Einbindung (ebd.).

Von Persönlicher Beziehung kann gesprochen werden, wenn die gegenseitigen Wahrnehmungen im Sinne einer »Wesenseinheit« auf die persönliche Identität gerichtet ist. Strukturell sind sie vor allem gekennzeichnet durch ein Moment der personellen Unersetzbarkeit, Kontinuität und Dauerhaftigkeit, Fortdauer-Idealisierung, Vorhandensein eines persönlichen Wissens, emotional fundierte gegenseitige Bindung und ausgeprägte Interdependenz (ebd., S. 10 ff.).

3 Biografische Lebensbewältigung

Die Grundannahme des Konzepts Biografische Lebensbewältigung von Böhnisch (2005) besteht darin, dass eigentlich alle Menschen unseres westlichen Kulturkreises zunehmend biografisch wirksamen sozialstrukturellen, institutionellen sowie familialen Desintegrationsprozessen ausgesetzt sind. Dies ruft ein umfassendes wie vielgestaltiges Streben nach unbedingter Handlungsfähigkeit hervor, um ein notwendiges psychosoziales Gleichgewicht wieder herzustellen. »Lebenskonstellationen werden von den Subjekten dann als kritisch erlebt, wenn das psychosoziale Gleichgewicht – in den aufeinander bezogenen Komponenten von Selbstwert, sozialer Anerkennung und Selbstwirksamkeit – gestört ist und dabei die bislang verfügbaren personalen und sozialen Ressourcen der Bewältigung nicht mehr ausreichen« (Böhnisch 2010, S. 22). Diese Balance aus sozialer Integration und biografischer Handlungsfähigkeit kann nur im sozialen Miteinander hergestellt werden. In dieser unmittelbaren Verwiesenheit auf andere Menschen, u. a. bezüglich der Herstellung von sozialem Rückhalt und sozialer Orientierung sowie Selbstwert und »Normalität« (Böhnisch 2005), sind die Konzepte von Lebensbewältigung und Sozialer Gesundheit thematisch nahezu deckungsgleich. Auch sind weitere wesentliche Aspekte Sozialer Gesundheit, wie die (geschlechtsspezifische) Sozialisation, biografische Erfahrungsaufschichtung und Lebenslage, im Konzept der Lebensbewältigung mit berücksichtigt.

Das Spannungsverhältnis von Lebensbewältigung und sozialer Integration spiegelt sich nach Böhnisch (ebd., S. 46 f.) in Erfahrungen folgender Grunddimensionen wider. Die Erfahrung des Selbstwertverlustes geht einher mit der Suche nach der Wiedergewinnung des Selbstwerts und betrifft die subjektive Befindlichkeit und Betroffenheit der Individuen genauso wie die soziale Anerkennung durch andere. Die Erfahrung sozialer Orientierungslosigkeit ist verbunden mit der Suche nach unbedingter Orientierung oder im ungünstigsten Fall mit Rückzug und Apathie. Der Erfahrung fehlenden sozialen Rückhalts angesichts biografischer Risikosituationen steht die Suche nach Halt und Unterstützung gegenüber.

In den folgenden drei Kapiteln wird eher typisierend jeweils eine Beziehungsform mit primär einer Dimension der Lebensbewältigung in Verbindung gebracht. Wenngleich in Wirklichkeit die Dimensionen der Lebensbewältigung miteinander verwoben sind und Eltern-, Cliquen- und enge Freundschaftsbeziehungen einander beeinflussen (Rieker 2007; Brake 2010).

3.1 Elternbeziehung – kontinuierlicher Sozialer Rückhalt

Kinder und Jugendliche sind zunehmend einem Wandel der Familien- und Lebensformen ausgesetzt. Der Anteil der Alleinerziehenden-Familien nimmt stetig zu und liegt aktuell bei fast einem Fünftel (19 %) der Familienformen (Mikrozensus 2009). Durch neue Zweierbeziehungen (Lenz 2009) der Elternteile bilden (»Wochenend«-)Stieffamilien für einen beachtlichen Teil von Kindern und Jugendlichen eine Realität persönlicher Beziehungsgestaltung (vgl. Bien 2008).

Zugleich stellt Familie ein bedeutsames Setting für Gesundheit dar, indem in ihr u. a. soziales Verhalten, gesundheitsrelevante Einstellungen sowie primäre Aspekte von Lebensqualität maßgeblich geformt werden (vgl. Erhart und Ravens-Sieberer 2008 b; Hurrelmann et al. 2003). So wirken sich »ein gutes Familienklima sowie regelmäßige gemeinsame Aktivitäten in der Familie günstig auf die Lebenslage und die zu meisternden Entwicklungsaufgaben der Kinder und Jugendlichen aus. [...] Sozialer Zusammenhalt, emotionaler Beistand und gegenseitige Hilfe bei Alltagsaktivitäten erhöhen die Möglichkeit, ein gesundes und zufriedenes Leben zu führen« (RKI 2008, S. 21 f.). Für das Wohlbefinden von Kindern und Jugendlichen stellt emotionale und instrumentelle Unterstützung in der Familie durch ihre Abschirm-, Puffer- und Toleranzwirkungen eine bedeutsamen Einflussgröße dar (Erhart und Ravens-Sieberer 2008). Jungen berichten über unterschiedliche Sozialschichten und verschiedene Schultypen hinweg im Mittel von einem hohen Wohlbefinden in der Familie (Mittelwert von 82,8 auf Skala des Wohlbefindens), welches jedoch bei den Jüngeren etwas stärker ausgeprägt ist als bei den Älteren (RKI 2007, S. 33 f.).

Allerdings sind empirische Daten zu Familienbeziehungen immer auch etwas unspezifisch, da es einerseits aufgrund eines breiten Spektrums familialer Lebensformen »die« Familie nicht gibt und andererseits oftmals Informationen über den verwendeten Familienbegriff fehlen. Zur besseren Spezifizierung wird sich folglich auf (die wenigen) empirischen Untersuchungen konzentriert, die Auskunft bezüglich des kontinuierlichen sozialen Rückhalts von Jungen durch ihre Eltern geben.

Eltern bilden, auch wenn der Bedeutungsgehalt der Peers im Jugendalter zunimmt, einen wichtigen Bezugspunkt im Leben von Jungen. Dies ist schon allein dadurch begründet, dass bis zum 17. Lebensjahr der Großteil von männlichen Jugendlichen (über 95 %) bei den Eltern oder einem Elternteil lebt (Sardei-Biermann und Kanalas 2006). Hierbei gilt die Beziehung zu den Eltern für nur sehr wenige 12- bis 17-Jährige in keiner Weise als gut und vertrauensvoll. Allerdings nimmt die Unterstützung durch die Elternteile mit zunehmendem Jugendalter ab. So fühlen sich unter den 12- bis 13-jährigen Jungen 77 % durch die Mutter und 65 % durch den Vater voll und ganz unterstützt. Diese Einschätzung treffen 16- bis 17-jährige männliche Jugendliche nur noch 68 % hinsichtlich mütterlicher und 56 % hinsichtlich väterlicher Unterstützung (Sardei-Biermann 2006, S. 88 ff.). Eltern geben informative Unterstützung insbesondere in Hinblick auf eigene Entwicklungsaufgaben wie Berufsvorbereitung, Schulproblemen sowie politische/religiöse Sozialisation an (vgl. Reinders 2002). Weniger als ein Fünftel der 11- bis 15-jährigen Jungen sehen Schwierigkeiten in ihrer Kommunikation mit den Eltern (17,2 %) (Erhart und Ravens-Sieberer 2008, S. 196). Eine Quelle für materielle Unterstützung stellt für 96 % der 12- bis 15-jährigen Jungen das Taschengeld durch Eltern dar, welches im Ausmaß allerdings sehr unterschiedlich ausfällt und allgemein ab dem 16. Lebensjahr kontinuierlich abnimmt (Sardei-Biermann und Kanalas 2006, S. 65).

Jungen erhalten also in der Regel in vielfältigen Formen informativen, materiellen und emotionalen Rückhalt durch ihre Eltern. Allerdings ist dieser Rückhalt nicht über das Jungendalter hinweg kontinuierlich. Vielmehr gibt es gerade in der Kontinuität des sozialen Rückhaltes durch die Eltern einen Wechsel während des hier fokussierten Lebensalters. Seitens der 13- und 16-Jährigen »[…] scheinen weniger die Gefühle für die Eltern zurückzugehen, als dass die Eltern und hier vor allem die Väter ihre emotionale Unterstützung zurücknehmen« (Masche 2006, S. 19). Dies offenbart sich u. a. in verminderter Hilfe und geringerer Zuwendung, die Jungen durch ihre Väter erfahren.

3.2 Cliquenbeziehungen – selbstgestaltete soziale Orientierung

Der Begriff »Clique« verweist wie die informelle »Gleichaltrigengruppe« (»Peergroup«) oder der »Freundeskreis« auf einen freiwillig zusammengeschlossenen Personenkreis von einander annähernd gleichgestellten und gleichaltrigen Menschen. Zur informellen Gleichaltrigengruppe gehören Freunde wie Bekannte mit engerem persönlichem Kontakt. Sie bildet für Jugendliche neben der Familie bzw. der Elternbeziehung eine bedeutsame Bezugsgruppe.

Da zwischen Gleichaltrigen keine »Ausweisungsbefugnisse« und »Gehorsamsverpflichtungen« (Oswald 2009, S. 179) bestehen, gelten die Beziehungen in dieser Gruppe weitgehend als gleichrangig und symmetrisch reziprok (Youniss 1982). So eröffnen sich für Kinder und Jugendliche in informellen Gleichaltrigengruppen »Handlungsspielräume und Aneignungsmöglichkeiten im Kontext von zumeist egalitären sozialen Beziehungen« (Düx und Rauschenbach 2010, S. 66). Für die Clique ist weiterhin eine Unbestimmtheit der Themen konstitutiv, eine auf begrenztem Vertrauensvorschuss basierende Kommunikation und eine prinzipielle Adressierbarkeit und Unmittelbarkeit (Scherr 2010, S. 75).

Gleichaltrigenkontakte habe durch ihre Funktionen, wie der Wahrnehmung der eigenen sozialen Akzeptanz, zentralen Einfluss auf das Wohlbefinden. Sie bringen nicht nur Spaß und verhindern Einsamkeit, sondern fördern auch prosoziales Verhalten und Verantwortungsübernahme. Des Weiteren bilden sie ein Experimentierfeld für das Erlernen von »sozialkognitiven Fähigkeiten« (Selman 1984), wie Perspektivübernahme und Konfliktlösungen sowie von »Beziehungsfähigkeit« (Fend 1998), wie Verantwortlichkeit, Fairness und Intimität. In Cliquen ist eine »Verständigung über Bedeutung und Sinn relevanter Erfahrungen unter Gleichaltrigen und damit eine Vergewisserung darüber, dass andere die Wirklichkeit ebenso erleben und bewältigen wie man selbst« (Scherr 2010, S. 77), möglich. Entsprechend relevant ist die informelle Gleichaltrigengruppe für vielfältige Lern- und Erfahrungsmöglichkeiten von Jungen. So u. a. für Orientierungsprozesse in der Persönlichkeitsentwicklung (wie Körperumgang oder Geschlechtsrollenentwicklung) und als Erfahrungsfeld für Übergange (von der Herkunftsfamilie zum eigenständigen Beziehungsnetz) (Düx und Rauschenbach 2010).

Nur eine Minderheit männlicher Jugendlicher (7,8 %) gehören keiner Clique an (Dirk Baier et al. 2010, S. 334 f.), die Mehrheit fühlt sich durch Gleichaltrige akzeptiert und gemocht (vgl. Erhart und Ravens-Sieberer 2010). Im Durchschnitt verbringen fast 60 % der männlichen Jugendlichen (im Alter von 10–22 Jahren) sehr oft bis oft die Freizeit in und mit der Clique (Harring 2010, S. 45 f.). Nach Zinnecker et al. (2002) verstärkt sich die Zugehörigkeit von Jugendlichen zu einer Clique mit dem Alter. Ist etwa jeder Zweite der 10- bis 12-Jährigen (52 %) Cliquenmitglied, so gehören im Alter von 16 bis 18 Jahren schon vier von fünf Jugendlichen (82 %) einer Clique an.

Mit der Zugehörigkeit zu einer Clique erhöht sich auch die durchschnittliche Anzahl an (guten und besten) Freunden, der Spaß in diesen Beziehungen und die sozioemotionale Befindlichkeit. Im letzteren Aspekt weisen cliquengebundene Jugendliche u. a. eine stärkere soziale Akzeptiertheit sowie ein positiveres Selbstbild auf, als Jugendliche ohne Clique (Uhlendorff 2005). Fast zwei Drittel der männlichen Jugendlichen im Alter von 12 bis 15 Jahren berichten auch von Unterstützung in ihrer Clique, wenn sie selbst Sorgen und Probleme haben (Sardei-Biermann 2006).

Die Chancen informeller Gleichaltrigenbeziehungen liegen insbesondere in den gebotenen kontrastierenden Erfahrungs- und Orientierungsmöglichkeiten sowie deren Anerkennung (Ohlbrecht 2010). Die informelle Gleichaltrigengruppe trägt somit zur Stabilität und Orientierung bei. In ihr können Jungen Bestätigung finden und sich selbst definieren lernen (Erhart und Ravens-Sieberer 2010). Jungen mit einer stärkeren Cliqueneinbindung finden in dieser oftmals einen »kollektiven Anerkennungsraums für Männlichkeitspraxen« (Budde 2009). Hierbei unterliegt die Selbstgestaltung einer gewissen Normierung, denn diese Zugehörigkeit ist für Jungen und männliche Jugendliche sozialisatorisch wichtig und im gewissen Sinne auch unausweichlich. So besteht eine Angewiesenheit auf diese Gruppen, vor allem wenn jenseits von Familie keine weiteren »sicheren« Orientierungspunkte bestehen. Hier sind Jungen immer wieder auch auf die Clique als Bewältigungsort verwiesen und entsprechend erscheint »eine Unterwerfung unter Normen und Rituale der Clique selbstverständlich« (Winter 1994, S. 199).

3.3 Enge Freundschaftsbeziehungen – geteilter Selbstwert

Freundschaften sind dyadisch-prozesshafte persönliche Beziehungen, die einen aktuellen Gegenwartsbezug sowie eine Vergangenheits- und Zukunftsperspektive benötigen (Nötzold-Linden 1994). Die hohe Relevanz enger Freundschaftsbeziehungen im Leben von Jungen zeigt sich u. a. darin, dass etwa 90 % der männlichen Jugendlichen einen besten Freund haben und sich etwa zwei Drittel der 12- bis 17-Jährigen täglich oder fast täglich mit ihrem besten Freund treffen (Sardai-Biermann 2006).

Interaktionen innerhalb enger Freundschaftsbeziehungen im Jungendalter leisten einen Beitrag zum Aufbau und zur Aufrechterhaltung von Selbstwert (Youniss 1982). Ihnen kommt im Identität stiftenden Prozess der (Neu-)Konstruktion des Selbstbilds eine wichtige Funktion zu. »Sie liefern emotionale Sicherheit, unterstützen die eigene Sichtweise, investieren Zeit und stabilisieren die eigene Kompetenz. In der Pubertät helfen sie, die Erfahrungen der körperlichen Reife zu verarbeiten« (Seiffge-Krenke und Seiffge 2005, S. 280). Das dazu notwendige Maß an interpersonalen Verstehen ist (meist) im Alter von ca. 12 Jahren ausgeprägt (Selman 1984) und bildet innerhalb einer dyadischen Freundschaftsbeziehung die Grundlage für wechselseitige Offenheit (als Empfänger und Adressat von Selbstoffenbarung) und Intimität (durch Vertrauen, Loyalität und Exklusivität). Indem in engen Freundschaftsbeziehungen positive Selbstwertgefühle und entsprechendes Selbstvertrauen vermittelt werden, beeinflussen sie die allgemeine Lebensqualität von Jungen maßgeblich. So ist ihre Bedeutung für die Selbstwertentwicklung von Jungen als hoch einzuschätzen, was wiederum vor allem in den Beziehungsaspekten der Anerkennung und der Selbstwirksamkeit offenbar wird. Eine Form der Anerkennung wird in Freundschaftsbeziehungen darin deutlich, »dass man sich für Unterstützung nicht unmittelbar revanchieren muss« (Oswald 2009, S. 184). Enge, emotional unterstützende Freundschaften tragen auch zur Moderation von individuationsspezifischen Belastungen im Elternhaus bei. Sie bieten für einige dieser Probleme einen Ausgleich und stärken die Widerstandsfähigkeit. Zudem schützt gemeinsamer Spaß mit guten und engen Freunden vor Einsamkeitsgefühlen und vor dem Empfinden sozialer Ausgrenzung in der Gleichaltrigengruppe (Uhlendorff 2005; 2005 a).

Die Unterstützung im Selbstwert, die Sicherung von Identität und ein Gefühl von Sicherheit und Zugehörigkeit sind Spielarten emotionaler und interpretativer Unterstützung in Freundschaftsbeziehungen zwischen Jungen, die für ihre soziale Gesundheit von primärer Bedeutung sind. Durch ihre vielfältigen Gehalte gelten Freunde für Jungen als nicht zu ersetzende »Entwicklungshelfer« (Budde 2009) und können damit generell als Ressource in ihrer Lebensgestaltung (Verselbstständigung, Freizeitgestaltung etc.) und Lebensbewältigung (Identitätsbildung, Geschlechtsrollensozialisation etc.) betrachtet werden (Sardei-Biermann 2006). Über geteilte Entwicklungsphasen und wechselseitige Entwicklungsimpulse wird der Freund zum »Entwicklungshelfer« und zur vertrauensvollen Bezugsperson. »Sie teilen die gleichen altersspezifischen Entwick-lungsaufgaben und normativen Lebensereignisse – beispielsweise den Beginn der Pubertät, die ersten sexuellen Erfahrungen mit Mädchen« (Seiffge-Krenke und Seiffge 2005, S. 268). Dieser Fundus von Gemeinsamkeit und Vertrautheit erklärt auch die enorme Stabilität, die enge Jungenfreundschaften bis in das Erwachsenenalter haben können.

4 Ausblick – Sozial gesunde Jungen

In den vorliegenden Ausführungen wurde in der Perspektive von Jungen aufgezeigt, welche Beiträge persönliche Beziehungen in ihren alltäglichen Bewältigungsherausforderungen und zentralen Entwicklungsaufgaben leisten. Jungen haben hierbei qualitativ eigene Entwicklungsaufgaben zu bewältigen und eigene Modi der Bewältigung zu wählen (Kolip 1997). Allerdings kann das persönliche Beziehungspotential für Jungen nur adäquat erfasst werden, wenn dies in seinen Merkmalen und Funktionen angemessen differenziert und (scheinbar un-) soziales Handeln nicht unter dem Begriff »typisch Jungs« festgeschrieben wird.

Mitentscheidend für Soziale Gesundheit sind die den Jungen zur Verfügung stehenden personalen und sozialen (Bewältigung-)Ressourcen. Deren Stärkung stellt einen präventiven Ansatz in der Arbeit mit Jungen dar, um Wirkungen von Krisen zu dämpfen und damit sozial verträglicher zu gestalten. Die Tragfähigkeit Sozialer Gesundheit wird gerade in den immer wiederkehrenden kritischen Lebenssituationen von Jungen erfahrbar, in denen ihr Selbstwert, ihr sozialer Rückhalt und ihre soziale Orientierung in Frage gestellt werden. Hier zeigt sich, wie belastbar und unterstützend das bestehende Netz der persönlichen Beziehungen ist oder eben nicht ist. Zusammenfassend lässt sich auch feststellen, dass Jungen unterschiedliche Aspekte von Intimität und Reziprozität in den hier dargestellten persönlichen Beziehungsformen wahrnehmen (können). Wichtig ist, die Eltern-, Cliquen- und Freundschaftsbeziehungen mit ihren primären Funktionen als sich ergänzende Ressourcen in der Lebensbewältigung von Jungen zu verstehen. Entsprechend gilt es in der Arbeit mit Jungen diese Beziehungen nicht als konkurrierend zu sehen und auch nicht immer gleich nach den Beziehungsrisiken sowie den nicht wahrgenommenen Funktionen in den einzelnen Beziehungen zu schauen. Viel relevanter ist die Frage: Welche Form von Rückhalt, Orientierung und Selbstwert erhält der Junge in seiner aktuellen Lebenslage durch bestehende persönliche Beziehungen?

Vor dem Hintergrund der hier gewählten persönlichen Beziehungsformen und Bewältigungsdimensionen lassen sich für die Arbeit mit Jungen folgende primäre Schlüsse ziehen:

Soziale Netzwerkarbeit bei Jungen sollte u. a. darauf abzielen, Väter zu animieren, die zunehmende Verselbstständigung ihres Sohnes nicht zum Anlass zu nehmen, ihre emotionale Unterstützung zurückzunehmen und damit die wichtige Kontinuität im sozialen Rückhalt in Frage zu stellen.

Die informelle Gleichaltrigengruppe bietet Jungen anerkennende und kontrastierende Erfahrungs- und Orientierungsmöglichkeiten, wenn sie ihre Zugehörigkeit tatsächlich selbst gestalten können. Hier gilt es bei Jungen den (oftmals gut gemeinten) Rat: »Sei doch nicht so ein Einzelgänger; unternimm mal etwas mit den anderen Jungs!« zurückzuhalten, um einen zusätzlichen Normalisierungsdruck zu vermeiden. Nur so kann die Clique zum Bewältigungsort werden und nicht zum Ort der zusätzlich noch bewältigt werden muss.

Enge Freunde fungieren aufgrund gemeinsam geteilter Entwicklungsphasen und wechselseitiger Entwicklungsimpulse als »Entwicklungshelfer des Selbst«. Diese Rolle sollte vor allem auch in pädagogischen Kontexten aufgegriffen und genutzt werden. Wann wird schon einmal der beste Freund in einen Hilfeprozess oder einer Konfliktbewältigung unmittelbar mit einbezogen?

In der Regel orientieren sich Jungen über den Umweg von externalisiertem Miteinander und indirektem Austausch aneinander, um letztlich gemeinsam Emotionen zu regulieren, Konflikte zu bewältigen und Identität zu stiften. Eine notwendig Brücke zur Selbstoffenbarung und Intimität für Jungen bilden entsprechend gemeinsame (Gruppen-)Aktivitäten als Rahmen für eine oftmals »sprachlose« Reziprozität. Zu beachten ist demnach, dass für Jungen geteilte Aktivitäten und die Begleitgespräche notwendige Träger zur Herstellung persönlicher Beziehungen darstellen, in deren Verlauf ein geteiltes Erfahrungswissen, ein eigenes Werte-Regel-Gefüge sowie ein subjektiv angenommener Sinngehalt der Beziehung entstehen. So offenbart sich eine wirkmächtig männliche Sozialisation mit ihrer Dominanz im Außen, die die Beziehungsgestaltung von Jungen maßgeblich beeinflusst und sie in der Herstellung von Intimität zu Umwegen zwingt (Stiehler 2009).

Hierbei gilt es, Jungen immer wieder auch zu »drängen« und zu »konfrontieren«, nicht auf dem Umweg des externalisierten Miteinanders zu verharren, sondern diesen tatsächlich für sich als Chance zur Selbstoffenbarung und Herstellung von Intimität zu erleben und auszufüllen. Viele Jungen benötigen auch Unterstützung, um notwendige Kompetenzen (wie interpersonales Verstehen) für eine tragfähige Gestaltung persönlicher Beziehungen zu erlangen. Dies sollte sich in den Rahmenbedingungen und Entwicklungszielen institutioneller Kontexte (wie in Schulen, Vereinen, offener Jugendarbeit) widerspiegeln.

Literatur

Bien W, Marbach J-H (Hrsg.) (2008) Familiale Beziehungen, Familienalltag und soziale Netzwerke. Ergebnisse der drei Wellen des Familiensurvey. Wiesbaden: VS.

Böhnisch L (2005) Sozialpädagogik der Lebensalter. Weinheim: Juventa.

Böhnisch L (2010) Abweichendes Verhalten. Weinheim: Juventa.

Brake A (2010) Familie und Peers: zwei zentrale Sozialisationskontexte zwischen Rivalität und Komplementarität. In: Harring M, Böhm-Kasper O, Rohlfs C, Palentien C (Hrsg.): Freundschaften, Cliquen und Jugendkulturen. Peers als Bildungs- und Sozialisationsinstanzen. Wiesbaden: VS, S. 389–405.

Budde J, Mammes I (Hrsg.) (2009) Jungenforschung empirisch. Wiesbaden: VS.

Düx W, Rauschenbach T (2010) Informelles Lernen im Jugendalter. In: Neuber N (Hrsg.) Informelles Lernen im Sport. Wiesbaden: VS, S. 53–78.

Erhart M, Ravens-Sieberer U (2010) Zur körperlichen, psychischen und sozialen Gesundheit im Jugendalter. In: Hackauf H, Ohlbrecht H (Hrsg.) Jugend und Gesundheit. Weinheim: Juventa, S. 93–111.

Erhart M, Ravens-Sieberer U (2008a) Die Rolle struktureller Aspekte von Familie, innerfamiliärer Kommunikation und Unterstützung für die Gesundheit im Kindes- und Jugendalter. In: Richter M, Hurrelmann K, Klocke A, Melzer W, Ravens-Sieberer U (Hrsg.) Gesundheit, Ungleichheit und jugendliche Lebenswelten. Ergebnisse der zweiten internationalen Vergleichsstudie im Auftrag der Weltgesundheitsorganisation WHO. Weinheim: Juventa, S. 190–213.

Erhart M, Ravens-Sieberer U (2008b) Die Beziehung zwischen sozialer Ungleichheit und Gesundheit im Kindes- und Jugendalter. In: Richter M, Hurrelmann K, Klocke A, Melzer W, Ravens-Sieberer U (Hrsg.) Gesundheit, Ungleichheit und jugendliche Lebenswelten. Ergebnisse der zweiten internationalen Vergleichsstudie im Auftrag der Weltgesundheitsorganisation WHO. Weinheim: Juventa, S. 38–62.

Erikson E-H (1973) Identität und Lebenszyklus. Frankfurt/M.: Suhrkamp.

Harring M (2010) Freizeit, Bildung und Peers – informelle Bildungsprozesse im Kontext heterogener Freizeitwelten und Peer-Interaktionen Jugendlicher. In: Harring M, Böhm-Kasper O, Rohlfs C, Palentien C (Hrsg.) Freundschaften, Cliquen und Jugendkulturen. Peers als Bildungs- und Sozialisationsinstanzen. Wiesbaden: VS, S. 21–60.

Hurrelmann K, Klocke A, Melzer W, Ravens-Sieberer U (Hrsg.) (2003) Jugendgesundheitssurvey – Internationale Vergleichsstudie im Auftrag der Weltgesundheitsorganisation WHO. Weinheim: Juventa.

Kolip P, Hurrelmann K (1994) Was ist Gesundheit im Jugendalter? Indikatoren für körperliches, psychisches und soziales Wohlbefinden. In: Kolip P (Hrsg.) Lebenslust und Wohlbefinden. Weinheim: Juventa. S. 25–46.

Kolip P (1997) Geschlecht und Gesundheit. Opladen: Leske und Budrich.

Lenz K (2003) Zur Geschlechtstypik persönlicher Beziehungen. In: Lenz K (Hrsg.) Frauen und Männer. Weinheim: Juventa, S. 7–51.

Lenz K, Nestmann F (Hrsg.) (2009) Handbuch Persönliche Beziehungen. Weinheim: Juventa.

Masche J-G (2006) Eltern-Kind-Beziehung und Elternverhalten bei 13- und 16-Jährigen. In: Zeitschrift für Soziologie der Erziehung und der Sozialisation 26: 7–22.

Oswald H (2009) Anerkennung durch Gleichaltrige in Kindheit und Jugend. Soziale Passagen 1 (2): 177–191.

Ohlbrecht H (2010) Die Lebenswelt von Familie und Peers und ihre Auswirkungen auf die Gesundheit. In: Hackauf H, Ohlbrecht H (Hrsg.) Jugend und Gesundheit. Ein Forschungsüberblick. Weinheim: Juventa, S. 136–159.

Reinders H (2002) Entwicklungsaufgaben. Theoretische Positionen zu einem Klassiker. In: Merkens H, Zinnecker J (Hrsg.) Jahrbuch Jugendforschung. Opladen: Leske und Budrich, 02/2002, S. 13–38.

Rieker P (2007) Problemlösung in Familie und Peergroup. In: Zeitschrift für Soziologie der Erziehung und Sozialisation 27 (3): 304–319.

Robert Koch-Institut (2007) Gesundheit von Kindern und Jugendlichen in Schleswig-Holstein. (http://www.kiggs.de/experten/downloads/dokumente/KiGGS_Schleswig_holstein[1].pdf, Zugriff 15.07.2010).

Robert Koch-Institut (2008) Lebensphasenspezifische Gesundheit von Kindern und Jugendlichen in Deutschland. (http://edoc.rki.de/documents/rki_fv/reJBwqKp45PiI/PDF/256Sgxh8AvbJA_04.pdf, Zugriff 15.07.2010).

Sardei-Biermann S (2006) Soziale Nahwelt und Lebensverhältnisse in subjektiver Einschätzung. In: Gille M, Sardei-Biermann S, Gaiser W, de Rijke J (Hrsg.) Jugendliche und junge Erwachsene in Deutschland: Lebensverhältnisse, Werte und gesellschaftliche Beteiligung

12- bis 29-Jähriger (DJI-Jugendsurvey) Wiesbaden: VS, S. 87–130.

Sardei-Biermann S, Kanalas I (2006) Lebensverhältnisse von Jugendlichen und jungen Erwachsenen. In: Gille M, Sardei-Biermann S, Gaiser W, de Rijke J (Hrsg.) Jugendliche und junge Erwachsene in Deutschland: Lebensverhältnisse, Werte und gesellschaftliche Beteiligung 12- bis 29-Jähriger (DJI-Jugendsurvey) Wiesbaden: VS, S. 23–86.

Scherr A (2010) Cliquen/informelle Gruppen: Strukturmerkmale, Funktionen und Potentiale. In: Harring M, Böhm-Kasper O, Rohlfs C, Palentien C (Hrsg.) Freundschaften, Cliquen und Jugendkulturen. Peers als Bildungs- und Sozialisationsinstanzen. Wiesbaden: VS, S. 73–90.

Seiffge-Krenke I, Seiffge J-M (2005) Boys play sport …? Die Bedeutung von Freundschaftsbeziehungen für männliche Jugendliche. In: King V, Flaake K (Hrsg.) Männliche Adoleszenz. Frankfurt/M.: Campus, S. 267–285.

Stiehler S (2009) Männerfreundschaften. Weinheim: Juventa.

Uhlendorff H (2005) Soziale Integration von Jugendlichen in ihren engen Freundeskreis. In: Schuster B-H, Kuhn H-P, Uhlendorff H (Hrsg.) Entwicklung in sozialen Beziehungen. Heranwachsende in ihrer Auseinandersetzung mit Familie, Freunden und Gesellschaft. Stuttgart: Lucius & Lucius, S. 129–148.

Uhlendorff H (2005 a): Können enge Freundschaften im frühen Jugendalter die Auswirkungen problematischer Eltern-Kind-Beziehungen auf abweichendes Verhalten auffangen? In: Schuster B-H, Kuhn H-P, Uhlendorff H (Hrsg.) Entwicklung in sozialen Beziehungen. Heranwachsende in ihrer Auseinandersetzung mit Familie, Freunden und Gesellschaft. Stuttgart: Lucius & Lucius, S. 91–108.

Uhlendorff H, Oswald H (2003) Freundeskreise und Cliquen im frühen Jugendalter. In: Berliner Journal für Soziologie 13: 197–212.

Winter R (1994) No risk, no fun? In: Kolip P (Hrsg.) Lebenslust und Wohlbefinden. Weinheim: Juventa, S. 193–220.

Youniss J (1982) Die Entwicklung und Funktion von Freundschaftsbeziehungen. In: Edelstein W, Keller M (Hrsg.) Perspektivität und Interpretation: Beiträge zur Entwicklung des sozialen Verstehens. Frankfurt/M.: Suhrkamp, S. 78–109.

Zinnecker J, Behnken I, Maschke S, Stecher L (2002) null zoff und voll busy. Die erste Jugendgeneration des neuen Jahrhunderts. Opladen: Leske und Budrich.

6.3 Soziale Gesundheit von Jungen

Wolfgang Settertobulte

Soziale Gesundheit ergibt sich aus dem Gelingen der sozialen Anpassung an die umgebende Gesellschaft im Prozess der Persönlichkeitsentwicklung und Sozialisation. Kernpunkt dieser theoretischen Vorstellungen zur Sozialisation ist die Erklärung der Entwicklung von Handlungskompetenzen von Menschen im Wechselspiel von individuellen oder auch geschlechtsspezifischen inneren Prozessen und Zuständen und den äußeren, gesellschaftlich vermittelten Bedingungen in der sozialen und dinglichen Umwelt.

Niemand entwickelt sich aus sich selbst heraus. Menschen entwickeln sich in permanenter Reibung mit ihrer Umwelt. Eltern, Erziehungseinrichtungen und Gruppen fungieren als direkte Vermittler (Sozialisationsinstanzen) der äußeren Realität. Sie stehen dabei in Beziehung zur umgebenden Gesellschaft mit ihren aktuellen, historisch gewachsenen Werten, Normen und Lebensstilen, die ihre Entfaltungs- und Handlungsmöglichkeiten stark beeinflussen. Anders gesagt: Erziehung vermittelt zwischen Individuum und Gesellschaft. Dies vollzieht sich unter den jeweiligen historisch veränderten Bedingungen, variiert durch personen- und gruppenspezifische Arten der Auseinandersetzung mit der äußeren Realität. Voraussetzung für eine gelungene Sozialisation ist eine produktive Auseinandersetzung mit der Umwelt unter Berücksichtigung der eigenen Motive, Interessen und Bedürfnissen. Ein identitätsstiftendes Selbstbild macht den Menschen zum handlungsfähigen Subjekt, Identität ist die Voraussetzung für die Fähigkeit zum flexiblen und Situationsangemessenen sozialen Handeln. Störungen der Identitätsbildung entstehen durch eine mangelnde Übereinstimmung zwischen den inneren und äußeren Anforderungen sowie den realen Handlungsweisen. Mit zunehmendem Alter und voranschreitender Entwicklung wird die Aneignungs- und Verarbeitungsfähigkeit des Menschen gesteigert, durch eine wachsende Fähigkeit zum Verständnis der äußeren Realität und einer komplexeren Rekonstruktion und Interpretation dieser Realität (Hurrelmann 2001).

Betrachtet man sich diese, inzwischen vielfach empirisch überprüften Vorstellungen unter dem Aspekt der Geschlechtssozialisation, also der Entwicklung eines männlichen Selbstbildes und einer entsprechenden Identität, so könnten sich für Jungen heute potenzielle Problembereiche auftun. Eine zunehmende Zahl von Studien befasst sich aus dieser Grundvermutung heraus mit der spezifischen Entwicklung von Jungen. Die entscheidenden Fragen sind dabei: Wie unterstützen die Sozialisationsinstanzen, also Familien, Kindertagesstätten und Schulen die geschlechtsspezifische Entwicklung von Jungen? Wie stellt sich die äußere, gesellschaftliche Realität von Jungen dar und mit welchen (Entwicklungs-)Anforderungen werden Jungen konfrontiert? Und wie können Jungen diese in Einklang mit ihren inneren geschlechtsspezifischen Dispositionen bringen?

Die Forschung geht dabei in unterschiedlicher Weise an das Thema heran. Zum überwiegenden Teil werden geschlechtervergleichende Analysen angestellt, die in der Regel positive Entwicklungen bei Mädchen und stagnierende oder unveränderte Merkmale auf Seiten der Jungen herausarbeiten. Andere Studien befassen sich explizit mit den Jungen und kommen zu dem Ergebnis, dass sich deren Lebenswelt verändert, dass es jedoch nicht homogene Entwicklungen gibt, sondern sehr differenzielle Benachteiligungen und Probleme. Im Folgenden wird eine Auswahl aktueller Ergebnisse für die Bereiche Familie, Bildung und Freizeit dargestellt.

1 Jungen brauchen Vorbilder

Mütter und Väter verkörpern für das Kind bei der Aneignung der sozialen Umwelt unterschiedliche typische Rollen. Während die Mutter eine enge, versorgende Bindung mit dem Kleinkind pflegt, ist es der Vater, welcher für die allmähliche Einführung des Kindes in die weitere soziale Umwelt sorgt. Der Vater wird zum Vorbild für den Sohn, indem er eine Alternative zur Identifikation mit der Mutter aufzeigt. Vor allem für das männliche Kind führt der Weg über den Vater weg von der Mutter, hin zu einer allmählichen Loslösung von der Familie in der Zeit der Pubertät. Söhne sollen dabei die männlichen Tugenden vom Vater übernehmen. Andere Männer, etwa Erzieher und Lehrer, können diese Vorbildaufgabe zwar stellvertretend übernehmen, wahrscheinlich aber niemals völlig kompensieren (Petri 1999).

Mütter und Väter sind zunächst Rollenmodelle. Betrachtet man die heute gängigen Vorstellungen zur Rolle der Mutter und des Vaters bei der Entwicklung der Persönlichkeit, kann allgemein festgestellt werden, dass Jungen wie Mädchen zunächst von ihren Eltern lernen, welchen Platz sie als Mann oder Frau einmal in der Gesellschaft einnehmen werden und welche Eigenschaften zu ihrem jeweiligen Geschlecht gehören. Eltern vermitteln Jungen und Mädchen dabei unterschiedliche Botschaften. Jungen werden von Geburt an anders behandelt als Mädchen. Eltern haben, oft ohne es zu wollen, bestimmte geschlechtsspezifische Erwartungshaltungen. Dies führt dazu, dass Mädchen und Jungen unterschiedlich unterstützt werden, je nachdem wie geschlechts- bzw. rollenkonform sie sich verhalten. Auf diese Weise vollzieht sich in einer prägenden Umwelt, in Abgrenzung zum rein biologischen Geschlecht, die Ausformung des sozialen Geschlechts (gender) als eine entsprechende Geschlechtsidentität (Böhnisch und Winter 1997; Bründel und Hurrelmann 1999).

Alle Jungen haben Väter. Der überwiegende Teil von ihnen wächst auch mit dem Vater zusammen auf. Von den 8,2 Mio. Familien mit minderjährigen Kindern in Deutschland ist im Jahr 2009 fast jede fünfte (19 %) eine Familie mit einer alleinerziehenden Mutter oder eines alleinerziehenden Vaters. Seit 1996 ist die Zahl der alleinerziehenden Eltern um 20 % gestiegen. Das Alleinerziehen ist dabei überwiegend Frauensache, in 90 % der Fälle ist es die alleinerziehende Mutter. Seit 1996 ist der Anteil der alleinerziehenden Väter von 13 % auf heute 10 % sogar noch zurückgegangen. Etwa ein Drittel der alleinerziehenden Väter betreut Kinder im Jugendalter von 15 bis 17 Jahren und hat in der Regel nur ein Kind, während ein weit größerer Anteil der Mütter mehrere Kinder im Vorschulalter betreut (Statistisches Bundesamt 2010). Als Folge werden immer mehr Jungen ohne jederzeit verfügbare männliche Bezugsperson groß. Die Zahl der Kinder, die sogar ohne jeglichen Kontakt zum Vater aufwächst, hat sich in den letzten Jahrzehnten vervierfacht. Verschiedene Studien zeigen, dass Jungen, die ohne Vater aufwachsen, eher zur Gewalttätigkeit neigen und zudem öfter an Depressionen, Antriebsschwäche und Leistungsdefiziten leiden (Franz et al. 1999).

Hinzu kommt, dass auch die in der Familie lebenden Väter in ihrer Vaterrolle oft verunsichert sind. Eltern sehen sich heute mit veränderten Rollenerwartungen, einem veränderten Partnerschaftsverständnis und Aufgaben konfrontiert, die an sie deutlich mehr Ansprüche und Erwartungen stellen als noch vor einigen Jahrzehnten. Männer stellen heute überwiegend hohe Anforderungen an ihre Vaterrolle und haben das Gefühl in der Erziehung alles richtig machen zu müssen. Dieser Anspruch, dem natürlich auch die Mütter unterliegen, führt häufig zu großem Druck. Dabei befinden sich vor allem die Männer heute in einer problematischen Situation, da der Anspruch Ernährer und Erzieher zu sein oft mit gleichzeitig gestiegenen beruflichen Anforderungen kollidiert. Gleichzeitig ist nicht selten eine gewisse Verunsicherung bezüglich der eigenen Männerrolle in der heutigen Vätergeneration vorzufinden. Diejenigen, die sich als »neue Väter« begreifen, bringen sich stärker den je in die Familienarbeit ein. Aber gleichzeitig wächst auch der Anteil der Väter, die aufgrund eines gestiegenen Selbstverwirklichungsstrebens und größeren beruflichen Einsatzes nur sehr wenig Zeit mit ihren Kindern verbringen. Elternschaft ist für Väter immer noch etwas anderes als für Mütter: In nach wie vor traditioneller Rollenaufteilung bestreiten Mütter den überwiegenden Teil der Erziehung (Borchard et al. 2008).

Die Beziehung zum Vater wird nur von einem kleinen Teil der Jungen positiv wahrgenommen. Die überwiegende Mehrheit von Jungen wählt als Vorbild nicht den Vater, sondern ganz andere, sehr unterschiedliche Idole. In den vergangenen 10 Jahren sind, laut einer wiederholten expliziten Jungenstudie, Vorbilder insgesamt weniger wichtig geworden. Während 1995 noch 35 % der befragten Jungen ihren Vater als Vorbild nannten, waren es 2005 nur noch 16 % (Koch-Priewe et al. 2009).

Die sich verändernden Bedingungen in Familien benachteiligen Jungen aber nicht generell, zumal sie ebenso auf die Töchter einwirken. Mit diesem kritischen Blick auf die aktuelle Forschung zeigt sich die vermutete Benachteiligung von Jungen nicht als ein ausschließliches Gender-Problem, sondern als Effekt aus problematischen Herkunftsmilieus bzw. problematischer Familienkonstellationen. Von diesen sind allein erziehende Mütter wesentlich häufiger betroffen. Eine repräsentative Untersuchung von Familien konnte zeigen, dass psychische und gesundheitliche Belastungen bei allein erziehenden Müttern wesentlich stärker verbreitet sind als in der »Standardfamilie«. Gleichzeitig ist eine hohe Belastung in der überwiegenden Zahl der Fälle verbunden mit einer hohen Verunsicherung hinsichtlich des eigenen Erziehungsverhaltens (Settertobulte et al. 2010). Dies legt den Schluss nahe, dass das statistisch zunehmende Risiko für Verhaltensauffälligkeit, psychische Probleme und mangelnde Schulanpassung zunächst ein geschlechtsübergreifendes Problem darstellt, welches jedoch bei den Jungen wesentlich stärker auffällt, vor allem dann, wenn es sich mit stereotypen männlichen Verhaltensmustern verbindet. Die Auffälligkeit tritt oft erst zu Tage, wenn die Jungen in die Kindertagesstätte oder Grundschule kommen. Auf diesen Stigmatisierungseffekt bei der Untersuchung von Geschlechtsunterschieden im psychosozialen Bereich weisen zahlreiche Autoren einschlägiger Studien hin (Ravens-Sieberer et al. 2007).

2 Jungen in einer offensichtlich feminisierten Bildungslandschaft

Kindertagesstätten und die Grundschulen, als sekundäre Sozialisationsinstanzen, sind zunehmend männerfreie Zonen. Waren Jungen in der Familie bereits wenig vom Rollenmodell des Vaters beeinflusst, so sind sie in den primären Bildungseinrichtungen noch weniger mit männlichen Vorbildern konfrontiert.

Die Wahrscheinlichkeit, in der Kindertagesstätte auf einen männlichen Erzieher zu treffen, liegt zurzeit bei etwa 2% (Cremers et al. 2010). Dies hat mit hoher Wahrscheinlichkeit Auswirkungen auf den Umgang mit Jungen in der Erziehungsarbeit der Kindertagesstätten. In einer Metaanalyse verschiedener einschlägiger Studien zum Einfluss von Erzieherinnen auf die Kinder in Kindertagesstätten wurden Hinweise darauf gefunden, dass die geschlechtsstereotypen Orientierungen und die daraus resultierenden Erwartungen der Erzieherinnen den Mädchen in der Regel eher entsprechen, so dass der Aufbau einer sicheren Bindung erleichtert ist. Im Bezug zu den Jungen fällt dies schwerer. Dies hat Auswirkungen auf die Interaktion mit den Kindern unterschiedlichen Geschlechts. Mädchen hatten in den untersuchten Studien bessere Bindungen an die Bezugspersonen entwickelt als die Jungen (Ahnert et al. 2006). Erzieherinnen haben auf die Jungen einen anderen pädagogischen Blick. Aufgrund ihrer eigenen geschlechtsspezifischen Kompetenzen machen sie, unbewusst, wahrscheinlicher überwiegend Lern- und Interaktionsangebote für Mädchen, in denen die Jungen nicht immer adäquat gefördert werden (Rohrmann et al. 2010). Es gibt Unterschiede zwischen dem Verhalten und den Spielinteressen zwischen Jungen und Mädchen. Mädchen werden von Erzieherinnen viel weniger zu aktivem, raumgreifendem Spiel angeregt. Außerdem geraten die Erzieherinnen häufig mit den Jungen wegen der Heftigkeit ihrer Spiele in Streit. Mädchen verhalten sich angepasster, weil sie von den Erzieherinnen gemocht werden möchten und sich mit ihnen identifizieren. Dies wertet sie in der Interaktion gegenüber den Jungen auf (Rohrmann und Thoma 1998; Rendtorff 2003).

In einer Zuspitzung dieser Befunde könnte man auch sagen: Erzieherinnen verhalten sich geschlechtsparteiisch. Während Mädchen das weitgehend erwartete bzw. erwünschte Verhalten zeigen, weichen Jungen oft von diesem ab und werden als unangepasst beurteilt. Es ist empirisch belegt, dass das Spiel in der Nähe von Erwachsenen Interaktionen und Verhaltensweisen begünstigt, die sich an von Erwachsenen vorgegebenen Strukturen und Regeln orientieren. Mädchen haben in einem weiblich dominierten pädagogischen Setting dadurch bessere Chancen, von den Erzieherinnen (und später ebenfalls von Lehrerinnen) wahrgenommen und unterstützt zu werden. Die führt letztlich auch dazu, dass sie lernen, die gesetzten Regeln besser zu befolgen. Jungengruppen entwickeln dagegen eher ihre eigenen Regeln für angemessenes Verhalten. Die weibliche pädagogische Perspektive gerät dadurch in die Gefahr, das Spiel in Jungengruppen im Extrem als problematisches Verhalten zu beurteilen und entsprechend zu sanktionieren. Jungentypische »Spaßkämpfe«, früher als harmlose Rauferei eingestuft, werden beispielsweise heute oft gleich als Gewalttätigkeit pathologisiert. Dies kann sich nachteilig auf Lernen und Anpassung in der Schule auswirken (vgl. Preuss-Lausitz 2006; Fabes et al. 2007). Die genannten Untersuchungen weisen das Manko auf, dass ausschließlich Erzieherinnen untersucht wurden. So bleibt die Frage weitgehend unbeantwortet, ob es sich bei den beschriebenen Phänomenen um Auswirkungen des Geschlechts der Erzieherinnen handelt oder um ihre Reaktion auf geschlechtstypisch unterschiedliches Verhalten der Kinder. Auch die Frage ob Erzieher auf Jungen einen positiveren Einfluss hätten, bleibt unbeantwortet. Hier besteht noch erheblicher Forschungsbedarf.

Auch in den Schulen, vor allem aber der Grundschule, ist eine drastische Verringerung des Anteils männlicher Lehrkräfte zu verzeichnen. Der Anteil der männlichen Grundschullehrer ist von 29% im Jahr 1995 auf 13% im Jahr 2005 zurückgegangen (Statistisches Bundesamt 2006). An

Schulen, an denen es nur einen einzigen Lehrer gibt, ist zu beobachten, dass die Jungen diesen umschwirren »wie Motten das Licht«. Gibt es keinen Lehrer, dann kommt oft der Hausmeister zu dieser Ehre. Jungen wollen wissen, wie sich ein Mann verhält. Die rapide Abnahme des Männeranteils in der Schule führt zu Problemen in der Identitätsfindung von Jungen und männlichen Jugendlichen und in der Folge möglicherweise auch zu schlechteren Schulleistungen der Jungen (Diefenbach und Klein 2002).

Die Befunde, welche ein zunehmendes Schulleistungsdefizit bei Jungen konstatieren, scheinen eindeutig zu sein: Mädchen haben heute im Schnitt die besseren Noten und Schulabschlüsse. Bei der Verteilung der Geschlechter auf die unterschiedlichen Schultypen sind ein wachsender Mädchenanteil von gegenwärtig 54 % an Gymnasien und ein entsprechend zunehmender Jungenanteil von 57 % an Hauptschulen zu verzeichnen. An den Sonderschulen sind gar 66 % der Erstklässler männlich. Die männlichen Schüler stellen nur 46 % der Abiturienten, aber 72 % der Abgänger ohne Hauptschulabschluss, männliche Sitzenbleiber und Schulabbrecher sind deutlich in der Mehrheit. Insgesamt zeigt sich hier ein alarmierender Trend: Je geringer der Bildungsabschluss, umso höher ist der Jungenanteil (Statistisches Bundesamt 2006; Mammes 2009).

Die wissenschaftlichen Erklärungsversuche für dieses »Underachievement« bei Jungen sind vielfältig. Biologische Ansätze suchen nach genetischen und entwicklungsphysiologischen Unterschieden. Psychologische bzw. sozialisationstheoretische Ansätze vermuten Unterschiede in der Geschlechterkonstruktion durch differenzielles Bekräftigung oder Bestrafung bei der Imitation geschlechtsspezifischer Verhaltensmuster und einer daraus resultierenden ungünstigen Identifikation im Prozess der Sozialisation bei Jungen (Trautner 2006).

Im Rahmen der IGLU-Studie (Internationale Grundschul-Lese-Untersuchung) wurde festgestellt, dass Jungen bei gleichen Testleistungen schlechtere Schulnoten bekommen. Dabei sind die objektiven Ergebnisse zur Leseleistung bei Jungen und Mädchen nur sehr gering unterschiedlich. Anders ist dies in den Ergebnissen der PISA-Studie mit älteren Schülerinnen und Schülern (Sek. II), in der die Jungen gegenüber den Mädchen deutliche Defizite aufweisen (Diefenbach und Klein 2002). Diese Gegenüberstellung weist auf zwei Dinge hin: Zu Beginn des Bildungsprozesses scheinen tatsächlich geschlechtsorientierte Unterschiede in der Bewertung von Jungen und Mädchen zu existieren. Der geringe Männeranteil unter den Lehrkräften im Primarbereich wird heute überwiegend als eine Ursache für diese schlechtere Leistungsbeurteilung der Jungen verantwortlich gemacht. Dabei ist zwar eine deutliche, aber keine eindeutige Korrelation zwischen der Zahl männlicher Lehrkräfte und den Leistungen der Jungen zu erkennen. Dies würde letztlich bedeuten, dass weibliche Lehrkräfte Jungen generell benachteiligen würden und männliche Lehrer automatisch positiven Einfluss auf die Jungen hätten. Dies kann so aber nicht nachgewiesen werden.

Im weiterführenden Bildungsprozess (Sek. II) scheinen sich die Jungen dann teilweise von vermeintlich zu objektiv schlechteren Schülern zu entwickeln. Die Vermutung einer Verfestigung eines strukturellen Nachteils bei Jungen im weiteren Bildungsprozess liegt hier nahe. Dies konnte jedoch ebenfalls so nicht wissenschaftlich nachgewiesen werden. Vielmehr weisen andere Befunde auf eine Alternativerklärung hin. In einer Reanalyse von Testleistungen 15-jähriger Schülerinnen und Schüler konnte im Verlauf von 20 Jahren (1985–2005) keine Verschlechterung der Leistungen von Jungen nachgewiesen werden, wohl aber eine deutliche Verbesserung bei den Mädchen (Stamm 2009). Dies kann als ein

Ergebnis der spezifischen Förderung von Mädchen in diesem Zeitraum angesehen werden. Die Mädchen holen demnach auf und lassen die vorher starken Jungen in schlechterem Licht erscheinen. Dies könnte jedoch bedeuten, dass die Forschung zu Geschlechterdifferenzen implizit auf traditionellen stereotypen Vorstellungen beruht. Dadurch würde die Benachteiligung von Jungen vor dem Hintergrund der Prämisse gleichbleibender Leistungs- und Bildungsfähigkeit bei den Mädchen beurteilt, was letztlich objektiv zu einer Überschätzung des Defizits bei den Jungen beiträgt. Ein weiterer Fakt kommt hinzu: Die Unterschiede innerhalb der Geschlechtsgruppen sind nach wie vor größer als die zwischen den Geschlechtern. Dies weist darauf hin, dass eine pauschale geschlechtsspezifische Bildungsbenachteiligung eher unwahrscheinlich ist (vgl. Stamm 2009). Befragungen von Jungen deuten darauf hin, dass es den meisten ganz gut gelingt, die Widersprüche zwischen ihrer Jungenrolle und andererseits ihrer Schülerrolle auszubalancieren. Viele Jungen bezeichnen sich einerseits als potenziell erfolgreich, andererseits erklären sie mangelnden Erfolg mit Umweltbedingungen oder aber mit mangelnder Anstrengung (Koch-Priewe et al. 2009). Dies repräsentiert ihre Erfahrungen sowie auch die Erwartungen, welche von Pädagogen und Pädagoginnen mit einem überwiegend auf die Förderung von Mädchen gerichtetem Interesse, an die Jungen gerichtet werden.

Das Phänomen einer verminderten Leistungsfähigkeit bzw. -bereitschaft im Bildungsprozess ist in Folge dieser Überlegungen eher auf eine Benachteiligung oder auch auf eine gewisse Selbststigmatisierung bei bestimmten Gruppen von Jungen zurückzuführen. Bei genauem Hinsehen sind es nämlich vor allem Jungen aus problematischen Milieus und Familien, aus bestimmten ethnischen Gruppen sowie bestimmten Subkulturen, die gegenüber den entsprechenden Vergleichsgruppen der Mädchen besonders stark zurückfallen. Der defizitäre Bildungserfolg dieser Gruppen ist aber nicht allein auf geschlechtsbezogene Faktoren innerhalb des Bildungssystems zurückzuführen, sondern stellt sich als Problem der sozialen Herkunft dar.

Die genannte Problematik im Rahmen der Schule setzt sich in den Berufsperspektiven von Jungen im Vergleich zu den Mädchen fort. Bessere Schulabschlüsse führen zwangsläufig zu höheren Chancen in der Berufswelt. Im Jahr 2005 gab es in Deutschland rund 100 000 mehr männliche als weibliche Jugendarbeitslose unter 18 Jahren. Damit war die männliche Jugendarbeitslosigkeit 2005 um 40 % höher (Bundesagentur für Arbeit, Datenstand 2006). Die Verlierer stammen dabei keineswegs ausschließlich aus Migrantenfamilien, sondern auch aus der deutschen Unterschicht.

3 Verschwinden die Rollenklischees in der Freizeitgestaltung?

Neuere Untersuchungen zu Geschlechtsunterschieden in den Einstellungen und zum Freizeitverhalten von Mädchen und Jungen zeigen auf, dass die Unterschiede zwischen den Geschlechtern abnehmen. Während sich die Mädchen allmählich »typisch maskuline« Freizeitaktivitäten erobern, entwickeln sich bei Jungen und Mädchen ganz neue, ähnliche Interessen. Auch hier ist darauf hinzuweisen, dass die Jungen, wie auch die Mädchen, nicht als eine homogene Gruppe anzusehen sind, die sich parallel in eine positive oder negative Richtung entwickelt.

Ein nach wie vor bedeutender Teil der Jungen ist in der Freizeit aktiv, indem sie z. B. Sport treiben. Gleichzeitig nimmt der Anteil von Jungen zu, der eher passive Freizeitbeschäftigungen wie Musik hören, Fernsehen oder mit Freunden »rumhängen« präferiert. Die Bedeutung des Musikhörens und des Fernsehens hat sich dabei in den letzten zehn Jahren kaum verändert, beide Aktivitäten stehen nach wie vor an erster und zweiter Stelle. Jedoch ist eine sportliche Betätigung vom dritten auf den sechsten Rangplatz zurückgefallen. In der Freizeit ist es wichtiger geworden, mit Freunden »rumzuhängen« (Koch-Priewe et al. 2009). Eine ausgesprochen wichtige Rolle spielt der Computer bei der aktiven Freizeitgestaltung von Jungen und zwar sowohl in Form von Computerspielen als auch bei der Beschäftigung in und mit dem Internet. Bereits 8- bis 13-jährige Jungen besitzen deutlich häufiger als Mädchen Spielekonsolen oder Gameboys (Hurrelmann et al. 2007). Dieser Unterschied verstärkt sich im Jugendalter noch weiter (Medienpädagogischer Forschungsverbund Südwest 2006). Internet und Computerzeitschriften verdrängen offenbar nicht nur die sportliche Betätigung, sondern auch das Lesen von Zeitschiften, Comics und Belletristik als Freizeitbeschäftigung, welches im Verlauf von zehn Jahren ebenfalls stark zurückgegangen ist (Koch-Priewe et al. 2009).

Freundschaften sind Jungen deutlich wichtiger geworden, auch wenn etwa ein Drittel von ihnen Probleme auch heute noch lieber alleine löst. Der persönliche Kontakt ist dabei nachwievor die häufigste Form des Umgangs, aber telefonische Kontakte in Form von Handy und SMS, sowie die Nutzung von Instant Messenger im Internet ist vor allem bei Jungen ein zunehmender Weg, um mit Gleichaltrigen zu kommunizieren (Medienpädagogischer Forschungsverbund Südwest 2006). Es zeigt sich heute als Trend, dass die Größe der Gruppen, in denen sich Jungen bewegen, in den letzten zehn Jahren abgenommen hat. Sie verkehren heute in etwas kleineren, intimeren Kreisen, wobei gleichzeitig geschlechtsheterogene Freundschaften, also mit anderen Jungen und Mädchen häufiger geworden sind. Gewalterfahrungen, zum weit überwiegenden Teil in harmloser Form von Raufereien, gehören immer noch zur Standarderfahrung bei Jungen. Nur wenige Jungen bezeichnen sich aber als »harte Kerle«, für die das Durchsetzen mit Gewalt dazugehört. Diese sind überwiegend in bestimmten Gruppen von Jungen zu finden (Koch-Priewe et al. 2009).

Die Wahl der entsprechenden Freundesgruppe ergibt sich die Jugendlichen hauptsächlich aus den bisher entwickelten Vorstellungen darüber, wie man als (junger) Erwachsener gern sein möchte und welche Interessen man verfolgt. Dieses mit anderen geteilte Image, oder »Selbst-Schema«, ist die Grundlage für die Ausbildung einer eigenen Identität (Coleman 1980). Das Verhältnis zur Leistung und zur beruflichen Zukunft ist dabei ebenso relevant wie das Konsumverhalten. Ein gutes Beispiel dafür ist der Alkoholkonsum, der heute bei Jungen immer noch wesentlich höher ist als bei Mädchen, obwohl sich die Raten allmählich annähern. Vor allem ein riskanter Alkoholkonsum wurde für ca. 7 % der Jungen und 4 % der Mädchen festgestellt. Auch Cannabiskonsum ist bei Jungen um ein vielfaches höher (Kraus et al. 2008).

Gewaltbereitschaft und Substanzkonsum finden sich jedoch überwiegend in abgegrenzten Gruppen, die überwiegend aus Jungen, aber auch aus Mädchen bestehen. Die Motivation zum Konsum von Alkohol oder Cannabis entsteht häufig aus einem subtilen Zusammenhang zwischen der subjektiven Vorstellung, der Konsum dieser Substanzen würde zur subkulturellen Identität dazugehören, der Ahnung, dass vergleichbare Andere bereits Erfahrungen damit gesammelt haben und der Befürchtung diesbezüglich ein Erfahrungsdefizit zu haben, welches wiederum die Anerkennung durch die Clique negativ beeinflussen würde. Das individuelle Verhalten wird also in den meisten Fällen motiviert durch Annahmen darüber, was ein »normales« Verhalten in der entsprechenden Gruppe sei (Settertobulte 2008). Dies könnte der Grund dafür sein, dass bestimmte, vor allem mit einem Risiko verbundene Verhaltensweisen, relativ dauerhaft in vermeintlich geschlechtstypischer Form in bestimmten Milieus und Herkunftsgruppen über Generationen erhalten bleiben.

4 Fazit: Wie steht es um die soziale Gesundheit von Jungen?

Ein wesentliches Fazit aus den derzeit vorliegenden Studien ist, dass die Lebensentwürfe bzw. Identitäten von Jungen und deren Anpassungsmuster heute ausgesprochen vielfältig und ausdifferenziert sind. Bei genauem Hinsehen ist empirisch eine pauschale Gefährdung der sozialen Gesundheit von Jungen nicht zu erkennen. Trotz des sukzessiven Rückgangs einer Vorbildfunktion des Vaters und einer überwiegend von Frauen bestimmten frühen Bildung ist der überwiegende Teil der Jungen in der Lage, eine adäquate Geschlechtsidentität aufzubauen und sich in der umgebende Gesellschaft anzupassen ohne nachhaltig Schaden zu nehmen. Für eine allgemeine Kumulation jungenspezifischer Defizite während der individuellen Entwicklung gibt es kaum Anhaltspunkte.

Dennoch ist der pädagogische Blick auf die Jungen verändert. Der gegenwärtig engagierte Diskurs über mögliche Benachteiligungen von Jungen wird überwiegend geschürt von Befunden, die eine Veränderung der Bildungschancen und der psychosozialen Probleme der Jungen feststellen. Diese Befunde sind aber oft objektiv verzerrt, weil sie einerseits auf einem direkten Vergleich mit den Mädchen beruhen und zweitens die allgemeinen Veränderungen in den Sozialisationsbedingungen der jungen Generation vernachlässigen. Im Zuge emanzipatorischer Bestrebungen wurde in den vergangenen 25 Jahren überwiegend Erziehung zur expliziten Förderung der Mädchen betrieben. Diese haben enorm davon profitiert und stehen heute als Gewinner im Bildungsprozess da. Gleichzeitig wurden die Jungen eher vernachlässigt. Hinzu kommt eine gewisse Orientierung an stereotyp weiblichen Eigenschaften als sozial erwünschte Merkmale. Dies macht sich vor allem an den Beurteilungen männlicher Verhaltensweisen bei Jungen bemerkbar und überzeichnet oft die Problemstellungen von Jungen. Für Jungen ist daher heute eine akzeptierende Reflexion ihres männlichen Habitus besonders wichtig.

Als zweites sind Veränderungen in den Bedingungen des Aufwachsens von Kindern allgemein zu beobachten. Der Rückgang der Erziehungsfunktion der Familie, durch verunsicherte Eltern und einen stark zugenommenen Einfluss von elektronischen Medien, führt zu einer Verunsicherung der Kinder im Rahmen ihrer Identitätsfindung. Neben dem Vater- bzw. Muttervorbild stehen heute zahlreiche andere Rollenmodelle zur Verfügung. Schwindende Möglichkeiten, die erlebten Rollenbilder spielerisch auszuprobieren und positiv zu erfahren entstammen vor allem der Reduktion freier Spielräume im Alltag und der nachlassenden Kommunikation zwischen Eltern und Kindern. Diese Defizite fallen bei Jungen besonders auf, aber auch die Mädchen sind davon betroffen.

Wenn heute gravierende psychosoziale und soziale Probleme bei Jungen auffällig werden, dann sind es – bei genauem Hinsehen – bestimmte abgegrenzte Gruppen von Jungen die wesentlich stärker betroffen sind als andere. Dies sind vor allem jene Jungen, die aus problematischen Milieus und Familien stammen. Unter anderem das Fehlen des Vaters, ein besonders ungünstiges Vorbild durch den Vater oder unangemessene Männlichkeitsideologien tragen dazu bei, dass sich männliche Identitäten der Jungen überzeichnet oder verzerrt entwickeln. Als Folge kommt es zu erhöhter Gewaltbereitschaft, mangelnder Anpassungsfähigkeit, Chauvinismus und/oder Motivationsdefiziten, welche vor allem die schulische Bildung und die Zukunftsorientierung der Jungen beeinträchtigen. In einem Bildungssystem, das heute mehr denn je solche vermeintlich typisch männliche Verhaltensmuster ausgrenzt, werden diese Jungen stigmatisiert und haben kaum eine Chance, ihre Entwicklungsaufgaben positiv zu bewältigen.

Literatur

Ahnert L, Pinquart M, Lamb ME (2006) Security of Children's Relationships with Non-Parental Care Providers: A Meta-Analysis. Child Development 77 (3): 664–679.

Borchard M, Henry-Huthmacher C, Merkle T, Wippermann C, Hoffmann E (2008) Eltern unter Druck – Selbstverständnisse, Befindlichkeiten und Bedürfnisse von Eltern in verschiedenen Lebenswelten. Berlin: Hrsg.: Konrad-Adenauer-Stiftung e. V.

Coleman JS (1980) Friendship and the peer group in adolescence (Kap. 6). London: Methuen.

Cremers M, Krabel J, Calmbach M, Bundesministerium für Familie, Senioren, Frauen und Jugend (Hrsg.) (2010) Männliche Fachkräfte in Kindertagesstätten. Eine Studie zur Situation von Männern in Kindertagesstätten und in der Ausbildung zum Erzieher, Berlin.

Diefenbach H, Klein N (2002) »Bringing Boys back in«, Pädagogik 48 (6): 938–958.

Fabes RA, Hanish LD, Martin CL (2007) Peer interactions and the gendered social ecology of preparing young children for school. Early Childhood Services 1: 144–157.

Franz M, Lieberz K, Schmitz N (1999) Wenn der Vater fehlt. Epidemiologische Befunde zur Bedeutung früher Abwesenheit des Vaters für die psychische Gesundheit im späteren Leben. Zsch. psychosom. Med. 45: 260–278.

Hurrelmann K (2001) Einführung in die Sozialisationstheorie. Weinheim: Beltz.

Hurrelmann K, Andresen S, TNS Infratest Sozialforschung (2007) Kinder in Deutschland 2007 – 1. World Vision Kinderstudie. Herausgeber: World Vision Institut, Frankfurt/M.: Fischer.

Koch-Priewe B, Niederbacher A, Textor A, Zimmermann P (2009) Jungen – Sorgenkinder oder Sieger? Ergebnisse einer quantitativen Studie und ihre pädagogischen Implikationen. Wiesbaden: VS.

Kraus L, Pabst A, Steiner S (2008) Die Europäische Schülerstudie zu Alkohol und anderen Drogen 2007 (ESPAD). Reihe IFT-Berichte, Bd. 165, Herausgegeben vom Institut für Therapieforschung, München.

Mammes I (2009) Jungen als Verlierer und Mädchen als Gewinnerinnen des Bildungssystems – Zur Problematik eines Perspektivwechsels in einer polarisierten Diskussion. In: Schweiger T, Hascher T (Hrsg.) Geschlecht, Bildung und Kunst. Chancenungleichheit in Unterricht und Schule. Wiesbaden: VS-Verlag, S. 155–167.

Medienpädagogischer Forschungsverbund Südwest (Hrsg.) (2006) JIM 2006 – Jugend, Information, (Multi-)Media. Basisstudie zum Medienumgang 12- bis 19-Jähriger in Deutschland. Stuttgart. www.mpfs.de/fileadmin/JIM-pdf06/JIM-Studie_2006.pdf.

Petri H (1999) Das Drama der Vaterentbehrung. Chaos der Gefühle – Kräfte der Heilung. Freiburg, Basel, Wien: Herder-Spektrum-Verlag.

Preuss-Lausitz U (2006) »Arme Kerle«. Psychologie Heute 11: 68–79.

Ravens-Sieberer U, Wille N, Bettge S, Erhart M (2007) Psychische Gesundheit von Kindern und Jugendlichen in Deutschland – Ergebnisse aus der BELLA-Studie im Kinder- und Jugendgesundheitssurvey. Bundesgesundheitsblatt 2007.

Rendtorff B (2003) Kindheit, Jugend und Geschlecht. Einführung in die Psychologie der Geschlechter. Weinheim: Beltz.

Rohrmann T, Cremers M, Krabel J (2010) Männer in Kitas – welche Bedeutung hat das Geschlecht pädagogischer Fachkräfte? In: Archiv für Wissenschaft und Praxis der sozialen Arbeit 41 (2): 44–55.

Rohrmann T, Thoma P (1998) Jungen in Kindertagesstätten. Ein Handbuch zur geschlechtsbezogenen Pädagogik. Freiburg: Lambertus.

Settertobulte W (2008) Der Einfluss der Gleichaltrigen auf das Risikoverhalten im Kontext gesundheitlicher Ungleichheit. In: Richter M, Hurrelmann K, Klocke A, Melzer W, Ravens-Sieberer U (Hrsg.) Gesundheit, Ungleichheit und jugendliche Lebenswelten. Weinheim: München: Juventa, S. 223–239.

Settertobulte W, Ravens-Sieberer U, Hurrelmann K (2010) AOK Familienstudie 2010 – Routinen und Rituale fördern die Gesundheit der Kinder. Forschungsbericht, AOK Bundesverband Berlin (Hrsg.): www.aok-bv.de/imperia/md/aokbv/presse/veranstaltungen/2010/familienstudie_2010_web.pdf.

Stamm M (2009) Underachievement von Jungen in der Schule. In: Budde J, Mammes I (Hrsg.) Jungenforschung empirisch. Zwischen Schule,

männlichem Habitus und Peerkultur. Wiesbaden: VS, S. 131–148.
Statistisches Bundesamt (Hrsg.) (2006) Statistisches Jahrbuch 2006 für die Bundesrepublik Deutschland. Wiesbaden.
Statistisches Bundesamt (Hrsg.) (2010) Alleinerziehende in Deutschland. Ergebnisse des Mikrozensus 2009. Begleitmaterial zur Pressekonferenz am 29. Juli 2010 in Berlin.
Trautner HM (2006) Sozialisation und Geschlecht. Die entwicklungspsychologische Perspektive. In: Bilden M, Dausien B (Hrsg.) Sozialisation und Geschlecht. Theoretische und methodologische Aspekte. Opladen u. a.: Budrich, S. 103–119.
Zimmermann P (1998) Junge, Junge! Theorien zur geschlechtstypischen Sozialisation und Ergebnisse einer Jungenbefragung. Dortmund: IFS-Verlag.

6.4 Jungensexualität

Silja Matthiesen

1 Sexualität

Angesichts der großen Vielfalt sexueller Erscheinungsformen, Lebensstile und Existenzweisen, ist es heute kaum noch sinnvoll, von *der* Sexualität zu sprechen, auch nicht von *der* Jugendsexualität oder *der* Jungensexualität. Für einen 16-jährigen Jugendlichen ist es genau so »normal«, schon mehrere feste Beziehungen und mehrere Sexualpartner oder -partnerinnen gehabt zu haben, regelmäßig Pornos zu gucken und dabei zu masturbieren, wie es »normal« ist, auf die erste Verliebtheit noch zu warten, den ersten sexuellen Erfahrungen mit einem Partner oder einer Partnerin eher skeptisch oder schüchtern entgegen zu sehen und sich das ganze Thema noch vom Leibe zu halten. Das hängt damit zusammen, dass Sexualität ein durch und durch soziales Phänomen ist: Menschen werden, wie der Sexualsoziologe Rüdiger Lautmann betont, im Verlauf ihrer Biografie in einem kontinuierlichen Lernprozess zu sexuell empfindenden und handelnden Personen, indem sie in Interaktion mit anderen fortlaufend Erfahrungen machen und sich die Bedeutungssysteme und Praktiken aneignen, die in einer bestimmten Kultur als sexuell definiert werden (vgl. Lautmann 2002). Das bedeutet, dass die Fähigkeit, sexuell zu handeln, zu erleben und zu empfinden nicht von Natur aus gegeben ist, sondern vielmehr individuell wie kollektiv entwickelt werden muss.

Im Gegensatz zu älteren Generationen erleben Jugendliche beider Geschlechter Sexualität heute eher als selbstverständlichen Lebensbereich. Gelungene Sexualität bedeutet ihnen Spaß – »just fun, no drama«, wie es in vielen Kontaktanzeigen heißt. In unserer Gesellschaft ist Sexualität längst nicht mehr tabuisiert, sondern durchdringt alle Bereiche des öffentlichen Lebens: Mode, Film, Literatur, Theater, Werbung, Spiele – überall sind sexuelle Bilder und Themen präsent, ein Prozess, der durch die inzwischen massenhafte Verfügbarkeit des Internets noch einmal pointiert wird. Dieses schafft mit seinen positiven (Informations-, Erziehungs- und Präventionsmedium) und negativen (nicht kontrollierbarer Zugang zu evtl. ungeeigneten, falschen oder verstörenden Informationen und Bildern) Aspekten einen gänzlich neuen Erfahrungsraum, der die sexuelle Sozialisation Jugendlicher nachhaltig verändert. Die Sexualisierung der Öffentlichkeit, die hohe hedonistische Orientierung, veränderte Körperbilder, aber auch neue sexuelle Leistungsnormen verändern die gesellschaftlichen Rahmenbedingungen der Jugendsexualität: Es geht für die meisten Jugendlichen heute nicht darum, sich Sexualität gegen äußere Verbote zu erkämpfen, sondern das lustbringende Potenzial ihres Körpers und ihrer Sexualität möglichst umfassend auszuschöpfen.

2 Jugendsexualität in den 2010er Jahren

In Deutschland sind, wie in vielen sexualliberalen westlichen Gesellschaften, spätestens seit Mitte der 1970er Jahre viele Jugendliche sexuell aktiv und Jugendsexualität ist gesellschaftlich weitgehend etabliert und akzeptiert. Was aber umfasst der Begriff Jugendsexualität, was bedeutet er für Jungen? Nach der frühkindlichen Sexualentwicklung (vgl. ▶ **Kap. psychosexuelle Entwicklung**) und der Entwicklung der Geschlechtsidentität erfolgt mit Beginn der Pubertät der »offizielle« Start in eine sexuelle Existenz durch den ersten Samenerguss (die »Ejakularche«), ein häufig unspektakuläres oder verschlafenes Ereignis. Dem mehr oder weniger häufigen Auftreten von spontanen (»Morgenlatte«) oder gewollten Erektionen folgt das Thema Selbstbefriedigung. Gleichzeitig wird Sexualität zu einem wichtigen Feld in Freundschaften, in der Clique, unter Peers. Sexuelle Phantasien, sexuelle Neugierde, sexuelles Interesse differenzieren sich; irgendwann wird es für den sozialen Status wichtig, »richtigen Sex« zu haben (vgl. Winter und Neubauer 1998). Sexualisierte Witze machen, mit Sexualität provozieren, Pornos gucken – all das dient der Orientierung. Der Austausch wüstester Bilder auf dem Handy bei pubertierenden Jungen ist eine frühe Machogeste, durch die man sich mit »männlichen« Kenntnissen brüstet, sozusagen eine moderne Form der Mutprobe.

Dann die ersten partnersexuellen Erfahrungen: der erste Kuss, das erste Schmusen, das »erste Mal«, die erste Verliebtheit, die erste Liebe, die erste Beziehung, die erste Trennung, der erste große Liebeskummer. Gleichzeitig die Auseinandersetzung mit vielen offenen Fragen: Wie und wo finde ich Informationen, die ich brauche? Bin ich homo-, hetero-, bisexuell, queer, transsexuell, intersexuell oder asexuell, irgendetwas dazwischen oder nichts davon? Finde ich überhaupt jemals eine/n Partner/in? Wie will ich verhüten, wie schütze ich mich vor Geschlechtskrankheiten? Was wollen Mädchen, wie befriedige ich eine Frau? Wie geht Analsex? Aus all diesen und unzähligen weiteren offenen Fragen ergeben sich die jeweiligen Aufgaben der sexuellen Entwicklung, die jedoch nie nur individuell gelöst werden, sondern immer eingebunden in einen familialen, sozialen und gesellschaftlichen Kontext sind.

3 Familialisierung

Schon in den 1990er Jahren konstatierten die Sexualforscher eine »Familialisierung« der Jugendsexualität (Schmidt et al. 1993, S. 30). Damit meinten sie, dass viele Eltern von den sexuellen Erfahrungen und den Beziehungen ihrer Kinder wissen und die Sexualität der Jugendlichen ein Thema der Kommunikation und der Auseinandersetzung in der Familie ist. Die meisten heterosexuellen Jungen (vgl. ▶ **Kap. sexuelle Orientierung**) haben heute die Möglichkeit, bei sich zu Hause oder bei der Partner/in zu übernachten, weil die Eltern die sexuellen Beziehungen ihrer jugendlichen Kinder akzeptieren oder zumindest stillschweigend dulden. Die Sexualität der Jugendlichen wird durch ihre Familialisierung von Verboten und Heimlichkeit entlastet. Zugleich treten zwei wichtige Aspekte der Sexualität – die Autonomieentwicklung und die Loslösung von der Herkunftsfamilie – mehr in den Hintergrund.

Dies ist eine große Veränderung gegenüber früheren Zeiten, die, so ist einschränkend zu sagen, nicht ohne Ausnahmen gilt: Jugendliche mit Migrationshintergrund beispielsweise finden nicht im selben Ausmaß Verständnis und Unterstützung für ihre sexuellen Wünsche im Elternhaus (vgl. BZgA 2010, S. 25). Und auch heute noch gibt es Heimlichkeit (kein Jugendlicher möchte beim Pornogucken von seinen Eltern erwischt werden), Rebellion, Provokation (Gangster-Rap) und Angst (im Falle einer ungewollten Schwangerschaft, bei der die Eltern zwar oftmals wichtige unterstützende Funktionen übernehmen, ihr Urteil aber häufig sehr gefürchtet wird).

Für viele Jugendliche sind die Eltern, vor allem die Mutter, die wichtigsten Bezugspersonen in der Sexualaufklärung. Sie spielt eine Schlüsselrolle als Vertrauensperson für sexuelle Fragen und ist für Mädchen wie für Jungen die präferierte Person zur Wissensvermittlung. Fragt man Jugendliche, von wem sie am liebsten Informationen zu sexuellen Fragen erhalten würden, stehen die Eltern an erster Stelle, an zweiter Stelle gefolgt von den Ärzten (BZgA 2010).

4 Sexualität und Medien

Beim Thema Aufklärung spielt das Internet als Informationsmedium eine immer größere Rolle. Dies liegt vor allem daran, dass inzwischen fast jeder Jugendliche Zugang zum Internet hat (die 16. Shell-Studie (2010) findet 96 %). Für Jungen ist das Internet das Wunschmedium, um Wissenslücken zu sexuellen Themen zu schließen. Es gibt inzwischen viele gute Online-Angebote: Online-Beratung (www.loveline.de, www.sextra.de), Informationsseiten zu sexueller Gesundheit und Schwangerschaft (www.profamilia.de, www.schwanger-info.de), zu Fragen der sexuellen Orientierung (www.lsvd.de, www.mhc-hamburg.de), zu HIV/Aids (www.aidshilfe.de) oder zu Themen wie sexuelle Gewalt (www.wildwasser.de, www.dunkelziffer.de, www.nina-info.de, www.wendepunkt-ev.de).

Sexuelle Aktivitäten von Jugendlichen im Internet (Online-Sexual-Activty OSA) lassen sich in drei große Bereiche unterteilen[1]: 1. die Suche nach sexualbezogenen Informationen, 2. die Suche nach Partnern oder Partnerinnen für potenzielle sexuelle Kontakte oder Beziehungen (Online-Flirten, Online-Daten, Cybersex) und 3. den Konsum von Pornografie.

Obwohl die aktuelle Diskussion über Sexualität und Internet stark von der Sorge über mögliche Auswirkungen der Internetpornografie geprägt ist, spielt das Chatten in Flirt-, Dating- und Kontakträumen für die sexuelle Sozialisation Jugendlicher vermutlich eine viel größere Rolle (vgl. Matthiesen und Martyniuk 2011). Doch vor allem der Pornografiekonsum von Jugendlichen hat eine neue Debatte um Kinder- und Jugendschutz hervorgerufen (vgl. ▶ Kap. Pornografie). Wie auch immer der Pornokonsum von Jugendlichen zu beurteilen ist, eines steht fest: Er findet statt und hat zumindest für Jungen eine große Normalität erlangt. So werden Jugendlichen heute bereits in der Pubertät differenzierte Bilder über sexuelle Akte in ihre Köpfe gesetzt. Jugendliche früherer Generationen hatten solche expliziten Vorlagen nicht, sie hatten kaum Bilder über den Ablauf intimen oder sexuellen Geschehens; sie waren in dieser Hinsicht »underscripted« und ziemlich orientierungslos. Heute sind Jugendliche »overscripted« und das schon lange, bevor sie den ersten Porno sehen.

In Teenagersoaps wie »Marienhof« oder »Verbotene Liebe«, in Filmen wie »American Pie«, in Zeitschriften wie »Girl!« oder »Bravo«, die viele Vorpubertierende und Pubertierende konsumieren, ist genau zu sehen oder nachzulesen, was es zwischen Mann und Frau gibt: Flirt; Anmache und Reaktionen darauf; Verliebtsein, Trennung; wann und wie mann oder frau die Augen schließt, wenn der Mund des oder der Geliebten sich nähert; wie die Hand sich unters T-Shirt schiebt; wie man Körper, Outfit und Auftreten ästhetisiert, erotisiert, sexuiert usw. Dieses overscripting der Teenagersoaps dehnt die Pornografie auf den explizit sexuellen Bereich aus. Adressaten des Flirt- und Vorlustoverscriptings der Soaps sind übrigens vor allem die Mädchen, die des expliziten Overscriptings der Pornografie vor allem die Jungen – ihrem jeweiligen Medienkonsumverhalten entsprechend (vgl. Schmidt und Matthiesen 2010).

---

1 Es fehlen hier drei ebenfalls wichtige Bereiche der Online-Sexualität: Sexshops, Sexarbeit und Teilnahme an sexuellen Subkulturen (vgl. Döring 2008), weil diese für Jugendliche nicht so relevant sind.

5 Sexuelle Vielfalt

In einem Handbuch zur Jungengesundheit über Sexualität zu schreiben, bedeutet, einen schmalen Grat zu beschreiten. Denn allzu schnell schleichen sich über Begriffe wie »gesund« und »krank« oder – für die Sexualität gebräuchlicher – »normal« und »unnormal«, »sexuell auffällig« oder »pervers« generalisierende Bewertungen ein. Wir wissen, dass das mittlere Alter beim ersten Geschlechtsverkehr für Mädchen wie Jungen (seit vielen Jahren stabil) etwa zwischen 16 und 17 Jahren liegt – macht das aus der sexuell erfahrenen 13-Jährigen ein »frühreifes« Mädchen, aus dem unerfahrenen 20-Jährigen einen »Spätzünder«? Natürlich nicht.

Es ist bei aller Beschäftigung mit Sexualität unverzichtbar, nicht den Blick für die Vielfalt zu verlieren. Gefordert ist von allen potentiellen Ansprechpartnern und -partnerinnen für Jugendliche – also Eltern, Beratende, Ärzte, Lehrer, Sexualpädagogen usw. – eine hohe Sensibilität für unterschiedliche Szenen, Subkulturen, Schichten und Milieus, ebenso wie für unterschiedliche familiäre, religiöse und kulturelle Hintergründe. Und das bedeutet nicht nur – um ein Beispiel zu nennen – sich darüber klar zu sein, dass es heterosexuelle, homo-, bi- und transsexuelle Orientierungen gibt, sondern auch im Blick zu behalten, dass innerhalb jeder dieser Gruppen eine sehr hohe Heterogenität gegeben ist. Das Coming-out eines schwulen Jungen kann so immer noch ein schwieriger Prozess sein, begleitet von Leiden am eigenen Anderssein, Verzweiflung, Selbsthass und Einsamkeit (vgl. Schmauch 2010), es kann aber auch weitgehend unbelastet von äußerer und verinnerlichter Diskriminierung erfolgen (vgl. ▶ **Kap. Sexuelle Orientierung**).

6 Zwischen Liberalität und Skandal

Trotz der hohen Normalität und alltäglichen Präsenz von sexuell aktiven Jugendlichen entstehen immer wieder öffentliche Debatten, in denen die moralische oder seelische Gefährdung Jugendlicher durch Sexualität skandalisiert werden. In den letzten Jahren betraf dies erstens die mögliche Zunahme der Schwangerschaftsraten bei minderjährigen Frauen, zweitens die Nutzung sexuell expliziter pornografischer Materialien (v. a. von Jungen) durch den einfachen und jederzeit möglichen Zugang im Internet (vgl. Gernert 2010) und drittens die auf Einzelbeobachtungen gegründete Behauptung einer allgemeinen »sexuellen Verwahrlosung« Jugendlicher (vgl. Siggelkow und Büscher 2008).

Diese zyklisch auftretenden Diskussionen über jugendsexuelle Katastrophen spiegeln eher die Ängste der Erwachsenen als reale Verhältnisse bei den Jungendlichen wider. Denn, das zeigen die empirischen Daten, Jugendsexualität in Deutschland ist in einem ziemlich »guten« Zustand. Die Teenagerschwangerschaftsraten sinken seit etwa zehn Jahren leicht und bewegen sich im internationalen Vergleich auf niedrigem Niveau (vgl. Matthiesen et al. 2009); die BZgA-Jugendstudien bescheinigen den Jugendlichen ein so sorgfältiges und verantwortungsbewusstes Verhütungsverhalten wie noch nie (BZgA 2006, 2010); Daten zum Alter beim ersten Geschlechtsverkehr oder zur Anzahl der Sexualpartner dokumentieren eine hohe Liebes- und Beziehungsorientierung von Jugendlichen – auch von Jungen – und finden alles andere als chaotische sexuelle Verhältnisse, zumindest beim Mainstream der Jugendlichen.

7 Die psychosexuelle Entwicklung des Jungen

Die psychosexuelle Entwicklung jedes Menschen ist ein Prozess, der mit der Geburt beginnt und prinzipiell niemals abgeschlossen ist. Die psychoanalytische Theorie teilt diesen bis zum Erwachsenenalter in verschiedene Phasen der sexuellen Entwicklung ein (orale Phase, anale Phase, genitale Phase, Latenz, Pubertät), wobei zwei zentrale Konzepte der Ödipuskomplex (regelt das komplexe Ablösungsgeschehen von den Eltern) und das Triebkonzept sind (vgl. ▶ Kasten 1).

> **Kasten 1:** Phasen der psychosexuellen Entwicklung in der psychoanalytischen Theorie
>
> **Orale Phase** (0 bis 1,5 Jahre): Saugen als lustvolle Empfindung, Entdeckung des Penis, frühe genitale Masturbation, Kauen und Beißen als Modus oral-sinnlicher Befriedigung
>
> **Anale Phase** (1,5–3 Jahre): Kontrolle über Muskelfunktionen als Quelle narzisstischen Lustgewinns, Genießen der analen und urethalen Funktionstüchtigkeit, ausgeprägte Neugier an Ausscheidungsvorgängen, Bemächtigungstrieb: Kampf um das gewünschte Spielzeug
>
> **Infantil-genitale Phase** (4–6 Jahre) Bewusstwerden des Geschlechtsunterschieds, Verletzlichkeit des Selbstwertgefühls, Angst vor dem Verlust des Penis, Angst, genital minderwertig ausgestattet zu sein, ödipaler Konflikt: fluktuierendes Idealisieren und Rivalisieren mit beiden Eltern, Identifikation mit dem gleichgeschlechtlichen Elternteil
>
> **Latenz** (7–10 Jahre): Verringerung der manifesten Sexualisierung, Verdrängung der sexuellen Strebungen, Erwerb der Sublimierungsfähigkeit, Masturbation als Spannungsregulativ für die psychische Stabilität
>
> **Vorpubertät** (11–13 Jahre): Beginn der Herausbildung sekundärer Geschlechtsmerkmale, Anpassung des Körperbilds erforderlich, intensive sexuelle Gefühle, Anstieg der Erektionshäufigkeiten, präadoleszente Regression
>
> **Pubertät** (12–16 Jahre): Erster Samenerguss, regelmäßige Masturbation, Phantasien, Konflikte und Ängste hinsichtlich des eigenen Körpers und seiner Funktionsweise, ständig wechselnde Interessen und Hobbys als Abwehr genitaler Impulse, Beginn des langen Ablösungs- und Individuationsprozesses, Partnersuche ergänzt Autoerotik
>
> **Adoleszenz** (16–21 Jahre): Trennung von den Eltern als Objekten der Zuneigung, der Abhängigkeit und des sexuell-sinnlichen Begehrens, Anerkennung der eigenen sexuellen Körperlichkeit, Entwicklung einer sexuellen Identität, partnerorientierte Sexualität

Die psychoanalytische Entwicklungstheorie bietet wichtige Anhaltspunkte und Orientierung, sie ist jedoch auch nur ein Modell, von dem die individuelle Entwicklung immer abweicht (und auch ein Modell mit schwierigen und sehr umstrittenen Vorannahmen, bspw. zur Homosexualität oder zur weiblichen sexuellen Entwicklung).

Grundsätzlich lässt sich über sexuelle Sozialisation sagen, dass sie vor allem aus nicht-sexuellen Bereichen gespeist wird. Dabei handelt es sich, wie der Sexualforscher Gunter Schmidt hervorgehoben hat, um vier zentrale Erfahrungsbereiche: die Bedürfnisgeschichte, die Körpergeschichte, die Beziehungsgeschichte und die Geschlechtergeschichte. Diese beeinflussen die sexuelle Entwicklung und die Persönlichkeitsentwicklung eines Menschen, sie prägen seine Sexualität und seinen Charakter.

»Sexualität ist, erstens, ein Bedürfnis, ein Verlangen, und in ihr schlägt sich die individuelle Geschichte eines Menschen mit Bedürfnissen und Wünschen nieder (auch die mit oralen und analen Wünschen), seine gesamte Bedürfniserfahrung von früh an. Sexualität machen wir zweitens mit dem Körper und den Sinnen und in ihr spiegeln sich unsere Erfahrungen mit unserem Körper und unserer Sinnlichkeit wider, die wir von früh an machen. Sexualität vollzieht sich drittens – real oder in der Phantasie – in Beziehungen zu anderen Menschen und in ihr schlägt sich die individuelle Beziehungsgeschichte eines Menschen nieder, seine Erfahrungen mit Beziehungen von früh an. Sexualität machen wir viertens als Mann oder Frau, auch dann, wenn wir schwul oder lesbisch sind, und in ihr schlägt sich die individuelle Geschichte als Mädchen oder Junge, als Frau oder Mann nieder, die Erfahrungen eines Menschen mit seiner Männlichkeit oder Weiblichkeit« (Schmidt 2004, S. 319).

8 Entwicklungsaufgaben in der Pubertät

Für alle Jungen geht es unabhängig von ihrer sexuellen Orientierung darum, sich in der Pubertät mit der sexuellen Reifung ihres Körpers auseinander zu setzen. Das Begehren der Jungen wendet sich gleichaltrigen Sexualobjekten zu. Für alle Jungen sind sexuelle Themen wie Samenerguss und Selbstbefriedigung, die körperlich-seelische Empfindung eigener Männlichkeit und gleichzeitig die soziale Inszenierung von Männlichkeit ebenso wichtig wie die Konflikte und Reifungsprozesse rund um Ablösung von der Herkunftsfamilie und Identitätssuche (vgl. Henning und Bremer-Olszewski 2012). Jungen, die überwiegend heterosexuell empfinden und sich auf die Suche nach Lust und Liebe mit Mädchen machen, müssen sich nicht der Gefahr aussetzen, als »schwul« ausgegrenzt zu werden. Allerdings müssen sie in der Peergroup immer wieder Beweise ihrer Männlichkeit erbringen. Sie haben die Aufgabe, gegenüber selbstbewussten Mädchen zwischen Partnerschaftlichkeits- und Überlegenheitserwartungen ihre eigene Rolle zu finden. In sexuellen Begegnungen müssen sie lernen, jenseits stereotyper Erwartungen auf ihre sexuellen Gefühle und ihre Zeugungsfähigkeit, auf Grenzen und Grenzverletzungen zu achten. Jungen, die überwiegend schwul empfinden, haben weder mit Vaterschaftsverhütung noch mit der Rollenfindung Mädchen gegenüber in vergleichbarer Weise Probleme. Da jedoch die Abweichung vom heterosexuellen Männlichkeitsgebot immer noch sozial geächtet und mit Ausschluss und Gewalt bedroht ist, haben diese Jungen oftmals eine besonders belastende Krise zu bewältigen. Sie müssen ihr Coming-out wagen, sich in der schwulen Szene oder auch in Abgrenzung zu ihr positionieren und Verhütungsprobleme im Umgang mit dem Risiko einer HIV-Infektion bewältigen (vgl. Schmauch 2012, S. 303).

9 Zum sexuellen Verhalten von Jungen

9.1 Masturbation

Dass Männer häufiger masturbieren als Frauen und auch erheblich früher mit der Masturbation beginnen, wird seit den Kinsey-Reporten von allen Survey-Untersuchungen immer wieder bestätigt (vgl. Matthiesen und Hauch 2004; Kinsey 1948, 1953; Bajos und Bozon 2008; Recce et al. 2010). Masturbation oder Selbstbefriedigung hat für Jugendliche insofern eine wichtige Bedeutung, als dass hier der eigene Körper erforscht, ertastet und entdeckt wird und Mädchen und Jungen autonom herausfinden können, welche genitalen Berührungen für sie angenehm sind, welche nicht und welche zum Orgasmus führen. Masturbationserfahrungen prägen ein praktisches Körperwissen, sie tragen dazu bei, die individuellen sexuellen Wünsche und Bedürfnisse zu erkennen und sie strukturieren sexuelle Skripte.

Unter Jungen ist Masturbation weit verbreitet, fast alle (mehr als 90 %) haben es schon mal gemacht, drei Viertel der Jungen auch in den letzten 12 Monaten (vgl. BZgA 2010: 117ff.). Oftmals wird regelmäßig mehrfach pro Woche bis mehrmals am Tag masturbiert (vgl. dazu ▶ Kap. Pornografie). Für männliche Jugendliche ist die Masturbation fast immer die erste sexuelle Aktivität und damit der Einstieg in die Sexualität (sie machen Masturbationserfahrungen vor partnersexuellen Erfahrungen). Nicht selten ist sie für mehrere Jahre die einzige sexuelle Aktivität (für alle, die noch keinen Partnersex hatten) und vor allem ist sie die bei weitem häufigste sexuelle Handlung. Jungensexualität ist, zählt man schnöde die Orgasmen, zu einem Großteil Masturbation.

Dabei ist die Masturbationshäufigkeit abhängig vom Beziehungsstatus: Männliche Singles masturbieren öfter als Jugendliche, die in einer festen Partnerschaft leben. Innerhalb einer Beziehung wird Partnersex von beiden Geschlechtern bevorzugt, sodass die meisten jungen Männer ihre Masturbationsfrequenz reduzieren, sobald sie in einer festen Beziehung sind, ohne den Solosex ganz aufzugeben. Die Masturbation wird, wie auch der Pornokonsum, von Jugendlichen in der Regel nicht als Untreue gesehen.

Für viele Jungen ist die Selbstbefriedigung eine alltägliche, selbstverständliche und meist unkomplizierte Angelegenheit, die zum Erwachsenwerden dazu gehört. Die meisten männlichen Jugendlichen können

Prozentsatz koituserfahrener 15- und 17-jähriger Männer, nach Erhebungsjahr (1994 bis 2009)

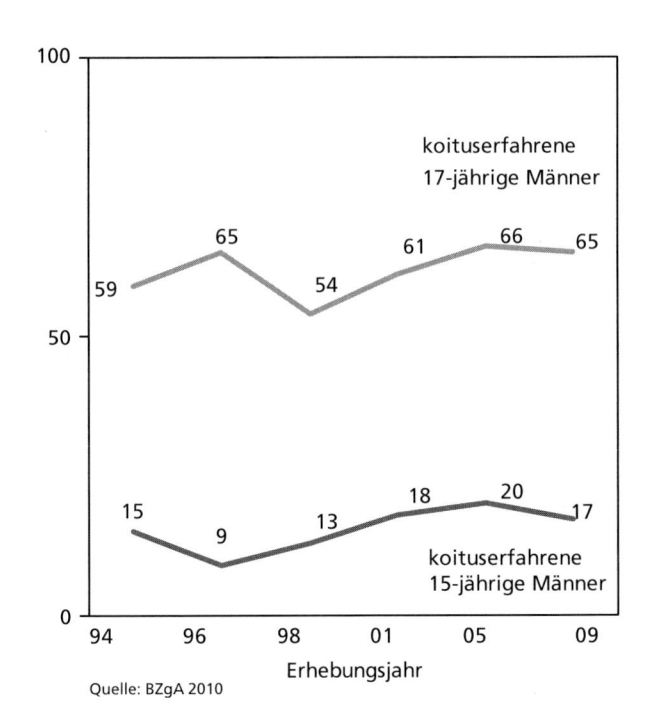

Abb. 1:
Sexuelle Erfahrungen:
Zeitliche Trends für Jungen

Quelle: BZgA 2010

offen und ohne Hemmung über das Thema sprechen. Kommunikation über Masturbation zwischen Peers ist weit verbreitet und hat eine soziale Bedeutung: Sie gibt den Jugendlichen das Gefühl, »normal« zu sein. Mit den Eltern wird über Masturbation so gut wie nie gesprochen.

9.2 Erste sexuelle Erfahrungen mit einer Partnerin

»Sie sehen Pornos mit 12, haben Sex mit 13, sind schwanger mit 14« – so titelte das Magazin der Süddeutschen Zeitung 2009. Dies ist nur ein Beispiel für die aktuell so prominente mediale Skandalisierung der Jugendsexualität. Eine in diesem Zusammenhang besonders häufig in den Medien kolportierte These lautet: »Jugendliche fangen immer früher mit dem Sex an.« Dies ist ebenso populär wie falsch. Zwischen 1965 und 1975 – also vor mehr als 40 Jahren – kam es innerhalb nur eines Jahrzehnts zu einer Vorverlegung des Alters beim ersten Geschlechtsverkehr um durchschnittlich vier Jahre. Seit damals hat sich das Alter beim ersten Geschlechtsverkehr kaum mehr verändert (▶ **Abb. 1**): Knapp ein Fünftel der 15-Jährigen und etwa zwei Drittel der 17-jährigen Jungen sind heute sexuell erfahren (die entsprechenden Zahlen für Mädchen liegen leicht darüber, sind aber ebenfalls im Zeitvergleich erstaunlich stabil).

9.3 Verhütung

Die Daten der BZgA-Jugenduntersuchungen zeigen, dass Jugendliche heute so gut verhüten wie noch nie. Pille und/oder Kondom sind als Verhütungsmittel weit verbreitet und akzeptiert, das Verhütungsverhalten ist schon beim »ersten Mal« sorgfältig und verbessert sich mit zunehmender sexueller Erfahrung und Kompetenz (▶ **Abb. 2**).

Gleichwohl wissen wir, dass bei Jugendlichen Anwendungsfehler bei der Verhütung nicht selten sind. Von den ungewollten Schwangerschaften bei minderjährigen Frauen ist ein sehr hoher Anteil (zwei Drittel) auf fehlerhafte Anwendung von Kondom und Pille zurückzuführen. Informationen und Aufklärung darüber, wie man solche Fehler vermeiden oder mögliche Folgen abwenden kann (»Pille danach«), sind weiterhin wichtige Aspekte der Sexualaufklärung und sollten vermehrt auch von Ärzten und Ärztinnen thematisiert werden.

Darüber hinaus ist zu Beginn jeder neuen sexuellen Beziehung – bei den ersten Geschlechtsverkehren mit einer neuen Partnerin sowie beim Koitus mit einer Partnerin, zu der keine feste Beziehung besteht – das Risiko einer ungewollten Zeugung/Schwangerschaft signifikant erhöht (vgl. Matthiesen et al. 2009). Das Sexualverhalten heterosexueller Jugendlicher ist (nach dem ersten Geschlechtsverkehr) offenbar ebenso koituszentriert wie das heterosexueller Erwachsener auch. Informationen und Diskussionen über die vielfältigen Formen nichtkoitaler Sexualität als kompetente, erwachsene, erotische und verhütungsrelevante sexuelle Praxis sind ein wichtiger Aspekt sexualpädagogischer Arbeit, vor allem auch in der Jungenarbeit.

Auch wenn Verhütungskompetenzen aktuell bei vielen Jugendlichen hoch sind, scheinen Mädchen »insgesamt mehr auf gewissenhafte Verhütung bedacht« zu sein als Jungen (BZgA 2010, S. 10 ff.), Jugendliche mit deutscher Staatsangehörigkeit zeigen mehr Verhütungssorgfalt als Jugendliche mit Migrationshintergrund. So bleibt für jede neue Generation von Heranwachsenden die Herausforderung, das hohe Niveau von Sexualaufklärung und Verhütungssorgfalt zu erhalten, Verhütung als partnerschaftlichen Lernprozess zu etablieren und die Interaktions- und Handlungskompetenzen zu vermitteln, die für gelungene Verhütung unverzichtbar sind.

**Verhütungsverhalten Jugendlicher
Veränderungen zwischen 1970 und 2009
(Frauen und Männer, in %)**

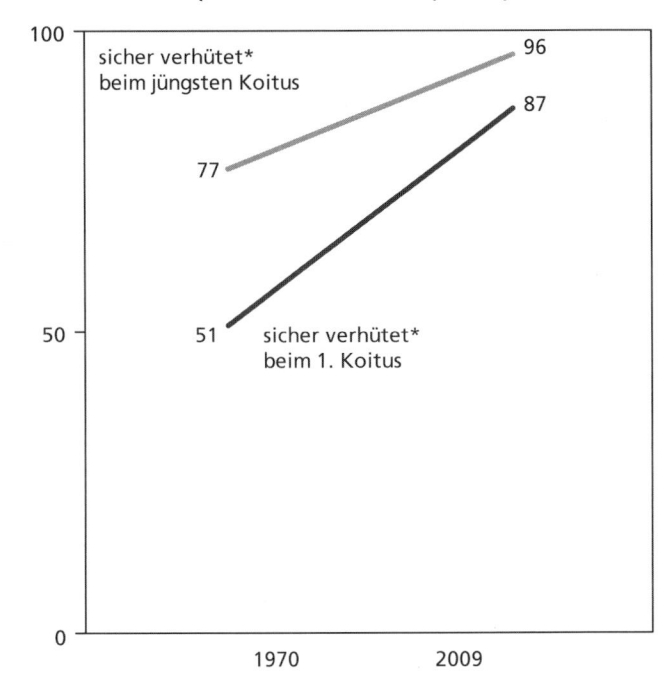

sicher verhütet* beim jüngsten Koitus: 77 (1970) → 96 (2009)

sicher verhütet* beim 1. Koitus: 51 (1970) → 87 (2009)

Abb. 2:
Verhütung 1970–2009

* Pille und/oder Kondom
Quelle: Sigusch, Schmidt (1973) für 16- und 17-Jährige, BZgA 2010

9.4 Liebe und Beziehungen

Für die meisten Jugendlichen gehört Sex in eine Liebesbeziehung, und vice versa gilt ihnen eine Beziehung nur als »fest«, wenn sie mit dem Partner bzw. der Partnerin auch Sexualität erleben. Die Beziehungen von Jugendlichen sind romantisch und durch die Ideale »Liebe« und »Treue« geprägt. Sie sind in der Regel monogam, wenn auch oft in kurzen Beziehungen. Schon 1993 konstatierten die Autorinnen der Studie »Jugendsexualität« eine Romantisierung der Jungensexualität (Schmidt et al. 1993), d. h. die Tatsache, dass viele Jungen »Liebe« als wichtigsten Grund für ihren ersten Geschlechtsverkehr nennen und ihre Sexualität an Liebe, Beziehungen und Treue binden.

Heute nun, 20 Jahre später, klingt die sog. »Generation Porno« ganz ähnlich. Ein 16-jähriger Gymnasiast aus München sagt beispielsweise über seine Freundin:

»Was ich für sie jetzt empfinde is' einfach Liebe, die ich so vorher überhaupt nicht gekannt hab'. (...) Und es hat sich nicht verlaufen, sondern es ist immer stärker geworden und es wird immer noch immer stärker. Ich weiß, dass es bei ihr ganz genauso is' und das is' eigentlich das Schöne daran. Es ist ein ganz starkes Band zwischen uns, was uns ganz fest miteinander verbindet. Ja, wo dann letztendlich schon die Pläne so liegen, dass man in der Zukunft auch heiraten möchte und dann auch 'ne gemeinsame Familie haben möchte. Also ich liebe sie einfach total, kann man sagen.«

Wir bekommen hier einen Eindruck davon, dass die Beziehungen von Jugendlichen romantisch sind, besser: Sie sind durch das Ideal der »romantischen Liebe« geprägt. In ihren oft kurzen und zumeist seriellen Beziehungen sind die Befragten in der Regel treu. Von denjenigen, die gegenwärtig in einer festen Partnerschaft leben, hat nur gut ein Zehntel den Freund schon einmal »betrogen«. Treue ist für die meisten Jugendlichen ein wichtiger Wert, sie gehört zu einer festen Beziehung, definiert sie geradezu. Liebe, Treue, Sexualität und Beziehung gehören für viele Jugendliche zusammen. Und das bedeutet auch, dass die Sexualität erst in diesem Kontext ihre besondere Bedeutung erhält. Sex ist für die meisten Jugendlichen die frühe Besiegelung einer Beziehung oder, genauer, einer Beziehungsabsicht und ein wichtiges Feld für die Erprobung und Validierung der Partnerschaft.

10 Pornografie

Jugendliche der Internet-Generation (Palfry und Glasser 2008) nutzen das Web 2.0 ganz selbstverständlich auch als sexuellen Erfahrungsraum. So leicht zugänglich wie heute waren sexuell explizite Bilder und Filme noch nie: Jugendliche können eine unendliche Anzahl von Pornoclips im Internet erreichen und sich diese in der Regel ungestört, unkontrolliert und kostenfrei ansehen. Dies ist eine tief greifende Veränderung der Medienwelt und viele Jungen nutzen sie.

10.1 Wie viel Porno gucken Jungen?

Nach einer Studie des Kriminologischen Forschungsinstituts Niedersachsen konsumierten schon 2005 etwa ein Drittel der 15-jährigen Jungen regelmäßig Pornografie (Baier 2008). Eine Studie des Instituts für Sexualforschung und Forensische Psychiatrie der Universität Hamburg aus dem Jahr 2009 zeigt, dass gegenwärtig etwa die Hälfte der 16- bis 19-jährigen Männer mindestens einmal in der Woche oder häufiger Pornografie – vor allem Clips oder Streams im Internet – konsumiert (Schmidt und Matthiesen 2011). Das Hauptmuster des Pornokonsums von Jungen lässt sich etwas lapidar als »mäßig aber regelmäßig« beschreiben. Da die meisten Jungen in der Pubertät, mit 13 oder 14 Jahren, anfangen, haben sie bis zum Alter von 18 oder 19 Jahren viele Erfahrungen mit oder in Pornowelten.

Dies bestätigen alle auf nationalen und internationalen Studien basierenden Nutzungsdaten; sie lassen trotz ihrer großen Heterogenität drei Tendenzen klar erkennen: 1. Pornos gehören heute in ihren vielfältigen Verbreitungsformen ganz selbstverständlich zur sexuellen Umwelt von Jugendlichen (Braun-Courville und Rojas 2009; Knudsen et. al 2007; Wollak et. al 2007), 2. Jungen nutzen deutlich häufiger Pornographie als Mädchen (vgl. Matthiesen et al. 2011) und 3. Jungen suchen Pornos gezielt auf, Mädchen kommen meist eher zufällig oder beiläufig mit ihnen in Kontakt (vgl. Grimm 2010).

Das Interesse adoleszenter Jungen an Pornografie ist altersangemessen und nicht neu, negative Auswirkungen oder eine »Schädlichkeit« von Pornografiekonsum für Jugendliche sind wissenschaftlich nicht bewiesen (vgl. Starke 2010). Gleichwohl bleibt die wissenschaftliche Bewertung der »Pornografisierung der Jugend« kontrovers – einige Autorinnen oder Autoren raten zu Gelassenheit und beobachten insgesamt eine »Zivilisierung« der Jugendsexualität (Schmidt 2009; Weller 2010; McNair 2009; Schuegraf und Tillmann 2012). Auf der anderen Seite werden verstärkte Jugendschutzmaßnahmen gefordert und viele Sorgen geäußert, vor allem, die Pornografie trage zur »Verrohung« und »Verwahrlosung« bei (vgl. kritisch dazu Schetsche und Schmidt 2010), fördere bei bestimmten Gruppen die Neigung zu Gewalthandlungen und aggressivem sexuellen Verhalten (vgl. Hill et al. 2007) und führe zu einer Sexualisierung und Pornografisierung der Jugend und der Jugendkultur. Einig ist sich die Forschung inzwischen, dass mögliche negative Folgen eng damit zusammen hängen, welche Pornografie denn konsumiert wird und welche Medien- und Pornografiekompetenz Jugendliche mitbringen (vgl. Döring 2011).

10.2 »What do boys do with porn?«

Es gibt drei zentrale Settings, in denen heterosexuelle Jungen Pornografie konsumieren: 1. Alleine, 2. zusammen mit Gleichaltrigen (fast immer im homosozialen Kontext), 3. zusammen mit der Freundin. Letzteres ist in dieser Altersgruppe recht selten, nur wenige (etwa ein Viertel) probieren es überhaupt, und wenn sie es tun, tun sie es sporadisch, so gut wie nie habituell. Es ist, als sollte die pornografische Welt der partnersexuellen nicht zu nahe kommen.

Zusammen mit Peers, vor allem mit anderen Jungen, haben sehr viele schon Pornos gesehen oder ausgetauscht (auf dem Handy, im Netz, auf DVD). Bei dieser Art des Konsums geht es nicht um sexuelle Erregung (in diesem Kontext erregt zu werden gilt klar als »uncool« und peinlich), sondern um den »Spaßfaktor«, die gemeinsame Belustigung über die besonders bizarren, grotesken, absurden, absonderlichen sexuellen (und für die Jungen unerotischen) Darbietungen – und das sich davon Abgrenzen. Man kennt sich aus in der weiten Welt des Sexuellen und versichert sich zugleich seiner Normalität und des Im-Rahmen-bleibens.

Am weitaus häufigsten ist der solitäre Gebrauch der Pornografie zur sexuellen Erregung und auch zur Befriedigung bei der Masturbation. Bevorzugt werden kurze Clips und Streams, die dem Zeittakt der Masturbation entsprechen. Über den Pornokonsum von Jungen zu sprechen, heißt, über Masturbation zu sprechen, das eine begleitet das andere, und dadurch ist der solitäre Gebrauch von Pornografie für adoleszente Jungen so alltäglich, normal und selbstverständlich wie die Masturbation. Typisch für die Matter-of-fact-Haltung der Jungen ist die Antwort eines 18-Jährigen auf die Frage, ob seine Mutter wisse, dass er Pornos sieht: »Sie kann sich's denken. Also, ich bin ein ganz normaler Junge, deswegen«. Die hohe Präsenz und Verfügbarkeit der Pornografie führt für den Mainstream der männlichen Jugendlichen zu ihrer Veralltäglichung und Normalisierung, nicht zu Verwahrlosung und Verrohung.

10.3 Auswirkungen des Pornografiekonsums

Eine der größten Sorgen in der gegenwärtigen Pornografiedebatte bezieht sich auf die Auswirkungen des Pornografiekonsums auf sexuelle Vorstellungen, sexuelle Skripte und sexuelles Verhalten von Jugendlichen. Diese Sorge ist nicht neu, neu ist jedoch die Schwerpunktsetzung: Während sich die klassisch feministische Sorge auf das bezog, was Pornos mit Männern machen (eine groteske Vorstellung von Frauen als Sexualobjekten zu propagieren, die allen Arten frauenfeindlichen Verhaltens Vorschub leiste; vgl. Dworkin 1979; Schwarzer 1994), haben wir es heute mit einer sexualpädagogisch motivierten Sorge zu tun: Vermitteln nicht Pornos völlig falsche – mechanistische, gefühllose, genitalfixierte, penetrationsfixierte – Vorstellungen von Sexualität, die sich in Form neuer Leistungsnormen für Jugendsexualität niederschlagen (vgl. Gernert 2010)?

Fragt man nach dem Einfluss von Pornografie auf Jungen, so zeigen neuere Untersuchungen, dass die interaktionellen Skripte Jugendlicher durch den Pornografiekonsum offenbar klar erweitert werden. Jugendliche selbst betonen positive Auswirkungen ihrer Pornokenntnisse, wie z. B., dass man sich »Skills« abgucken und Ideen bekommen kann, vor allem im Hinblick auf Stellungen, wie man eine Frau erregen und befriedigen kann oder wie man Oralsex macht. Und Jungen, die noch keinen Geschlechtsverkehr hatten, erhoffen sich, dass die Informationen aus den Pornos für sie beim ersten Mal eine Stütze sind.

Allerdings sind Teenager, die sich Pornografie ansehen, nicht wie eine leere Tafel, in die nun pornotypische Skripte eingraviert werden. Vielmehr treffen die pornografischen Stimuli auf eine schon vorhandene Struktur des Begehrens. Deshalb interessieren sich Teenager vor allem für solche pornografischen Stücke, die ihrem Begehren entsprechen: Sie treten der Pornowelt wählerisch gegenüber und nutzen sie entsprechend. Erregend finden Jungen vor allem »normalen«, konventionellen Sex, Heterosex mit elaboriertem Vor- und Stellungsspiel, vielleicht noch einen »Dreier« oder Sex zweier Frauen (also Filme, in denen der männliche Rivale ausgeschaltet ist, in denen es zärtlicher zugeht und in denen man sehr viel über Cunnilingus lernen kann). Die geläufige Annahme, dass der jugendliche »User« der Pornografie in progredienter Weise verfällt, dass die Reize »immer toller, immer härter, extremer, wilder« werden müssen, erweist sich damit als Phantasma der Erwachsenen, als Fiktion.

Literatur

Albert M, Hurrelmann K, Quenzel G (2010) Deutsche Shell Holding GmbH (Hrsg.) Jugend 2010. 16. Shell Jugendstudie. Frankfurt/M.: Fischer.
Bajos N, Bozon M (2008) La sexualité en France – Pratiques, Genre et Santé. Paris: Editions La Découverte.
Beier D (2008) Entwicklung der Jugenddelinquenz und ausgewählter Bedingungsfaktoren seit 1998 in den Städten Hannover, München, Stuttgart und Schwabisch Gmünd. Forschungsbericht 104, Kriminologisches Forschungsinstitut Niedersachsen e. V. Hannover.
BZgA (2006) Jugendsexualität. Repräsentative Wiederholungsbefragung von 14- bis 17-jährigen und Ihren Eltern. Köln: BZgA.
BZgA (2010) Jugendsexualität. Repräsentative Wiederholungsbefragung von 14- bis 17-jährigen und ihren Eltern. Aktueller Schwerpunkt Migration. Köln: BZgA.
Braun-Courville DK, Rojas M (2009) Exposure to Sexually Explicit Web Sites and Adolescent Sexual Attitudes and Behaviors. Journal of Adolescent Health 45: 156–162.
Döring N (2008) Sexualität im Internet. Ein aktueller Forschungsüberblick. Zeitschrift für Sexualforschung 4: 291–318.
Döring N (2009) Liebe per Mausklick? Chancen und Risiken der Partnerwahl im Internet. BZgA Forum 2: 8–14.
Döring N (2011) Pornographie-Kompetenz: Definition und Förderung. Zeitschrift für Sexualforschung 1/2011.
Gernert J (2010) Generation Porno. Jugend, Sex, Internet. Köln: Fackelträger.
Grimm P, Rhein S, Müller M (2010) Porno im Web 2.0. Die Bedeutung sexualisierter Webinhalte in der Lebenswelt Jugendlicher. Berlin: Vistas.
Hening AM, Bremer-Olszewski T (2012) Make Love: Ein Aufklärungsbuch. Berlin: Ragner und Bernhard.
Kinsey AC, Pomeroy WB, Martin CE (1948) Sexual Behavior in the Human Male. Philadelphia: Saunders.
Kinsey AC, Pomeroy WB, Martin CE, Gebhard PH (1953) Sexual Behavior in the Human Female. Philadelphia: Saunders.
Knudsen SV, Löfgren-Martenson L, Mansson S-A (2007) (Hrsg.) Generation P? Youth, Gender and Pornography. Copenhagen: Danish School of Educational Press.
Lautmann R (2002) Soziologie der Sexualität. Erotischer Körper, intimes Handeln und Sexualkultur. München: Juventa.
Matthiesen S, Hauch M (2004) Verschwinden die Geschlechtsunterschiede? Auflösung, Umkehr und Kontinuität traditioneller Geschlechtsunterschiede im sexuellen Verhalten – eine empirische Studie an drei Generationen. Verhaltenstherapie und psychosoziale Praxis 36: 491–508.
Matthiesen S, Block K, Mix S, Schmidt G (2009) Schwangerschaft und Schwangerschaftsabbruch bei minderjährigen Frauen. Schriftenreihe: Forschung und Praxis der Sexualaufklärung und Familienplanung. Köln: BZgA.
Matthiesen S, Martyniuk U (2011). Single – Verliebt – Vergeben. Sexuelle Erfahrungen von Jugendlichen im Web 2.0. SozialAktuell 1: 27–29.

Matthiesen S, Martyniuk U, Dekker A (2011) What do girls do with porn? Ergebnisse einer Interviewstudie, Teil 1. Zeitschrift für Sexualforschung 24: 326–352.

McNair B (2009) Teaching Porn. Sexualities 12: 558–567.

Money J (1986) Love Maps. Clinical Concepts of Sexual/Erotic Health and Pathology, Paraphilia and Gender Transposition in Childhood, Adolescence and Maturity. New York: Prometheus Books.

Palfrey J, Gasser U (2008) Generation Internet. Die Digital Natives: Wie sie leben – Was sie denken – Wie sie arbeiten. München: Hanser.

Reece M, Herbenick D, Schick V, Sanders SA, Dodge B, Fortenberry JD (Hrsg.) (2010) Findings from the national survey of sexual health and behavior (NSSHB). Center for sexual health promotion, Indiana University.

Schetsche M, Schmidt R-B (Hrsg.) (2010) Sexuelle Verwahrlosung. Empirische Befunde – Gesellschaftliche Diskurse – Sozialethische Reflektionen. Wiesbaden: VS.

Schmauch U (2010) Sexuelle Orientierung von Jugendlichen. Eine Herausforderung für pädagogische Praxis und Forschung. Neue Praxis 40: 295–307.

Schmidt G (1993) Jugendsexualität. Sozialer Wandel, Gruppenunterschiede, Konfliktfelder. Stuttgart: Enke.

Schmidt G (1998) Sexuelle Verhältnisse. Über das Verschwinden der Sexualmoral. Reinbek: Rowohlt.

Schmidt G (2004) Kindersexualität – Konturen eines dunklen Kontinents. Zeitschrift für Sexualforschung 4: 312–322.

Schmidt G, Matthiesen S (2010) Jugendsexualität zwischen Fakten und Fiktionen. Vortrag auf der Fachtagung »Intimität im Netz – Sexual- und Medienpädagogik zwischen jugendlicher Selbstbestimmung und Gefährdung« http://www.jugendsex-forschung.de/dokumente/Jugendsexualitaet_zwischen_Fakten_und_Fiktion.pdf (Zugriff 01.02.2011).

Schmidt G, Matthiesen S (2011) What do boys do with porn? Ergebnisse einer Interviewstudie, Teil 2. Zeitschrift für Sexualforschung 24: 353–378.

Schuegraf M, Tillmann S (2012) Pornografisierung von Gesellschaft. Konstanz und München: UVK-Verlag, S. 245–258.

Schwarzer A (1994) PorNO. Opfer & Täter, Gegenwehr & Backlash, Verantwortung & Gesetz. Köln: Kiepenheuer & Witsch.

Siggelkow B, Büscher W (2008) Deutschlands sexuelle Tragödie. Wenn Kinder nicht mehr lernen, was Liebe ist. Asslar: Gerth Medien GmbH.

Sigusch V (1998) Die neosexuelle Revolution. Über gesellschaftliche Transformationen der Sexualität in den letzten Jahrzehnten. Psyche 52: 1192–1234.

Starke K (2010) Pornografie und Jugend – Jugend und Pornografie. Eine Expertise. Lengerich: Pabst.

Süddeutsche Zeitung Magazin (2009) Jugend ohne Jugend. Sie sehen Pornos mit 12, haben Sex mit 13, sind schwanger mit 14: Warum haben es unsere Kinder so eilig mit dem Erwachsenwerden? Ein Krisengespräch. Heft Nr. 35.

Weller K (2010) Kindheit, Sexualität und die Rolle der Medien. Tv diskurs – Verantwortung in audiovisuellen Medien 14: 54–57.

Winter R, Neubauer G (1998) Kompetent, authentisch und normal? Aufklärungsrelevante Gesundheitsprobleme, Sexualaufklärung und Beratung von Jungen. Köln: BZgA.

Wolak J, Mitchell K, Finkelhor D (2007) Unwanted and Wanted Exposure to Online Pornography in a National Sample of Youth Internet Users. Pediatrics 119: 247–257.

6.5 Jungen – sexuelle Beziehungen und Orientierungen

Reiner Wanielik

1 Einleitung

Aus einem Internetforum: »... Ich bin ein 14-jähriger Junge. Meine Stimme hört sich nicht so männlich an, sondern eher wie die Stimme eines Mädchens. Es haben mich schon viele gefragt, ob ich schwul bin. Das ist mir voll peinlich, besonders wenn fremde Leute in der Nähe sind. Was kann ich da machen? Danke im Voraus.«

In dieser Frage zeigt sich das Dilemma eines Jungen, der die Wucht heterosexueller Sozialisation mit der Ausrichtung auf eine tiefstimmige, selbstsichere Mannwerdung erlebt. Halb so schlimm, kann man mutmaßen, da kommt er durch. Das wird in vielen Fällen so sein, dennoch zeigt diese kleine Vignette, wie stark der Druck sein kann, der auf Jungen lastet, wenn es um Sexualität und die sexuelle Orientierung geht: Aufgebaut von Fremd- und Eigenerwartungen an einen männlichen Habitus – und dazu gehört nun mal eine tiefe Stimme.

Für die Aufnahme sexueller Beziehungen sind vor allem Abgrenzungen und negative Definitionen für viele Jungen – trotz vielfach gelebter Gegenentwürfe in den differenten Jugendkulturen – naheliegende und mögliche Orientierungslinien. Damit übernehmen sie aber unhinterfragt ein Korsett zur Zurichtung ihrer Selbstbilder und Emotionen unter fragwürdige Männlichkeitsvorstellungen: Nicht weiblich sein, nicht schwul sein, nicht behindert sein, nicht anders sein, nicht zu weich sein, nicht hilflos wirken, nicht Opfer sein usw. (▶ **Kap. 2.5**). Wenn solche negativen Definitionen von Männlichkeit verinnerlicht wurden, ist es für Jungen schwer, eine freundliche Haltung zu einer abwartenden, hingebungsvollen und lustvollen Sexualität zu entwickeln.

Nicht wenige Jungen zeigen aber einen eher gelassenen Umgang mit ihrer sexuellen Entwicklung. Da wo in ihrer sozialen Umgebung Angebote und Räume für vielfältige Männlichkeitsvorstellungen vorhanden sind, wo durch Eltern, Erzieher und Lehrer Vor- und Leitbilder vorhanden sind, die vielfältig und nicht einfältig sind, kann ein erweiterter Bezug zur eigenen körperlichen und sexuellen Entwicklung hergestellt werden.

In zweifacher Hinsicht können Jungen Orientierung gebrauchen: ganz allgemein im Sexuellen und im Hinblick auf die Wahl des Geschlechts ihres Sexualpartners bzw. ihrer -partnerin. Da jedoch die Peergroup als Sozialisationsinstanz meist den aktuellen Einfluss der Erwachsenen vermindert, entwickeln auch Jungen, von denen man es nicht erwartet hat, zum Erstaunen ihrer liberalen Erzieher und Eltern, »homophobe« (schwulenfeindliche) und traditionell kernig-männliche Ansichten über Sexualität. Ganz allgemein lässt sich feststellen, dass Jungen sich auch gegenüber freundlich-begleitenden Erwachsenen abgrenzen müssen, und dies geht meist gut mit Haltungen und Sprüchen, die nicht politically-correct sind.

2 Herausforderung sexuelle Beziehungsaufnahme und Männlichkeitsentwürfe

Jungen sind, zumindest in der Zeit ihrer Pubertät, stark mit ihrer Sexualität und der Suche nach Männlichkeit beschäftigt. In der phantasierten oder gelebten Sexualität liegt eine Möglichkeit, sich ihr Männlichsein zu beweisen. Diese Beschäftigung und manchmal auch Fixierung auf Sexualität findet ihren Ausdruck unabhängig von Herkunft, Ethnie, Lebens- und Wohnform der Jungen. In der Arbeit mit Jungen erleben v. a. Pädagoginnen und Pädagogen dies oft intensiver und geballter als die Eltern in der Familie. Die Dynamik der Gruppe, das sich gegenseitige verbale Übertrumpfen der Jungen untereinander, gibt ihnen eine Form der Energie und auch Definitionsmacht über Themen, die in einer Familie selten möglich ist. Die ausdrucksstarke Beschäftigung von Jungen mit Sexualität, Erotik und Körperlichkeit ist aber zunächst normal und gesund, also keineswegs ein Defekt oder nur mit abwertenden Zuschreibungen (wie z. B. »sexualisiertes Verhalten«) einzuordnen und fassbarer zu machen. Natürlich gewinnt Sexualität für manche Jungen, vor dem Hintergrund ihrer lebensgeschichtlichen Erfahrung, eine besondere Bedeutung. Verletzungen und Defizite werden wie unter einem Brennglas sichtbarer. Es ist eine Tatsache, dass in gewissen Altersabschnitten und Lebenssituationen die wichtigsten Themen für sehr viele Jungen »Sex, Sex und nochmals Sex« heißen, nicht nur (aber auch!) vor dem Hintergrund kräftiger Hormonausschüttungen, sondern auch vor der Aufgabe, jetzt oder zumindest sehr bald sexuelle Beziehungen aufzunehmen und damit zu nachzuweisen, »normal« und »männlich« zu sein.

Viele Jungen spüren und übernehmen dabei eine traditionelle Aufgabenverteilung zwischen den Geschlechtern. Nach wie vor fühlt sich der Junge für das Gelingen der sexuellen Interaktion zuständig. Sich darauf auch verbal vorzubreiten, scheint Sinn zu machen. Obwohl Mädchen in Paarbeziehungen den Teil des »Redens über Sexualität«, das Ansprechen scheinbar problematischer Seiten in der Beziehung öfter übernehmen, sind Jungen nach wie vor zuständig für das »sexuelle Tun«, die Vorbereitung und Durchführung sexueller Aktionen, vom Zungenkuss bis hin zum Koitus. Vor dem Hintergrund veränderter Rollenbilder zeigen auch Mädchen Initiative und sind aktiv – aber zu einem kleineren Teil. Cornelia Helfferich beschreibt die Aspekte dieser Lebensphase so:

»Als eine der wesentlichsten Veränderungen in der Adoleszenz, die verarbeitet werden muss, wird die Sexualisierung in drei Dimensionen beschrieben:

- Als Sexualisierung des Körpers (der Körper wird als sexueller von den anderen betrachtet),
- als Sexualisierung der Person (die nun in den Kategorien der Attraktivität wahrgenommen wird) und
- als Sexualisierung der sozialen Beziehungen zum anderen Geschlecht (die ihre kindlich-kumpelhafte Unbefangenheit verlieren). Die Sexualisierung verändert nicht nur etwas im Körper, sondern die soziale Welt der Jugendlichen« (Helfferich 1998).

Mit dieser Aufgabenstellung befinden sich Jungen vor allem in der Pubertät in einer besonderen Situation. Sie sind sozial und sexuell nicht mehr das, was sie einmal waren: kleine Jungen; sie sind aber auch noch nicht das, was sie einmal werden sollen: erwachsene Männer. Sie sind so gesehen »dazwischen«, mittendrin, voll sprühendem Witz und oft unpassenden Bemerkungen.

Jungen stehen dabei zudem unter Druck, ihre Heterosexualität zu beweisen: mit der Abwertung des »Weiblichen«, mit oft übertriebenem männlichen Gehabe und dem Verächtlich-Machen von Abweichlern als Schwule oder Tunten. Die soziale Umgebung stützt diese Normalität fast durchgängig, nicht nur in der Gleichaltrigenkultur, sondern auch in Elternhaus, Schule oder Medien gilt die durchgängige Norm der Heterosexualität. Statistisch gesehen sind aber zwischen 5 und 10 % der Jungen homosexuell orientiert.

Jungen, deren erotische Phantasien auch oder mehr um andere Jungen kreisen, stehen damit oft unter hohem emotionalem Stress. Entweder sie verleugnen sich und ihre sexuelle Orientierung selbst oder sie befürchten (und müssen das in der Regel auch) bei einem Bekennen zu ihrem Schwulsein und zu ihren Beziehungswünschen mit Ausgrenzung, Abwertung, Mobbing rechnen.

Ihre körperliche Veränderung ist für Jungen neben dem Stolz auf die Sichtbarwerdung männlicher Formen oft auch eine unangenehme, irritierende Erfahrung. Sie fühlen sich verwundbar und ausgesetzt, nichts scheint ihnen so, wie es sein sollte: Keine Haare auf der Brust, auf die Stimme ist kein Verlass mehr und der Penis führt ein Eigenleben – er wird steif, wenn er nicht soll und droht den Dienst zu versagen, wo und wenn er Männlichkeit beweisen soll. Die Extremitäten wachsen schneller als der ganze Kerl und der Blick in den Spiegel bringt immer wieder neue unangenehme Überraschungen.

In dieser Situation sexuelle Beziehungen aufnehmen zu müssen ist eine echte Herausforderung. Fällt es schon den meisten erwachsenen Männern nicht leicht (gleich ob heterosexuell oder homosexuell orientiert) eine Beziehungsanbahnung mit sexueller Ausrichtung zu entwickeln, müssen viele Jungen hier oft allen Mut zusammen nehmen.

Die Veränderung der Geschlechterrollen macht es ihnen hier nicht unbedingt leichter. Sie treffen zum Teil auf Mädchen, die in ihrem Selbstbewusstsein gestärkt und in ihren Ansprüchen deutlich sind. Und zu allem Unglück sind deren jeweiligen Männlichkeitsvorstellungen unterschiedlich, Entwicklungsphasenabhängig und zum Teil auch gegensätzlich. Simple Überlegenheitsgesten helfen hier nicht unbedingt weiter. Eine geschmeidige Anpassung an weibliche Vorstellungen von »Männlichkeiten« scheint hier eher zum Erfolg zu führen: Das heißt z. B., sicher sein, aber nicht zu sehr; emotional, aber nicht weinerlich; stark, aber zur rechten Zeit; selbstbewusst, aber auch tiefschürfend. Mit wachsender Erfahrung können es Jungen hierbei zu einiger Meisterschaft entwickeln: »Ich weiß worauf die Mädchen stehn: mal Kuscheln und Zuhören können, und dann auch cool sein«, so ein 16-Jähriger in einer geschlechtsheterogenen Gruppe bei einer sexualpädagogischen Veranstaltung.

In die Zeit der ersten sexuellen Beziehungsaufnahmen von Jungen fällt auch die Hochzeit der narzisstischen Selbstüberschätzung, in der ein fragiles Selbsterleben mit hochfliegenden Ambitionen, Abwertungen, Idealisierungen, verstärkter Kränkbarkeit und Wuterleben verknüpft ist. Die normale Entwicklung eines Jungen bedingt hier Ideen, Konzepte und Taten zu produzieren, die über die eigene Person und ihre Unzulänglichkeit hinausführen, an denen die Person wachsen kann und durch die sie gefordert ist. Diese überindividuellen Herausforderungen sind oft an Mythen und sagenhaften Vorstellungen geknüpft. Heldentum, Unverwundbarkeit, Überlegenheit und ein in den Dienst der größeren Sache stellen, drücken dies aus. Heute wollen Jungen meistens keine Abenteurer, Astronauten oder gar Soldaten werden, je nach Milieu sind es eher HipHop-Stars oder Gangsta-Rapper, die als Projektionen passen. Hier kommt auch der Nimbus des unwiderstehlichen Frauenschwarms hinzu, dessen Potenz für mehr als Eine reicht (dabei spielt möglicherweise auch die Nutzung von Pornografie und das dort propagierte Bild von Männlichkeit eine Rolle. Das sind allerdings keine rein »männlichen Produkte«: Jungen stoßen mit diesen Idealisierungen oft auf ähnliche Konzepte bei Mädchen, nur spiegelverkehrt).

3 Verwundung und Härte

Jungen erleben bezogen auf ihren Körper auf dem Wege ihres Heranwachsens zahlreiche Abwertungen und Demütigungen (z. B.: »Na, Kleiner ...«; »du halbes Hemd«; »Hühnerbrust«, »Spargeltarzan«). Ähnliches erleben Sie auch hinsichtlich ihrer Sexualität (»Wichser«, »große Sprüche und nix in der Hose«, »du kriegst doch eh keinen hoch«). Demütigungen werden nicht nur von anderen, älteren Jungen, sondern auch von gleichaltrigen Mädchen, Männern und auch Frauen geäußert. Das Spannungsverhältnis zwischen Männlich-sein-wollen und als abgewertet zu werden, als »Milchbubi« angesprochen werden, ist manchmal fast nicht auszuhalten. Es verbindet sich mit dem verwundbaren Selbstbild: Schon wieder onaniert zu haben, keine Freundin zu haben oder beim Blick in den Spiegel weder Waschbrettbauch noch Drei-Tage-Bart zu erblicken, das bedeutet für Jungen oft Beschämung oder Niederlage. Stolz auf ihre wachsende Männlichkeit, ihre Vitalität und Potenz können nur wenige Jungen empfinden und wenn, wird er von der Umgebung nicht geteilt, sondern eher bespöttelt.

Hier greifen manche Jungen zum Hilfsmittel der Sprache. Wenn ich schon nicht als sexuell kompetent und potent angesehen werde, rede ich zumindest so, als wäre ich es. In dem sie durch sexualisierte Sprache und Sprüche, obszöne Gesten und Mimik auffallen, können Jungen etwas von ihrer Unsicherheit und Unzulänglichkeit kompensieren. Damit gelingt es auch, das Gefährliche, Undurchschaubare und Verwirrende etwas von dem zu bannen, was Jungen auf weibliche Sexualität projizieren.

Ihnen diese Sprache verbieten oder »aberziehen« zu wollen, setzt Alternativen voraus, dass sie etwas anderes an diese Stelle setzten könnten, etwas, das auch in der Peergroup sozial anerkannt ist. Von Jungen zu verlangen, ihre Fassaden- und Mackerhaftigkeit aufzugeben, ohne den Sinn und oft auch die Notwendigkeit ihrer Anstrengung zu respektieren, ist nicht pädagogisch und auch unangemessen gegenüber ihren Entwicklungsnöten. Geschlechtsbewusster Pädagogik sollte es darum gehen, Jungen vielfältige Perspektiven und eine Erweiterung ihres Erlebens- und Handlungsspektrums zu ermöglichen. Wenn bei der Arbeit mit Jungen das Einstudieren von Benimmregeln für den Umgang mit Mädchen oder weiblichem Pädagogikpersonal im Mittelpunkt steht, ist ein erreichen diese Ziele kaum möglich

4 Was hilft Jungen beim sexuellen Orientieren?

Für alle Jungen gilt: Es wird eine entsprechende heterosexuelle Entwicklung erwartet, Heterosexualität ist Normalität. Auch schwule Jungen werden deshalb zuerst heterosexuell erzogen und sozialisiert. Sie finden in ihren Sozialisationsorten meist eine Dominanzkultur des Heterosexuellen vor.

Sexualpädagogische Arbeit, aber auch Beratungsgespräche oder Arztbesuche sollten hier öffnend entgegenwirken. Hier sollte es auch und immer wieder um das Thematisieren von Homosexualität als Normalität und von homosexuellen Praktiken gehen. Denn für die homosexuell liebenden Jungen sind ihre Eltern heterosexuelle Vorbilder, sie erleben ihre Lehrer und Lehrerinnen meist als geschlechtslose Wesen (mit scheinbar sicherer heterosexueller Identität) und haben damit wenige Vorbilder für gelungene homosexuelle Beziehungen. Auf jeden Fall sollten Erwachsene intervenieren, wenn Jungen die Abwertung von Homosexuellen oder von Homosexualität als Versuch nutzen, ihr eigenes Männlichsein unter Beweis zu stellen; denn wenn sie diese Handlungsweisen von Jungen übergehen, tragen sie zur Abwertung und Marginalisierung von Homosexualität bei. Was fehlt, ist dann auch die Unterstützung der möglicherweise differierenden Haltungen von anderen Jungen, die sich ihrer sexuellen Identität noch nicht so sicher sind bzw. Einspruch gegenüber Abwertungen erheben würden, wenn es denn dafür Unterstützung gibt.

Wegen der herrschenden sexuellen Normalitätsvorstellungen erleben homosexuelle Jungen das Wahrnehmen ihrer Orientierung häufig als Irritation und manchmal als Schock. Wir wissen, dass die Selbstmordversuche und auch das Risikoverhalten (u. a. als Zeichen einer vermeintlich nach außen zu dokumentierenden Männlichkeit) von Jungen vor dem Hintergrund ihres Coming-out um ein mehrfaches höher sind als bei heterosexuell orientierten Jungs.

Ein Eintrag in der Internetplattform »jonet.heartbeatforum« im August 2008 zeigt die inneren Qualen eines verliebten Jungen in einem heterosexuellen Umfeld recht deutlich:

Von emki gepostet

Hallo liebe Leser und liebes Jonet-Team,

Ich, Junge und 17 alt, bin in einem Lehrer verliebt :(

Jetzt zum Problem, ich bin in einen Lehrer verknallt, der auf einer anderen Schule ist.

Jetzt ist es inzwischen so, das ich richtig schüchtern bin und ihn kaum angucken kann. ICH habe mich richtig in ihn verliebt :(wirklich VERLIEBT!

Ich höre nur noch traurige Musik usw. Einerseits denk ich auch, »ich hab mich ja nicht einfach so verliebt« – da war schon ein Signal von ihm, dass ich auf ihn Aufmerksam wurde und so.

Hab inzwischen auch ein Foto von im auf meinem Handy, schaue es mir jeden Tag an :(

Was soll ich tun? bitte Helft mir, bin total verzweifelt.

---

5 Suizidrate bei schwulen Jungen deutlich erhöht

Das Coming-out für homosexuell liebende Jungen und Männer heißt ja, sich vor sich selbst und öffentlich zur eigenen Homosexualität zu bekennen, um die eigene homosexuelle Identität aktiv und offen leben zu können. Für viele Schwule bedeutet dies trotz zunehmend liberalerer Haltung der Öffentlichkeit immer noch eine große Überwindung und ist mit zahlreichen Ängsten gekoppelt. Diese Risiken des Coming-out sind nicht nur phantasiert: es kann passieren, dass sich Freunde, Freundinnen und Bekannte ratlos abwenden oder vielleicht auch aktiv mobben.

Umso wichtiger ist es, dass Fachkräfte in allen psychosozialen Bereichen und in der Schule offensiv die Haltung vertreten, dass die sexuelle Orientierung offen ist und jede Form der sexuellen Orientierung zunächst auch normal ist. So gesehen heißt schwul zu sein auch keineswegs, kein Mann zu sein; Männlichkeit hat mit sexueller Orientierung wenig zu tun. Männer zu lieben ist einfach eine Art, eine Variante, die eigene Sexualität zu leben und auszudrücken.

Für pädagogische Fachkräfte, die sich stärker mit dem Thema sexuelle Orientierung auseinandersetzen wollen, können folgende Fragen zur Selbstreflexion hilfreich sein:

- Was hat man dir zu Hause und in der Schule über Homosexualität beigebracht?
- Was verbindest du persönlich mit schwulem Sex?
- Welche Vorurteile hast du, wenn es um Sex zwischen zwei Jungen geht?
- Wann hattest du ihre ersten sexuellen Erfahrungen?
- Warst du dir als Jugendliche/r schon einmal unsicher über deine sexuelle Orientierung? Was war das für ein Gefühl?

- Hast du sexuelle Erfahrungen mit gleichgeschlechtlichen Partnern gemacht? Wie würdest du diese bezeichnen?
- Welche Bedeutung misst du der Sexualität für die Entwicklung einer homosexuellen Identität bei?
- Was denkst du: Welche Bedeutung hat deine sexuelle Orientierung – heterosexuell, bisexuell oder schwul – für die Jungen, mit denen du arbeitest? Oder wenn du noch nicht mit Jungen arbeitest – welche Bedeutung stellst du dir vor?

(Nach: Mit Vielfalt umgehen Sexualität und Diversity in Erziehung und Beratung, www.mgsff.nrw.de)

Und für die Frage: »Wie ist das eigentlich für schwule Jungen?«, können folgende Anregungen erhellend für das Verständnis der Anstrengungen dieser Jungen sein:

- Welche Rollenmodelle kennen Sie?
- Wie organisieren Sie Flirts, Anmache und sexuelle Aktionen?
- Wie organisieren Sie vor und während des Coming-outs, dass Sie nicht ungewollt geoutet werden?
- Welche Räume und Orte stehen ihnen zur Verfügung, um geschützt ihre Sexualität leben zu können?
- Woher bekommen Sie Rat und Unterstützung?

Literatur

Braun J, Martin B (2000) Gemischte Gefühle – Ein Lesebuch zur sexuellen Orientierung. Reinbek: Rowohlt.

Helfferich C (1998) Reiz und Aufregung des Jungseins in: Deutsche Jugend 3/98.

Bundeszentrale für gesundheitliche Aufklärung (1998) Kompetent, authentisch und normal? Aufklärungsrelevante Gesundheitsprobleme, Sexualaufklärung und Beratung von Jungen. (Forschung und Praxis der Sexualaufklärung und Familienplanung, Band 14), Köln, BZgA.

Bundeszentrale für gesundheitliche Aufklärung (2010) Jugendsexualität 2010, Wiederholungsbefragung von 14- bis 17-Jährigen und ihrer Eltern. Köln, BZgA.

6.6 Gesundheit von Jungen mit Migrationshintergrund

Martin Kohls und Christian Babka von Gostomski

1 Einleitung

Ein zunehmender Teil der Kinder und Jugendlichen in Deutschland wächst in Migrantenfamilien auf. So weisen nach Angaben aus dem Mikrozensus im Jahr 2009 annähernd 30 % aller Kinder und Jugendlichen im Alter bis unter 20 Jahren einen Migrationshintergrund auf.

Migration prägt die Lebenswelt von Kindern und Jugendlichen, egal ob sie selbst mit den Eltern zugewandert oder in nachfolgenden Generationen geboren sind. Sie erfahren Lebensumstände, wie Segregations- und Ethnisierungstendenzen, ungesicherte aufenthaltsrechtliche Perspektiven sowie soziale und schulische Benachteiligungen, die in Familien ohne Migrationshintergrund nicht erlebt werden. Diese können die Chancen für ihr späteres berufliches, soziales und möglicherweise auch gesundes Leben beeinflussen.

Im Gegensatz zur Erwachsenengeneration stellt der Migrationsprozess zudem erhöhte Anforderungen an die Kinder und Jugendlichen. Neben rascheren Anpassungsleistungen wie Spracherwerb und Aufbau sozialer Kontakte übernehmen Kinder und Jugendliche häufig die Vermittlerrolle mit der Aufnahmegesellschaft. Durch die Übernahme von Erwachsenenfunktionen und das Erkennen von Diskrepanzen zwischen der herkunftsländerspezifischen Denkweise und den Normen und Werten des Ziellandes werden sie zu »Wanderern« zwischen verschiedenen Welten.

Inwiefern die skizzierten Rahmenbedingungen Auswirkungen auf die Gesundheit von Kindern und Jugendlichen und insbesondere von Jungen mit Migrationshintergrund aufweist, soll nachfolgend analysiert werden. Dazu werden vor allem die Ergebnisse des Kinder- und Jugendgesundheitssurvey (KiGGS) herangezogen, weil darin erstmals umfassende und repräsentative Untersuchungen zur gesundheitlichen Lage von Kindern und Jugendlichen in Deutschland mit und ohne Migrationshintergrund vorgenommen wurden.

2 Forschungsüberblick

Die Größenordnung der Personen, die unter dem Überbegriff »Jungen mit Migrationshintergrund« zusammengefasst werden können, umfasst etwa 2,4 Mio. Personen. Eine Aufschlüsselung dieser Personengruppe zeigt die Heterogenität der im Fokus stehenden Personen (Abschnitt »Grunddaten«). Personen mit Migrationshintergrund – im Folgenden auch vereinfacht als »Migranten« bezeichnet – sind zum Teil mit sozialen Belastungen konfrontiert, die sie von Personen ohne Migrationshintergrund unterscheiden. Auf augenfällige soziale Benachteiligungen bestimmter Migrantengruppen sei daher zunächst eingegangen (Abschnitt »Migration und Schicht«). Da in bisherigen Studien festgestellt wurde, dass sich die Gesundheit von Migranten und Nicht-Migranten in Deutschland in bestimmten Bereichen nicht gleicht, wird dann auf Gesundheitsrisiken von Migranten und ihrer Nachkommen im Vergleich zur Bevölkerung des Aufnahmelands hingewiesen (Abschnitt »Gesundheitliche Lage von Migranten«).

Abschließend werden in diesem kurzen Forschungsabriss Ergebnisse zur gesundheitlichen Lage von Kindern und Jugendlichen in Deutschland mit und ohne Migrationshintergrund anhand des Kinder- und Jugendgesundheitssurvey (KiGGS) vorgestellt (Abschnitt »Gesundheitliche Lage jugendlicher Migranten«).

3 Grunddaten

Nach Angaben aus dem Mikrozensus weisen im Jahr 2009 rund 30 % aller Kinder und Jugendlichen in Deutschland im Alter bis unter 20 Jahren einen Migrationshintergrund auf. Zu den Menschen mit Migrationshintergrund zählen »*alle nach 1949 auf das heutige Gebiet der Bundesrepublik Deutschland Zugewanderten, sowie alle in Deutschland geborenen Ausländer und alle in Deutschland als Deutsche Geborenen mit zumindest einem zugewanderten oder als Ausländer in Deutschland geborenen Elternteil*« (Statistisches Bundesamt 2010, S. 6). Mit abnehmendem Alter nimmt der Anteil von Kindern und Jugendlichen mit Migrationshintergrund zu. So beträgt der Anteil bei 15- bis 20-Jährigen 26 %, bei unter 5-Jährigen aber bereits 35 %. In absoluten Zahlen haben von den 15,2 Mio. Kindern und Jugendlichen im Alter bis unter 20 Jahren 4,6 Mio. einen Migrationshintergrund.

In diesem Band stehen die männlichen Jugendlichen unter 20 Jahre mit und ohne Migrationshintergrund im Vordergrund der Betrachtungen. Von den 7,8 Mio. männlichen Personen in diesem Alter haben 2,4 Mio. einen Migrationshintergrund. Allerdings weisen lediglich 683 000 männliche Jugendliche eine ausschließliche ausländische Staatsangehörigkeit auf (29 %). Der hohe Anteil von Jugendlichen mit deutscher Staatsangehörigkeit ist vor allem auf die Neuregelung des Staatsangehörigkeitsrechts im Jahr 2000 zurückzuführen, in deren Folge auch Kinder ausländischer Eltern bei Geburt automatisch die deutsche Staatsangehörigkeit erhalten, sofern bestimmte Vorraussetzungen erfüllt sind (Rühl 2009; BAMF 2010).

Die häufig im Fokus von öffentlichen Diskussionen stehenden unter 20-jährigen männlichen Jugendlichen mit einem türkischen Migrationshintergrund machen dabei etwa 330 000 Personen aus. Dies entspricht einem Anteil von ca. 14 % aller männlichen Personen mit einem Migrationshintergrund dieser Altersgruppe. Weitere bedeutende Migrantengruppen stellen Jugendliche aus dem Gebiet der ehemaligen Sowjetunion (200 000), aus dem Gebiet des ehemaligen Jugoslawien (162 000), aus der Region Naher und Mittlerer Osten (124 000), mit polnischem (110 000) sowie mit italienischem Migrationshintergrund (103 000) dar. Allein diese hier vorgestellten Zahlen weisen auf die große Heterogenität der Migrantengruppe hin, wenn mitunter vereinfachend von »Jungen mit Migrationshintergrund« gesprochen wird.

4 Migration und Schicht

Bei einer Vielzahl von Studien der letzten Jahre zeigt sich, dass nicht alle Migrantengruppen in Deutschland in gleicher Weise integriert sind (z. B. Siegert 2008, 2009; Wollert et al. 2009; Babka von Gostomski 2010). Demnach stehen Migrantengruppen oftmals am unteren Ende der sozialen Rangskala. Dies ist mithin immer noch eine Folge der »Gastarbeiter«-Zuwanderung nach Deutschland, die in den 1950er Jahren begann. Erinnert sei in diesem Zusammenhang an die zwischen 1955 und 1968 mit den Regierungen von Italien (1955), Spanien (1960), Griechenland (1960), der Türkei (1961), Marokko (1963), Portugal (1964) und Jugoslawien (1968) abgeschlossenen Verträge zur Anwerbung ausländischer Arbeitnehmer. Im Zuge dieser Anwerbung kamen überwiegend »bildungsferne« Personen nach Deutschland. Auch im Rahmen der in den 1970er und 1980er Jahren einsetzenden Zuwanderung von nachziehenden Familienangehörigen wanderten mehrheitlich gering qualifizierte Personen nach Deutschland.

Ergebnisse einer Studie des Kriminologischen Forschungsinstituts Niedersachsen im Auftrag des Bundesministeriums des Innern, bei der insgesamt 44 610 Schüler befragt wurden, verdeutlichen bestehende Unterschiede der sozialen Lage zwischen Jugendlichen mit und ohne Migrationshintergrund. Aber auch innerhalb der jugendlichen Migranten gibt es bedeutende Differenzen. So gelten jugendliche Migranten aus Süd- und Nordamerika, Nord-/West- und Osteuropa sowie Asien als vergleichsweise gut integriert. *»Das andere Ende der Rangreihe der Integration wird von ehem. jugoslawischen, arabischen/nordafrikanischen und türkischen Jugendlichen gebildet. Jugendliche dieser Herkunft sind sprachlich eher schlechter integriert, haben weniger deutsche Freunde, streben seltener ein Abitur an, fühlen sich weniger verbunden mit Deutschland, werden häufiger diskriminiert und nehmen sich seltener als Deutsche wahr«* (Baier et al. 2010, S. 81). Dass schichtspezifische Lagen dabei eine Rolle spielen, zeigen auch folgende Ergebnisse derselben Studie: 4,8 % der Schüler ohne Migrationshintergrund weisen einen Sozialhilfe- bzw. ALG II-Bezug auf, währenddessen der Anteil bei gleichaltrigen Schülern mit einem Migrationshintergrund deutlich höher liegt, hierbei besonders bei Jugendlichen aus dem ehemaligen Jugoslawien (16,7 %), der ehemaligen Sowjetunion (17,3 %), aus der Türkei (20,4 %), aus Afrika (27,4 %) sowie aus Nordafrika und arabischen Ländern (28,9 %).

5 Gesundheitliche Lage von Migranten

In bisherigen Studien wurde übereinstimmend festgestellt, dass sich die Gesundheit von Personen mit und ohne Migrationshintergrund in Deutschland hinsichtlich des Krankheitsspektrums weitgehend ähnelt. Allerdings bestehen in bestimmten Bereichen erhöhte Erkrankungsrisiken.

Gesundheitsrisiken: Migranten in Deutschland sind bspw. häufiger von Erkrankungen betroffen, die Ausdruck der Umweltbedingungen der Herkunftsregionen darstellen. Es ist zu beobachten, dass Infektionskrankheiten, wie Tuberkulose, HIV, Hepatitis B und bakterielle Erkrankungen bei dieser Bevölkerungsgruppe verstärkt auftreten (Kohls 2008a, 2008b; RKI 2008b; Karatepe 2010). Erkrankungen des Herz-Kreislauf-Systems und Krebserkrankungen sowie dadurch bedingte Sterbefälle sind dagegen seltener bei Migranten zu finden (Korporal 1990; Weber et al. 1990), was mit den »günstigen« Ernährungsgewohnheiten, vor allem hinsichtlich der Fettsäure-Auswahl, und einer unterschiedlichen Krankheitsstruktur im Herkunfts- und Zielland begründet wird (Razum und Rohrmann 2002). Darüber hinaus erfahren Migranten im Aufnahmeland häufig erhöhte Stressbelastungen, weil ungewohnte klimatische, soziale und kulturelle Bedingungen Anpassungsreaktionen ihrerseits erfordern, die laut internationalen Studien zu einem höheren Risiko von Suizid, Gewaltverbrechen und Unfällen führen können (Kohls 2008a), aber für Migranten in Deutschland derzeit nicht eindeutig feststellbar sind (RKI 2008b).

Gesundheitsverhalten: Die Gesundheit von Migranten wird auch durch Lebensstile bzw. Lebensgewohnheiten beeinflusst. So ist der Alkoholkonsum männlicher Aussiedler aus den ehemaligen GUS-Staaten im Vergleich zu Personen ohne Migrationshintergrund annähernd gleich, allerdings überwiegt der Genuss hochprozentiger Getränke (Aparicio et al. 2005). Zudem weisen Migranten aus dem ehemaligen Jugoslawien und sonstigen osteuropäischen Ländern, Griechenland, Italien und arabischen Ländern erhöhte Anteile an Rauchern auf, die vermutlich mit der vergleichsweise ungünstigen sozialen Lage der Migranten in Zusammenhang stehen (Lampert 2010). Migranten zeigen auch ein anderes Nutzungsverhalten des öffentlichen Gesundheitswesens. So werden häufiger Rettungsstellen statt Hausärzte aufgesucht, die vermehrt in den Abend- und Nachtstunden sowie am Wochenende in Anspruch genommen werden. Dagegen ist die Nutzung von Vorsorgeleistungen sowie ambulanter Pflegedienste im Vergleich zur Bevölkerung ohne Migrationshintergrund unterdurchschnittlich, was damit erklärt wird, dass derartige Arztbesuche in den Herkunftsländern unüblich waren (Schenk 2002; Zeeb et al. 2004; RKI 2008b).

Arbeitsunfälle und -unfähigkeit, Berufserkrankungen: Die Verbreitung von Arbeitsunfähigkeit und Arbeitsunfällen ist ein möglicher Indikator zur Beurteilung der gesundheitlichen Benachteiligung von Migranten. Vor allem türkische Erwerbstätige sind davon häufiger betroffen als Personen ohne Migrationshintergrund. Dies wird vor allem damit begründet, dass ausländische Beschäftigte häufiger Berufe ausüben, die ein erhöhtes Unfallrisiko aufweisen, wie Tätigkeiten mit beweglichen Arbeitsgeräten im Baugewerbe und in der Landwirtschaft sowie bei Hilfs- und Nebentätigkeiten in der verarbeitenden Industrie (RKI 2008b; Kohls 2010). Die Arbeitsunfähigkeit ist allerdings lediglich ein kurzfristiger Indikator des Gesundheitszustands. Zur längerfristigen Bewertung eignen sich Berufserkrankungen, die zumeist als Spätfolge dauerhaft gesundheitlich belastender Arbeitsbedingungen auftreten. Türkische Erwerbstätige sind überproportional und früher von Frühberentung und Erwerbsminderung betroffen, wobei es beim Krankheitsspektrum zwischen Migranten und Nicht-Migranten kaum Unterschiede gibt (Höhne und Schubert 2007; RKI 2008b). Allerdings werden von Migranten medizinische Rehabilitationsleistungen weniger in Anspruch genommen, was vor allem auf Kommunikations- und Verständigungsprobleme, Informationsdefizite und ein unterschiedliches Gesundheits- und Krankheitsverständnis zurückgeführt wird (Knipper und Bilgin 2009; Kohls 2010).

Soziale Bedingungen: Migranten sind in der Regel neben gesundheitlichen auch mit sozialen Belastungen konfrontiert, die dafür sorgen, dass die Gesundheitsrisiken und letztlich auch die Sterblichkeit von Migranten und ihrer Nachkommen im Vergleich zur Bevölkerung des Aufnahmelandes mit zunehmender Aufenthaltsdauer ansteigt (Kohls 2008a).

Gesundheitsvorteile: Einen positiven Effekt auf den Gesundheitszustand von Migranten hat dagegen die Tatsache, dass überwiegend junge und gesunde Personen migrieren. Dieser »Healthy-Migrant-Effect« wurde bereits im Jahr 1885 vom Migrationsforscher E. G. Ravenstein beschrieben. Demzufolge stellen wandernde Personen eine selektierte Personengesamtheit dar, die im Vergleich zur nicht-wandernden Bevölkerung überdurchschnittlich gesund sind. Der Logik folgend wagen in der Regel nur gesunde und jüngere Menschen den Schritt eines auf Dauer angelegten Fortzugs über eine Staatsgrenze, Ältere und Schwächere migrieren dagegen eher nicht (Kohls 2009). Im Falle der ökonomisch orientierten Arbeitsmigration ist dieser Effekt auch heute noch wirksam, beim Familiennachzug, der Aussiedlerzuwanderung sowie der Asyl- und Flüchtlingsmigration wird dieser Effekt dagegen von anderen Push- und Pull-Faktoren der Migration überlagert (Kohls 2008a).

6 Gesundheitliche Lage jugendlicher Migranten

Von 2003 bis 2006 hat das Robert Koch-Institut (RKI) im Auftrag des Bundesministeriums für Gesundheit (BMG) den Kinder- und Jugendgesundheitssurvey (KiGGS) durchgeführt. Das Ziel war es, erstmals umfassende und bundesweit repräsentative Informationen zur gesundheitlichen Lage von Kindern und Jugendlichen im Alter von 0 bis 17 Jahren zu erheben. Im Rahmen der Studie wurden Befragungen der Eltern sowie ab elf Jahren auch der Kinder selbst sowie intensive medizinische Untersuchungen (z. B. Blut- und Urinproben, Ernährung) vorgenommen. Insgesamt nahmen an der Studie 17 641 Kinder und Jugendliche, darunter etwa 25 % mit Migrationshintergrund, teil (RKI 2008a). Nachfolgend werden die wichtigsten Ergebnisse vorgestellt.

Es zeigte sich wiederum, dass Kinder und Jugendliche mit Migrationshintergrund zu einem höheren Ausmaß in sozial benachteiligten Lagen leben als Kinder und Jugendliche ohne Migrationshintergrund. Dies trifft insbesondere auf Kinder aus der Türkei, der ehemaligen Sowjetunion und aus arabisch-islamischen Ländern zu.

Der allgemeine Gesundheitszustand wird von 96 % der Eltern der 0- bis 10-jährigen Kinder ohne Migrationshintergrund als sehr gut bzw. gut eingeschätzt, ebenso von Eltern von Kindern mit einseitigem Migrationshintergrund (95 %). Mit 89 % ist dieser Anteil bei Kindern mit beidseitigem Migrationshintergrund ebenfalls hoch, liegt aber signifikant niedriger als den bei den anderen Gruppen. Vor allem Eltern aus der Türkei, der ehemaligen Sowjetunion und arabisch-islamischen Staaten schätzen den allgemeinen Gesundheitszustand ihrer Kinder vergleichsweise niedrig ein. Auch befragte Kinder und Jugendliche mit beidseitigem Migrationshintergrund schätzen ihre Gesundheit seltener als sehr gut oder gut ein (80 %) im Vergleich zu Kindern und Jugendlichen ohne (86 %) oder mit einseitigem Migrationshintergrund (86 %).

Der Anteil von Kindern und Jugendlichen ab elf Jahren, die in ihrer Freizeit körperlich aktiv sind, ist unter Mädchen mit beidseitigem Migrationshintergrund am geringsten. Jüngere Migranten treiben auch am seltensten Sport in oder außerhalb eines Vereins. Gleichzeitig ist der Anteil derjenigen, die täglich mindestens drei Stunden vor dem Fernseher und/oder Computer sitzen, unter Kindern und Jugendlichen mit beidseitigem Migrationshintergrund am höchsten. Besonders ausgeprägt ist der Fernsehkonsum bei Kindern und Jugendlichen aus der Türkei und den arabisch-muslimischen Ländern.

Insgesamt ist das Ernährungsverhalten bei Migranten ungünstiger als bei Nicht-Migranten, obwohl in einigen Aspekten günstigere Verhaltensweisen beobachtet werden können, wie z. B. beim Obstkonsum türkischer und russlanddeutscher Migranten. Das Vorhandensein einer längeren Aufenthaltsdauer bzw. die Zugehörigkeit zur zweiten Zuwanderergeneration begünstigen das Auftreten von Ernährungsmustern, die mit einem vermeintlich modernen Lebensstil in Zusammenhang stehen. So konsumieren insbesondere türkischstämmige Migrantenkinder vermehrt Softdrinks, Fast Food, Chips und Süßigkeiten.

Kinder und Jugendliche mit beidseitigem Migrationshintergrund waren auch häufiger von Übergewicht und Adipositas betroffen als Kinder mit einseitigem Migrationshintergrund, wobei am häufigsten Mädchen und Jungen aus der Türkei, Mädchen aus Mittel- und Südeuropa sowie Jungen aus Polen übergewichtig sind. Je länger die Aufenthaltsdauer der Familien in Deutschland, desto höher ist das Risiko, übergewichtig zu sein. Allerdings kristallisierte sich als erklärender Faktor ein kulturspezifisch geprägtes Körperbild heraus, wonach insbesondere Eltern mit beidseitigem Migrationshintergrund ihre Kinder eher als zu dünn erachten, selbst wenn sie normalgewichtig sind.

Bezogen auf ansteckende Kinderkrankheiten lässt sich kein eindeutiger Trend nachweisen. Masern haben Kinder mit beidseitigem Migrationshintergrund nach Angaben ihrer Eltern häufiger als Kinder ohne Migrationshintergrund. Bei Mumps, Röteln und Keuchhusten können jedoch keine Unterschiede festgestellt werden, Windpocken und Scharlach werden für Migrantenkinder jedoch deutlich seltener angegeben.

Hinsichtlich chronischer Erkrankungen zeigt sich, dass Kinder mit Migrationshintergrund häufiger von Anämie betroffen sind und zu einem höheren Anteil Merkmale psychischer Störungen aufweisen. Demgegenüber werden allergische Krankheiten für Migrantenkinder insgesamt seltener berichtet. Dieser Unterschied beruht dabei hauptsächlich auf der geringeren Prävalenz von Neurodermitis und allergischem Kontaktekzem, während die Unterschiede bei Heuschnupfen und Asthma nicht statistisch signifikant waren. Mit zunehmender Aufenthaltsdauer in Deutschland nimmt die Prävalenz aller allergischen Erkrankungen jedoch zu.

Früherkennungsuntersuchungen sowie Vorsorgemaßnahmen (z. B. Impfprävention) werden von Kindern und Jugendlichen mit beidseitigem Migrationshintergrund weniger in Anspruch genommen als dies bei Kindern und Jugendlichen ohne oder mit einseitigem Migrationshintergrund der Fall ist. Besonders selten besuchen Kinder und Jugendliche aus arabisch-islamischen Ländern, der ehemaligen SU sowie aus der Türkei die Vorsorgeuntersuchungen. In Deutschland geborene Kinder und Jugendliche mit Migrationshintergrund sind insbesondere in den jüngeren Altersgruppen nicht schlechter durchimpft als Gleichaltrige ohne Migrationshintergrund. Dagegen weisen nach der Geburt zugewanderte Kinder und Jugendlichen mit beidseitigem Migrationshintergrund schlechtere Impfungsraten als Kinder mit einseitigem Migrationshintergrund auf.

Die Analysen des RKI (2008 a) zeigen mit den KiGGS-Daten einen weniger verbreiteten Tabak- und Alkoholkonsum unter Jugendlichen mit beidseitigem Migrationshintergrund als unter Jugendlichen ohne Migrationshintergrund.

Ergebnisse der bereits oben angeführten Studie des Kriminologischen Forschungsinstituts Niedersachsen verdeutlichen, dass die Gewaltopferraten bei Jugendlichen nach unterschiedlichem Migrationshintergrund verschieden ausfallen. So wurden rund 22 % der Jugendlichen mit einem Migrationshintergrund aus Nordamerika sowie aus dem ehemaligen Jugoslawien/Albanien in den letzten zwölf Monaten vor der Befragung Opfer einer Gewalttat, hingegen nur 15 % der asiatischen Jugendlichen (Baier et al. 2009, S. 40). Bei einer Frage nach elterlicher Misshandlung in der Kindheit, wobei auch eine Differenzierung nach Geschlecht vorgenommen wird, zeigt sich, dass insbesondere männliche Jugendliche mit türkischem und afrikanischem Migrationshintergrund, erhöhte Risiken der Opferwerdung in der Kindheit haben (Baier et al. 2009, S. 55).

7 Zusammenfassung und Fazit

Kinder und Jugendliche mit Migrationshintergrund in Deutschland leiden seltener an Bronchitis, Allergien, Asthma, Magen-Darm-Infektionen und Mittelohrentzündungen und häufiger an Anämie, Tuberkulose, Karies und Übergewicht (RKI 2008 a, Knipper und Bilgin 2009). Auch psychosomatische und psychische Erkrankungen treten vergleichsweise häufig auf, wobei keine geschlechtsspezifischen Besonderheiten zu Tage treten. Die Ursachen dafür scheinen weniger migrations-, sondern eher milieuspezifisch zu sein. Die Lebensumstände der Kinder haben einen größeren Einfluss auf ihre Gesundheit als die alleinige Tatsache des Migrationshintergrunds. Dies wird besonders bei häufig auftretenden psychosomatischen und psychischen Erkrankungen deutlich: fehlende bzw. schwächere »psychosoziale Schutzfaktoren« (z.B. positives Familienklima, emotionale Stabilität, unterstützendes soziales Umfeld usw.) werden dafür als Ursache genannt.

In zahlreichen Untersuchungen konnte festgestellt werden, dass mit zunehmender Verweildauer in Deutschland eine stärkere Orientierung an der Aufnahmegesellschaft typisch ist, der mit einem Wandel von Lebensgewohnheiten, Gesundheitskonzepten und gesundheitsbezogenen Verhaltensweisen einhergeht.

Der Sozialstatus ist ein Faktor, der Unterschiede zwischen den Herkunftsgruppen mit bedingt, diese aber nicht hinreichend erklären kann. Zum einen zeigt sich unter Migranten ein teilweise weniger ausgeprägtes Schichtgefälle als unter Nicht-Migranten, zum anderen bestehen Gesundheitsnachteile bzw. -vorteile gegenüber Kindern und Jugendlichen ohne Migrationshintergrund auch bei Kontrolle des Schichteinflusses. Dies ist ein Hinweis darauf, dass migrationsbedingte und kulturspezifische Faktoren Krankheitsrisiken verstärken oder auch kompensieren können.

Insgesamt kann trotz bestehender sozialer Benachteiligung nicht von einer generell prekäreren gesundheitlichen Situation von Migrantenkindern und -jugendlichen (RKI 2008a) und speziell von Migrantenjungen gesprochen werden. Vermutlich sind zum Teil migrationsspezifische Protektivfaktoren wirksam, die Gesundheitsvorteile im Vergleich zu Kindern und Jugendlichen ohne Migrationshintergrund in ähnlicher sozialer Lage bringen. Aufgrund des vielfach bestätigten Zusammenhangs von niedrigem Sozialstatus und erhöhten Krankheitsrisiken sind längerfristig allerdings gesundheitliche Konsequenzen zu erwarten. Dies gilt insbesondere für Kinder und Jugendliche aus der Türkei, aber auch aus der ehemaligen SU und den arabisch-islamischen Ländern.

Um die gesundheitsbedingten Folgen eines vergleichsweise niedrigen Sozialstatus von Jungen und Mädchen mit Migrationshintergrund abzumildern, sind verschiedenen Maßnahmebündel von Initiativen bzw. der Intensivierung von Aktivitäten denkbar. Diese sollen vor allem die Veränderung ungünstiger Verhaltensmuster (Ernährungs-, Bewegungs-, Mundgesundheits- und Inanspruchnahmeverhalten) im Fokus haben, in den Bereich der Gesundheitserziehung fallen und Wissen über bestehende Angebote der gesundheitlichen Versorgung sowie über gesundheitsgefährdende Verhaltensfolgen bzw. die Kompetenzen eines gesundheitsbewussten Verhaltens vermitteln.

Hierbei erscheint die Verbesserung von Informationen zu Vorsorgemaßnahmen und Früherkennungsuntersuchungen über eventuelle sprachliche Barrieren hinweg sowie das aktive Angebot von Vorsorgeuntersuchungen und Impfungen insbesondere für neu bzw. selbst zugewanderte Kinder und Jugendliche ein wichtiger Ansatzpunkt.

Literatur

Aparicio M-L, Döring A, Mielck A, Holle R (2005) Unterschiede zwischen Aussiedlern und der übrigen deutschen Bevölkerung bezüglich Gesundheit, Gesundheitsversorgung und Gesundheitsverhalten: eine vergleichende Analyse anhand des KORA-Surveys 2000. Sozial- und Präventivmedizin 50(2): 107–118.

Bundesamt für Migration und Flüchtlinge (BAMF) (2010) Migrationsbericht 2008 des Bundesamtes für Migration und Flüchtlinge im Auftrag der Bundesregierung. Nürnberg: Bundesamt für Migration und Flüchtlinge.

Babka von Gostomski C (2010) Fortschritte der Integration. Zur Situation der fünf größten in Deutschland lebenden Ausländergruppen. Im Auftrag des Bundesministeriums des Innern. Forschungsbericht 8. Nürnberg: Bundesamt für Migration und Flüchtlinge.

Baier D, Pfeiffer C, Rabold S, Simonson J, Rabold R (2009) Kinder und Jugendliche als Täter und

Opfer von Gewalt. Erster Forschungsbericht zum gemeinsamen Forschungsprojekt des Bundesministeriums des Innern und des KFN. Hannover: Kriminologisches Forschungsinstitut Niedersachsen.

Baier D, Pfeiffer C, Rabold S, Simonson J, Kappes C (2010) Kinder und Jugendliche in Deutschland: Gewalterfahrungen, Integration, Medienkonsum. Zweiter Bericht zum gemeinsamen Forschungsprojekt des Bundesministeriums des Innern und des KFN. Hannover: Kriminologisches Forschungsinstitut Niedersachsen.

Höhne A, Schubert M (2007) Vom Healthy-Migrant-Effekt zur gesundheitsbedingten Frühberentung. Erwerbsminderungsrenten bei Migranten in Deutschland. DRV-Schriften 55: 103–126.

Karatepe H (2010) Gesundheit von männlichen Migranten. In: Prömer H, Jansen MM, Ruffing A, Nagel H (Hrsg.) Was macht Migration mit Männlichkeit? Kontexte und Erfahrungen zur Bildung und Sozialen Arbeit mit Migranten. Opladen: Verlag Barbara Budrich.

Knipper M, Bilgin Y (2009) Migration und Gesundheit. Sankt Augustin, Berlin: Konrad Adenauer Stiftung e. V.

Kohls M (2008a) Erfassungsfehler, Healthy-Migrant-Effect und andere Schwierigkeiten bei der Analyse der Mortalität von Migranten – Eine Bestandsaufnahme. Working Paper 15. Nürnberg: Bundesamt für Migration und Flüchtlinge.

Kohls M (2008b) Leben Migranten wirklich länger? Eine empirische Analyse der Mortalität von Migranten in Deutschland. Working Paper 16. Nürnberg: Bundesamt für Migration und Flüchtlinge.

Kohls M (2009) Einfluss von Auswahlprozessen auf die Sterblichkeit verschiedener Zuwanderergruppen in Deutschland. DRV-Schriften 55: 153–175.

Kohls M (2010) Die Nachfrage und das Angebot von Pflegeleistungen bei Migranten – Erheblicher Forschungsbedarf, aber nur wenig überregionale Datengrundlagen. In: Die Beauftragte der Bundesregierung für Migration, Flüchtlinge und Integration (Hrsg.) Migrationssensible Datenerhebung für die Gesundheits- und Pflegeberichterstattung, Berlin: Die Beauftragte der Bundesregierung für Migration, Flüchtlinge und Integration, S. 119–131.

Korporal J (1990) Zur gesundheitlichen Situation der ausländischen Bevölkerung in der Bundesrepublik. Psychomed 2: 11–16.

Lampert T (2010) Soziale Determinanten des Tabakkonsums bei Erwachsenen in Deutschland. Bundesgesundheitsblatt 53(2): 108–116.

Razum O, Rohrmann S (2002) Der Healthy-Migrant-Effekt: Bedeutung von Auswahlprozessen bei der Migration und Late-entry-bias. Gesundheitswesen 64: 82–88.

Robert Koch-Institut (RKI) (2008a) Kinder- und Jugendgesundheitssurvey (KiGGS) 2003–2006: Kinder und Jugendliche mit Migrationshintergrund in Deutschland. Berlin: Robert Koch-Institut.

Robert Koch-Institut (RKI) (2008b) Schwerpunktbericht: Migration und Gesundheit. Berlin: Robert Koch-Institut.

Rühl S (2009) Grunddaten der Zuwandererbevölkerung in Deutschland. Working Paper 27. Aus der Reihe »Integrationsreport«, Teil 6. Nürnberg: Bundesamt für Migration und Flüchtlinge.

Schenk L (2002) Migrantenspezifische Teilnahmebarrieren und Zugangsmöglichkeiten im Kinder- und Jugendgesundheitssurvey. Gesundheitswesen 64(S1): 59–68.

Siegert M (2008) Schulische Bildung von Migranten in Deutschland. Working Paper 13. Aus der Reihe »Integrationsreport«, Teil 1. Nürnberg: Bundesamt für Migration und Flüchtlinge.

Siegert M (2009) Berufliche und akademische Ausbildung von Migranten in Deutschland. Working Paper 22. Aus der Reihe »Integrationsreport«, Teil 5. Nürnberg: Bundesamt für Migration und Flüchtlinge.

Statistisches Bundesamt (2010) Bevölkerung und Erwerbstätigkeit. Bevölkerung mit Migrationshintergrund – Ergebnisse des Mikrozensus 2009. Fachserie 1 Reihe 2.2. Wiesbaden: Statistisches Bundesamt.

Weber I, Abel M, Altenhofen L, Bächer C, Berghof B, Bergmann K-E, Flatten G, Klein D, Micheelis W, Müller P-J (1990) Zur gesundheitlichen Lage der ausländischen Bevölkerung in der Bundesrepublik Deutschland: Erste Erkenntnisse. In: Projektgruppe Prioritäre Gesundheitsziele (Hrsg.): Dringliche Gesundheitsprobleme der Bevölkerung in der Bundesrepublik Deutschland, Baden-Baden: Nomos, S. 577–601.

Wollert F, Kröhnert S, Sippel L, Klingholz R (2009) Ungenutzte Potenziale. Zur Lage der Integration in Deutschland. Berlin: Berlin-Institut für Bevölkerung und Entwicklung.

Zeeb H, Braune B-T, Vollmer W, Cremer D, Krämer A (2004) Gesundheitliche Lage und Gesundheitsversorgung von erwachsenen Migranten – ein Survey bei der Schuleingangsuntersuchung. Gesundheitswesen 66: 76–84.

7 Gesundheitsbildung/-erziehung

7.1 Mit oder ohne Geschlecht? Jungenbezogene Gesundheitsbildung und -erziehung in Kindertageseinrichtungen

Gunter Neubauer

Mit der Aufnahme in eine Kindertageseinrichtung[1] – im Folgenden kurz: Kita – ist für Jungen wie für Mädchen der Übergang aus dem familiären Kontext in den Elementarbereich der öffentlichen Erziehung vollzogen. Dieser Übergang, verbunden mit Ablösung, Öffnung und Neu-Orientierung sowie Integration, wird unterschiedlich wahrgenommen. Teils gelten hier Jungen als »schwieriger«, teils Mädchen; viele Eltern und Fachkräfte sehen keine geschlechterbezogenen Unterschiede. Der frühe Übergang in die öffentliche Erziehung ist eine gesellschaftlich-kulturell bedeutsame Sozialisationserfahrung, der mittlerweile fast alle Kinder unterliegen. Kindertageseinrichtungen sind ein Teil der Kinder- und Jugendhilfe (vgl. § 22, § 22a und § 24 KJHG/SGB VIII), die heute als eigenständiger Erziehungsbereich neben Familie, Schule und Berufsausbildung gilt. Das deutsche Kinder- und Jugendhilfegesetz konzipiert öffentliche Erziehung allerdings nicht als Ersatz für die Erziehungsleistung in der Familie, sondern vielmehr als Ergänzung und Unterstützung der als prioritär vorgestellten familiären Erziehung. Im Gegensatz zur Schule gilt die Kita deshalb noch immer als »familienergänzende« Einrichtung. Vor diesem Hintergrund wird deutlich, dass in Kitas der Zusammenarbeit mit Eltern – heute in der Regel als »Erziehungspartnerschaft« definiert und konzipiert – ein hoher Stellenwert zukommt. Das gilt auch für Fragen der Gesundheitsbildung und -erziehung im Austausch zwischen Kitas und Eltern.

Für Kindertageseinrichtungen formuliert das Kinder- und Jugendhilfegesetz keine eigene gesundheitsbezogene Zielbestimmung. Überhaupt sieht es gesundheitliche Bildung explizit nur für den Bereich der Jugendarbeit vor, also im Sinn einer außerschulischen Jugendbildung – vgl. § 11(3) 1. KJHG. In einem allgemeinen Sinn formuliert das Gesetz allerdings die Wahrung des Kindeswohls gerade auch im Sinn gesundheitlicher Vorsorge und medizinischer Betreuung als Voraussetzung für die Erteilung einer Betriebserlaubnis für Einrichtungen – vgl. § 45(2) 2. KJHG. Für Träger und Einrichtungen der Kinder- und Jugendhilfe formuliert § 8a KJHG außerdem einen Schutzauftrag bei Kindeswohlgefährdung. Bei Bekanntwerden sind diese zu einer Abschätzung des Gefährdungsrisikos im Zusammenwirken mit »in-

---

[1] Oberbegriff für: Kindergarten, -hort, Ganztageseinrichtungen, Kinderkrippe usw.

soweit erfahrenen« Fachkräften verpflichtet sowie dazu, Personensorgeberechtigte und das betroffene Kind einzubeziehen, Hilfen anzubieten bzw. auf die Inanspruchnahme von Hilfen hinwirken. Gegebenenfalls ist auch das zuständige Jugendamt zu informieren. Hier wäre kritisch zu reflektieren, inwieweit das Bild, dass Jungen mehr aushalten, verkraften oder wegstecken können, Handlungsimpulse abschwächt.

Darüber hinaus können die allgemeinen Bestimmungen des § 1 KJHG auch in einem gesundheitsbezogenen Sinn gedeutet werden. Genannt werden hier

- das Recht auf Förderung der Entwicklung und auf Erziehung zu einer eigenverantwortlichen und gemeinschaftsfähigen Persönlichkeit – Abs. (1),
- die Förderung der individuellen und sozialen Entwicklung unter Vermeidung und Abbau von Benachteiligungen – Abs. (3) 1,
- die Beratung und Unterstützung von Eltern und anderen Erziehungsberechtigten bei der Erziehung – Abs. (3) 2,
- den Schutz von Kindern vor Gefahren für ihr Wohl – Abs. (3) 3,
- die Aufgabe, zu positiven Lebensbedingungen für junge Menschen und ihre Familien beizutragen sowie eine kinder- und familienfreundliche Umwelt zu erhalten oder zu schaffen – Abs. (3) 4.

Mit der hier vertretenen ganzheitlichen Sicht lassen sich gesundheitliche Aspekte von Entwicklung und Erziehung eigentlich gut »einhängen«. § 9 Abs. 3 KJHG fordert weiter dazu auf, bei der Ausgestaltung der Leistungen und der Erfüllung der Aufgaben »die unterschiedlichen Lebenslagen von Mädchen und Jungen zu berücksichtigen, Benachteiligungen abzubauen und die Gleichberechtigung von Mädchen und Jungen zu fördern.« Auch daraus lässt sich ein grundsätzlicher Auftrag für Kitas ableiten, mit der gegebenenfalls unterschiedlichen oder eigenen gesundheitlichen Situation von Jungen fachlich umzugehen.

1 Unterentwickelte Gesundheitsperspektive

Insgesamt ist ein geschlechtsbezogener pädagogischer Blick in Kitas allerdings noch wenig entwickelt und kaum fachlich fundiert. So bemängelt etwa der Orientierungsplan für Bildung und Erziehung für Kindertageseinrichtungen in Baden-Württemberg eine häufig geschlechtsneutrale Wahrnehmung von Kindern gegenüber der Tatsache, dass diese »ihre Geschlechtsidentität mehr oder wenig stark ausgeprägt bereits in den Kindergarten mit(bringen)« (vorläufige Fassung 2009, 35). Diese Vorhaltung gilt wohl gleichermaßen für die Fachkräfte – vor allem Erzieherinnen – wie für die Eltern bzw. die Mütter. Im Familienalltag sind letztere ja noch überwiegend mit der Organisation der Kita-Betreuung befasst. In der Praxis wird zwar oft über Jungen »geklagt« – meistens jedoch ohne daraus die Notwendigkeit weitergehender geschlechterpädagogischer Zugänge abzuleiten. Eine verbreitete Vorstellung ist es, dass Kinder »in diesem Alter« noch nicht so sehr als Jungen oder Mädchen behandelt werden sollten. Das widerspricht allerdings alterstypisch-geschlechterbezogenen Entwicklungsaufgaben, die nicht unwesentlich soziokulturell geprägt sind, wie den entwicklungspsychologischen Normalverläufen.

Mit dem Übergang in die Kita erleben Eltern bzw. Mütter deshalb oft eine geschlechterbezogene Irritation. Während Geschlechtlichkeit im Alter bis zu drei Jahren eine in der Regel noch eher geringere Rolle spielt, ruft der Kita-Besuch in Verbindung mit dem intensiveren Kontakt zu gleichaltrigen und insbesondere etwas älteren Jungen eine häufig starke Geschlechterdynamik hervor (als Teil der sog. »Gleichaltrigenerziehung«). Früher oder später experimentieren die meisten Jungen intensiver mit Männlichkeitsattributen und -segmenten, sie grenzen sich von »weiblich« konnotierten Aktivitäten ab, gesellen sich in geschlechtshomogenen Spielgruppen usw. Für eine »gesunde« Entwicklung wäre es wichtig, diese Männlichkeitsexperimente als entwicklungspsychologische Notwendigkeit zu verstehen, die keinesfalls zu unterdrücken ist, sondern *mit der* (und nicht gegen die) zu arbeiten ist. Eine Konsequenz daraus wäre nicht zuletzt ein geschlechterpädagogisches Konzept für die jeweilige Kita.

In solche Konzepte sollten gesundheitliche Belange von Jungen (und Mädchen) aufgenommen werden. Das wird dadurch erschwert, dass die einschlägigen Ergebnisse aus Gesundheitsberichterstattung und Datenerhebungen (beim RKI z. B. die KiGGS-Studie zur Gesundheit von Kindern und Jugendlichen in Deutschland – vgl. www.kiggs.de, oder EsKiMo – »Ernährungsstudie als KiGGS-Modul«) bislang nicht eigens in ihrer Relevanz für den Elementarbereich, d. h. unter besonderer Berücksichtigung des Alters hauptsächlich zwischen drei und sechs Jahren, aufgearbeitet wurden. Das führt mit dazu, dass sich Gesundheitsförderung in Kitas zumeist auf die »üblichen« Präventionsthemen, namentlich Ernährung und Bewegung beschränkt. Diese Zugänge sind nicht verkehrt, aber eben doch nur ein Ausschnitt. Darüber hinaus bieten KiGGS und EsKiMo »nur« eine große Zahl von Vergleichsdaten zwischen Jungen und Mädchen (häufig für das Grundschul- und Jugendalter spezifiziert), kaum jedoch eine geschlechterbezogene Exploration dieser Daten:

»Jungen essen mehr Fastfood als Mädchen: Erste Ergebnisse der EsKiMo-Studie vorgestellt«

Bei den 6- bis 11-Jährigen überschreiten mehr Jungen (73 %) als Mädchen (64 %) die Verzehrsempfehlung für Fleisch, Fleischwaren und Wurst. Bei den 6- bis 11-Jährigen erreichen nur 33 % der Mädchen und 27 % der Jungen die Verzehrsempfehlung für Obst und Gemüse (Quelle: EsKiMo).

2 Jungen-Gesundheitsthemen

Seit den ersten PISA-Studien (»Programme for International Student Assessment« – internationale Schulleistungsuntersuchungen der OECD) kann als allgemein bekannt vorausgesetzt werden, dass Lesekompetenz und Lesemotivation von Jungen im Durchschnitt geringer sind als die der Mädchen. Die Voraussetzungen im Elementarbereich sind zwar noch nicht hinlänglich geklärt, trotzdem werden vielerorts Forderungen erhoben, mit jungenbezogener Sprach- und Leseförderung nicht erst in der Grundschule, sondern frühzeitig gerade auch im Elementarbereich zu beginnen. Diesen Bedarf formulieren nicht zuletzt Eltern, die den Bildungserfolg ihrer Jungen nicht gefährdet sehen wollen. Allerdings sind Programme der Sprach- und Leseförderung für die Kindergarten- und Vorschulzeit bislang kaum geschlechterbezogen qualifiziert.

Ein weiteres Problem, das stärker bei Jungen lokalisiert wird, ist die *Aufmerksamkeitsdefizit-/Hyperaktivitätsstörung* (ADS und ADHS). Während die einen entsprechende Störungsbilder als Modekrankheit, gesellschaftliches Konstrukt oder Normvariante betrachten, halten andere ADS und ADHS für ein gerade im Kita-Alter noch unterschätztes Problem. Wer sich nicht konstruktiv an Gruppenspielen beteiligt, Gruppenangebote als Überforderung erlebt oder sich allgemein schwer in Gruppen integriert, gerät dann schon in den Verdacht, ein »ADHS-Kind« zu sein. Wir können diese Kontroverse und diejenige um die richtige »Behandlung« (Ritalin-Problematik, Vernachlässigung multimodaler Therapien usw.) hier nicht austragen. Dass die betreffenden Eltern (und Fachkräfte) Hilfe suchen und Unterstützung brauchen, ist verständlich. Zugleich sollten jedoch soziale Faktoren wie eine veränderte Kindheit oder höhere Ansprüche in Bezug auf Leistung und Funktionieren mitbedacht werden. Vielleicht verkörpern »aufmerksamkeitsgestörte« und »hyperaktive« Jungen auch eine gewisse Normalität kindlichen Verhaltens, das von Institutionen und Akteuren der öffentlichen Erziehung zunehmend als Problem oder Krankheit definiert – und damit ausgegrenzt wird? Problem und behandlungsbedürftig in diesem Sinne wären dann nicht (allein) die Jungen, sondern die Erwachsenen und ihre Einrichtungen, welche einseitige Aufmerksamkeitsleistungen und eine weitgehende Suppression von Bewegungsimpulsen abverlangen. Eine ähnliche Vorsicht wäre etwa auch im Umgang mit dem Asperger-Syndrom angezeigt, von dem Jungen wiederum deutlich häufiger betroffen sind als Mädchen.

Neben Lesekompetenz und der Aufmerksamkeitsdefizit-/Hyperaktivitätsstörung ist der Bereich der *motorischen Entwicklung* ein drittes wichtiges Thema in der frühen Förderung von Jungen im Kontext des Elementarbereichs. Eine verbreitete Faustformel lautet, dass Jungen mehr großmotorische Kompetenzen ausbilden, während fein- und graphomotorische Kompetenzen eher eigens gefördert werden müssen. Jungen erzielen im Durchschnitt bessere Leistungen bei Aufgaben, bei denen es auf Krafteinsatz und Schnellkraft ankommt, Mädchen dagegen bei Aufgaben, bei denen es auf Gleichgewicht und Körperkoordination ankommt.

Psychomotorische Defizite und Entwicklungsverzögerungen, die im Rahmen der Entwicklungsbeobachtung in Kitas auffallen, werden dann häufig in der Konsultation von externen Fachkräften aus den Bereichen Logopädie, Ergotherapie und Motopädie bearbeitet. Solche Fragestellungen sind natürlich auch Gegenstand der gesetzlichen Vorsorgeuntersuchungen für Kinder. Kitas haben hier die Aufgabe, Eltern auf die sog. »U-Untersuchungen« aufmerksam zu machen und gegebenenfalls eigene Gesundheits- und Entwicklungs-Beobachtungen zur Verfügung zu stellen. Im Alter zwischen zwei und sechs Jahren betrifft das die U7 (21.–24. Monat), die U7a (34.–36. Monat), die U8 (46.–48. Monat) und die U9 (60.–64. Monat). Immer geht es dabei um die körperlich, kognitiv und sozial gesunde Entwicklung – mit dem Ziel, bei Auffälligkeiten oder Entwicklungsstörungen rechtzeitig intervenieren zu können. Im Vordergrund steht ein eher individualisierender Blick mit Abgleich zur angenommenen Normalentwicklung ohne explizite Geschlechterbezüge. Im Sinn einer Jungenförderung sollte sich die Perspektive von Kitas dagegen mehr auf die gute und gesunde Entwicklung insgesamt richten. Einen Anlass bieten Aufnahme-, Entwicklungs- und Elterngespräche sowie Angebote der Elternbildung und -beratung (Elternabende, Vorträge usw.), für die gegebenenfalls auch gesundheitskompetente externe Fachleute einzubeziehen wären.

Die Perspektive auf das Gesunde und Gelingende ist nicht immer einfach, denn nicht nur im medizinischen, sondern auch im pädagogischen Bereich ist die Konzentration auf das Problem allgegenwärtig. In Bezug auf Jungen handelt es sich um teils berechtigte, teils aber auch übertriebene Sorgen. Eltern von kleinen Jungen fragen sich oft: »Ist alles dran? Stimmt alles? Ist es ein richtiger Junge?« In der weiteren Entwicklung entstehen nicht selten (und wohl eher bei Müttern) gleichsam »mythisch« aufgeladene Ängste: »Ist bzw. wird er vielleicht schwul?« (wenn der Junge sich nicht »wie ein Junge« verhält, lieber mit Puppen und Mädchen spielt, auf die falsche Farbe steht usw.) »Ist bzw. wird er vielleicht ein Macho?« (wenn der Junge sich zu sehr »wie ein Junge« verhält, mit Potenz und Virilität spielt, sich mackerhaft verhält, sich vom »Weiblichen« abgrenzt usw.) »Hat er vielleicht ein Gewalt-Problem?« (wenn der Junge Auseinandersetzungen immer wieder auch körperlich ausagiert, sich für Kämpfen und Waffen, für Kriegsspielzeug oder mediale Kriegsspiele interessiert usw.)

3 Jungen-Gesundheitsbezüge

Umgekehrt gibt es natürlich auch Eltern, die sehr sorglos und unachtsam mit diesen Entwicklungsthemen von Jungen umgehen. Elternbildung in Kitas sollte solche Fragen und Themen aufnehmen, Eltern ein Forum zur Auseinandersetzung eröffnen und dabei eine fachlich fundierte, geschlechterbezogen qualifizierte Orientierung anbieten. Gerade hinsichtlich der Entwicklung von Jungen gibt es große Unsicherheiten – nicht zuletzt wenn es um körperbetontes Konfliktverhalten oder um sexuelle Lebensäußerungen geht. Solche Irritationen lassen sich vielleicht vor dem Hintergrund verstehen, dass Normalitätsvorstellungen immer noch vom Konzept des »friedlichen Kindes« und der »Latenzphase« bestimmt werden. Sexualität passt dann nicht zum Bild des »normalen« Kindes oder Jungen. Ein Beispiel:

»Hallöchen, in unserer Kita gibt es einen 5-jährigen Jungen, der nicht mit Mädchen im näheren Kontakt ohne direkte Aufsicht spielen kann. Die Kinder fassen sich nicht an den Genitalien oder sonstiges wie Beobachtungen sagen lassen, aber dennoch wenn sie allein ›Doktor‹ spielen und er ein anderes Mädchen abhört bekommt dieser kleine Junge schon die sogenannte ›Errektion‹ woraus oder woran lässt sich das erklären/definieren? ist dies eine störung? rät man den eltern einen arzt aufzusuchen? oder was sollte man eurer meinung nach tun?« (Quelle: www.netmoms.de)

Als Symbol männlicher Sexualität erfährt insbesondere der Penis von klein auf eine hohe familiäre und öffentliche Aufmerksamkeit, seine volkstümlichen Bezeichnungen sind Legion. In den entsprechenden Diskursen geht es um seine Größe und Gestalt, ums Pinkeln im Sitzen oder Stehen, die Frage der Penispflege oder gar der Penismanipulation zur »Vorbeugung« einer Phimose. Auch solche Themen finden einen vielfältigen medialen Niederschlag: »Wenn es um die Pflege des Penis geht, sind sich vor allem Mütter oft unsicher. Muss man auch unter der Vorhaut reinigen?« (Quelle: www.eltern.de/kleinkind/gesundheit/Penis-pflege.html). In der Elternbildung und -beratung kommt daneben oft eine Angst vor Homosexualität auch schon bei kleinen Jungen zur Sprache – wenn Jungen sich nicht wie typische bzw. »richtige« Jungen verhalten und zu viel mit Mädchen und weiblich konnotierten Spielsachen spielen.

Das alles sind Themen für eine gesundheitsbezogene Elternbildung wie auch für die teaminterne Auseinandersetzung. Beides sollte darüber hinaus noch weitere Themen aufnehmen – wie etwa

- »männliche« Körpersozialisation, Ausbildung von Körperwahrnehmung und Körperbewusstsein bei Jungen,
- Bewegung in realen und virtuellen Räumen, Raumaneignung und Medienkompetenz von Jungen,
- den Zusammenhang von größeren Streifräumen und höherer Risikoexposition,
- jungenbezogene Verkehrserziehung und Prävention von Unfällen,
- Gewalterfahrung von Jungen; Grenzüberschreitungen, Übergriffe und sexueller Missbrauch an Jungen.

Für eine pädagogische und gesundheitsfördernde Bearbeitung eignen sich auch geschlechterbezogene oder geschlechtshomogene Projekte »nur« mit Jungen. In der Regel bearbeitet eine Gesundheitsförderung im Kita-Bereich allerdings fast ausschließlich die Zugänge Bewegung und Ernährung, und das meistens in einem koedukativen Kontext. Um der Gefahr vorzubeugen, dass Jungen Gesundheitsbildung und Gesundheitsbotschaften vor allem »weiblich« konnotieren, wäre dabei auch dafür Sorge zu tragen, dass Gesundheitsverhalten auch »männlich« erlebt und verstanden werden kann. Die Einbeziehung von Vätern und von männlichen Fachkräften mit ihrer »männlichen« Sorge kann hier hilfreich sein; es ist aber doch recht fraglich, ob Jungen »gesünder« oder »besser« aufwachsen würden, wenn sie in der Kindheit mehr im Kontakt mit Männern wären (vgl. Krebs und Neubauer 2010). Zuvor müssten jedenfalls die bestehenden Programme geschlechterbezogen qualifiziert werden. Ein paar Beispiele:

- Die Strategie der Bundesregierung zur Förderung der Kindergesundheit (Bundesministerium für Gesundheit 2008) kommt ohne Geschlechterbezüge aus.
- Die Handreichung »Gesund aufwachsen in Baden-Württemberg« für Kindertageseinrichtungen (Landesgesundheitsamt Baden-Württemberg 2008) bietet eine soziallagenbezogene und integrative Perspektive mit den Schwerpunkten Ernährung und Bewegung – ohne Geschlechterbezüge.
- Im Fachkräfteportal der Kinder- und Jugendhilfe, das von AGJ und IJAB unterhalten wird, findet sich ein Online-Kurs zum Thema »Gesunde Ernährung in Kindertagesstätten« – ohne Geschlechterbezüge. www.jugendhilfeportal.de/wai1/showcontent.asp?ThemaID=6170
- »TigerKids – Kindergarten aktiv« ist ein bundesweites Programm zur Bewegungs- und Ernährungserziehung sowie zur Adipositasprävention in derzeit etwa 4 000 Kitas – ohne Geschlechterbezüge. www.tigerkids.de
- Das Programm »Komm mit in das gesunde Boot – Kindergarten« thematisiert Bewegung und Ernährung – ohne Geschlechterbezüge. www.gesunde-kinder-bw.de

Der Normalfall ist also, dass sich Gesundheitsförderung in Kitas allgemein an Kinder, nicht an Jungen und Mädchen wendet bzw. die fachlich gebotene Perspektive der Geschlechterdifferenzierung nicht angemessen integriert. Das gilt auch mit wenigen Ausnahmen (Schaffer 2009) für die Literatur. In den seltenen Fällen, bei denen Jungen eigens angesprochen werden, entsteht manchmal dagegen ein eigentümliches Bild von Jungesein – wie das folgende Beispiel aus einer Beschreibung von Fortbildungsangeboten zeigt:

»Vor allem ›kleine Männer‹ stehen im Fokus von Qualifizierungsangeboten für Erzieherinnen und Erzieher (…). Themen wie ›Motorische Förderung der Jungen – Jungen in der Sporthalle‹; ›Toben, Raufen, Kräfte messen – Spiele für starke Jungs‹; ›Sich zusammenraufen – soziales Lernen durch Kampfesspiele‹, ›Jungen im Kindergarten: Dynamik – Grenzen – Förderung‹; ›Jungen gewinnen – wie Jungs zu interessieren sind‹ oder ›Jungen machen Probleme – was Jungen brauchen, um sozial zu sein‹ werden regelmäßig angeboten und gut angenommen« (Quelle: Landesvereinigung für Gesundheitsförderung in Schleswig-Holstein).

Hier wird eine Neigung zu Konkurrenz, Stärke und körperlicher Auseinandersetzung oder die Vorliebe für bestimmte Spiele und Spielbereiche aufgeführt. Bei solchen »Diagnosen« wäre darauf zu achten, dass nicht neue Stereotype produziert werden. Denn Jungen sind erstens keine kleinen Männer, sondern Jungen; für sie ist sicher nicht nur Stärke, Raufen und (Groß-)Motorik wichtig, sondern vieles andere auch; und viele Jungen machen gar keine *großen* Probleme, und »problematische« Jungen machen schon gar nicht *immer* Probleme. Die Vielfalt von Jungen und Jungesein darf also nicht außer Acht gelassen werden.

Eine primäre Voraussetzung für jungenbezogene Gesundheitsförderung in Kitas (in einem weiteren Sinn) ist also eine geschlechterpädagogische Grundorientierung, die um die Fallen und Untiefen von Geschlechterdiskursen weiß. Für die praktische Umsetzung gibt es inzwischen einige aktuelle Titel (Neuber 2009; Reinhardt 2010; Riederle 2009). Wenn Jungenthemen (und Mädchenthemen) kompetent eingebaut werden, entsteht ein Mehrwert – für Jungen, für Eltern und für die jeweiligen Einrichtungen. Jungenbezogene präventive Strategien sollten sich dabei an der Ausbildung von Risikokompetenz (und nicht Risikovermeidung) und am Balanceprinzip (Winter und Neubauer 2001) orientieren. Insofern gelingende Bildung immer Selbstbildung und freiwillig ist, bedeutet das, dass Gesundheitsförderung mit Jungen in Kitas diesen ihre eigene Impulse und das, woran sie Lust und Interesse haben, nicht »wegnehmen« darf. Gesundheitsförderung mit Jungen in Kitas bedeutet dann, dafür zu sorgen, dass es Jungen gut geht.

Literatur

Bundesministerium für Gesundheit (2008) Strategie der Bundesregierung zur Förderung der Kindergesundheit. Berlin (www.bundesgesundheitsministerium.de/uploads/publications/BMG-G-07051-Strategie-Kindergesundheit.pdf).

Krebs A, Neubauer G (2010) Männer für erzieherische Berufe gewinnen: Perspektiven definieren und umsetzen. Impulse und Anregungen für eine größere Vielfalt in Tageseinrichtungen für Kinder. Hrsg.: Baden-Württemberg Stiftung. Stuttgart. (www.bwstiftung.de/uploads/tx_ffbwspub/Maenner_Erzieherberufe_Broschuere_04.pdf).

Landesgesundheitsamt Baden-Württemberg (Hrsg.) (2010) Gesund aufwachsen in Baden-Württemberg. Gesundheitsförderung mit allen in Kindertageseinrichtungen. Stuttgart (www.gesundheitsamt-bw.de/oegd/Netzwerke/Gesund-aufwachsen-in-BW/Documents/Gesund%20aufwachsen%20in%20BW%20Band%20II.pdf)

Neubauer G (in Vorbereitung) Gleichstellung beginnt im Kindergarten! Eine Arbeitshilfe zur Umsetzung von Gender Mainstreaming in Kindertageseinrichtungen. Hrsg.: Ministerium für Arbeit und Sozialordnung, Familien und Senioren Baden-Württemberg. Stuttgart.

Neuber N (2009) Supermann kann Seilchen springen. Bewegung, Spiel und Sport mit Jungen. Dortmund: Borgmann Media.

Reinhardt A (2010) Jungs machen Kunst: Originelle Kunst-Projekte, die auch echte Kerle motivieren. Mülheim: Verlag An der Ruhr.

Riederle Josef (2009) Kampfesspiele – machen Spaß und unterstützen Jungen in ihrer persönlichen Entwicklung. Hrsg.: Gewalt Akademie Villigst.

Rohrmann T (2003) Starke Jungen – schöne Mädchen? Gesundheitsförderung von Kindern. Unv. Mskr. (www.wechselspiel-online.de/literatur/Texte_TR/2003%20Rohrmann%20Jungen%20M%E4dchen.pdf)

Rohrmann T (2001) Gesundheitsförderung von Jungen in Kindertagesstätten. In: Impulse, Newsletter zur Gesundheitsförderung 30(3): 3.

Rohrmann T, Thoma P (1998) Jungen in Kindertagesstätten. Ein Handbuch zur geschlechtsbezogenen Pädagogik. Freiburg: Lambertus.

Schaffer C-M (2009) Gender in der Gesundheitsförderung. Gendersensible Gesundheitsförderung im Setting Schule und Kindergarten im Europäischen Raum. Saarbrücken: VDM.

Wagner N, Kirch W (2006) Gesundheitsförderung im Vorschulalter. In: Prävention und Gesundheitsförderung 1: 33–39.

Winter R, Neubauer G (2001) Dies und Das! Das Variablenmodell »balanciertes Junge- und Mannsein« als Grundlage für die pädagogische Arbeit mit Jungen und Männern. Tübingen (www.sowit.de/informationen/winter-neubauer.dies%20und%20das..pdf).

7.2 »Das Frühstück fällt bei mir zu Hause aus!« Jungengesundheitserziehung in Schulen

Uli Boldt

Gesundheitsfragen stehen nicht auf der Top Ten der Themen, die Jugendliche besonders interessieren. Sport, Modetrends, Neue Medien, Sexualität und Drogen gelten eher als Sachgebiete, mit denen sich Jungen und Mädchen beschäftigen. Nicht nur im Leben der Mädchen, sondern auch im Leben der Jungen hat die Bedeutung des Körpers als Darstellungsfläche zugenommen. Dabei werden gesundheitliche Risiken wie psychosomatische Erkrankungen oder Sucht- und Gewaltverhalten häufig von Jungen in Kauf genommen bzw. als Expression von (vermeintlicher) Männlichkeit praktiziert. Zugleich leidet ein Teil der Jungen unter Fettleibigkeit, die häufig eine Folge mangelhaften Ernährungsverhaltens und fehlender Bewegung darstellt. Einzelne Elternhäuser setzen sich mit Ernährungs- und Gesundheitsfragen auseinander. Ein großer Teil der Mütter und Väter ist aber mit dieser wichtigen Erziehungsfrage überfordert. Dem öffentlichen Erziehungsbereich fällt somit die Aufgabe zu, sich neben allen anderen bedeutsamen Fragestellungen auch mit der Frage der Gesundheitserziehung zu beschäftigen.

1 »Was soll ich denn noch alles machen?«

Schnack und Neutzling (1990) haben schon vor 20 Jahren auf einzelne Fakten zur »seelischen und körperlichen Gesundheit von Jungen« hingewiesen. Statistiken der beiden Autoren belegen, dass Jungen häufiger als Mädchen körperlich und psychisch erkranken als Mädchen. Alltagsbeobachtungen in Schulen lassen den Schluss zu, dass sich daran bis heute wenig geändert hat. Viele Jungen sind übergewichtig. Ein großer Teil der Jungen schafft es nicht, einfache körperliche Übungen wie »Rückwarts laufen« oder »Hinken auf einem Bein« zu absolvieren. Hyperaktive Schüler sind überwiegend männlich. Wird Alkohol mit in die Schule gebracht, sind überwiegend die Jungen daran beteiligt. Jungen sind häufiger Täter aber auch Opfer von Gewalt. Gesundheitliche Probleme, unter denen Jungen leiden, werden häufig mit Medikamenten behandelt. Präventive Programme, die Probleme wie Übergewicht, chronischen Erkrankungen, ADHS oder Suchtverhalten und Depressionen aufgreifen, sind selten an Schulen vorzufinden.

Lehrerinnen und Lehrer der verschiedenen Schulformen betonen häufig die Notwendigkeit, sich auch mit zahlreichen Feldern der Gesundheitserziehung zu beschäftigen. Knappe Ressourcen, hohe Arbeitsbelastungen, fehlende Ausbildungen und ein unzureichendes Fortbildungsangebot führen aber häufig dazu, dass sich die Lehrkräfte mit der Übernahme dieser Aufgaben überfordert fühlen. Zugleich wird von schulischer Seite häufig kritisiert, dass man die Elternhäuser nicht erreiche, was den Erfolg schulischer Arbeit oft in Frage stellt. Werden an einer Schule Gesundheitsprojekte durchgeführt, so kann man feststellen, dass mit dem Verlassen des Schulgebäudes die von den Lehrkräften intendierten Zielsetzungen häufig von den Jungen schon wieder vergessen werden. Cola, Chips, Schokoriegel und Weingummi stellen die »Nahrungsmittel«, die sich Mädchen wie Jungen um die Mittagszeit zuführen. Ein Projekttag zum Thema »Gesundes Frühstück« klingt gut und macht den Kindern und Jungen in der Regel auch Spaß. Spricht man aber mit den Schülern, so stellt man fest, dass in fast 50 % der Elternhäuser überhaupt nicht mehr gefrühstückt wird. Anstelle eines Schulbutterbrotes und von frischem Gemüse wird den Kindern von den Eltern Geld mit auf den Schulweg gegeben, womit die o. g. Süßigkeiten dann erworben werden können.

2 »Wer sonst aber soll die Arbeit denn machen?«

Man kann diese Situationen beklagen. Lehrerinnen und Lehrer können beinahe ohnmächtig zusehen, wie sich der Gesundheitszustand ihrer Schüler verändert. Sie können aber auch aktiv werden und die Einstellungen und das Verhalten der Jungen zu verändern versuchen. So betonen einzelne Lehrkräfte, dass gerade die öffentlichen Einrichtungen wie Kindergärten und die Schulen die Sozialisationsinstanzen darstellen, die alle Jungen erreichen. Anders als Sportvereine, kirchliche Gruppen oder öffentliche Freizeitangebote besitzen diese Bildungseinrichtungen grundsätzlich die Möglichkeit, alle Mädchen und Jungen (und auch deren Eltern) mit grundlegenden Themen rund um das Aufwachsen der Jungen und ihre Erziehung zu erreichen. Hierzu gehört auch der Bereich der Ernährungs- und Gesundheitserziehung sowie der Gewaltprävention.

3 »Wir wollen den Jungen doch den Spaß nicht verderben«

Gesundheitsförderung wird von den Jungen meist als etwas Langweiliges oder Überflüssiges wahrgenommen. Das gesundheitliche Risikoverhalten wie Rauchen, exzessiver Alkoholkonsum, das Bestehen von Mutproben und gewaltsame Auseinandersetzungen wird als spannend, lebensbereichernd und identitätsstiftend erlebt. Die Beschäftigung mit der Gesundheit gerät so leicht in den Verdacht, Jungen ihren Spaß zu verderben (vgl. hierzu Hinz 2006). Die Entwicklung gesundheitsspezifischer Konzepte sollte deshalb immer auch die Frage aufgreifen, welche Inhalte und Methoden den Jungen lustvolle Zugänge zum Thema eröffnen und Spaß machen. Schulische Gesundheitsförderung sollte nicht aus reinen Abschreckungen und aus bloßen Informationsblöcken bestehen. Barth und Bengel weisen z. B. darauf hin, dass das lustvolle Eintrainieren von Gesundheitsverhalten die Effektivität präventiver Arbeit mit Jungen erhöht (Barth und Engel 1998).

Der Erfolg von Gesundheitsförderung in Schulen hängt darüber hinaus davon ab, dass diese Arbeit in ein Gesamtkonzept der Kompetenzentwicklung der Jungen eingebunden ist. Der Kerngedanke dieses Ansatzes ist, dass Jungen, die über hohe soziale Kompetenzen verfügen, relativ wenig anfällig für Risikoverhalten sind und gelernt haben, Problemlösungsstrategien zu entwickeln und bewusster Entscheidungen alleine oder zusammen mit der Gruppe zu treffen.

Schulische Angebote im Bereich der Gesundheitsförderung sollten nicht einmalig stattfinden. Eine zeitlich befristete Projektarbeit, die im Leben der Jungen punktuell einmal stattfindet, wird weniger erfolgreich sein, wenn sie im Unterrichtsalltag nicht wieder aufgegriffen werden. Die Einrichtung von Bewegungspausen, das Sich-Zeitnehmen für gemeinsame Frühstücke, das Angebot gesunder Speisen in den Schulmensen, die Aufnahme vielfältiger sportlicher Aktivitäten im Bereich der Arbeitsgemeinschaften und das Nachdenken über veränderte Unterrichtsinhalte einzelner Schulfächer (z. B. Textaufgaben im Bereich der Mathematik) sowie das Trainieren sozialer Kompetenzen können Schritte darstellen, Gesundheitsfragen erfolgreich in der Einzelschule zu verankern. Der Ausbau der Schulen hin zu Ganztagsschulen kann Schulen Freiräume schaffen, neue Themenfelder und Aufgaben aufzugreifen. Die Öffnung von Schule und die Zusammenarbeit der Lehrkräfte mit außerschulischen Partnern kann sowohl eine inhaltliche Bereicherung wie auch eine Entlastung für die Lehrerinnen und Lehrer mit sich bringen.

Werden dann auch noch die Eltern, die ja die wichtigsten Beraterinnen und Berater im Leben der Kinder sind, erreicht, so kann schulische Gesundheitserziehung durchaus positive Effekte und Erfolge mit sich bringen.

4 »Mädchen und Jungen sollten gleich behandelt werden!«

Fast alle Präventionsprogramme gehen bisher davon aus, dass sie die Mädchen und Jungen gleichermaßen erreichen. Folglich werden die präventiven Ziele der Arbeit geschlechtsuntypisch formuliert. Dabei gibt es durchaus Differenzen im Gesundheitsverhalten beider Geschlechter. »Bei der Häufigkeit des Rauchens gibt es zwar kaum Unterschiede zwischen Jungen und Mädchen, wohl aber in den Motivlagen und Konsummustern. So dient beispielsweise das Festhalten am Rauchen bei Mädchen oft dazu, eine Gewichtszunahme zu verhindern – ein Motiv, das bei Jungen fehlt. Auch die Argumente gegen das Rauchen haben bei Jungen ein unterschiedliches Gewicht. Dass die Haut durch das Rauchen schneller altert, kann für Mädchen ein abschreckendes Beispiel sein, für Jungen eher weniger« (Hinz 2006, S. 68–69). Unter Magersucht leiden eher die Mädchen. Die Unfallgefährdung im Straßenverkehr sowie die Gefahr, in gewaltsame Auseinandersetzungen verwickelt zu werden, ist für Jungen sehr viel höher als für Mädchen.

Die Zugänge zu einzelnen Fragestellungen im Bereich der Gesundheitsförderung sind aus Sicht der Mädchen und Jungen sicherlich zum Teil von Übereinstimmungen geprägt. Da aber auch unterschiedliche Zugänge festgestellt werden können, scheint auf für dieses Themenfeld die partielle Trennung von Mädchen und Jungen eine geeignete didaktische-methodische Maßnahme darzustellen: »Eine Trennung der Klasse nach Jungen und Mädchen kann eine Maßnahme sein, Risiken zu mindern. Jungen und Mädchen müssen sich dann nicht (auch) auf der offenen Bühne der Geschlechterdynamik bewegen, wenn sie vorsichtig neues Verhalten ausprobieren« (Wilms und Wilms 2004; II-5). Ohne den durch die Anwesenheit der Mädchen von den Jungen gefühlten Druck können sie sich leichter und authentischer Fragestellungen öffnen, Dinge formulieren, Bedürfnisse äußern und sich an neue Verhaltensweisen heranwagen. Die Vielfalt der Jungen kann für den Erwerb neuer Sichtweisen und Kompetenzen genutzt werden.

5 »Ich würde die Arbeit ja gerne übernehmen, aber ...«

Lehrerinnen und Lehrer fehlen häufig die Kompetenzen, Themen aus dem Bereich der Gesundheitsförderung umzusetzen. Gesundheitsfragen tauchen im Kanon der Seminare während des Studiums selten auf. Auch während der zweiten Phase der Ausbildung kommen die angehenden Lehrkräfte mit diesem Themengebiet nicht in Berührung. Fortbildungen werden für dieses Aufgabengebiet selten angeboten. Dennoch gilt: Will man den schulischen Kanon auch um Felder der Gesundheitserziehung erweitern, werden die Lehrerinnen und Lehrer auf ihrer Suche nach praktischen Tipps, Ideen, Anregungen und Konzepten fündig werden.

6 »Ich habe da etwas gefunden!«

Der regelmäßige Blick auf die Homepage der Bundeszentrale für gesundheitliche Aufklärung (www.bzga.de) lohnt sich. Zu vielen Themenbereichen werden dort in der Regel kostenfreie didaktische Materialien angeboten. Diese sind zwar nicht geschlechtsspezifisch aufgearbeitet, liefern aber viele praktische Hinweise, die die Lehrkräfte für die Arbeit in Mädchen- und Jungengruppen nutzen können. Die Veröffentlichung von Vogel (1999) enthält viele Anregungen zur Arbeit im Bereich der Suchtprävention. Kolip und Altgeld (2006) sind zahlreiche methodische Hinweise zur Arbeit im Bereich Ernährung und Bewegung zu entnehmen. Bewegungsübungen und Methoden aus dem Bereich der Körperarbeit mit Jungen sind in der Veröffentlichung von Boldt (2004) zu finden.

7 »Wir haben etwas ausprobiert!«

Das über viele Jahre an einer Bielefelder Schule durchgeführte Projekt zum Themenbereich Raucherprävention verdeutlicht, dass Gesundheitsprävention erfolgreich ist, wenn sie regelmäßig stattfindet und in die allgemeine Unterrichtsarbeit eingebunden ist. In den Jahrgangsstufen 5 bis 7 behandeln einzelne Klassenlehrerinnen bzw. -lehrer regelmäßig mit den Schülern und Schülerinnen Gesundheitsfragen rund um das Thema »Süchte«. Dem Rauchen kommt dabei eine besondere Stellung zu, da die Kinder und Jugendlichen dieser Schulen für die Teilnahme an dem Projekt »BE SMART – DON'T START (http://www.besmart.info/1/1)« aufgeschlossen werden sollen. Die Ziele des Programms werden wie folgt beschrieben:

»Das Thema ›Nichtrauchen‹ in die Schulen zu bringen und attraktiv für Schülerinnen und Schüler zu machen,

Verzögerung bzw. Verhinderung des Einstiegs in das Rauchen bei nichtrauchenden Schülerinnen und Schülern,

Einstellen des Zigarettenkonsums bei den Schülerinnen und Schülern, die bereits mit dem Rauchen experimentieren, so dass sie nicht zu regelmäßigen Rauchern werden,

Durchführung begleitender gesundheitsfördernder Maßnahmen in der Klasse«

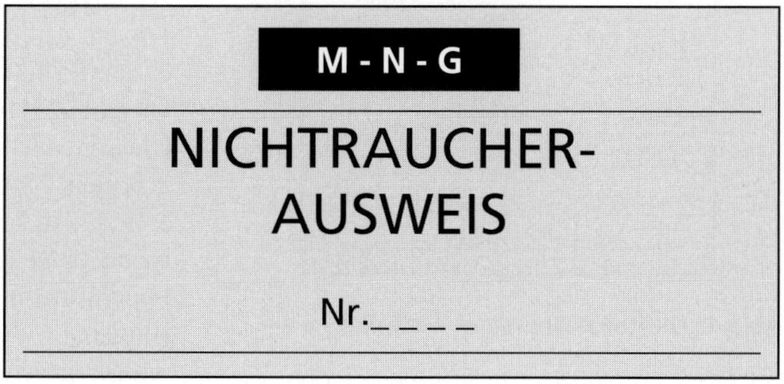

Abb. 1:
Nichtraucherausweis, Seite 1

M - N - G

NICHTRAUCHER-
AUSWEIS

Nr.____

Der Inhaber dieses Ausweises verpflichtet sich, bis zu Ende des 10. Schuljahres nicht zu rauchen.

Die Gültigkeit dieses Ausweises wird zweimal im Jahr durch Stempel bestätigt.

Alle gültigen Ausweise nehmen halbjährlich an einer Verlosung teil.

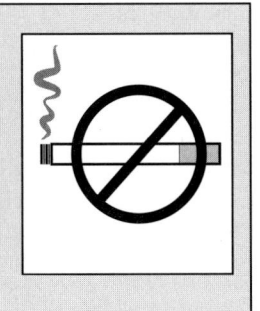

Abb. 2: Nichtraucherausweis, Seite 2

Name:
....
Vorname:
....
Geburtsdatum:
....
Unterschrift:
....

(Passfoto)

Abb. 3: Nichtraucherausweis, Seite 3

JG 5	
JG 6	
JG 7	
JG 8	
JG 9	
JG 10	

Abb. 4: Nichtraucherausweis, Seite 4

Mit diesem Programm werden die Kinder im Alter von zehn und elf Jahren erreicht. Sie sind vielen Themen gegenüber aufgeschlossen und entscheiden sich in der Regel für die Teilnahme an dem Projekt. Mit einem Nichtraucherpass (▶ Abb. 1–4) ausgestattet, lassen sie sich bis zum Ende der Sekundarstufe I jedes Halbjahr ihr Nichtrauchen testieren. Halten sie durch, so können sie einmal im Schuljahr an einer Verlosung teilnehmen, die durch Sachwerte von den Geschäften aus der näheren Umgebung gesponsert wird.

Zu beobachten ist, dass in den vielen Jahren es leider keine Klasse vollständig geschafft hat, nicht zu rauchen. Deutlich wird aber beim Vergleich der teilnehmenden Klassen mit nicht teilnehmenden Kontrollgruppen, dass die Zahl der rauchenden Schüler und Schülerinnen deutlich geringer ist als in vergleichbaren Schulen. Diese Beobachtung bezieht sich dabei auch auf die Jungen, die den Pass mit großem Stolz immer wieder gezeigt haben. Deutlich wird auch, dass die Jungen untereinander sehr intensiv sich gegenseitig kontrolliert haben, was als Ausdruck einer ernsthaften und bewussten Auseinandersetzung mit dem Thema und dem Projekt verstanden werden sollte.

Die regelmäßige Nutzung des Passes führt zudem dazu, dass immer wieder ein Anlass gefunden wird, sich mit dem Thema »Rauchen – Nichtrauchen« und »Suchtverhalten« auseinanderzusetzen.

8 »Und was bringt das?«

Wirkungsforschung ist selten an Schulen anzutreffen. Der Zusammenhang zwischen einzelnen Präventionsmaßnahmen und deren Erfolgen kann selten nachgewiesen werden. Eine Veränderung des Verhaltens des einzelnen Schülers, die beobachtbare Wahrnehmung neuer Verhaltensweisen und sozialer Aktivitäten im Klassenraum stellt häufig nicht das Ergebnis einer einzelnen pädagogischen Maßnahme dar, sondern ist als Reaktion auf ein Bündel von Interventionen zu verstehen.

Lehrkräfte wünschen sich aber dennoch, etwas über die Wirkungen und Effekte präventiver Programme zu erfahren. Die im Folgenden genannten Beispiele können ihnen Mut machen, sich den Anforderungen der Gesundheitserziehung zu stellen und diese Arbeit auch mal in Jungengruppen durchzuführen.

Außerschulische Pädagogen führen seit Jahren in Schulen Projekte zum Thema Alkoholkonsum durch: »Saufen will gelernt sein!« (www.koss.lernnetz.de). Sie machen die folgenden Beobachtungen: Die Jungen »fühlen sich ernst genommen und aufgewertet. Die Reflexion der eigenen Geschlechterrolle schafft oft ein großes Maß an Verständnis und Solidarität untereinander ... Manchmal kommt es vor, dass sich Jungen eine weitere Arbeit am Thema wünschen, die meist eine vertiefende Auseinandersetzung mit den Rollenbildern beinhaltet. Dann geht es im Wesentlichen um die Fragen: Was bedeutet Mannsein? Wer bin ich, wer bin ich nicht? Was erwarten Vater, Mutter, Freunde, Freundin von mir? Brauche ich Alkohol, um Beziehungen zum anderen Geschlecht aufzubauen« (Frahm 2006, S. 77)?

Die Evaluation des Projektes »Stark im Leben. Geschlechtergerechte Gesundheitsförderung in den Klassen 7 und 8« (www.ph-ludwigsburg.de), dessen Realisierung überwiegend in geschlechtshomogenen Gruppen stattgefunden hat, »ergab für die Jungen eine signifikante Abkehr von der traditionellen Männlichkeitsideologie als auch einen signifikanten Rückgang des Nikotinkonsums« (Hinz 2008, S. 241).

Die vom Ministerium für Kultus, Jugend und Sport Baden-Württemberg geförderte Studie zur Effektivität des Curriculums »Faustlos« ist im deutschsprachigen Raum die erste wissenschaftliche Untersuchung eines Ansatzes zur Gewaltprävention an Grundschulen. Die Ergebnisse der Längsschnittstudie mit insgesamt vier Messzeitpunkten, zu denen Eltern, Kinder und Lehrkräfte befragt wurden, belegen die gewaltpräventive und soziale Kompetenz fördernde Wirkung von »Faustlos« (Schick und Cierpka 2003, 2004) (http://www.faustlos.de/).

Dies sind Beispiele, die Mut machen sollten, Konzepte der Gesundheitsförderung in den Schulen auszuprobieren und zu implementieren, die auch die teilweise Trennung der Mädchen und Jungen beinhalten.

Literatur

Barth J, Bengel J (1998) Prävention durch Angst? Stand der Furchtappelforschung. Köln: BZgA.
Boldt U (2004) Ich bin froh, dass ich ein Junge bin. Materialien zur Jungenarbeit in der Schule. Hohengehren: Schneider Verlag.
Frahm H (2006) Saufen will gelernt sein! Umgang mit der Droge Alkohol lernen. In: Friedrich Verlag: Schüler 2006 Jungen; 76–77.

Hinz A (2006) Stark im Leben. Geschlechtergerechte Gesundheitsförderung in den Klassen 7 und 8. Tübingen: dgtv.

Hinz A (2008) Jungen und Gesundheit/Risikoverhalten. In: Matzner M, Tischner W (Hrsg.) Handbuch Jungenpädagogik. Weinheim, Basel: Beltz, S. 232–244.

Kolip P, Altgeld T (2006) Geschlechtergerechte Gesundheitsförderung und Prävention. Theoretische Grundlagen und Modelle guter Praxis. Weinheim, München: Juventa.

Schick A, Cierpka M (2003) Faustlos: Evaluation eines Curriculums zur Förderung sozialemotionaler Kompetenzen und zur Gewaltprävention in der Grundschule. Kindheit und Entwicklung 12: 100–110.

Schick A, Cierpka M (2004) »FAUSTLOS« – Ein Gewaltpräventions-Curriculum für Grundschulen und Kindergärten. In: Melzer W, Schwind HD (Hrsg.) Gewaltprävention in der Schule. Baden-Baden: Nomos, S. 54–66.

Schnack D, Neutzling R (1990) Kleine Helden in Not. Jungen auf der Suche nach Männlichkeit. Hamburg: Rowohlt Taschenbuch Verlag.

Vogel G (1999) »… immer gut drauf?« Ideenbuch zur jungenspezifischen Suchtprävention. München: Aktion Jugendschutz, Landesarbeitsstelle Bayern.

Wilms H, Wilms E (2004) Erwachsen werden. Lift-Skills-Programm für Schülerinnen und Schüler der Sekundarstufe I. Handbuch für Lehrerinnen und Lehrer. Wiesbaden: Lions Club International.

Internetquellen

http://www.besmart.info/1/1
http://www.bzga.de
http://www.ph-ludwigsburg.de
http://www.koss.lernnetz.de
http://www.faustlos.de/

7.3 Jungen – Schule – Gesundheit?

Reinhard Winter und Gunter Neubauer

Gesundheitsaspekte und -zugänge wurden im Zusammenhang mit Jungen in der Schule bislang kaum »explizit« thematisiert. Das korrespondiert mit der öffentlichen Aufmerksamkeit, die sich bevorzugt für die Problem-Spitzen interessiert – also etwa für Jungengewalt oder die Beschäftigung mit der »Amok-Problematik« – und nicht mit der Breite von Jungengesundheit. Natürlich gibt es auch Zusammenhänge zwischen schulischer Jungengesundheit und Suchtprävention, Gewaltprävention oder Sexualpädagogik. Jungengesundheit in der Schule bedeutet aber entschieden mehr als die Beschränkung auf die Schule als Ort für Prävention. Jenseits von Interventionen und Programmen, die direkt auf die körperliche Gesundheit bzw. auf explizite Gesundheitsprobleme von Jungen abzielen (vgl. dazu ▶ Kap. 7.2 von Ulrich Boldt), wird dafür eine erweiterte Perspektive auf Gesundheitsthemen von Jungen in der Schule erforderlich.

1 Jungengesundheitsthemen der Schule

Von einer Position, die sich von einem allgemeinen Bildungs- und Erziehungsauftrag her bestimmt, definiert sich Schule meist unhinterfragt als »gesund« oder gesundheitsförderlich. Aus der Jungenperspektive betrachtet ist es jedoch naheliegender, die Schule selbst als einen gesundheitlich ambivalenten Raum zu verstehen. Er ist – etwa durch Gesundheitsinformationen – ein gesundheitsgenerierender, gleichzeitig aber in bestimmten körperbezogenen und sozialen Prozessen potenziell auch gesundheitsschädlicher Raum.

Dies kann an dieser Stelle nur schlaglichtartig ausgeführt werden. Anhand dreier Themen wollen wir diese Sichtweise exemplarisch umreißen: in Bezug auf das Geschlecht der Lehrpersonen, auf Themen der Koedukation und auf die Dynamik in der Klassensituation.

1.1 Segmentierte Männerpräsenz: nur wenige Männer in der Schule

Medien, Politik und jungenbewegte Erwachsene beschränken die Problematik von Jungen in der Schule gern auf den Aspekt der – im Vergleich zu Mädchen schlechteren – Leistungen; Schulformen, Noten und Abschlüsse gelten dabei als Maßstab (vgl. vbw 2009). Dem folgt häufig auf dem Fuß die Forderung nach mehr Lehrern in der Schule, um die Leistungen von Jungen zu verbessern oder um sie wenigstens besser zu disziplinieren (z. B. im Schicht- oder Migrationszusammenhang). Allerdings stehen Jungen gegenüber Mädchen nicht in allen Fächern schlechter da. Und am Geschlecht der Unterrichtenden scheint das im Vergleich mit Mädchen durchschnittlich schlechtere Abschneiden der Jungen in der Schule auch nicht zu liegen (vgl. Bundesjugendkuratorium 2009). So gesehen muss es kein Nachteil für Jungen sein, dass es überwiegend Lehrerinnen sind, die Jungen unterrichten. Ebenso wenig kann aus schlechteren Leistungen eine gesundheitliche Beeinträchtigung abgeleitet werden: Möglicherweise gibt es Jungen mit schlechten Noten, die kerngesund sind und denen es sogar besser geht als Jungen, die sich dem Leistungspostulat beugen (müssen). Dennoch kann es die psychische und soziale Gesundheit von Jungen beeinflussen, wenn sie in ihrem Alltag, den sie überwiegend in der Schule verbringen – keine oder nur wenige Männer erleben können. Denn zumindest fehlt ihnen partiell eine Dimension personaler Geschlechter- und Gesundheitsbildung.

Jungen brauchen (auch) erwachsene männliche Gegenüber, um sich mit Facetten des gelebten Männlichen auseinandersetzen zu können. Sie benötigen in ihren Lebenswelten Männer (Mehrzahl! Ein vereinzelter Lehrer wäre zu wenig ...) in mehrfacher Hinsicht: als Vorbilder bzw. Rollenmodelle, als geschlechtliche Identifikations- und Abgrenzungsfiguren, als »Anschauungsobjekte«, um Bandbreiten des Männlichen zu entdecken. Dies gilt insbesondere für körper- und gesundheitsbezogene Themen – und geschieht vorzugsweise in der Auseinandersetzung mit einer Vielfalt und Unterschiedlichkeit lebendiger Männer, auch wegen unterschiedlichen Bildungschancen in erlebten Beziehungen zu verschiedenen Männern. In Männern treffen Jungen auf Menschen mit »verwandtem« genderbezogenem Hintergrund; sie können deshalb auf Einfühlung und Verständnis aus dem »geschlechtlich Gleichen« heraus hoffen. Die Vielfalt erlebter Männer relativiert und reduziert gleichzeitig die Bedeutung von Männlichkeitsideologien, die andernfalls leicht zu Gender-Stress führen können. Erfahrungen mit unterschiedlichen Männern zeigen Jungen, dass es mit den hohen Normen kulturell-medialer Männlichkeit wohl doch nicht so weit her sein kann, wenn und weil kein echter Mann dem nur annähernd entspricht.

Während also für die Wissensvermittlung in vielen Bereichen das Geschlecht der Unterrichtenden sekundär sein kann, hat es mehr Gewicht in Bezug auf einen geschlechterbezogenen Bildungs- und Erziehungsauftrag, der durchaus Themen und Zugänge der Gesundheitsbildung von Jungen integriert. Vor allem zu Beginn ihrer schulischen Laufbahn, also während der Grundschulzeit, sind Jungen hier eindeutig schlecht versorgt. Aufgrund ihrer Personalstruktur bietet die Schule heute für Jungen in der Regel keine optimalen gesundheitsförderlichen Entwicklungsmöglichkeiten.

1.2 Gender-Stress: Koedukation mit Nebenwirkungen

Die spätestens in den 1970er Jahren breit durchgesetzte Koedukation bildet mittlerweile die meist unhinterfragte Basisstruktur der Schule. Sie kann sich in mehrfacher Hinsicht auch auf die soziale und psychische Gesundheit von Jungen auswirken. So setzt der pubertäre, körperliche und mentale Entwicklungsschub bei Mädchen im Durchschnitt ein bis eineinhalb Jahre früher ein als bei Jungen. Dieser dauerhafte Entwicklungs»nach«sprung von Jungen gegenüber Mädchen zeigt Wirkung: Wenn Mädchen im Durchschnitt weiter entwickelt sind, dann ist das Ergebnis für Jungen ein wiederkehrendes Gefühl der Unterlegenheit, schlimmstenfalls eine latente Dauerkränkung ihres kollektiven geschlechtlichen Selbstwertgefühls. Das kann Jungen demotivieren oder frustrieren, Stress produzieren – oder als Bewältigungsform die Kränkung in Abwertung verwandeln lassen.

Zudem verschärft Koedukation nicht selten die verdeckte Geschlechtermoral der Loyalität zum eigenen Geschlecht als subtiles, ungeschriebenes Gesetz: Jungen müssen zu Jungen halten. Selbst wenn ein Junge sich so verhält, dass andere sein Verhalten negativ bewerten, müssen sie aufgrund der identifikatorischen Loyalität zu ihm stehen und ihn verteidigen. Hinzu kommt, dass vor allem wenig selbstsichere Jungen dazu neigen, ihr Geschlecht über Abgrenzung herzustellen. Was liegt näher, als das Männlichsein in einem Negativbild zu den – im Durchschnitt meist eher angepassteren, fleißigeren, strebsameren und kommunikativeren – Mädchen zu bilden? Wenn weiblich »fleißig« ist, dann ist »faul« eben männlich. Wenn männlich als Abgrenzung von weiblich produziert wird und wenn »weiblich« mit brav, angepasst und fleißig assoziiert ist, dann müssten Jungen, um »männlich« zu sein, rebellisch, aufsässig und nachlässig sein. Das stützt ein Konzept des »Underachievement«, bei dem Jungen weniger Leistung zeigen, als aufgrund ihrer Kompetenz zu erwarten wäre.

Solche Nebeneffekte und Lasten der Koedukation werden in Bezug auf Jungengesundheit bislang wenig angesprochen; die Formen aber, wie sich Jungen in der koedukativen Situation verhalten und solche Spannungen zu bewältigen versuchen, werden ihnen kurzerhand »ad personam« vorgeworfen, ohne die Ursprünge des Verhaltens in Strukturen und Verhältnissen zu beachten. Wenn Koedukation für (einen Teil der) Jungen gesundheitsbelastend wirkt, dann müsste Schule strukturell reagieren. Die phasenweise Entlastung von Koedukation ist dabei eine hilfreiche Intervention – also die zeitweilige (ggf. auch dauerhafte) Geschlechtertrennung bis zu dem Alter, in dem Jungen den Entwicklungsvorsprung von Mädchen wieder aufgeholt haben.

1.3 Peer pressure: Stressfaktor Schulklasse

Soziales Leben mit anderen ist kompliziert und oft anstrengend. Die Herausforderung an Jungen wächst dabei mit der Größe bzw. Komplexität einer Gruppe. Als erschwerende Rahmenbedingung kommt das kulturelle Muster »männlicher« Aufgabenbeziehungen noch dazu. Nicht wenige Jungen sind durch große Gruppen in doppelter Weise überfordert: wegen der großen Menge der Beziehungen, die es zu managen gilt, und das insbesondere in engen Räumen ohne Rückzugsmöglichkeit (was leider in vielen Schulen gegeben ist). Solche Überforderung bedeutet Stress, den ein Teil der Jungen aktiv ausagiert und abbaut, teils motorisch, aber auch durch Aggression und Abwertung, teils durch Übergriffe und Gewalt. Aber auch für Jungen, die mit einer größeren Zahl Gleichaltriger zurecht kommen, ist diese soziale Situation strapazierend; bei vielen, vor allem jüngeren Jungen entstehen dadurch Spannungen im Körper, die immer wieder körperlich abreagiert werden wollen. Gerade im schulischen Kontext wird von einem höheren Bewegungsbedürfnis von Jungen und geringerer »Fähigkeit« zum Stillsitzen berichtet.

Je größer und komplexer eine Gruppe, desto schwieriger ist es für Jungen, Positionen zu klären, einen angemessenen Status zu erhalten und ihn zu behaupten. Männlich-expressive Jungen, die, weil sie sich dadurch spüren, besonders auf solche Resonanz angewiesen sind, »müssen« in großen Gruppen immer wieder auffallen, sich und ihre Position sichtbar markieren. Durch die Vielzahl möglicher Beziehungen v. a. unter Jungen entsteht in großen Schulklassen eine Tendenz zur Beziehungsdiffusion, ein Beziehungsrauschen und Beziehungsanstrengungen, die bewältigt und reduziert werden müssen. Solchermaßen ist Schule für Jungen ein oft anstrengender sozialer Zustand. Dabei ist bedeutsam, was diese soziale Situation – auch im gesundheitlichen Sinn – mit Jungen macht, was sie bei Jungen auslöst, wie Jungen damit umgehen. Ebenso wichtig ist, wie Jungen die Situation »als Jungen« deuten und interpretieren. Subjektiv geht es oft um Selbstbehauptung, Durchsetzung in Konflikten und Kampf um Status; um (räumlich und konzeptionell oft nicht vorhandene) Rückzugsmöglichkeiten und Überlebensnischen. Ganz anders deuten Lehrkräfte die Situation; sie verstehen oft nicht, was mit den Jungen los ist und erwarten, dass sich diese gefälligst sozialverträglich anpassen und einfügen sollen. Eine Schule, die sich hier nicht auf Jungen einstellt, produziert bei ihnen fortwährend negativen Stress. Im Schulkontext gibt es kaum Chancen, diesem Stress auszuweichen. Für einen Teil der Jungen (und der Unterrichtenden) bedeutet Schule deshalb eine permanente Grenzerfahrung. Nicht wenige Jungen agieren ihren Stress nach außen gerichtet (externalisierende Bewältigung). Dabei entsteht zuerst Unruhe, dann Chaos und nicht selten der soziale Kollaps, wenn Situationen entgleiten. In einer gesundheitsbezogenen Perspektive ist hier zuvörderst anzuerkennen, dass es gute Gründe für diesen Stress gibt, für den Jungen nicht verantwortlich sind, und Bedürfnisse, die aus dieser Lage resultieren. Zwar leiden nicht alle Jungen stark oder dauerhaft unter übermäßiger Klassengröße und weiteren konzeptionellen Bedingungen des gegenwärtigen Schulwesens. Wenn aber der Jungenanteil in einer Klasse hoch ist, dann steigen Wahrscheinlichkeit und Anzahl von Jungen, die durch Gruppensituation und -größe gestresst sind – und die eine ganze Klasse mit ihren Aktivitäten stören, drangsalieren und beherrschen können.

Eine größere Zahl von Schülern steigert nicht nur das Stresspotenzial. Eine Vergrößerung der Jungenpopulation bedeutet auch eine Vergrößerung der Arena, in der Statuskämpfe und Generationskonflikte ausgetragen werden. Gruppenstress und Unzufriedenheit mit der schulischen Situation können dabei in eine gleichsam archaische Kultur mutieren; hier gilt dann das Gesetz der Stärke, Machtdurchsetzung und Selbstbehauptung. Hierarchiekonflikte und Positionen werden tendenziell über Abwertung und Unterdrückung ausgehandelt und markiert. Solche Probleme bringen eine besondere Spannung in den Zirkus Schulklasse – die deshalb häufig wie eine Inszenierung von Kämpfen zwischen Lehrkraft als Dompteur und Schüler als Raubtier erlebt wird.

Viele Jungen benötigen einen langen Vorlauf, um in dieser Sozialform leben, lernen und gut arbeiten zu können. Diese Entwicklungszeit kann mehrere Jahre dauern, vor allem dann, wenn sie nicht von vornherein aktiv unterstützt und forciert wird. Für ihre Gesundheit brauchen solche Jungen deshalb zunächst ein Training sozialer Kompetenzen und das Gefühl persönlicher Sicherheit; sie herzustellen und zu garantieren ist Aufgabe der Lehrerin und des Lehrers: durch Klarheit in den Anforderungen, Auswahl der Inhalte und gute Vorbereitung, durch ausgestrahlte Verlässlichkeit und Autorität, durch gültige Regeln und Konsequenz, durch Einrichten von Entspannungszeiten und -räumen. Es geht hier ausdrücklich nicht um einen autoritären Erziehungsstil, nicht um Sekundärtugenden wie Unterordnung, Fleiß, Disziplin, sondern um das Herstellen einer gesunden, lern- und entwicklungsförderlichen Situation für Jungen.

Solche Aspekte stellen eher längerfristig wirksame, feine oder subtile gesundheitliche Beeinträchtigungen für Jungen dar. Sie wirken innerpsychisch und sozial; sie beeinflussen das Klima, die Atmosphäre und sind darin vergleichbar mit der gesundheitsschädlichen Wirkung von Stressbelastung am Arbeitsplatz: Unmittelbare Auswirkungen (wie z. B. Schmerzen bei Verletzungen) sind oft nicht direkt festzustellen oder ganz eindeutig zuzuordnen; die individuelle Bewältigung ist sehr unterschiedlich; allgemeine Schädigungen (alle Jungen sind mehr oder weniger gleich betroffen) können nicht ausgemacht werden. So fällt es leicht, sie zu bagatellisieren und als strukturelles Thema zu ignorieren.

2 Eine gesunde Schule für Jungen

Dieser kurze und schlaglichtartige Abriss macht deutlich, dass die gängige Vorstellung einer Gesundheitsförderung durch Schule – die Schule bringt Jungen informative und förderliche Bildungsinhalte zur Gesundheit – wesentliche Fragen umgeht: Eine für Jungen gesunde Schule muss sich in ihren geschlechterbezogenen Wirkungen (auch) selbst zum Thema machen. Dem entsprechend lautet eine zentrale Ausgangsfrage für die Entwicklung einer gesunden Schule für Jungen: Wann geht es Jungen gut – und was kann Schule dafür tun?

Dieser Zugang rückt Jungen als Subjekte in den Vordergrund. Ziel ist dann nicht mehr, dass sich Jungen optimal an die Struktur Schule anpassen (müssen), sondern dass Schule für die Gesundheit von Jungen Verantwortung übernimmt. Das bedeutet vor allem, die gesundheitsbezogenen Bedürfnisse, Themen und Befindlichkeiten von Jungen wahr- und ernst zu nehmen, sie aufzugreifen und pädagogisch zu bearbeiten. Eine Entwicklung und Veränderung der Institution Schule muss dabei unbedingt mitbedacht und in Erwägung gezogen werden.

Zur Förderung der Resilienz von Jungen ist es notwendig, einerseits individuelle Lebenslagen, Benachteiligung und gesundheitliche Beeinträchtigung von Jungen zu beachten; andererseits müssen »Verhalten« und »Verhältnisse«, also Lebenslagen und Lebenswelten von Jungen in den Gender-Blick genommen werden. Hilfreich für die Frage einer »jungengerechten« Schule ist deshalb in einem weiteren Schritt die Differenzierung, möglichst ohne polarisierende Zuschreibung; dies schließt den Verzicht auf einseitige Benachteiligungs- und Besonderungsdiskurse mit ein (»Sind Jungen oder Mädchen schlimmer dran?«). Angestrebt wird stattdessen eine Geschlechter-Sensibilität ohne Dramatisierung: Jungesein und Jungengesundheit sind nicht zuerst ein Problem, sondern sie gelingen bereits – aber sie können noch besser gelingen: Die Orientierung am gelingenden Jungsein heißt nicht, Defizite und Vulnerabilität zu übergehen, sondern höhere Invulnerabilität durch Stärkung der Resilienz und gesunder struktureller Bedingungen zu fördern.

Die Potenziale einer Jungengesundheitsförderung entfalten sich dabei besser, wenn der prospektive Präventionsdruck zugunsten einer Förderung von Jungengesundheit im »hier und heute« aufgegeben wird. Dazu gehört wesentlich das Element der Partizipation: Jungen sind Experten für ihre Lebenslagen und damit für ihre Gesundheit; es gilt, sie zu Wort kommen zu lassen und in ihrer Kompetenz ernst zu nehmen. Zusammen mit der Zielrichtung einer Lebensweltorientierung empfiehlt es sich, mit Gesundheitsförderung nicht nur dort zu beginnen, wo aus erwachsener Sicht Bedarf ist, sondern auch dort, wo Jungen sich interessieren, wo sie sich gerne aufhalten oder wo sie unproblematisch sind. Im Sinn einer Verhältnisprävention sind neben beeinträchtigenden Folgen der Situation Schule bzw. des Schulbesuchs auch die gesundheitlichen Folgen aus besonderen Problemkonzentrationen zu beachten, insbesondere von Armut, bildungsferne Milieus, Marginalisierung, Migration und Aufenthaltsstatus.

Dabei braucht es weniger spektakuläre Projekte und Events, um öffentlichkeitswirksam zu zeigen, wie sehr man sich engagiert. Der jungenempathische Gender-Blick erschließt gleichermaßen individuelle wie kollektive Lebenslagen von Jungen in ihren Lebenswelten. Das erfordert es, nicht nur geschlechtsspezifisch-individualisierend, sondern auch institutionsbezogen anzusetzen. Die vielerorts bereits organisierten themenspezifischen und geschlechterdifferenzierten Präventionsansätze müssen dabei stärker in ein Gesamtkonzept »gesunde Schule für Jungen« integriert werden (selbstredend gilt die vergleichbare Perspektive auch für eine »gesunde Schule für Mädchen«!). Für Jungen geht es dabei darum, gesundheitliche Spielräume zu vergrößern und den Erfahrungshorizont über traditionelle Leitbilder hinaus zu erweitern. Eine gesunde Schule braucht aber auch ein gesundes Kollegium bzw. Lehrkräfte, die für sich selbst etwas tun – nicht nur um Vorbild, sondern um authentisch und selbstfürsorglich zu sein. Damit bewegen wir uns im

Tab. 1: Aus der Praxis: Leitfragen zur Jungengesundheit an der Schule

1. Gesundheitsstatus der Jungen
- »aktuelle« Erkrankungen
- Unverträglichkeiten, Allergien, Chronisches
- Sportverletzungen, körperliche Einschränkungen, Assistenzbedarf
- biografische Erfahrung: überstandene OPs, Unfälle, Krankheiten
- Arztbesuche: Stimmung, Haltung, Einstellung dazu
- Alkohol, Rauchen, Gesundheits- und Risikoverhalten

2. Ernährung
- Wie verpflegst du dich in den Pausen?
- Wie ist das Angebot der Schule? (Mittagstisch, Mensa)
- Wie ist das Getränkeangebot? Darf man während des Unterrichts trinken?
- Gibt es Automaten mit Süßigkeiten und Soft-Drinks?

3. Bewegung
- Sport, Bewegung im Unterricht, Exkursionen, Ausflüge, Wandertage
- Pausenbewegung (Fußball, Tischtennis, Rennen im Schulhaus, auf dem Schulhof usw.)
- Was sind Gelegenheiten zum Ausagieren »männlicher« Körperlichkeit?
- Ist Raufen und Rangeln erlaubt?

4. Entspannung
- Gibt es gestaltete Ruhephasen? Gibt es Ruheräume?
- Kann man auch mal Energie rauslassen – oder muss man still sitzen?
- Gibt es für Jungen attraktive Angebote im Bereich Musik, Theater, Tanz, Kunst?

5. soziale Gesundheit
- Wie sieht's aus mit Integration und Klassengemeinschaft?
- Partizipation, Klassensprecher, Schülermitverwaltung – sind Jungen dabei?
- Jungen-Freundschaften, Beziehungen, Cliquen
- Wie werden Konflikte geklärt? Gibt es Streitschlichter oder Konfliktlotsen?
- Probleme – an wen kann man sich wenden? Beratungslehrer?
- Hilfe und Unterstützung bei Schulproblemen, Teilleistungs-Schwächen?

6. Sexualität
- Geschlechtlichkeit als Thema: Darfst du ein Junge sein? Gibt es Gleichbehandlung?
- Sexualaufklärung – interessant, erfahrungsorientiert und sexualfreundlich?
- Verhältnis Jungen und Mädchen?
- erotische Annäherung, gelebte Sexualität: erlaubt? verboten? Regeln? Kultur?
- Thematisierung von/Umgang mit unterschiedlichen sexuellen Orientierungen

7. Prävention und Gesundheitsförderung
- Gesundheitserziehung, Gesundheitsförderung, Gesundheitsbildung im Unterricht?
- Angebote, Projekte, Veranstaltungen?
- Zielrichtung: Salutogenese, gelingendes Jungesein?
- Jugendzahnärztlicher Dienst, Vorsorgeuntersuchungen U9–J1

(Quelle: Neubauer 2007, S. 73)

Zusammenhang zwischen Schulentwicklung und geschlechterbezogener Gesundheitsförderung.

Vor diesem Hintergrund kann es keine allgemeingültigen und schnell anwendbaren, ganz praktischen Ansätze der Jungengesundheitsförderung in der Schule geben – zu stark unterscheiden sich Schulen, Schulformen, Kollegien, Jungen in ihren Lebenslagen und mit ihren Themen und Interessen.

Ist in der einen Schule im Berufsvorbereitungsjahr das gemeinsame Frühstück vor Schulbeginn der passende Ansatz, kann es in der anderen völlig neben dem Bedarf liegen, weil hier ein Jungenvideoprojekt, Kochworkshop, profilierte Sexualpädagogik oder Karatetraining das genau Richtige ist. An die Stelle der in der Schule beliebten Auffassung, lokal bewährte Modelle möglichst breit allerorts zu übertragbaren, sollte besser die Beschäftigung mit Jungen und ihren Gesundheitsthemen treten. Hilfreicher sind dann eher gemeinsame Leitthemen und -fragen im Zusammenhang von Jungesein und Schule, die sich an Gesundheitsthemen anschließen.

Solche Leitkategorien können etwa sein:

- eine Orientierung nicht am Defizit, sondern am gelingenden Jungesein,
- ausreichende Gelegenheit zur Orientierung und Auseinandersetzung mit erwachsenen Männern (»Von Mann zu Mann: Männer zeigen, wie Männer gesund sind«),
- die nicht ausreichend zugestandene Geschlechtlichkeit und Sexualität und
- der Umgang mit Energie und Spannung als »männlichem« Gesundheitszugang (vgl. Winter 2005).

Dazu braucht es einem Rahmen, der Gesundheitsstatus und Gesundheitsverhalten von Jungen aufschließt und dann in entsprechende alltägliche Angebote, strukturelle Verbesserungen, Projekte und Veranstaltungen transformiert.

Literatur

Bundesjugendkuratorium (2009) Schlaue Mädchen – Dumme Jungen? Gegen Verkürzungen im aktuellen Geschlechterdiskurs. Stellungnahme des Bundesjugendkuratoriums. München.

BZgA – Bundeszentrale für gesundheitliche Aufklärung (Hrsg.) (2003) Leitbegriffe der Gesundheitsförderung. Schwabenheim a. d. Selz.

Neubauer G (2007) Macht die Schule Jungen gesund? In: Stiehler M, Klotz T (Hrsg.) Männerleben und Gesundheit. Weinheim, München: Juventa, S. 60–74.

Neubauer G, Winter R (2006) Jungen und Männer in Balance. In: Kolip P, Altgeld T (Hrsg.) Geschlechtergerechte Gesundheitsförderung und Prävention. Weinheim, München: Juventa, S. 181–192.

vbw – Vereinigung der Bayerischen Wirtschaft (Hrsg.) (2009) Geschlechterdifferenzen im Bildungssystem. Jahresgutachten 2009. Wiesbaden: VS.

Winter R (2005) Was Jungen gesund macht. In: Aktion Jugendschutz, Landesarbeitsstelle Baden-Württemberg (Hrsg.): Hauptsache gesund …? Stuttgart, S. 139–149.

7.4 Jugendhilfe, Jugendarbeit, soziale Unterstützungsangebote

Uwe Sielert

1 Einleitung

Alle bisher bekannten Informationen über den Zusammenhang zwischen Jugendhilfe und Gesundheitsförderung können in der Aussage zusammengefasst werden, dass es eine gesundheitsbezogene Erziehungshilfe, Jugendarbeit und Jugendsozialarbeit nur auf programmatischer Ebene gibt, selten jedoch als praktisches Geschehen ausgemacht werden kann. Das hat sich seit der Einschätzung von Neubauer und Wilser (2005, S. 29–32) auch in den darauffolgenden Jahren kaum verändert. Die Bundeszentrale für gesundheitliche Aufklärung beispielsweise, die für die Entwicklung von Projekten und Materialien sowie die Verbreitung von »best-practice«-Ideen ganz besonders für Kinder und Jugendliche zuständig ist, weist auf ihrer Homepage das Stichwort »Jungengesundheit« nicht aus. Allenfalls die Produkte der Abteilung »Sexualaufklärung und Familienplanung« haben einen gewissen Jungenbezug – ansonsten verbirgt sich Jungengesundheit hinter den allgemeinen Gesundheits- und Präventionsthemen wie Aids, Sucht, Ernährung, Bewegung. Nun könnte man annehmen, diese Zurückhaltung angesichts der Geschlechtskategorie »Junge« sei der Verwirklichung eines aktuellen Diversity-Ansatzes geschuldet. Nichts weist jedoch darauf hin, dass die Dimension »Geschlecht« bewusst in den Kontext eines komplexen Intersektionalitätskonzepts gestellt wird, bei dem die Variablen Herkunft, Alter, Sozialschicht ebenso Berücksichtigung finden.

Generell fehlt bisher ein expliziter Jungengesundheitsdiskurs, der als Voraussetzung für die Begründung und Entwicklung von speziellen Maßnahmen zur Gesundheitsförderung von Jungen vonnöten ist. Mit diesem Handbuch wurde erst ein Anfang gemacht und eine Menge Informationen wie auch produktive Anregungen zusammengetragen. Was bisher schon in der Praxis an gesundheitsrelevanter Jungenförderung existiert, ist fast völlig unbekannt. Dabei muss jedoch berücksichtigt werden, dass nicht über alle guten Interventionen und Projekte ausdrücklich berichtet wird und manche für Jungen nützliche Initiative implizit in anderen Kontexten enthalten ist. Eine systematische Dokumentation der bisherigen Ansätze und eine Präsentation in Form von »good-practice«-Beispielen stehen noch aus.

Insofern kann auch dieser Handbuchartikel keine reichhaltige »Ausbeute« gesundheitsrelevanter Jungenarbeit oder gar Evaluationsergebnisse zur Verfügung stellen, sondern beschränkt sich auf die Beschreibung der institutionellen Zuordnung und den gesetzlichen Auftrag, die Begründung von fachlich-konzeptionellen Intentionen, ein paar Hinweise auf die Praxis sowie Anregungen zur Qualitätsentwicklung gesundheitsspezifischer Jungenarbeit im außerschulischen Bereich.

2 Institutionelle Zuordnung und gesetzlicher Auftrag

In Anlehnung an eine Systematik von Homfeldt (2008, S. 230) kann gesundheitsbezogene soziale Arbeit grundsätzlich in drei Bereiche eingeteilt werden:

- in die Gesundheitsarbeit im Sozialwesen, in der es um die Einbeziehung gesundheitsbezogener Aufgaben z. B. in der Jugend- und Familienhilfe geht (s. dazu Teil D im 13. Kinder- und Jugendbericht von 2009),
- in die Soziale Arbeit im Gesundheitswesen, z. B. in Krankenhäusern, Rehabilitationszentren, in der Suchthilfe, Suchtprävention sowie in den öffentlichen Gesundheitsdiensten,
- in eine sozialpädagogische Gesundheitsförderung, welche präventive und gesundheitsförderliche Strategien in Settings wie z. B. Familie, Schule, Stadtteil, Betrieb und Krankenhaus umfasst.

Wenn in diesem Artikel von der Jugendhilfe, Jugendarbeit und anderen sozialen Unterstützungsmöglichkeiten die Rede ist, so steht die gesundheitsbezogene Jungenförderung in eben diesen Einrichtungen des Sozialwesens im Fokus. Angesichts der zunehmenden Kooperations- und Vernetzungsversuche im gesamten Bereich des Bildungs- und Sozialwesens wird auch auf die Bedeutung der spezifischen Jungenperspektive in einer allgemeinen sozialpädagogischen Gesundheitsförderung hingewiesen. Die Berücksichtigung der Jungenperspektive in der Sozialen Arbeit des allgemeinen Gesundheitswesens gehört zur Strategie des Gender-Mainstreamings in diesem Bereich und muss jeweils eigenen Abhandlungen vorbehalten bleiben.

Rein rechtlich hat Gesundheitsförderung als Eckpunkt sozialer Arbeit noch keinen ihrer praktischen Bedeutung angemessenen Ort gefunden. Im SGB VIII findet sich Gesundheit nur implizit an wenigen Stellen (siehe 13. Kinder- und Jugendbericht 2009, S. 159) – und dann vor allem verbunden mit dem Gefahren- und Schutzgedanken:

- im § 8 in Bezug auf das Tätigwerden von Einrichtungen der Gesundheitshilfe zur Abwendung von Kindeswohlgefährdung;
- im § 11 durch gesundheitliche Bildung in der Jugendarbeit;
- im § 20 durch die Betreuung von Kindern in Notsituationen;
- im § 35 a durch die Regelung des Anspruchs auf Eingliederungshilfe, sofern Kinder und Jugendliche von seelischer Behinderung bedroht oder betroffen sind;
- im § 45 durch die Regelung der Bedingung für den Betrieb einer Einrichtung und des Versagens einer Erlaubnis, wenn das Wohlergehen der Kinder und Jugendlichen nicht garantiert ist;
- durch den § 81, in dem die Kooperation der öffentlichen Träger der Kinder- und Jugendhilfe mit Einrichtungen des ÖGD und sonstiger Stellen des Gesundheitswesens sichtbar gemacht werden.

Zudem kann § 1 mit seinen zentralen Begriffen der Entwicklung und Förderung so interpretiert werden, dass die Gesundheit von Jungen und Mädchen darin implizit enthalten ist. Zusammen mit den entsprechenden Hinweisen auf eine geschlechtsreflektierte Jugendhilfe (§ 9, Satz 3 SGB VIII) existiert damit auch eine Grundlage für die Besonderheit einer jungenbewussten Gesundheitsförderung.

3 Fachlich-konzeptionelle Intentionen

Aus der in diesem Handbuch dokumentierten Fachdiskussion zum Gesundheitsverhalten von Jungen und den pädagogischen Konsequenzen ergeben sich folgende

Orientierungslinien für eine entsprechende Praxis:

Der dominante Blick sollte nicht aus einer pathologischen, also defizitfixierten Perspektive auf Jungen gerichtet werden, sondern aus einer salutogenetischen Richtung, mit der die gesunden Aspekte des männlichen Habitus und im konkreten Jungenverhalten in den Vordergrund gerückt werden. Ein solcher diagnostischer Ansatz ist dazu geeignet, die Ressourcen ausfindig zu machen, die den Jungen zur Verfügung stehen, um sie zu unterstreichen und wenn nötig zur Entfaltung zu bringen. Mehr Salutogenese, also die Orientierung am wünschenswerten Zustand des »Heilseins«, und weniger Prävention von potenziellen Gefahren ist die Botschaft. Das ist auch in sehr eingeschränkten Bedingungen der Straßensozialarbeit oder stationären Jugendhilfe möglich, die mit Jungen in prekären Lebenslagen und mit manchmal fremd- und selbstschädigendem Verhalten zu tun haben.

Für die Zielsetzung bedeutet das, nicht Gefahrenabwehr in den Vordergrund zu stellen, sondern nützliches Wissen, brauchbare Fähigkeiten und realistische Einstellungen, um immer existierende und für jede Entwicklung wichtige Risiken kompetent zu bewältigen.

Selbstwirksamkeitssteigernde Erfahrungen des Eigensinns sind nützlicher als bloßes Neinsagen und Hinweise auf Genussmöglichkeiten attraktiver als allein die Vermittlung einer nüchternen Bewältigungskompetenz. Dennoch hat jede jungenbewusste Gesundheitsarbeit – wie Soziale Arbeit immer – auch Kontroll- und Korrekturfunktionen, weil sie mit Menschen zu tun hat, die entweder noch nicht oder momentan nicht mehr über die notwendigen Kompetenzen und Haltungen verfügen, die für ein selbstbestimmtes Verhalten von Bedeutung sind. Wenn es aber nicht gelingt, dabei dennoch den gerade von Jungen hoch angesiedelten Autonomieanspruch zu beachteten, wenn sie nicht in dem bestärkt werden, was sie gerne tun, läuft jede Maßnahme ins Leere.

Gesundheitsförderliche Jungenarbeit darf nicht vorwiegend über Probleme der Männergesundheit, also prospektiv bezogen auf ihr zukünftiges Leben begründet werden. Zu gern argumentieren auch Jungenarbeiter mit der Prävention von Beeinträchtigungen im Erwachsenenalter. Begleitung von Jungen ist aber im Hier und Heute notwendig, bei den spezifischen Jungenthemen und bei dem, was ihnen unmittelbar gut tut.

Jungen werden nicht als solche geboren, sondern sie stellen ihr Geschlecht im Rahmen vorgegebener und angelernter Muster und Situationskonstellationen tagtäglich her. Kein Junge kommt an dem gesellschaftlich dominanten Muster der ideologischen Männlichkeit vorbei und muss sich entsprechend dazu verhalten. Diese Voraussetzungen und Rahmenbedingungen sind aber sehr unterschiedlich, sie differieren nach nationaler Herkunft, sozialem Milieu, erfahrener Bildung, sexueller Orientierung, Alter, spezifischen Familienkonstellationen und der jeweils besonderen psychosozialen Situation. Kinder- und Jugendhilfe stellt Orte bereit und macht Angebote für sehr spezifische Jungentypen und individuelle Persönlichkeiten, für die Gesundheit je Unterschiedliches bedeutet und die an diversen Lernmöglichkeiten interessiert sind.

Von Jungen sollte nicht erwartet werden, dass sie mit selbst formulierten Defiziten und gesundheitsbewusstem Blick auf Bildungs- und Beratungsangebote zugehen, sondern die institutionellen und professionellen Hilfen müssen dort greifen, wo die Jungen sich ohnehin aufhalten. Unabhängig von der Frage, ob das Angebot in Form einer »Kommstruktur« oder einer »Gehstruktur« angesichts spezifischer Jungenwelten vorgehalten wird, müssen die institutionellen und professionellen Maßnahmen so niedrigschwellig wie möglich gestaltet werden. Viele gesundheitsrelevanten Beeinträchtigungen von Jungen wurden erst kürzlich öffentlich und – z.B. der sexuelle Missbrauch in Institutionen – medial wahrgenommen. Somit wird auch erst jetzt deutlich, wie wenig die Institutionen der Erziehungshilfe, Beratung und Therapie auf Jungengesundheit bezogen sind und wie hoch die Barrieren sind, die Jungen überwinden müssen, um sich Hilfe zu holen. Der gesamte gesundheitsrelevante Dienstleistungssektor hat ein Problem mit Männern und auch mit Jungen. Die Zugangsschwelle zur Jugendberatung ist für Jungen höher als für Mädchen und nur ein Drittel der beratenen Jungen nimmt selbst Kontakt auf. Jungen mit Migrationshintergrund werden noch schlechter erreicht und versorgt als Nicht-Migranten (DESTATIS 2005). Mit anderen Worten: Erziehungshilfe, Jugendarbeit, Jugendsozialarbeit und viele andere soziale Unterstützungsleistungen für Jungen müssen den Jungen die Kontaktaufnahme erleichtern, passende Beratungssettings und -methoden entwickeln und sich dort nachhaltig als nützlich erweisen, wo der Erstkontakt von anderen, meist den Erziehungsberechtigten, ausgegangen ist.

4 Hinweise auf die bisherige Praxis von Jungengesundheitsförderung in der Kinder- und Jugendhilfe

Angesichts der oben formulierten Qualitätskriterien einer gelingenden Praxis von Jungengesundheitsarbeit ist zu vermuten, dass eine an diesen Zielen orientierte Praxis erst in Ansätzen ausgemacht werden kann. Dem 13. Kinder- und Jugendbericht fiel es schon schwer, eine explizite Gesundheitsförderung für Kinder und Jugendliche allgemein ausfindig zu machen. Entsprechend heißt es: »Gute Kinder- und Jugendhilfepraxis ist immer auch Gesundheitsförderung« (S. 160). Und wenig später formuliert die Sachverständigenkommission kritisch: »So richtig allerdings diese Feststellung auch ist, so läuft sie doch andererseits Gefahr, dass alles in eins gesetzt wird« (ebd.). Genau diese Gefahr potenziert sich noch einmal angesichts der Tatsache, dass Gesundheitsförderung für Jungen noch einmal etwas Eigenes ist, das angesichts der »Geschlechterblindheit« vieler Fachkräfte kaum in den Blick kommt. Wenn von genderbewussten Ansätzen die Rede ist, dann ist überwiegend Mädchengesundheit im Blick. Genau das ist im gerade zitierten Bericht gut dokumentiert: »Ganz überwiegend richten sich die Angebote an Mädchen/junge Frauen, es existieren mittlerweile aber auch – allerdings in weitaus geringerem Umfang – eigenständige geschlechtsspezifische Angebote für Jungen/junge Männer« (S. 215). Im nachfolgenden Text des entsprechenden Berichtsabschnitts ist von Jungen aber nicht mehr die Rede. Das kann als Eingeständnis der Expertenkommission gewertet werden, dass Jungen – obwohl zuvor als besonders gefährdete Population beschrieben – in der praktischen Gesundheitsförderung kaum besonders beachtet werden.

Generell kann konstatiert werden, dass jene Aussagen, die im 13. Kinder- und Jugendbericht zur generellen, kaum geschlechtsbewusst ausgewiesenen Gesundheitsförderung gemacht werden, für eine reflektierte Jungenarbeit insbesondere gelten:

Aus der Perspektive vieler Politiker, der Schule, aber auch vielen nicht-stationären Angeboten der Jugendhilfe »sind Familie und Alltag Orte der gesundheitlichen Reproduktion« (Sting 2008, S. 290). »Wer krank ist, bleibt zu Hause« (13. KJB, S. 241). Das gilt in verstärktem Maße für Jungen, die frühzeitig daran gewöhnt werden, ihre (auch gesundheitlichen) Probleme selbst zu lösen.

Zwar wird angemerkt, dass das Thema Gesundheit seit dem letzten Kinder- und Jugendbericht von 2002 jetzt auf der Tagesordnung der meisten Jugendhilfebereiche steht, allerdings noch lange nicht in das Regelangebot eingelagert wurde. »Der überwiegende Teil der Angebote ist projektförmig, d. h., zeitlich befristet organisiert« (S. 241). Die seltenen Jungengesundheitsprojekte mit ihren bevorzugten Themen stehen sogar noch im Widerspruch zum vordringlichen Bedarf, der in den Bereichen Risikokompetenz, Mediennutzung, Suizid und Depression festgemacht werden kann (Winter und Neubauer 2010, S. 27).

Es dominieren für jüngere Kinder und jüngere Jugendliche eindeutig die präventiven Ansätze in den Bereichen Bewegung, Ernährung, Körpererfahrung, für Jugendliche und junge Erwachsene Gefahrenabwehrprogramme zur Sucht- und Gewalt- und HIV-Prävention. Manche männerbezogene Einrichtungen bieten auch Seminare, Workshops oder Beratungen zu Jungengesundheitsthemen an. Meist verstehen sie aber ihre Angebote primärpräventiv als unter anderem »auch gesundheitsfördernd«. Gesundheits*bildung* findet dort eher zufällig als geplant statt (vgl. Winter und Neubauer 2010, S. 28).

Manche Strategien und Programme auch der sog. »impliziten Gesundheitsförderung« zur Persönlichkeits- und Identitätsbildung sind an ganz spezifischen Idealnormen orientiert, ohne die spezifischen Lebenswelten derjenigen zu berücksichtigen, mit der sie angesprochen werden soll. Gerade in Bezug auf jungenspezifische Maßnahmen besteht diese Gefahr der domestizierenden »Brandbekämpfung« oder des romantisierenden »Weichspülens« (Bentheim 2007, S. 263), weil gern solche Projekte finanziert werden, die »Probleme wegschaffen« oder dazu beitragen, angebliche Kraftprotze zu »entpotenzieren«. Gesundheit ist aber – in der Sprache des Konstruktivismus formuliert – ein Prozess des »doing health« und dabei ist zu berücksichtigen, dass Jungen meist sehr eigene Vorstellungen über ihre Gesundheit haben und dass diese subjektiven Deutungen nicht einfach übergangen werden dürfen.

5 Arbeithilfe zur Qualitätsentwicklung von Projekten und Maßnahmen zur Jungengesundheit

Angesichts der beschrieben Situation bleibt den an Jungengesundheit interessierten Mitarbeitern der Kinder- und Jugendhilfe nichts anderes übrig, als in ihrer jeweiligen Einrichtung kleine Schritte in die angedeutete Richtung zu gehen und das Besondere einer gesundheitsbewussten Jungenarbeit nach und nach zu etablieren. Zu diesem Zweck werden im Folgenden Anregungen gegeben, anhand von entsprechenden Qualitätskriterien über verschiedene Bereiche der Praxis nachzudenken, mit anderen darüber zu diskutieren und entsprechende Strategien zu entwickeln. Dabei ist zu berücksichtigen, dass keine Hilfe zur Qualitätsentwicklung starre und für alle gültige Normen setzen kann, weil jedes Projekt und jede Einrichtung ihre eigene Praxis mit allen Ressourcen und Beschränkungen zu berücksichtigen hat. Ganz abgesehen davon, dass sich niemand von außen gern sagen lässt, was noch alles zu tun ist. Aus diesem Grund wird im Folgenden ein Verfahren der kommunikativen Selbstevaluation angeboten, bei dem zwar einige wichtige Anregungen gegeben werden, gleichzeitig aber jeder und jedes Team selbst entscheiden muss, ob diese Anregung für die eigene Praxis sinnvoll ist, was möglicherweise alles schon beachtet wird und was noch optimiert werden kann.

Wie kann mit dieser Arbeitshilfe umgegangen werden?

Der ganze Baustein oder einzelne Tabellen werden von den am Thema Jungengesundheit verantwortlichen Personen ausgefüllt und die Ergebnisse im Anschluss gemeinsam diskutiert. Daher ist es notwendig, dass die Arbeitsbögen allen Beteiligten der entsprechenden Bereiche als Kopie zur Verfügung stehen. Die Arbeitshilfe besteht größtenteils aus drei Spalten:

- In der ersten Spalte werden mögliche Qualitätsaspekte exemplarisch vorgegeben, wie sie aus den Qualitätskriterien und fachlichen Standards von Jungengesundheit abgeleitet werden können.
- In der zweiten Spalte werden Sie als Mitarbeitende gebeten, falls Sie den Qualitätsaspekt auch für ihre Arbeit für wichtig halten, das bereits Umgesetzte zu benennen und mit konkreten Beispielen zu dokumentieren bzw. entsprechende Angaben zu machen.
- Die dritte Spalte steht Ihren eigenen Optimierungsvorschlägen zur Verfügung oder bietet Ihnen die Möglichkeit, Ihre Zufriedenheit mit dem bestehenden Ist-Zustand auszudrücken.

Neben dieser offenen Fragetechnik gibt es in der Arbeitshilfe auch Teile, in denen die Antworten einfach in dafür vorgesehene Kästchen eingetragen werden können. Auf Grundlage der Ergebnisse soll sich eine lebhafte Diskussion im Team entwickeln, in der möglichst viele Blickwinkel, Meinungen, Standpunkte, Arbeitshaltungen und Ideen zusammengetragen werden, um sie dann in gemeinsamer Absprache als Zielvorstellungen zu formulieren und Strategien zur Umsetzung festzulegen.

Arbeitshilfen

Gesundheitsbezogene Bildung für Jungen braucht fachlich informierte Mitarbeiter

Mögliche Qualitätsaspekte	Wichtig auch für uns?! Umsetzungsbeispiele	Optimierbar? Wenn ja, wie?
Ich habe die Möglichkeit, an Fortbildungen zur Jungengesundheit teilzunehmen.		
Ich habe Grundkenntnisse über kulturelle Unterschiede in der Vorstellung von Gesundheit und kann sie im Umgang mit Jungen anwenden.		
Mir sind Unterschiede von Jungengesundheit nach Milieu, Alter und Bildungsstand bekannt und ich nutze sie für die Jungenarbeit		
Ich setze mich selbst mit meinem Gesundheitsverhalten auseinander und bin mir meiner Vorbildfunktion für Jungen bewusst.		
Ich habe mich über »männliches« Gesundheitsverhalten informiert		
Mir sind Grundlagen zur Einschätzung des Körpers, von Körpernormalität und -abweichungen bei Jungen bekannt		
Mir sind Grundlagen der mentalen und psychischen Jungengesundheit bekannt		
In bin über die Themen Risikoverhalten und Aggression bei Jungen im Bilde		
Besonderheiten der Jungensexualität sind mir bekannt und ich lasse sie in meine Arbeit einfließen		
Anderes		

Welche Materialien stehen Ihnen für Fragen der Jungengesundheit zur Verfügung?
(bitte eintragen)

Welche Aktivitäten haben im letzten Jahr im Kontext der Thematik Jungengesundheit stattgefunden (z. B. Angebote, Fortbildungen, Konzeptentwicklung, Kooperation).
(bitte eintragen)

Mit welchen Institutionen bzw. Personen arbeiten Sie zusammen, um Fragen von Jungengesundheit zu berücksichtigen?
(bitte eintragen)

7.4 Jugendhilfe, Jugendarbeit, soziale Unterstützungsangebote

Bitte bewerten Sie spontan (wenn relevant) das Verpflegungssystem und Ernährungsverhalten in Ihrer Einrichtung: Was ist positiv, was sollte im Sinne der Jungen verbessert werden?
(bitte eintragen)

Zu welchen für Jungen gesundheitsrelevanten Themen arbeiten Sie?

Themen/Aufgaben	Wichtig auch für uns? Umsetzungsbeispiele	Optimierbar? Wenn ja, wie?
Gesunde Ernährung		
Sport und Bewegung		
migrationsspezifische Aspekte der Gesundheitsförderung		
Jungenmedizin		
Besonderheiten von Jungengesundheit und Männlichkeit		
mentale/psychische Gesundheit		
Risikoverhalten		
Aggressionen		
Suchtverhalten		
Umgang mit Medien		
Kochen/Nahrungszubereitung		
Krisen und Krisenbewältigung		
Sexualität und Sexualpädagogik		
Spezielle Themen der Jungengesundheit: Phimose, Beschneidung, Hodenkrebs		
Stress und Stressbewältigung		
Weitere Themen:		

7 Gesundheitsbildung/-erziehung

Inwiefern spielt bei Ihrem Verständnis von Jungengesundheit ein weites und ganzheitliches Bildungsverständnis eine Rolle?

Mögliche Qualitätsaspekte	Wichtig auch für uns?! Umsetzungsbeispiele	Optimierbar? Wenn ja, wie?
Es geht in unserer Jungenarbeit um eine Verbindung von Wissen, Handeln und Erleben im Sinne der Ottawa Charta		
Ich nutze Mahlzeiten und andere Gelegenheiten, Jungen bewusste Ernährung nahezubringen		
Ich plane in meiner pädagogischen Arbeit Aktivitäten ein, die den Jungen sinnliche Freude am Essen sowie ein positives Körpergefühl vermitteln.		
Es gibt Bewegungsangebote speziell für Jungen, die sensomotorischen, kognitiven und sozial-emotionalen Entwicklungsaspekten gleichermaßen gerecht werden.		
Jungengesundheit bezieht sich auf körperliche, psychische, soziale Bereiche aller Angebote für Jungen		
Andere:		

Inwiefern gelingt es, Jungen methodisch vielfältig und individuell zu fördern?

Mögliche Qualitätsaspekte	Wichtig auch für uns?! Umsetzungsbeispiele	Optimierbar? Wenn ja, wie?
Religiöse und kulturelle Unterschiede/Vorgaben beim Gesundheitsverhalten der Jungen werden respektiert und berücksichtigt.		
Gesundheitliche Beeinträchtigungen von Kindern werden bei der Gestaltung von Projekten und Maßnahmen berücksichtigt.		
Die Bewegungsangebote werden auch offen realisiert und orientieren sich an den Bedürfnissen der Jungen (z. B. Spielstunden, Spiele im Wald, Bewegungslandschaften).		
Individuelle Krisen von Jungen nehme ich wahr und kann darauf reagieren.		
Ich versuche, mit methodisch sehr unterschiedlichen Möglichkeiten, je verschiedene Jungen anzusprechen.		
Ich versuche vor allem, mit erlebnispädagogischen Methoden, Risikokompetenz zu vermitteln.		
Andere:		

7.4 Jugendhilfe, Jugendarbeit, soziale Unterstützungsangebote

Inwiefern wird die Partizipation der Jungen und ggf. Erziehungsberechtigten gefördert?

Mögliche Qualitätsaspekte	Wichtig auch für uns?! Umsetzungsbeispiele	Optimierbar? Wenn ja, wie?
Jungen haben bei mir die Möglichkeit, mit ihrem eigene Verständnis von Gesundheit teilzuhaben		
Jungen werden in die Gestaltung von gesundheitsfördernden Projekten einbezogen.		
Unsere Arbeit mit den (jüngeren) Jungen wird mit den Eltern besprochen und abgestimmt.		
Ich erkundige mich in regelmäßigen Abständen, was die Jungen gerade beschäftigt		
Andere:		

Inwiefern öffnet sich die Einrichtung zum Sozialraum im Bereich und kooperiert mit anderen Projekten und Einrichtungen zum Thema Jungengesundheit?

Mögliche Qualitätsaspekte	Wichtig auch für uns?! Umsetzungsbeispiele	Optimierbar? Wenn ja, wie?
Mir ist das soziale Umfeld der Jungen bekannt und ich berücksichtige es bei der Gestaltung der Angebote in diesem Bereich.		
Bei der Konzipierung der Angebote werden Interessen und Erfahrungen der Jungen aus deren Umfeld einbezogen.		
Ich kenne Einrichtungen, Dienste und Personen außerhalb der Einrichtung, die ich als Expertinnen und Experten in diesem Arbeitsbereich heranziehen kann (z. B. beratend, vermittelnd, kooperierend).		
Mir sind Ärzte bekannt, die sich mit Jungengesundheit auskennen und die ich in die Arbeit einbeziehen kann.		
Wir kooperieren auch mit anderen Institutionen wie Pro Familia, Aktion Kinder- und Jugendschutz, mit dem Gesundheitsladen, der Vereinigung für Gesundheitsförderung, für Erlebnispädagogik ...		
Andere:		

Inwiefern werden Kooperation und Multiprofessionalität in Bezug auf Gesundheit bei Jungen genutzt?

Mögliche Qualitätsaspekte	Wichtig auch für uns?! Umsetzungsbeispiele!	Optimierbar? Wenn ja, wie?
Im Team des Projekts/der Einrichtung findet regelmäßig ein Austausch über die Jungengesundheit statt		
Das Team hat gemeinsam ein Konzept zu dieser Thematik entwickelt.		
Einzelne Verantwortliche arbeiten zu dieser Thematik zusammen und tauschen sich über die diesbezügliche Förderung einzelner Jungen oder Jungengruppen aus.		
Im Projekt/in der Einrichtung arbeiten auch Fachkräfte mit Migrationshintergrund.		
Andere:		

Inwiefern wird für den Bereich Jungengesundheit auf bedarfsgerechte Räume geachtet?

Mögliche Qualitätsaspekte	Wichtig auch für uns?! Umsetzungsbeispiele	Optimierbar? Wenn ja, wie?
Es gibt in unserer Einrichtung einen ruhiger Raum zum »Abhängen« bzw. zur Entspannung		
Unsere Einrichtung hat genügen Raum zum Toben und andere körperliche Aktivitäten		
Sowohl das Außengelände als auch die Einrichtungsräume ermöglichen den Jungen ausreichend Bewegung und Spielmöglichkeiten.		
Bei der Raumgestaltung achten wir auf die Partizipation der Jungen.		
Wir fördern den Gestaltungswillen von Jungen, um ihre direkte Umgebung zu re-designen.		
Andere:		

Literatur

Bentheim A (2007) Weder Brandbekämpfung noch Weichspülung – Jungenarbeit ist ein Qualitätsmerkmal zeitgemäßer Jugendhilfe. In: Hollstein W, Matzner M (Hrsg.) Soziale Arbeit mit Jungen und Männern. München und Basel: Reinhardt.

Deutscher Bundestag (2009) Bericht über die Lebenssituation junger Menschen und die Leistungen der Kinder- und Jugendhilfe in Deutschland. 13. Kinder- und Jugendbericht, Drucksache 16/12 860.

DESTATIS, Statistiken der Kinder- und Jugendhilfe: Institutionelle Beratung 2005. Mskr. Wiesbaden 2007. Zit. in: Winter, Reinhard und Neubauer, Gunter: Jungengesundheit – ein noch anfanghafter Diskurs. Mskr. 2010.

Homefeld HG (2010) Gesundheit und Soziale Arbeit. In: Schröer W, Schweppe C (Hrsg.) Enzyklopädie Erziehungswissenschaft Online. Weinhein, München: Juventa.

Neubauer G, Wilser A (2005) Macht Jugendhilfe gesund? In: SozialExtra 12: 29–32.

Neubauer G, Winter R (2010) Jungengesundheit in Deutschland. Themen, Praxis, Probleme. In: Bardehle D, Stiehler M (2010) Erster Deutscher Männergesundheitsbericht. München: Zuckschwerdt.

7.5 Jungenarbeit und besondere Beratungsangebote für Jungen

Reinhard Winter

Die sich seit den 1980er Jahren entwickelnde und mittlerweile fachlich etablierte Jungenarbeit (vgl. Sturzenhecker und Winter 2010) hat die Jungengesundheit bislang noch nicht entdeckt und auf ihre inhaltlichen Fahnen geschrieben. Gesundheitsthemen werden aktiv von der Jungenarbeit eher indirekt einbezogen und angesprochen, insbesondere in den Themengebieten Sexualität bzw. Sexualaufklärung sowie Gewalt und Gewaltprävention. Gesundheitsbezogene Highlights gibt es bisweilen, sie sind aber eher dünn gesät (z. B. Sturzenhecker 2010).

Praxisansätze und Projekte, die speziell auf Jungen sowie auf das Schwerpunktthema Gesundheit oder auf Teilbereiche der Jungengesundheit ausgerichtet sind, sind im deutschsprachigen Raum nur sehr vereinzelt zu finden. Auch innerhalb bestehender Bildungs- oder Präventionseinrichtungen sind jungenbezogene Gesundheitsprojekte ganz selten. Und dort, wo es sie gibt, entsprechen die bevorzugten Themen inhaltlich nicht dem vordringlichen Bedarf. So finden sich etwa in den Bereichen »Vermittlung von Risikokompetenzen«, »Mediennutzung« oder »Depression und Suizid« kaum jungenbezogene Aktivitäten und Projekte.

Das Projekt Jungen im Blick (JUB) in Stuttgart (www.jungen-im-blick.de) ist bundesweit eine der wenigen Einrichtungen, die sich explizit an Jungen richtet und dabei ausschließlich mit Themen aus dem Gesundheitsbereich befasst ist. Schwerpunkte sind dabei die Themen Gesundheits- und sexuelle Bildung sowie Sucht- und Gewaltprävention. JUB richtet sich an Jungen im Alter zwischen acht und 20 Jahren. Träger von JUB ist der Gesundheitsladen e. V., das Projekt arbeitet seit 2008. Schwerpunkte der Arbeit sind laut Jahresbericht 2009 Angebote (in abnehmender Reihenfolge) im Bereich Selbstbehauptung, Sexualität und Verhütung, soziale Kompetenz, Drogen und Sucht, Umgang mit Gefühlen, körperliche Entwicklung, Mobbing, Freundschaft und Liebe, Schönheitsideale sowie »Umgang mit Medien«.

BIZeps (www.bizeps-wiesbaden.de) ist eine Beratungsstelle in Wiesbaden, die 2006 eingerichtet wurde und die sich in der Gesundheitsförderung von Jungen (und Männern) engagiert. Hier soll Jungengesundheit unter anderem durch Hilfen im Umgang mit Belastungen und Stress gefördert werden. Explizite Angebote und auch die Nachfrage im Bereich Gesundheit sind allerdings relativ gering, im Mittelpunkt der Arbeit von BIZeps stehen Beratungen im Kontext von Beziehungsgewalt.

Einige weitere jungen- und männerbezogene Einrichtungen bieten neben anderen Akzenten ebenfalls Seminare, Workshops oder Beratungen zu Jungengesundheitsthemen an. Der Verein mannigfaltig in Hannover (www.mannigfaltig.de) mit einer Zweigstelle in München bietet für Jungen vor allem Selbstbehauptungstrainings als Förderung der sozialen und psychischen Gesundheit an. Beim Bildungsinstitut Kraftprotz in Mielkendorf (www.kraftprotz.net) wurden »Kampfesspiele« für Jungen und Männer entwickelt, die zur Körperwahrnehmung und -schulung sowie zur Aggressionskultivierung beitragen und der Förderung der psychischen und sozialen Gesundheit dienen. PfunzKerle in Tübingen (www.pfunzkerle.de) bietet Selbstbehauptungstrainings für Jungen und Projekte zur Förderung der Sozialkompetenz bei Jungen an. Darüber hinaus kooperiert PfunzKerle mit einem Träger der Mädchenarbeit bei Gesundheitsprojekten, wie etwa dem Projekt »Lebenshunger« im Bereich von Essstörungen. Auch die Fachstelle für Jungen- und Männerarbeit Dresden (www.männernetzwerk-dresden.de) veranstaltet Workshops für Jungen zu Sexualität, Pubertät und Selbstbehauptung. Im Angebot sind auch Jungen-Zukunftstage zum Thema Berufs- und Lebensplanung.

Bis auf eine dieser Einrichtungen (Jungen im Blick in Stuttgart) beziehen sich alle anderen eher vermittelt auf Gesundheitsthemen, in einem weiten Sinn verstehen sie ihre Angebote sowohl primärpräventiv als u. a. »auch gesundheitsfördernd«. Damit fehlt den Institutionen aber der Ausweis, auch explizite Gesundheitsthemen von Jungen aufspüren und »bedienen« zu können. Gesundheitsbildung wird damit mehr zufällig als geplant stattfinden.

Im Kontext von Jungengesundheit und Jungenpädagogik sind Jungen mit Behinderungserfahrung oder Assistenzbedarf oft nicht mitgemeint und inkludiert. Das Projekt »bo(d)yzone« (2006–2009) des Vereins PfunzKerle. Initiative Jungen- und Männerarbeit Tübingen (www.pfunzkerle.de) wandte sich vor allem an Jungen zwischen zwölf und 17 Jahren mit unterschiedlichen Beeinträchtigungen und Assistenzbedarf. Die Lebenslage »Behinderung« verband dabei die Teilnehmer in den thematischen Projektzugängen »Körper« und »Medien«. So entstanden einige Filme sowie künstlerisch-kreative Arbeiten als Medium für Körper- und Selbstbezüge bis hin zur persönlichen Lebensplanung. Entsprechend differenzierte Aktivitäten fanden in Einrichtungen für lernbehinderte, geistig behinderte und/oder körperbehinderte Menschen statt. Angeregt wurde insbesondere aber auch die Arbeit in inklusiven Gruppen (Sickinger et al. 2008).

Speziell an die Zielgruppe sozial benachteiligter Jungen richtet sich das Projekt »Kochen mit Jochen« (Lohmann 2010), das durch Koch-Workshops die Ernährungskompetenz fördern und das Ernährungsverhalten von Jungen verbessern will. Der Berufsverband der Kinder- und Jugendärzte e. V. (BVKJ) hat einen Flyer für Jungen[1] zur Förderung der speziellen Jungengesundheit entwickelt. Das Faltblatt enthält Informationen für Jungen, insbesondere zur Selbstuntersuchung als Schutz vor Hodenerkrankungen und zum Erkennen von Veränderungen an der Brust und den Geschlechtsorganen.

So wichtig und verdienstvoll solche Einzelprojekte sind, sie sind durch ihre zeitliche Befristung und dadurch mangelnde Tradierung, ihre meist lokale oder regionale Ausrichtung, ihre konzeptionelle und personelle Alleinstellung nur begrenzt wirksam und eher wenig nachhaltig. Die in Öffentlichkeit, Politik, Gesundheitsverwaltung und Jugendhilfe oft fehlende Aufmerksamkeit und den Willen zur Veränderung können solche Einzelprojekte jedenfalls nicht ersetzen.

Die »allgemeine« Erziehungs- und Familienberatung erreicht scheinbar mehr Jungen als Mädchen (1,4-mal mehr Jungen). Dies sind Formen der Unterstützung, bei denen Jungen von Eltern oder anderen Erziehenden in einer Beratungsstelle vorgestellt oder dorthin überwiesen werden. Zum Thema wird gemacht, wo Jungen anderen »Probleme machen« (auch deshalb, weil sie Probleme haben), Beratung findet »wegen Jungen« oder »mit Jungen« statt – bei nicht einmal 4 % aller Jungen, die durch Erziehungs- und Familienberatung erreicht werden, setzt die Beratung beim Jungen alleine an (bei Mädchen 5,5 %). Das heißt, dass in der überwiegenden Zahl der Beratungsfälle Eltern

---

1 www.netzwerk-maennergesundheit.de/files/Jungenflyer.BVJK.Hoden.pdf

(mit-)beraten werden; aufgrund der Kontaktaufnahmestatistik ist zu vermuten, dass dies überwiegend Mütter sind. In der Erziehungs- und Familienberatung werden insgesamt jährlich rund 160 000 Jungen erreicht (117 000 Mädchen; Verhältnis Jungen/Mädchen 1,4 : 1). In den Altersgruppen von 6–9 Jahren und 9–12 Jahren werden im Verhältnis noch mehr, nämlich 1,6-mal so viele Jungen wie Mädchen vorgestellt. Mit dem Beginn der Pubertät im Alter zwischen 12 und 15 Jahren ändert sich das Bild: Nun werden mehr Mädchen als Jungen beraten (1 : 0,7). Daraus darf aber keineswegs geschlossen werden, dass Jungen ab der Pubertät psychisch stabiler bzw. gesünder sind als Mädchen; Jungen werden vielmehr ab dem Zeitpunkt von Beratungsangeboten weniger erreicht, ab dem nicht mehr die Eltern diese Unterstützung organisieren; in der Beratung mangelt es an Zugängen, die Jungen erreichen können; zudem fehlt die Kompetenz zur Wahrnehmung jungenspezifischer Problemlagen (vgl. Hinz 2008) (dies trifft nicht nur auf die psychische Gesundheit, sondern auch auf körperliche und medizinische Gesundheit von Jungen zu).

Explizite *Jugendberatung* erreicht insgesamt viel weniger Jugendliche (nur rund 11 % der Fälle der Erziehungs- und Familienberatung). In der Jugendberatung – also dort, wo Jungen selbst beraten werden, weil sie »Probleme haben« – dreht sich das Geschlechterverhältnis um: Erreicht werden nur rund 13 000 Jungen und 18 000 Mädchen, Verhältnis 1 : 1,4). Die Zugangsschwelle für eine Jugendberatung ist für Jungen offenbar höher. Nur ein Drittel (33,5 %) der beratenen Jungen (rund 4 200) nimmt selbst Kontakt auf (bei Mädchen liegt die selbständige Kontaktaufnahme bei 52 %). Jugendberatung bzw. -therapie von Jungen findet in etwas weniger als der Hälfte der Fälle (49 %) ausschließlich mit dem Jungen statt. Auch hier ist die Quote bei Mädchen deutlich höher: In 59 % der Fälle von Jugendberatung von Mädchen wird ausschließlich mit dem Mädchen gearbeitet.

Insgesamt noch viel weniger Jugendliche, nämlich nur rund 2800, erreicht die *Suchtberatung*. Hier wurden 2005 insgesamt etwas über 2100 Jungen (und nur 671 Mädchen) beraten, vorwiegend ab 15 Jahren; der Schwerpunkt liegt bei den 18- bis 21-jährigen mit 592 Fällen. Suchtberatung erreicht zwar über dreimal mehr Jungen als Mädchen, aber insgesamt nur sehr wenige Jungen: Rund 200 Beratungen pro Jahrgang sind angesichts der hohen Zahl der Jungen mit Suchtproblemen sehr marginal.

Die Zahl der Migrantenjungen, die durch institutionelle Beratung erreicht werden, hat sich 2005 zwar leicht auf 8,1 % der beratenen Jungen erhöht. Bei einem Anteil von Jungen mit Migrationshintergrund von knapp 30 % (Altersgruppe 0–19 Jahre) kann angenommen werden, dass diese Jungen von der institutionellen Beratung noch schlechter erreicht und versorgt werden als Nicht-Migranten.

Die vorliegende Beratungsstatistik kann unterschiedlich interpretiert werden. Einerseits hat es den Anschein, als ob Jungen ihren Eltern und ihrem sozialen Umfeld häufiger Probleme machen; es findet deshalb mehr Beratung »wegen Jungen« statt. In der Jugendphase (Jugendberatung) kann Jungen im Vergleich mit Mädchen mangelhaftes Hilfesuchverhalten vorgehalten werden. In Bereich von Suchtberatung wiederum haben die Jungen mehr Probleme, und die wenigen beraten werden auch verhältnismäßig besser versorgt. Andererseits muss – jungenempathisch interpretiert – festgestellt werden, dass Beratung offenbar ein Problem mit Jungen hat: Sie kann viele Jungen weder erreichen noch ihnen die Kontaktaufnahme erleichtern; sie findet weniger Zugänge zu Jungen, hat möglicherweise nicht die passenden Beratungssettings und -methoden; sie kann Jungen nicht »halten«, auch wenn es bereits Kontakte, etwa in der Erziehungsberatung, gegeben hat. Auch die Personalstruktur trägt möglicherweise zu einer schlechteren Unterstützung von Jungen bei: In Nordrhein-Westfalen etwa waren in der institutionellen Beratung nicht einmal 30 % Männer beschäftigt (Zahlen aus 2002). Jungen (und Männern) einfach mangelndes Hilfesuchverhalten vorzuwerfen greift vor dem Hintergrund der Frage, wie die Gesundheit zu den Jungen kommt, jedenfalls zu kurz.

Literatur

Hinz A (2008) Jungen und Gesundheit/Risikoverhalten. In: Matzner M, Tischner W (Hrsg.) Handbuch Jungen-Pädagogik. Weinheim, Basel: Beltz.

Lohmann M (2010) Kochen mit Jochen – ein Kurs (nicht) nur für Jungs. In: Ministerium für Arbeit, Soziales und Gesundheit des Landes Schleswig-Holstein (Hrsg.) Gesund leben und arbeiten in Schleswig-Holstein. Ausgabe 2010. Männergesundheit, S. 43–44.

Sickinger H, Bittner N, Jerg J, Neubauer G (2008) Jungenarbeit angemessen. Berichte, Anregungen, Materialien und Erkenntnisse aus einem Projekt für Jungen mit und ohne Behinderungserfahrung. Reutlingen (Diakonie).

Sturzenhecker B, Winter R (^{3}2010) Praxis der Jungenarbeit. Weinheim, München: Juventa.

Sturzenhecker B (^{3}2010) Beer Education – Zur Kultivierung von Alkoholtrinken mit Jungen. In: Sturzenhecker B, Winter R (Hrsg.) Praxis der Jungenarbeit. Weinheim, München: Juventa.

7.6 Jungen, Sport und Gesundheit

Nils Neuber und Sebastian Salomon

1 Einleitung

Bewegung, Spiel und Sport zählen zu den häufigsten und subjektiv wichtigsten Aktivitäten von Jungen. 53 % bezeichnen »Sport treiben« als »sehr wichtig« in ihrem Leben (Mädchen: 33 %). Knapp 60 % der Jungen sind Mitglied in einem Sportverein (Mädchen: 45 %), 75 % der Jungen gehen daneben informellen Sportaktivitäten nach (Mädchen: 55 %) (vgl. Schmidt et al. 2006). In Anlehnung an Zinnecker (1991) kann das Sporttreiben damit ohne Bedenken als jungenspezifische Altersnorm bezeichnet werden. Bewegungs- und Sportaktivitäten sind aber nicht nur beliebte Freizeitbeschäftigungen von Jungen, sie bieten auch zahlreiche Lerngelegenheiten, die über das Sporttreiben im engeren Sinne hinausgehen.

So belegt der zweite Deutsche Kinder- und Jugendsportbericht für das Kindesalter eindeutige Entwicklungspotenziale in den Bereichen Gesundheit, Selbstkonzepte und Sprache (vgl. Schmidt 2008). Darüber hinaus geben Jugendliche an, für die drei wichtigsten Entwicklungsaufgaben des Jugendalters im Sport Unterstützung zu finden: »Kontakte zu anderen Jugendlichen entwickeln«, »Sich im eigenen Körper wohlfühlen« und »Wissen, wer ich bin und was ich will« (vgl. Neuber 2007). Spätestens hier werden Bewegungsangebote auch für eine adressatengerechte Gesundheitsförderung interessant. Wenn der Sport eine derart zentrale Bedeutung im Leben vieler Jungen spielt, bietet er auch erfolgversprechende Ansatzpunkte für gesundheitsorientierte Interventionen. Der Beitrag skizziert den Stellenwert von Bewegung, Spiel und Sport im Leben von Jungen und entwickelt darauf aufbauend Perspektiven für eine bewegungsbezogene Gesundheitsförderung.

2 Bewegung, Spiel und Sport im Leben von Jungen

Bewegungs- und Sportangebote sind für Jungen aller Altersstufen interessant. Im Vorschulalter finden Bewegungsaktivitäten neben der Familie vor allem im Kindergarten statt. Über die Diskussion um frühkindliche Bildungsprozesse haben Bewegung und Spiel Einzug in den Kindergartenalltag gefunden: Bewegungsräume, Bewegungslandschaften, Bewegungsstunden auf der Basis psychomotorischer Ansätze sind für viele Einrichtungen mittlerweile selbstverständlich – nicht nur für Bewegungskindergärten (vgl. Beins und Cox 2001). Offene und situationsorientierte Ansätze erlauben handlungsbezogene Formen der Weltaneignung. Die Möglichkeit bewegter Alltagsgestaltung und bewegten Lernens kommt den Bedürfnissen vieler Jungen entgegen. Auffällig ist allerdings, dass fast alle Konzepte der frühkindlichen Bewegungserziehung von »Kindern« und nicht von »Mädchen« und »Jungen« sprechen. Geschlechtstypische Bedürfnisse und Interessen von Jungen werden offensichtlich selten thematisiert.

Auch im Kinderturnen werden die Wünsche der Jungen oft nicht ausreichend berücksichtigt. In einem Forschungsprojekt zum Eltern-Kind-Turnen wurde festgestellt, dass der Anteil der begleitenden Mütter in den untersuchten Kursen 96 % betrug; männliche Übungsleiter erlebten die Kinder nur in 10 % der Kurse (Gieß-Stüber et al. 2003). Das Verhalten der Eltern wurde als geschlechtstypisch beschrieben: Während die Mütter fürsorglich, aber auch ängstlich agierten und den Kindern oft wenig zutrauten, wurden die (wenigen) Väter als fordernd und zutrauend, allerdings auch als wenig emotional beschrieben. Zudem war die Kleidung der Kinder in hohem Maße geschlechtstypisch: Während die Mädchen in rosa T-Shirts, Leggings und Schläppchen gekleidet waren, trugen die Jungen Trainingshose, Trikot und feste Sportschuhe (Gieß-Stüber et al. 2008, S. 70–72). Es verwundert daher wenig, dass auch das Bewegungsverhalten der Mädchen und Jungen klassischen Rollenerwartungen in hohem Maße entsprach – was für die Jungen wiederum bedeutete, dass sie mit ihren Bewegungswünschen bei Müttern und Übungsleiterinnen häufig ›anecken‹.

Das ändert sich im weiteren Verlauf der Sportvereinskarriere von Jungen. Im Grundschulalter nehmen die Beteiligungsquoten von Kindern im Vereinssport deutlich zu, wobei im Gegensatz zum Vorschulalter bereits ein Übergewicht der Jungen festzustellen ist. Laut der Bestandserhebung des DOSB (2007) waren 60,2 % der Mädchen und 79 % der Jungen zwischen sieben und 14 Jahren Mitglied in einem Sportverein. Jungen beginnen ihre Sportvereinslaufbahn mit Fußball (46 %), Schwimmen (11 %), Turnen und Kampfsport (je 7 %) und bleiben diesen Sportarten bis ins Jugendalter hinein treu. Vor allem Fußball und Kampfsportarten dominieren die Sportvereinskarrieren von Jungen (vgl. Menze-Sonneck 2002). Während im Grundschulalter die Mädchen noch vergleichsweise gut mithalten, geht im Jugendalter die Schere zwischen Mädchen und Jungen immer weiter auseinander – während die Mädchen zunehmend die Vereine verlassen und andere Angebote ausprobieren, bleiben die Jungen ihren traditionellen Sportarten treu (Brettschneider und Kleine 2002, S. 87–88). In diesem Sinn ist der Vereinssport vielfach traditionell männlich besetzt.

Zu den beliebtesten Outdoor-Aktivitäten von Jungen im Grundschulalter zählen Fußball spielen, Inlinern und Fahrrad fahren. Aber auch Verstecksspielen, Budenbauen und Feuermachen gehören nach wie vor zu den ›Klassikern‹ der Jungenfreizeit. Als zentrale Freizeitorte werden der Fußballplatz, »wildes Gelände« und der Garten genannt (vgl. Schmidt 2006). Im Jugendalter kommen Basketball und Schwimmen zu den beliebtesten selbstorganisierten Sportaktivitäten hinzu; Fußball, Radfahren und Skaten stehen weiterhin hoch im Kurs. Der Sport durchdringt damit das Freizeitverhalten vieler Jungen und wirkt prägend auch in Hinblick auf den Erwerb sozialer Kompetenzen: »Bei den Jungen ist offensichtlich allesentscheidend, ob sie an der sportiven Kultur teilnehmen oder nicht. Sportive Hobbys sind mit einer Zunahme sozialer Bindungen aller Art assoziiert (…). Jungen ohne Sporthobby haben weniger Möglichkeiten zu sozialen Kontakten und dürften deshalb Nachteile beim Erwerb sozialen Kapitals« haben (Strzoda und Zinnecker 1996, S. 76).

Dieses Bild findet sich auch im Schulalltag wieder. Da wird die Fünf-Minuten-Pause zur Tauschbörse für die neusten Fußballsticker, die Tischtennisplatte zum Mittelpunkt der Pausenaktivitäten oder die Schwimm-AG zur ergänzenden Trainingseinheit. Rund 70 % aller Jungen geben darüber hinaus den Sportunterricht als ihr Lieblingsfach an (Mädchen: 45 %). Dementsprechend sind sie im Durchschnitt auch zufriedener mit den Inhalten des Sportunterrichts als die Mädchen (Schmidt et al. 2003). Auch der Schulalltag ist damit durchdrungen von sportlichen Aktivitäten und Inszenierungen. Der Sport ist damit nicht nur eine ›wichtige Nebensache‹ im Leben vieler Jungen: Er ist Erlebnis- und Erfahrungsfeld, Ansporn und Ausgleich, Identifikationsfeld und Projektionsfläche ihrer Träume – und für viele Jungen ganz einfach ein guter Grund, sich zu treffen – Boys play sport!

Bei genauerer Betrachtung präsentiert sich »der« Sport allerdings als widersprüchliches Erfahrungsfeld. Einerseits zeichnet sich der Sport durch eine massive Ausprägung traditioneller Männlichkeitsvorstellungen aus. Besonders der Leistungssport folgt »männlichen« Wertvorstellungen; »er ist charakterisiert durch Kampf, Einsatz, Risiko und Härte, und es lässt sich in ihm und durch ihn sehr viel Geld und soziale Anerkennung verdienen« (Schmerbitz und Seidensticker 1997, S. 30). Umgekehrt zeigt sich Männlichkeit sehr »sportlich« – und das nicht etwa im Sinne von »Fairplay«, sondern vor allem im Sinne von körperlicher Robustheit, Kraft und Durchsetzungsvermögen. Das Ziel des männlich besetzten Sports ist die Meisterschaft, nicht etwa ein »meisterhafter« Umgang mit sich und seinem Körper. Dementsprechend ist Jungensport in hohem Maße Erfolgssport (vgl. Neuber 2003). Wird leistungssportliches Handeln nicht reflektiert, führt das sehr wahrscheinlich zu einer Reproduktion traditioneller Muster von Männlichkeit.

Andererseits bietet der Sport Erprobungs- und Identifikationsmöglichkeiten für das Experimentieren mit neuen Männlichkeitsentwürfen. So mag das Gewinnen für viele Jungen ein zentraler Anreiz für ihr Sportengagement sein, vor dem Sieg steht jedoch das Training. Auf der Basis eigener Anstrengung können sportliche Erfolge als selbstverursacht erlebt werden und mit positiven Emotionen wie Stolz und Freude verbunden sein. Darüber hinaus bietet gerade der Sportverein Raum für soziale Kontakte und Entspannung. Jungen schätzen den Verein als Gelegenheit, sich zu treffen, sich auszutauschen, sich gegenseitig zu unterstützen. Informelle Sportszenen bieten Jungen und jungen Männern daneben die Möglichkeit zum Experimentieren mit eigenen Stilen und Ausdrucksformen. Insofern sind sportbezogene Szenen wichtige Erprobungsfelder sowohl für das soziale Handeln als auch für die Entwicklung der eigenen Identität (vgl. Neuber 2006).

Das Bild vom erfolgsfixierten, gefühlskontrollierten und rücksichtslosen Sportler erscheint damit insgesamt zu einseitig. Parallel zu traditionellen Männlichkeitsentwürfen bietet der Sport eine Vielzahl alternativer Identifikationsmöglichkeiten, die von der Erfahrung sportlicher Wirksamkeit über das Erleben sozialer Kontakte bis hin zur Inszenierung des eigenen Körpers reichen. Für die Identitätsentwicklung von Jungen bedeutet das ein breites Spektrum an sportbezogenen Erprobungs- und Darstellungsmöglichkeiten. Es kommt allerdings darauf an, den Jungen neben klassischen Formen des Sporttreibens auch neue Themen und Perspektiven zu zeigen. In der Jungenförderung durch Bewegung, Spiel und Sport sollte versucht werden, das gesamte Spektrum sportlicher Bewegungs- und Spielformen anzusprechen, um den Jungen dadurch auch neue Zugänge zu eröffnen.

3 Jungenförderung durch Bewegung, Spiel und Sport

Ansätze zur Jungenförderung im Sport gibt es seit Mitte der 1990er Jahre. Zu den Meilensteinen gehört das Sportpädagogik-Themenheft »Sportunterricht und Jungenarbeit« (Schmerbitz und Seidensticker 1997). Allerdings wurde der Ansatz schnell als zu defizitorientiert kritisiert; so moniert Richartz (2000, S. 319) eine starre Orientierung am »anderen Mannsein«, dem sich die Jungen kaum widersetzen könnten. Ausgehend von motivationspsychologischen Überlegungen wurden in der Folge Möglichkeiten gesucht, die Bedürfnisse und Interes-

Gewinnen	Verlieren
Kooperation	Konkurrenz
Sensibilität	Kraft
Spannung	Entspannung
Wagnis	Risiko
Nähe	Distanz
Regeln anerkennen	Regeln überschreiten
Ausdruck	Präsentation

Abb. 1:
Variablenmodell im Sport
(Neuber 2009)

sen von Jungen aufzugreifen und positiv zu nutzen, so z. B. ihre Leistungs- und Erfolgsorientierung (Neuber 2003). Mittlerweile hat sich in weiten Teilen der sportpädagogischen Jungenförderung ein ressourcenorientiertes Arbeiten durchgesetzt, das die Probleme von Jungen nicht ausblendet, aber versucht, bei ihren Interessen und Stärken anzusetzen. Die Begeisterung vieler Jungen für Sport und Bewegung kann dabei als Ausgangspunkt genutzt werden.

Das Ziel der Jungenförderung im Sport kann es dementsprechend nicht sein, einseitige Verhaltensweisen eines »sozialverträglichen, neuen Jungen« durchzusetzen. Vielmehr sollten die Jungen die Möglichkeit bekommen, unterschiedliche Bewegungsbedürfnisse auszuleben, zugleich aber auch neue Perspektiven auszuprobieren und dadurch nach und nach ein vielseitiges, eigenes Verständnis von Männlichkeit zu entwickeln (vgl. Neuber 2009). In Anlehnung an das Variablenmodell von Winter und Neubauer (2001) werden dazu acht Handlungsfelder entworfen, z. B. Gewinnen und Verlieren, Kooperation und Konkurrenz oder Sensibilität und Kraft (vgl. ▶ Abb. 1). Neben bekannten Inhalten, wie z. B. Ball- und Kampfsportarten, werden auch Bewegungsfelder thematisiert, die für viele Jungen ungewohnt sind, z. B. Bewegungstheater und Körpererfahrung.

4 Gesundheitsförderung durch Bewegung, Spiel und Sport

Das Variablenmodell im Sport bietet Anknüpfungspunkte für eine bewegungsbezogene Gesundheitsförderung von Jungen. Psychosoziale Konzepte der Gesundheitsförderung setzen bei den personalen und sozialen Ressourcen Heranwachsender an. Ausgehend vom Modell der Salutogenese (Antonovsky) steht dabei nicht nur die physische Widerstandsfähigkeit, sondern auch die Stärkung individuell bedeutsamer Gesundheitsressourcen, wie ein positives Selbstkonzept oder der Glaube an die Sinnhaftigkeit des eigenen Lebens und Handelns, im Vordergrund (vgl. Brodtmann 1998). Damit Bewegungsangebote in diesem Sinne wirken können, sollten sie sich nicht nur an der psycho-physischen Belastbarkeit der Jungen orientieren, sondern explizit ihre Wünsche und Bedürfnisse aufgreifen. Im

Hinblick auf mögliche Angebote zur Gesundheitsförderung kann festgestellt werden, dass für Heranwachsende vor allem »das aktuelle emotionale Erleben der Gesundheit für [das] Gesundheitsverhalten von zentraler Bedeutung« ist (Sygusch 2000, S. 188). Programme zur Gesundheitsförderung im Kindes- und Jugendalter tun daher gut daran, unmittelbar am Erleben des Lebensalltags, an der Gegenwart der Heranwachsenden anzusetzen.

In diesem Zusammenhang ist das methodische Vorgehen von entscheidender Bedeutung. Im Sinne einer ganzheitlich angelegten Gesundheitsbildung folgt die methodische Inszenierung dem Dreischritt Erleben, Erfahren, Handeln (vgl. ▶ Abb. 2). Ansatzpunkt ist zunächst das unmittelbare Erleben der Heranwachsenden, das auf Wahrnehmungen, Empfindungen und Gefühle abzielt. Über Reflexionsphasen können in einem zweiten Schritt aus den Erlebnissen Erfahrungen werden. Die Heranwachsenden setzen sich in strukturierten Auswertungsprozessen mit dem Erlebten auseinander und verstehen so die Hintergründe ihres Tuns. Schließlich bekommen sie die Möglichkeit, ihre Erfahrungen im eigenständigen Handeln zu erproben. Damit wird explizit wieder ein Alltagsbezug hergestellt. Für die Auswahl von Themen und Inhalten, die Wünsche und Bedürfnisse von Jungen aufgreifen, beschreibt das Variablenmodell im Sport entsprechende »Spannungsfelder«. Im Folgenden werden die Variablenpaare kurz skizziert und jeweils durch ein praktisches Beispiel veranschaulicht.

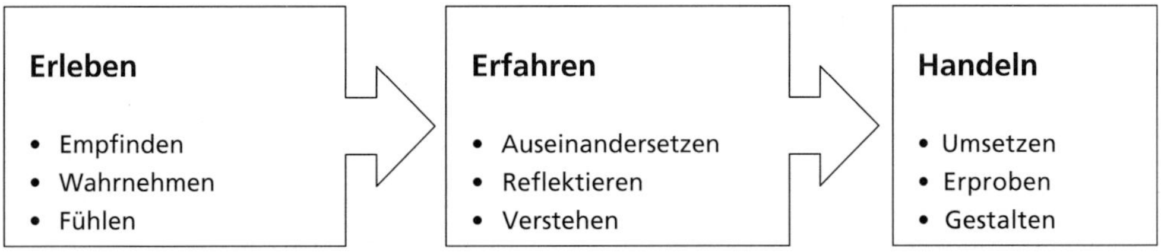

Erleben
- Empfinden
- Wahrnehmen
- Fühlen

Erfahren
- Auseinandersetzen
- Reflektieren
- Verstehen

Handeln
- Umsetzen
- Erproben
- Gestalten

Abb. 2: »Methodische Reihe« der lebensstilorientierten Gesundheitsförderung (mod. n. Kleinert und Neuber 1999, S. 144)

4.1 Gewinnen und Verlieren

Für viele Jungen spielt das Gewinnen eine wichtige Rolle. Schon früh machen sie alles »um die Wette« und sind am Boden zerstört, wenn sie nicht Erster werden. Dabei ist das Wettbewerbsverhalten an sich nichts Verwerfliches – im Gegenteil: Leistung und Erfolg sind zentrale Handlungsprinzipien westlicher Industriegesellschaften. Andererseits kann eine Erfolgsfixierung aber auch zu einem übersteigertem Konkurrenzverhalten führen. Das ist im »kleinen« wie im »großen« Sport nicht anders: Wie viel Aggression begleitet den Kampf um den Sieg? Wie viel Tränen fließen bei einer unglücklichen Niederlage? Wie viel Wut äußert sich bei einer Fehlentscheidung des Schiedsrichters? Im Hinblick auf die Gesundheitsförderung von Jungen ist es nötig, das Leisten und Wettkämpfen zu variieren, zu relativieren und je nach Zielgruppe auch zu reflektieren. Das bedeutet nicht, dass Jungen nur noch Spiele ohne Sieger machen sollen! Vielmehr sollen sie bei ihren Bedürfnissen nach Wetteifern und Gewinnen »abgeholt« und von da aus weiter begleitet werden. Dies kann positive Auswirkungen auf die Entwicklung eines gesunden Selbstwertgefühls haben.

> **Beispiel:** Schleifenstaffel
> Eine Möglichkeit, die unterschiedlichen motorischen Voraussetzungen von Jungen auszugleichen, liegt darin, die Laufwege zu relativieren. Bei einer Schleifenstaffel stehen die Mitglieder eines Teams nicht alle auf einer Seite des Spielfelds, sondern sie stehen sich gegenüber. Auf das Kommando der Lehrkraft laufen sie aufeinander zu, umkreisen sich einmal wie in einer Schleife und laufen dann wieder auf ihre Ausgangsseite zurück. Hier schlagen sie jeweils den nächsten Läufer ab usw. Schnelle Läufer legen so eine längere Strecke zurück als langsamere Läufer – aber beide tragen zum Ergebnis der Mannschaft bei.

4.2 Kooperation und Konkurrenz

Auf den ersten Blick scheinen viele Jungen sehr konkurrenzorientiert zu sein. Jungen, die sich in Konkurrenzsituationen nicht gut durchsetzen können, ziehen sich aus Wettbewerbssituationen zurück und können von dominanten Jungen leicht zum Außenseiter erklärt werden. Zugleich können viele Jungen aber auch gut zusammenarbeiten, zumal wenn sie ein gemeinsames Ziel verfolgen. Kooperationssituationen treten z. B. in einer Sportmannschaft auf. Kooperation und Konkurrenz werden dabei oft ganz selbstverständlich miteinander verknüpft. Kooperieren, Wettkämpfen und sich verständigen beschreiben also soziale Interaktionsformen, die für viele Jungen selbstverständlich sind. Für eine flexible Gesundheitsförderung von Jungen ist es wichtig, dass sie beide Seiten kennenlernen. Stark konkurrenzorientierte Jungen müssen lernen, sich im Team auch einmal zurückzunehmen. Für schüchterne Jungen ist es dagegen eine große Herausforderung, auch einmal den Ton anzugeben.

Für beide Gruppen gilt: Ein fairer Wettkampf kann genauso spannend und schön sein, wie eine gelungene Kooperationsaufgabe im Team.

> **Beispiel:** Ab durch die Mitte
> Zwei große Kästen werden so in einer Reihe aufgestellt, dass zwischen ihnen ein etwa 60–80 cm breiter Durchgang entsteht. Zwei Teams stehen sich auf beiden Seiten des Durchgangs jeweils an einer Start-/Ziellinie gegenüber. Auf Kommando versuchen beide Mannschaften, die gegenüber liegende Seite zu erreichen. Das Team, das zuerst geschlossen hinter der Ziellinie steht, hat gewonnen. Das Spiel ist sehr wild, daher sollte von vornherein auf gegenseitige Rücksichtnahme hingewiesen werden. Im Spielverlauf entwickeln sich oft Strategien, wie mit dem »Engpass« umgegangen werden kann. Wird das Spiel zu wild, kann der Durchgang verbreitert werden – oder in der Auswertung wird über Fairplay im Wettkampf gesprochen.

4.3 Sensibilität und Kraft

Jungen wird oft unterstellt, sie könnten ihre Kraft nicht richtig dosieren. Zudem gehören »Spaßkämpfe« für viele Jungen zum Alltag. Wenn diese Rangeleien ausufern, können sie zu ernsthaften Prügeleien mit Risiken für die körperliche und seelische Gesundheit werden. Andererseits sind natürlich längst nicht alle Jungen aggressiv. Beim Malen, Basteln oder Bauen können sie sich oft stundenlang konzentrieren – und selbst beim Computerspielen entwickeln sie mitunter eine Feinmotorik, die man als Erwachsener nur bewundern kann! Andere Jungen haben Angst vor körperlichen Auseinandersetzungen und gehen Prügeleien möglichst aus dem Weg. Von Lehrkräften werden diese stillen, schüchternen Jungen leicht übersehen –

eben weil sie nicht auffallen! Raubeinigen Jungen tut es meist gut zu erfahren, dass sie sich auch sanft und vorsichtig bewegen können. Ruhige Jungen sollten dagegen erleben dürfen, wie befreiend es sein kann, mal richtig »auf die Pauke« zu hauen. Manche Aufgaben erfordern Fingerspitzengefühl, in anderen wiederum muss Kraft und Stärke eingesetzt werden, um zum Ziel zu kommen. Das ist im Sport genauso wie im »richtigen« Leben!

> **Beispiel: Gimme da Ball!**
> »Gimme da Ball!« – ruft der Gangsta-Rapper und versucht dem anderen einen Basketball zu entwenden, den dieser unter seinem Körper vergräbt. Berührt werden darf nur der Ball, nicht der Partner! Das Spiel wird auf Knien in einer »Arena« aus zwei bis vier Turnmatten gespielt. In jeder Arena befinden sich sechs Akteure – zwei Ringkämpfer und je ein Zuschauer an den vier Seiten. Die Zuschauer beobachten den Kampf und achten auf das Einhalten der Spielregeln. Ein Schiedsrichter ist nur nötig, wenn die Ringkämpfe zu wild werden. Das Spiel kann auch zu dritt oder viert gespielt werden, wird dann aber unübersichtlicher.

4.4 Spannung und Entspannung

Jungen stehen scheinbar ständig unter Spannung – immer in Bewegung, immer in Aktion, immer »unter Dampf«. Tatsächlich ist Hyperaktivität ein überwiegend männliches Phänomen! Es gibt aber auch Jungen, die antriebsarm, lustlos und schlapp sind. Während die einen oft kaum zu bremsen sind, fällt es schwer, die anderen überhaupt zu motivieren. Man kann es aber auch positiv ausdrücken: Viele Jungen strotzen geradezu vor Energie, sind neugierig und tatendurstig, immer bereit, sich für eine Sache einzusetzen – wenn es sie interessiert! Gleichzeitig können sie aber auch entspannt sein, sich zurücknehmen und über ihr Tun nachdenken.

Insofern bietet das Feld von Spannung und Entspannung eine ganze Menge Anknüpfungspunkte für die Gesundheitsförderung von Jungen. Dabei ist die Muskelspannung kein rein körperliches Phänomen. Entsprechend ist es sinnvoll, den rhythmischen Wechsel und die Vielfalt psychophysischer Spannungszustände erlebbar zu machen. Über einen vielfältigen Spannungswechsel können die Jungen Erfahrungen mit der Spannungsmittellage, der Wohlspannung, sammeln.

> **Beispiel: Reifenscan**
> Forscher finden im ewigen Eis einen Urmenschen, der steif gefroren ist. Um ihn genauer zu untersuchen, müssen sie ihn mit ihrem transportablen Scanner checken. Der eingefrorene »Urmensch« baut Ganzkörperspannung auf. Ein Teil der Forschergruppe hebt ihn hoch. Die übrigen Forscher übernehmen das »Scannen«, bei dem der eingefrorene Urmensch komplett durch einen Reifen geführt werden muss. Aber Vorsicht – wenn er runterfällt, bricht er in tausend Stücke! Das Aufbauen von Ganzkörperspannung kann vorher in Kleingruppen geübt werden.
>
> Den steif gefrorenen »Urmenschen« anzuheben, ist kein großes Problem, aber ihn durch den Reifen zu führen, bedarf der Kommunikation. Dabei übernimmt das Forscherteam die volle Verantwortung für den »Urmenschen«!

4.5 Wagnis und Risiko

Wagnis- und Risikosituationen sind für viele Jungen spannend. Dabei muss unterschieden werden zwischen dem objektiven Risiko einer Situation, z. B. dem Verletzungsrisiko bei einer Kletterpartie, das natürlich minimiert werden muss, und dem subjektiven Wagnis, das ein Junge eingeht, wenn er bspw. zum ersten Mal vom 3-Meter-Brett springt. Was für den einen langweilig ist, empfindet der andere als große Herausforderung! Sowohl andauernde Unter- als auch Überschätzung sind dabei nicht förderlich – hilfreich ist vielmehr eine realistische Einschätzung der eigenen Fähigkeiten. In der Jungenförderung werden daher Situationen mit unsicherem Ausgang angeboten, in denen sich die Jungen ausprobieren können. Das Erkennen eigener Grenzen – und nicht unbedingt das Überschreiten – gehört zu den zentralen Aufgaben einer bewegungsorientierten Jungenförderung mit nicht unerheblichen Auswirkungen auf deren Gesundheit. Unterschiedliche Schwierigkeitsgrade von Aufgaben können hier hilfreich sein. Möglicherweise kann das kontrollierte Erleben von Wagnis und Risiko in Bewegungssituationen vom Eingehen anderer reizvoller Risiken abhalten – bspw. in Bezug auf Alkohol- und Nikotinkonsum.

> **Beispiel:** Spiderman
> Zwei große Kästen werden senkrecht zur Wand aufgestellt. Darüber legt man einen Schwebebalken, der ganz an der Wand anliegen muss. Darunter liegen ein Weichboden und ggf. weitere Matten. Spiderman kann nun über den Balken an der Wand entlang von einem Kasten zum anderen Kasten gehen. Dabei klebt er wie eine Spinne an der Wand – sonst fällt er nämlich sofort auf den Weichboden! Je nach Fähigkeiten der Jungen können die Kästen dabei unterschiedlich hoch sein! Diese Aufgabe lösen oft die kleinen, ruhigen Jungen – denn mit Kraft kommt man hier nicht weit!

4.6 Nähe und Distanz

Jungen haben Schwierigkeiten, Nähe zuzulassen – so lautet ein gängiges Vorurteil. Wenn man sieht, mit welcher Begeisterung sich kleine Jungen umarmen oder in einem »Schweinehaufen« übereinander purzeln, kann das so pauschal nicht stimmen. Richtig ist allerdings, dass vor allem ältere Jungen körperliche Nähe und Berührungen in Alltagssituationen oft vermeiden – Männer fassen sich nicht an! In Bewegungssituationen kommt man sich dagegen schnell nahe, z. B. beim Ringen und Kämpfen oder beim gemeinsamen Torjubel. Anderseits ist eine gewisse körperliche Distanz durchaus nicht unwichtig, im Sport wie im »richtigen« Leben. Während in der Jungenförderung die einen erfahren, wie gut es tun kann, sich nahe zu kommen und sich gegenseitig zu bestärken, erproben die anderen die »richtige« Distanz, z. B. als Angreifer im Handball. Gerade im Umgang mit Nähe und Distanz kann der eigene Körper als Bezugspunkt erlebt werden – eine wichtige Grundlage für einen gesundheitsbewussten Umgang mit diesem.

> **Beispiel:** Schweinehaufen
> Die Schweine suhlen sich in ihrer Kuhle – welch ein Vergnügen! Auf einer Mattenfläche purzeln die Jungen kreuz und quer durcheinander. Weitere Spielregeln sind nicht nötig, es sei denn, einzelne Jungen werden zu grob. Nur ein Signal sollte vorab vereinbart werden, woraufhin sofort alle auseinander gehen! Die Erfahrungen von Nähe, aber auch das Untenliegen kann dann bei Gelegenheit angesprochen werden. Männliche Lehrkräfte sollten bei Gelegenheit mal mitspielen – die Jungen werden begeistert sein!

4.7 Regeln anerkennen und Regeln überschreiten

Jungen haben mitunter ein eigenwilliges Verhältnis zu Regeln. Oft nehmen sie soziale Erwartungen nicht zur Kenntnis oder setzen sie nur zögerlich um. Nicht selten verstoßen Jungen auch ausdrücklich gegen Regeln, die von Eltern oder Lehrkräften aufgestellt werden. Anderseits pochen Jungen aber auch auf das Anerkennen von Regeln, wenn es um die »Wahrung ihrer Rechte« geht. Spiel und Sport eignen sich in besonderem Maße, den Umgang mit Regeln zu üben. Kleine und große Sportspiele funktionieren nur auf der Grundlage definierter Regeln. Einerseits können Jungen somit erfahren, dass z. B. ein Sportspiel nur läuft, wenn sich alle an die Spielregeln halten. Andererseits gibt es Situationen, in denen Regeln durchbrochen werden müssen, z. B. wenn für eine Bewegungsaufgabe keine herkömmliche Lösung gefunden werden kann. Besonders spannend wird es, wenn die Regeln für ein Spiel erst gefunden werden müssen, damit es spielbar wird. In solchen Situationen wird deutlich, dass Regeln soziale Vereinbarungen sind, die man im gegenseitigen Einvernehmen auch ändern kann.

> **Beispiel:** Sternspiel
>
> Bei diesem indonesischen Fangspiel werden die Spitzen eines Sterns auf den Boden gemalt oder mit Markierungshütchen dargestellt. Auf jeder Sternspitze steht ein Spieler und einer steht in der Mitte. Ähnlich wie beim bekannten »Bäumchen-wechsel-dich-Spiel« tauschen die Spieler ihre Positionen und der Mittelspieler versucht, eine »Sternspitze« zu ergattern. Es gibt allerdings kein Kommando zum Wechseln, sondern die Spieler verständigen sich untereinander. Das Spiel macht nur Spaß, wenn es für alle Beteiligten spannend bleibt. Wenn die Abstände zwischen den Sternspitzen zu klein sind, können die Spieler ihre Positionen gefahrlos wechseln – der Mittelspieler hat keine Chance. Wenn die Sternspitzen dagegen zu weit auseinander liegen, bekommt der Mittelspieler immer einen Platz. Die Gruppe muss sich also auf die richtige »Sterngröße« verständigen. In der indonesischen Spielidee geht es weniger darum, dass der Mittelspieler möglichst schnell eine »Sternspitze« erreicht, als vielmehr darum, die Gruppe in Bewegung zu bringen und gemeinsam Spaß zu haben!

4.8 Ausdruck und Präsentation

Auf den ersten Blick scheinen sich Jungen nur für funktionale Sportarten zu interessieren – mit möglichst wenig Aufwand möglichst viel Erfolg erzielen! Auf den zweiten Blick trifft das Vorurteil jedoch nicht zu. In Bewegungs- und Sportsituationen äußern Jungen ihre Gefühle, wie Freude und Begeisterung, Trauer und Wut, unmittelbar und kaum verstellt. Gerade in Sportspielen sind sie mit »Leib und Seele« dabei – kein Fußballspiel ohne emotionale Beteiligung! Allerdings kommt hier nicht selten ein gewisses Maß an »Show« hinzu. Wie die Großen im Fernsehen präsentieren sie ihre Siegerposen und sind dabei mindestens ebenso »cool« wie die erwachsenen Profis. Die Gratwanderung zwischen authentischem Ausdruck von Gefühlen und bewusster Präsentation vor einem Publikum bietet auch Ansatzpunkte für die Gesundheitsförderung von Jungen. Für eine gelingende Entwicklung ist beides wichtig: Sich in Spielsituationen wie im »wahren« Leben seiner Gefühle gewahr werden und sie ausdrücken können, aber auch, sich vor einem Publikum präsentieren können.

> **Beispiel:** Cheftanz
> Die Jungen tanzen zu einer Musik frei im Raum. Ein Junge hat eine Mütze auf dem Kopf – das ist der Chef. Was der Chef vormacht, müssen die anderen nachmachen. Der Chef wechselt, indem er seine Mütze weitergibt oder sie ihm abgenommen wird, wenn er zu lange Chef war! Falls dem Chef nichts einfällt, können z. B. verschiedene Bilder vorgegeben werden, z. B. tanzen wie ein dicker Mann, wie eine alte Frau oder wie ein müdes Kind, tanzen wie ein Wackelpudding, wie eine Zitronenlimonade oder wie ein Kaugummi. Oft können die Jungen aber auch bestimmte Tanzschritte, z. B. aus dem HipHop oder dem Breakdance, die sie einbauen.

5 Schluss

Bewegung, Spiel und Sport haben über alle Altersstufen hinweg eine zentrale Bedeutung im Leben vieler Jungen. Sie erleben im Sport nicht nur eine sinnvolle Beschäftigung, sondern können im Sport auch einiges lernen. Bewegungs- und Sportaktivitäten bieten sich daher für die Förderung von Jungen im Allgemeinen und für die Gesundheitsförderung von Jungen im Besonderen an. Ein Ansatzpunkt zur Strukturierung des Interventionsfelds bietet das Variablenmodell im Sport, das mögliche Themen- und Inhaltsbereiche umreißt und die jeweils ambivalenten Herausforderungen beschreibt. Eine so verstandene Gesundheitsförderung durch Bewegung, Spiel und Sport setzt bei den Wünschen und Bedürfnissen von Jungen an und eröffnet ihnen Schritt für Schritt neue Perspektiven im Hinblick auf ihre individuelle Entwicklung.

Literatur

Beins H-J, Cox S (2001) »Die spielen ja nur!?« Psychomotorik in der Kindergartenpraxis. Dortmund: Borgmann.

Brettschneider W-D, Kleine T (2002) Jugendarbeit in Sportvereinen – Anspruch und Wirklichkeit. Schorndorf: Hofmann.

Brodtmann D (1998) Gesundheitsförderung im Schulsport. Sportpädagogik 22(3): 15–26

Deutscher Olympischer Sportbund (DOSB) (Hrsg.) (2007). Bestandserhebung des 2007 des Deutschen Olympischen Sportbundes. www.dosb.de/fileadmin/fm-dosb/downloads/2007_DOSB_Bestandserhebung.pdf (Zugriff 14. 05. 2008).

Gieß-Stüber P, Voss A, Petry K (2003) GenderKids – Geschlechteralltag in der frühkindlichen Bewegungsförderung. In: Hartmann-Tews I, Gieß-Stüber P, Klein ML, Kleindienst-Cachay C, Petry K (Hrsg.) Soziale Konstruktion von Geschlecht im Sport. Opladen: Leske + Budrich, S. 69–108.

Gieß-Stüber P, Neuber N, Gramespacher E, Salomon S (2008) Mädchen und Jungen im Sport. In: Schmidt W (Hrsg.) Zweiter Deutscher Kinder- und Jugendsportbericht. Schorndorf: Hofmann, S. 63–83.

Kleinert J, Neuber N (1999) Gesundheit vermitteln? – eine Seminarkonzeption für JugendbetreuerInnen in Sportvereinen. In: Allmer H, Kleinert J (Hrsg.) Gesundheitsförderung für Jugendliche – Eine Chance für den Sportverein! Brennpunkte der Sportwissenschaft 10 (1+2): 135–164.

Menze-Sonneck A (2002) Zwischen Einfalt und Vielfalt. Die Sportvereinskarrieren weiblicher und männlicher Jugendlicher in Brandenburg und Nordrhein-Westfalen. Sportwissenschaft 32: 147–169.

Neuber N (2003) Früh übt sich, was ein Meister werden will!? – Zum Umgang mit Leistung und Erfolg in der bewegungsorientierten Jungenarbeit. Motorik 26(3): 106–116.

Neuber N (2006) Männliche Identitätsentwicklung im Sport. In: Hartmann-Tews I, Rulofs B (Hrsg.) Handbuch Sport und Geschlecht – Status Quo und Perspektiven für Forschung, Lehre und Sportpraxis. Schorndorf: Hofmann, S. 125–138.

Neuber N (2007) Entwicklungsförderung im Jugendalter – Theoretische Grundlagen und empirische Befunde aus sportpädagogischer Perspektive. Schorndorf: Hofmann.

Neuber N (2009) Supermann kann Seilchen springen – Bewegung, Spiel und Sport mit Jungen. Dortmund: Borgmann.

Richartz A (2000) Sport und die Suche nach Männlichkeit – Jungen auf dem beschwerlichen Weg zur Geschlechtsidentität. Sportunterricht 49: 314–321.

Schmerbitz H, Seidensticker W (1997) Sportunterricht und Jungenarbeit. Sportpädagogik 21(6): 25–37.

Schmidt W (2006) Kindheiten, Kinder und Entwicklung – Modernisierungstrends, Chancen und Risiken. In: Schmidt W, Hartmann-Tews I, Brettschneider W-D (Hrsg.) Erster Deutscher Kinder- und Jugendsportbericht. 2. Aufl. Schorndorf: Hofmann, S. 19–42.

Schmidt W (Hrsg.) (2008) Zweiter Deutscher Kinder- und Jugendsportbericht. Schorndorf: Hofmann.

Strzoda C, Zinnecker J (1996) Interessen, Hobbies und deren institutioneller Kontext. In: Zinnecker J, Silbereisen RK (Hrsg.) Kindheit in Deutschland. Aktueller Survey über Kinder und deren Eltern. Weinheim, München: Juventa, S. 41–79.

Sygusch R (2000) Sportliche Aktivität und subjektive Gesundheitskonzepte – Eine Studie zum Erleben von Körper und Gesundheit bei jugendlichen Sportlern. Schorndorf: Hofmann.

Winter R, Neubauer G (2001) Dies und das. Das Variablenmodell »balanciertes Junge- und Mannsein« als Grundlage für die pädagogische Arbeit mit Jungen und Männern. Tübingen: Neuling.

Zinnecker J (1991) Jugend als Bildungsmoratorium. Zur Theorie des Wandels der Jugendphase in west- und osteuropäischen Gesellschaften. In: Melzer W, Heitmeyer W, Liegle L, Zinnecker J (Hrsg.) Osteuropäische Jugend im Wandel. Weinheim, München: Juventa, S. 9–25.

7.7 Medienwelten

Manfred Spitzer

Bildschirmmedien – Fernsehen, Computer, Spielekonsolen und neuerdings Smartphones – verändern unser Leben. In den USA verbringen Jugendliche mittlerweile mehr Zeit mit elektronischen Medien (7,5 Std. täglich; vgl. ▶ Tab. 1) als mit Schlafen, wie eine repräsentative Studie an mehr als 2 000 Kindern und Jugendlichen im Alter von 8 bis 18 Jahren ergab (Rideout et al. 2010). Auch hierzulande wird mit Medienkonsum (5,5 Std.) täglich mehr Zeit zugebracht als in der Schule: 35 Schulstunden pro Woche sind 35 mal 45 min (= 26,25 Std.), was auf 7 Tage verteilt 3,75 Std. täglich entspricht. Kinder und Jugendliche verbringen also mehr Zeit mit elektronischen Medien als mit dem gesamten Schulstoff! Wie eine ganze Reihe empirischer Studien zeigen, ist dies Grund zur Besorgnis, insbesondere im Lichte der Erkenntnisse aus der modernen Gehirnforschung.

Der Publizist Nicolas Carr (2010) beschreibt die subjektiv erlebten Folgen seines eigenen Internetgebrauchs wie folgt: »Das Netz scheint mir meine Fähigkeit zur Konzentration und Kontemplation zu zerstören. Mein Geist erwartet nun, Informationen in genau der Weise aufzunehmen, wie die durch das Netz geliefert werden: In Form eines rasch bewegten Stroms kleiner Teilchen [...] Meine Freunde sagen dasselbe: Je mehr sie das Netz benutzen, desto mehr müssen sie kämpfen, um sich auf das schreiben längerer Abschnitte zu konzentrieren«.

Diese Veränderungen scheinen vor allem auf Jungen zuzutreffen, die nach den meisten hierzu vorliegenden Studien moderne Medien eher mehr benutzen als Mädchen und eher stärker von den negativen Auswirkungen betroffen sind. In einer bereits vier Jahre alten US-amerikanischen Studie (Rideout et al. 2006) zum Medienkonsum Jugendlicher beschreibt bspw. ein 17-Jähriger seinen Alltag wie folgt: »Jede Sekunde, die ich online verbringe, bin ich am multitasken. Jetzt gerade schaue ich fern, checke meine E-Mail alle 2 Minuten, lese Nachrichten darüber, wer Kennedy erschoss, brenne Musik auf eine CD und schreibe diese Nachricht«. Die Mutter eines 15-Jährigen entwirft folgendes Bild der Vorbereitung ihres Sohnes auf eine Klassenarbeit: »Die Lehrbücher lagen ungeöffnet in seiner Tasche, wohingegen sein Laptop immer auf seinem

Tab. 1: Mediennutzung in den USA in den Jahren 1999, 2004 und 2009 (n. Rideout et al. 2010, S. 2)

	1999	2004	2009
Fernsehen	3:47	3:51	4:29
Musik	1:48	1:44	2:31
Computer	0:27	1:02	1:29
Videospiele	0:26	0:49	1:13
Bücher, Zeitschriften	0:43	0:43	0:38
Kino	0:18	0:18	0:25
Gesamtzeit Mediennutzung	7:29	8:33	10:45
Anteil des Multitasking	16 %	26 %	29 %
Zeit	*6:19*	*6:21*	*7:38*

Schreibtisch offen war. Auf dem Bildschirm war irgendein Geschichte/Englisch/Physik-Dokument offen, aber auch seine Facebook- und iTunes-Seiten. In seinen Ohren spielten die iPod-Ohrhörer einen Podcast und manchmal, nur um seine Konzentration noch weiter zu zerbrechen, lief noch zugleich ein Video auf YouTube« (O'Brian 2008).

Ein Charakteristikum des digitalen Zeitalters besteht zunächst darin, dass viele Menschen nahezu ihre gesamte wache Zeit online verbringen, also permanent mit unterschiedlichsten Texten und Bildern konfrontiert werden. Wie vor etwa einem halben Jahrhundert bei der Einführung des Fernsehens, sah man die Auswirkungen digitaler Medien auf Bildungsprozesse zunächst ausschließlich positiv: Der ungehinderte Zugang zu Informationsquellen wurde jeweils mit grenzenlosen Bildungschancen für alle und daher mit ungeahntem psychologischem, sozialem und ökonomischem Fortschritt gleichgesetzt.

Im Hinblick auf das Fernsehen weiß man jedoch längst, dass diese Bildungsrevolution nicht stattgefunden hat. Im Gegenteil: TV-Konsum korreliert negativ mit der Bildung der Konsumenten. Bei den digitalen Medien ist dies nach den vorliegenden Daten ähnlich: Ein Computer zuhause geht mit schlechteren Schulleistungen von 15-Jährigen einher, wie eine entsprechende Auswertung der PISA-Daten gezeigt hat (Fuchs und Wössmann 2004). Eine Playstation bewirkt bereits nach vier Monaten nachweisbar schlechtere Schulleistungen und mehr Schulprobleme (Spitzer, in diesem Buch, ▶ Kap. 8.4).

Aus neurobiologischer Sicht gilt ganz allgemein, dass sich das Gehirn *durch seinen Gebrauch* permanent ändert. Jedes Wahrnehmen, Denken, Erleben, Fühlen und Handeln hinterlässt *Spuren*, die man seit mehr als 100 Jahren als Gedächtnisspuren bezeichnet. Waren diese noch bis in die 1980er Jahre hinein hypothetische Gebilde, so kann man sie heute sichtbar machen, denn *Synapsen* (die plastischen Verbindungsstellen zwischen Nervenzellen, über welche die elektrischen Signale laufen, mit denen das Gehirn arbeitet) können heute fotografiert und sogar gefilmt werden. Man kann zusehen, wie sie sich bei Lernprozessen verändern. Auch die Aktivität ganzer Bereiche des Gehirns lässt sich mittels sog. funktioneller bildgebender Verfahren sichtbar machen, wodurch sich die neuronalen Auswirkungen von Lernprozessen gleichsam im großen Stil nachweisen lassen.

Wenn nun aber das Gehirn *immer* lernt (es kann eines nicht: nicht lernen!), dann hinterlassen auch die an elektronischen Medien gemachten Erfahrungen ihre Spuren in unseren Gehirnen. Hinzu kommt noch Folgendes: Unser Gehirn ist das Produkt der Evolution, entstand also über einen langen Zeitraum durch Anpassung an eine Umwelt, die kaum etwas mit heutigen Medienwelten gemeinsam hat. Ebenso wie man heute sehr viele Zivilisationskrankheiten als Ausdruck eines Missverhältnisses von früherer Lebensweise (Jagen und Sammeln, also viel Bewegung und ballaststoffreiche Nahrung) und modernem Lebensstil (wenig Bewegung, ballaststoffarme Nahrung) versteht, lassen sich die negativen Auswirkungen der elektronischen Medien auf geistig-seelische Prozesse im evolutions- und neurobiologischen Rahmen besser verstehen. Es lassen sich hierbei ganz unterschiedliche Mechanismen und Prozesse beschreiben, die kognitive Leistungen wie Aufmerksamkeit, Sprach- oder Intelligenzentwicklung betreffen, sich also letztlich auf die *Bildung* eines Menschen beziehen. Hinzu kommen Auswirkungen auf emotionale und soziale psychische Prozesse, bis hin zu ethisch-moralischen Einstellungen sowie unsere Sicht auf uns selbst, also unsere personale Identität, wie im Folgenden anhand von Beispielen gezeigt wird.

Bis zu einem Alter von 2 bis 3 Jahren können Kinder von Bildschirmen und Lautsprechern nichts lernen, wie entsprechende Studien klar zeigen: 9 bis 11 Monate alte

Abb. 1:
Auswirkung des Chinesisch-Trainings (insgesamt fünf Stunden, aufgeteilt in zwölf Sitzungen von je 25 Min.) bei neun bis zehn Monate alten Babys (schwarze Säule ganz links) auf das im Alter von einem Jahr getestete Unterscheidungsvermögen für chinesische Laute im Vergleich zu einer Kontrollgruppe (weiße Säule), die von einem Amerikaner Englisch vorgelesen bekamen. Der Unterschied war statistisch signifikant. Weder das Sehen und Hören einer Chinesisch-DVD (dunkelgraue Säule) noch deren bloßes Hören (hellgraue Säule) bewirkte einen Lerneffekt (n. Spitzer 2010, S. 193).

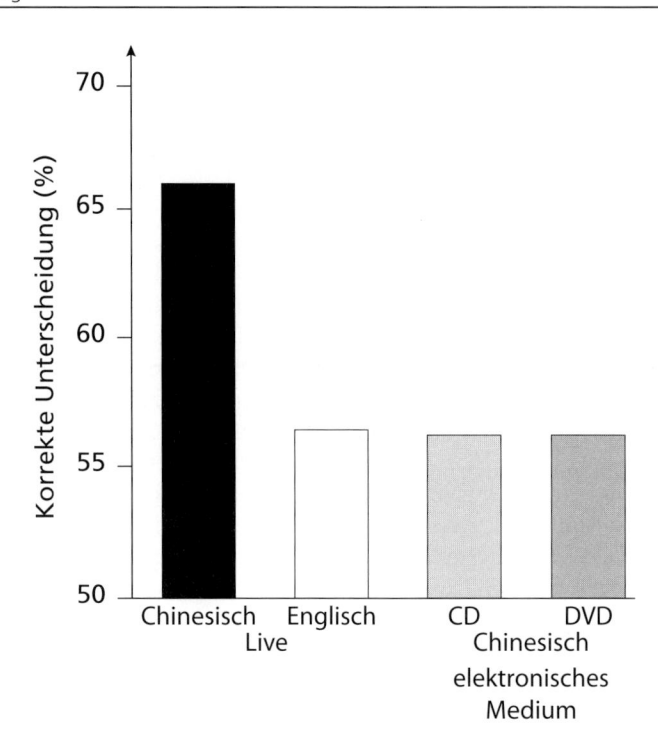

kalifornische Säuglinge können chinesische Laute von einer vorlesenden Chinesin lernen (▶ **Abb. 1**), nicht jedoch von der gleichen Chinesin auf CD oder Video (Kuhl et al. 2003). Sie brauchen den sozialen Kontakt und die Stimulation über alle Sinne, die zudem räumlich und zeitlich genau zusammenpassen muss: Genau dann und dort, wo sich zwei Gläser berühren, entsteht das zugehörige Geräusch (»ping«). Wenn diese auch nur 5 Millisekunden zu früh oder zu spät kommt, kann das kindliche Gehirn (das sehr empfindlich auf zeitliche Unterschiede reagiert) beide Sinne nicht zusammenbringen und lernt somit nicht, wie es sich anhört, wenn sich zwei Objekte aus Glas berühren. Kleine Kinder lernen – das abgedroschene Wort muss hier genannt werden, weil kein anderes besser passt – *ganzheitlich*.

Was geschieht, wenn man dies nicht beachtet, erfuhr der Disney-Konzern im Jahr 2009: Seit 2003 vertrieb er mit großem Erfolg DVDs mit der Bezeichnung »Baby-Einstein«, die damit beworben wurden, dass bei täglichem Konsum durch das Baby dieses bspw. zu einem Sprachgenie (language prodigy) werde. Tatsächlich jedoch zeigte eine große Studie US-amerikanischer Kinderärzte an über 1 000 Säuglingen aus dem Jahr 2007 (Zimmerman et al. 2007), dass der Konsum von Baby-Einstein-DVDs auf die Sprachentwicklung der Kleinen einen doppelt so negativen Effekt hatte wie sich tägliches Vorlesen hierauf positiv auswirkt (▶ **Abb. 2**).

Im Lichte der chinesisch lernenden Westküstenbabys in ▶ **Abbildung 1** ist dies nicht weiter verwunderlich: Babys verbringen die meiste Zeit mit Schlafen und sehr viel ihrer wachen Zeit mit Essen, Windeln wechseln und anderen Notwendigkeiten. Wenn sie nun schon einmal – was gar nicht so oft vorkommt – wach und guter Dinge und damit aufnahmefähig sind, und man sie während genau dieser Zeit vor den DVD-Spieler setzt (von dem sie ja nichts lernen können!), dann geht wichtige Zeit für Lern-

7.7 Medienwelten

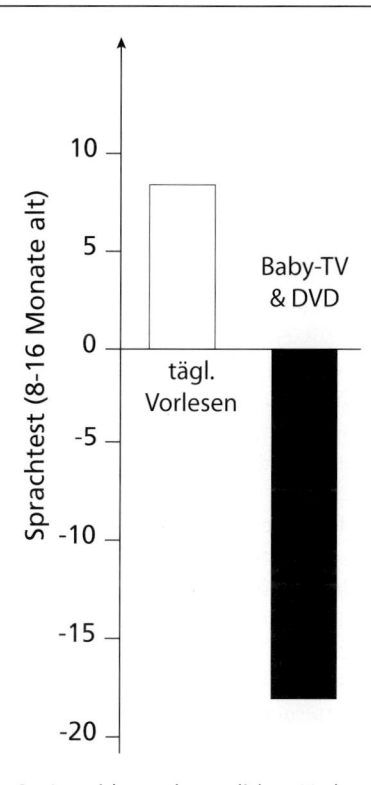

Abb. 2: Auswirkung des täglichen Vorlesens (links) oder Konsums von speziell für Babys produzierten Programmen (Baby-TV oder Baby-DVD) auf das Ergebnis eines Sprachtests (Rohwerte) bei Kindern im Alter von 8–16 Monaten (n. Spitzer 2010, S. 194).

prozesse eben verloren und die intellektuelle Entwicklung leidet.

Das ganzheitliche Lernen ist nicht nur für Kleinkinder wichtig, auch Jugendliche lernen *mit Herz, Hirn und Hand*, wie nicht nur Pestalozzi schon sagte, sondern die moderne Gehirnforschung auf eindrucksvolle Weise zeigen kann. Wenn die gleichen zuvor unbekannten Gegenstände neu zu lernen sind und entweder durch betrachten und bloßes Zeigen oder durch Betrachten und gleichzeitiges Ausführen einer sinnvollen, zum Gegenstand passenden Bewegung gelernt werden, kann man hinterher sehr viel besser über sie nachdenken, wenn sie auf die zweite Art gelernt wurden. Etwa ein Drittel unseres Gehirns ist für die Planung, Koordination und Ausführung von *Bewegungen* zuständig und genau dieses Drittel wird beim Lernen mit der Hand mitbenutzt und beim Lernen mit einem Mausklick (einer bloßen Zeigebewegung) hingegen nicht. Wer sich also die Welt am Bildschirm aneignet, hat sie sich vergleichsweise oberflächlicher angeeignet und rekrutiert beim Nachdenken über sie deutlich weniger Nervenzellen (Spitzer 2010, S 123 ff.). Medienwelten sind, anders formuliert, gerade wegen ihrer Bewegungsarmut keine guten Lernmedien.

Ab spätestens 3 Jahren können kleine Kinder von Bildschirmen lernen, was vor allem die Werbewirtschaft interessiert: Experimente an Kindern im Vorschulalter zeigten, dass diese den Inhalt von Werbespots nach nur wenigen Darbietungen gelernt hatten und das Produkt auswählten. Weil in den USA die Kinder mit dem Fernsehen im Alter von durchschnittlich 9 Monaten beginnen und im Alter von 2 Jahren durchschnittlich 1,5 Stunden Medienkonsum täglich betreiben, hat das mediale Trommelfeuer der Werbung u. a. zur Folge, dass ein Kind bei Schuleintritt mehr als 200 Markennahmen kennt. Von der an Kinder gerichteten Werbung bezieht sich 65 % auf Nahrungsmittel, die wiederum zu 100 % ungesund sind. Die Konsequenz ist ein epidemieartiges Zunehmen von Fettleibigkeit und sogar Altersdiabetes bei Kindern und Jugendlichen (vgl. auch Spitzer 2004).

Die negativen Auswirkungen der Medien auf den Körper werden nur noch von deren negativen Auswirkungen auf den Geist übertroffen, nimmt man einmal die Effekte auf die Bildung und die Auswirkungen auf emotionale und personale Prozesse zusammen. Beginnen wir mit der Bildung. Schule wird von Schülern heute meist als bestenfalls langweilig, schlimmstenfalls aversiv erlebt; nicht umsonst heißt sie ja auch der »Ernst des Lebens«. Verglichen mit der nachmittäglich an Konsolen, Computern und Bildschirmen verbrachten Zeit ist Unterricht langweilig.

Weil aber Emotionen für Lernprozesse so wichtig sind, wird vormittags nur wenig gelernt. Hinzu kommt, dass das einmal Gelernte noch verfestigt werden muss. Man bezeichnet diese Prozesse als Konsolidierung und weiß schon lange, dass sie durch Emotionen störbar sind. Wenn also vormittags in Französisch und Physik schon gelangweilt wenig gelernt wurde, so sorgen Computer, Fernseher und Spielekonsole am Nachmittag zudem dafür, dass das Bisschen, was am Vormittag dennoch hängen bleib, *aktiv gelöscht* wird. Hierbei wirkt sich die permanente Online-Existenz zusätzlich negativ aus: Unser Gehirn braucht zur Konsolidierung Zeiten der Ruhe (Frank et al. 2006, Grön et al. 2010, Karlsson und Frank 2009, Singer und Frank 2009). Das kann ein Mittagsschläfchen sein, muss aber nicht: Dösen, Luftlöcher an die Decke starren, die Gedanken einfach treiben lassen und gerade *nicht Reize von außen* verarbeiten – darauf kommt es an. Aber genau das wird durch ein Leben online verhindert. Wir sind also dauernd mit der ganzen Welt verbunden, aber um den Preis, dass wir uns immer weniger wirklich mit ihr auseinandersetzen, weil wir immer weniger dazu fähig sind.

Ein besonders eindrückliches Beispiel hierfür ist das sog. *mediale Multitasken*, also das gleichzeitige Benutzen mehrerer Medien (Ophir et al. 2009). Eine im Jahr 2009 publizierte Studie konnte zeigen, dass die Generation der Medienmultitasker keineswegs schneller und effektiver denkt, wie manche Medienpädagogen behaupten. Der Einfluss ist vielmehr negativ: Wenn man noch keine Aufmerksamkeitsstörung hat, dann kann man sie sich durch häufiges Multitasking antrainieren.

Dass Oberflächlichkeit und Ineffektivität durch die gleichzeitige Benutzung mehrer Medien eingeübt werden, legt auch Studie von Wissenschaftlern des University Colleges of London zu den Nutzungsgewohnheiten der online-Bibliothekskataloge nahe (UCL 2008). Junge Menschen hüpfen von Inhalt zu Inhalt und kehren praktisch nie zu einem Inhalt zurück. Genau dies wäre jedoch bei einem methodischen Vorgehen – man denke an den hermeneutischen Zirkel – aufgrund des sich einstellenden vertieften Verständnisses zu erwarten.

Nicht nur besorgte Eltern äußern ihre Betroffenheit, ihren Unmut und ihre Frustration mit den Folgen der digitalen Medienwelten. Wissenschaftler und sogar Internet-Insider werden zunehmend kritisch. Marianne Wolf, Professorin für kindliche Entwicklung mit dem Forschungsschwerpunkt Legasthenie und der *Tufts-University* in Boston, äußert in ihrem Buch *Proust and the Squid* (deutscher Titel: *Das Lesende Gehirn*) kritische Gedanken über die Veränderungen durch digitale Medien in den Gehirnen der Nutzer und gibt zu bedenken, dass »mehr« und »schneller« nicht unbedingt »besser« bedeutet (Wolf 2007, S. 214).

Der Internet-Veteran und (Mit-)erfinder sowie Promotor der virtuellen Realität, Jaron Lanier stellt in seinem Buch *You are not a gadget* (wörtlich etwa: *Du bist kein Spielzeug*) negative Konsequenzen der Anonymität des Internet für die personale Identität der Nutzer heraus: Schwarm-Intelligenz (*hive-mind*) verkommt seiner Meinung nach sehr rasch zur Pöbel-Herrschaft (*mob-rule*). All diese Bedenken gelten für männliche Kinder und Jugendliche in stärkerem Ausmaß als für weibliche, da diese insgesamt im sozialen Bereich begabter sind und insgesamt weniger in Medienwelten ein- (oder besser: ab-)tauchen. So schrieb mir auch ein junger *Mann* die folgende E-Mail: »Herr Spitzer, ich spiele hier gerade mit einer virtuellen Kalaschnikow. Wenn ich eine reale hätte, wären Sie der erste, den ich umnieten würde. PS: Was Sie über den Zusammenhang zwischen virtueller Gewalt und realer Gewalt sagen, ist vollkommener Unsinn.«

Die angeführten Beispiele zeigen aus meiner Sicht, dass die moderne Gehirnforschung zum einen zum Verständnis dieser Phänomene beitragen kann und damit den Schlüssel zur Lösung der mit ihnen verbundenen Probleme sowie vor allem zu einem vernünftigen, d.h. fruchtbringenden Umgang mit digitalen Medien bereithält.

Werden Medienwelten in Bildungseinrichtigen wie Kindergärten und Schulen eingeführt, wird damit die Bildung nicht automatisch besser. Im Gegenteil: Informationstechnik (IT) nimmt uns geistige Arbeit ab, und genau deswegen haben Computer in die Welt des geistigen Arbeiters flächendeckend Einzug gehalten. Lernen jedoch setzt *selbst getätigte Geistesarbeit* voraus: je mehr und vor allem je *tiefer* man einen Sachverhalt geistig bearbeitet, desto besser wird er gelernt. Elektronische Medien führen daher zwangsläufig zunächst einmal immer zu *schlechterem* Lernen: Wenn ich einen Inhalt mit einem Mausklick »bearbeite«, dann ist dies so ziemlich das oberflächlichste, was man mit ihm machen kann. Einen Satz zu lesen oder gar abzuschreiben, um dabei über ihn nachzudenken (selber, ganz allein und still, ohne dauernd irgendeinen Button anzuklicken), wären tiefe Verarbeitungsschritte, die durch elektronische Medien (*Copy* und *Paste* per Mausklick) be- oder gänzlich verhindert werden. Daher gibt es auch bis heute keine einzige Studie, die nachgewiesen hätte, dass Lernen allein durch die Einführung von Computern und Bildschirmen in Klassenzimmern effektiver wird. Medienwelten in Bildungseinrichtungen bergen mithin das Risiko, dass Inhalte gar nicht mehr wirklich geistig bearbeitet werden. Werden Texte nicht mehr gelesen, sondern »oberflächlich abgeschöpft« (*geskimmt*), wird anstatt Gedanken und Ideen in Büchern und Bibliotheken aufzusuchen, »auf Wellen geritten« (*gesurft*), wird das Aufschreiben eines Gedankens durch »Kopieren« (*copy*) und »Einfügen« (*paste*) per Mausklick ersetzt, werden Referate mit Powerpoint abgespult, statt im freien Vortrag denkend produziert, dann wird dadurch niemand intelligenter!

Jugendliche haben zunehmend Schwierigkeiten, sich zu konzentrieren, etwas zu lesen und zu verstehen oder gar einen zusammenhängenden Text zu Papier zu bringen. Ihre Fähigkeit zur Konzentration der Aufmerksamkeit und zur Versprachlichung von Gedanken hat ebenso abgenommen wie ihre soziale Kompetenz. Denn zur Unbildung gesellt sich eine merkwürdige Medienbedingte Dumpfheit: Jugendliche wissen nicht mehr, wie man sich ganz allgemein verhält und benimmt. Wenn zwei sich streiten, schreitet man nicht ein, sondern zückt das Handy und filmt das Ganze. Der Bundestag debattierte bereits vor einigen Jahren darüber, dass sich im Allgäu (nicht in Berlin-Kreuzberg oder Neukölln!) die 10- bis 12-jährigen Jungen in Grund- und Hauptschule auf dem Schulhof Hinrichtungsvideos per Bluetooth für 5–10 Euro gegenseitig verkaufen. Medienwelten sind damit nicht mehr nur ein Problem im »Großstadtdschungel«, sondern im vermeintlich »heilen« ländlichen Raum. Ich selbst habe in den USA schon vor 16 Jahren erlebt, dass Schulen nicht nur wie Gefängnisse aussehen können, sondern auch so bewacht werden und dass man zur Einschulung einen Brief des Direktors bekommt, in dem dieser darauf hinweist, dass es verboten ist, den Kindern Handfeuerwaffen mit in die Schule zu geben.

Macht Google uns dumm? – so lautet der Titel eines 2008 publizierten und mittlerweile zum Buch gewordenen Klassikers unter den medienkritischen Essays (Carr 2008, 2010). Die oben bereits erwähnte Studie der Londoner Bibliothekare weist in diese Richtung, räumt sie doch mit einer ganzen Reihe von Vorurteilen auf: Die verbreitete Meinung, dass die »*Generation M*« die Fähigkeit zur Benutzung von Medien gleichsam automatisch durch Herumprobieren lernen würden, erweist sich bei genauer Prüfung als »kompletter Mythos«. Die Meinung, dass es sich bei dieser Generation um Experten bei der Informationssuche handele, bezeichnen die Autoren sogar als »gefährlichen Mythos«. Das Fazit der Autoren sei hier im Original wiedergegeben:

»Much has been said recently about the apparent expertise of children using electronic resources, and there are claims that young people are using the Internet more creatively and are becoming more proficient in their use than their teachers, that they tend in any case to be more proficient using information technologies than are their parents or teachers and that they are, in short, ›technologically savvy‹. Indeed, this is the popular perception of young people and information technology generally. But there is no evidence in the serious literature that young people are expert searchers, nor that the search skills of young people has improved with time« (UCL 2008, S. 22).

Fassen wir zusammen: Weil sich Gehirne mit deren Benutzung ändern, kann der tägliche Umgang mit den neuen Medien im genannten großen Ausmaß eines nicht haben: keine Auswirkungen auf Kinder und Jugendliche. Weil Jungen gleich aus mehreren Gründen vulnerabler für diese Auswirkungen sind, ist bei ihnen mit besonders deutlichen negativen Auswirkungen zu rechen. Wenn wir uns Mühe gäben, gute Lernsoftware programmierten und an die Schulen brächten, wenn wir uns darüber klar werden, dass mediale Gewalt zu mehr Gewalt in der realen Welt führt (der Zusammenhang ist etwa so stark wie der zwischen Rauchen und Lungenkrebs), wenn wir die Dosis (die wie immer das Gift macht) beschränken (auf Null für Kinder bis 3 Jahren bis maximal 1 Stunde pro Tag für Schüler der Sekundarstufe II) und wenn Medien niemals dazu verwendet würden, den Kontakt mit Erwachsenen oder anderen Kindern zu ersetzen, dann könnten elektronische Medien ein Segen für unsere Gesellschaft sein. Solange dies nicht der Fall ist, ist Vorsicht geboten, insbesondere beim männlichen Geschlecht!

Literatur

Bennett S, Maton K, Kervin L (2008) The ›digital natives‹ debate. British Journal of Educational Technology 39: 775–786.
Carr N (2008) Is Google making us stupid? The Atlantic monthley, July 2008.
Carr N (2010) The Shallows. New York: Norton.
Frank LM, Brown EN, Stanley GB (2006) Hippocampal and Cortical Place Cell Plasticity: Implications for Episodic Memory. Hippocampus 16: 775–784.
Fuchs T, Woessmann L (2004) Computers and student learning: bivariate and multivariate evidence on the availability and use of computers at home and at school. CESifo Working Paper No. 1321 (www.CESifo.de).
Grön G, Sokolov AN, Jonas C, Röbling R, Spitzer M (2010) Magnetic resonance perfusion imaging of the time interval between encoding and retrieval of declarative associative memories. PLoS ONE 6(5): e19 985. doi:10 1371/journal.pone.0 019 985.
Karlsson MP, Frank LM (2009) Awake replay of remote experiences in the hippocampus. Nature Neuroscience 12: 913–918.
Kirn W (2007) The autumn of the multitaskers. The Atlantic monthley, November 2007.
Kuhl PK, Tsao FM, Liu HM (2003) Foreign-language experience in infancy: Effects of short-term exposure and social interaction on phonetic learning. PNAS 100: 9096–9101.
Lanier J (2010) You are not a gadget. New York: Knopf.
O'Brian (2008) How the Google Generation thinks differently, The Times 09.07.2008.
Ophir E, Nass C, Wagner AD (2009) Cognitive control in media multitaskers. PNAS 106: 15 583–15 587.
Rideout VJ, Hamel E (2006). The media family: Electronic media in the lives of infants, toddlers, preschoolers and their parents. Menlo Park, CA: Kaiser Family Foundation.
Rideout VJ, Foehr UG, Roberts DF (2010) Generation M2. Media in the lives of 8–18-year-olds. Menlo Park, CA: Kaiser Family Foundation (www.kff.org).
Richtel M (2010) Digital devices deprive Brain of needed downtime. New York Times 24.08.2010.
Roberts DF, Foehr UG, Rideout V (2005) Generation M: Media in the lives of 8–18-year-olds. Menlo Park, CA: Kaiser Family Foundation (www.kff.org).

Singer AC, Frank LM (2009) Rewarded Outcomes Enhance Reactivation of Experience in the Hippocampus. Neuron 64: 910–921.

Spitzer M (2004) Vorsicht Bildschirm. Stuttgart: Klett.

Spitzer M (2010) Medizin für die Bildung. Heidelberg: Spektrum Akademischer Verlag.

UCL (University College of London; 2008) Information behaviour of the researcher of the future. www.ucl.ac.uk.

Weis R, Cerankosky BC (2010) Effects of videogame ownership on young boys' academic and behavioral functioning. Psychological Science; February; E-pub ahead of print. February 18; doi: 10 1177/095 679 761 0 362 670.

Wolf M (2007) Proust and the squid. New York: Harper-Colins.

Zimmerman FJ, Christakis DA, Meltzoff AN (2007) Associations between media viewing and language devlopment in children under age 2 years. J Pediatr 151: 364–368.

8 Risikoverhalten

8.1 Substanzgebrauch – Nikotin, Alkohol, illegalisierte Drogen

Helmut Kuntz

1 Raue Welten: Wenn Fertigmacher der Jungenseele schaden

Falls Sie gelegentlich morgens zu Schulbeginn mit einer Buslinie zu Ihrer Arbeitsstelle fahren, die auch von Schülern genutzt wird, bekommen Sie ordentlich was auf die Ohren: »Du Wichser«, »Du Spasti«, »Vollidiot«, »Willst du eins in die Fresse?« usw. Gemeint sind nicht Sie persönlich, sondern Sie werden Zeuge des normalen Umgangstons von Jungs auf dem Weg zur Schule. Sie hören nicht: »Schön, dich zu sehen« oder »Danke für die Hausaufgaben«, sondern wahrscheinlicher: »Ey Alter, hast du mal 'ne Kippe für mich?« Sie müssen selbst schon hellwach sein und den Jungs verschiedener Alterklassen, die bereits frühmorgens den »Rambo« raushängen, genau in die Augen schauen, ihre Mimik, Gestik und Körpersprache wahrnehmen, um hinter ihren markigen Worten zu erspüren, wie sie sich tatsächlich in ihrer männlichen Haut fühlen. Überdies brauchen Sie ein hohes Maß an Verständnis, Mitgefühl und Zuneigung für diese Kinder männlichen Geschlechts und die jungen Männer, um nicht selbst früh morgens schon von deren Verhalten angenervt zu sein.

Gegen solche Überdosen täglicher »Fertigmacher« scheint ein hilfreiches Kraut gewachsen: Und so kommen nicht wenige Jungs morgens bereits völlig bekifft zur ersten Schulstunde, drogiert von einer guten Portion Cannabis. Ihr Motto: »Ein Joint am Morgen und der Tag ist dein Freund.« Das Erklärungsbedürftige daran ist, dass das den Lehrkräften in der Regel kaum auffällt. Den Rauch von Zigaretten oder eine Alkoholfahne könnten sie dagegen eher ausmachen. Unsere Kultur der »Fertigmacher« betrifft nicht bloß die Jugendlichen. Auch Sie und ich leben in dieser Realität. Häufig sind wir an Fertigmacher, Kränkungen und Grenzverletzungen aller Art so sehr gewöhnt, dass wir sie als solche kaum noch wahrnehmen, jedoch sehr aufmerken, wenn uns als Gegenmittel plötzlich »Aufbauer« in Form menschlicher Wertschätzung, Anerkennung und Bestätigung zuteil werden. Für Jungen ist ihre wenig wertschätzende raue Normalität eine Quelle für den möglichen Gebrauch psychoaktiver Substanzen, die das eigene Wertgefühl illusorisch nähren.

2 Drogen tragen viele Gewänder

2.1 Nikotin

Rauchen ist ein vermeidbares Gesundheitsrisiko. Deshalb ist es ein relativer präventiver Erfolg, dass die Raucherquote unter Kindern und Jugendlichen sinkt. Nach der Drogenaffinitätsstudie der Bundeszentrale für gesundheitliche Aufklärung von 2011 (BZgA 2012) sank die Quote der Zigaretten rauchenden männlichen Jugendlichen zwischen 12 und 17 Jahren von 27,2 % im Jahr 2001 auf 11,1 % 2011. Wird die Altersspanne der jungen Erwachsenen bis 25 Jahre allerdings mit erfasst, ändert sich das Bild bereits wieder: Dann weist die gleiche Studie 36,9 % rauchende junge Männer zwischen 18 und 25 Jahren aus. Der partiell erfreulichen Entwicklung bei den Jüngeren steht zudem ein neuer Trend beim Tabakkonsum gegenüber: das Modephänomen des Shisharauchens, also das Rauchen von aromatisiertem Tabak in der Wasserpfeife. Da es hier kaum geschlechtsspezifische Unterschiede gibt, geben 2008 fast 40 % der Jungen und Mädchen im Alter von 12 bis 17 Jahren an, bereits über Eigenerfahrungen mit Shisharauchen zu verfügen. Diese Variante des Tabakkonsums verfestigt sich und ist geeignet, der Zigarette den Weg zu bahnen.

2.2 Alkohol und Binge-Drinking

Alkohol ist die am meisten gebrauchte psychoaktive Substanz. Laut Drogenaffinitätsstudie der BZgA geben im Jahr 2011 44,8 % der 12- bis 17-jährigen und 87 % der 18- bis 25-jährigen jungen Männer an, in den letzten 30 Tagen Alkohol getrunken zu haben. Mindestens wöchentlich trinkt die Hälfte der männlichen Jugendlichen in dieser Altersspanne. Riskante Konsummuster wie Binge-Drinking wurden in den letzten 30 Tagen von 19,6 % der männlichen 12- bis 17- Jährigen und von 54,5 % der 18–25 Jahre alten jungen Männer praktiziert. »Binge Drinking« kennen Sie als »Rauschtrinken« oder »Komasaufen« (Kuntz 2009a). Die Weltgesundheitsorganisation versteht darunter den Konsum von fünf und mehr alkoholischen Getränken zu einer Trinkgelegenheit. Diese Kriterien des Rauschtrinkens erfüllen auch 58,7 % der 12 448 Schüler der Klassenstufen 9 und 10, die im Rahmen der ESPAD-Studie 2007 schriftlich befragt wurden (Kraus et al. 2008). Europaweit lässt Alkohol als Droge Nummer Eins derzeit alle illegalen Substanzen hinter sich. Der Verbrauch von Reinalkohol kann dramatisch genannt werden. Ein 14-jähriger Schüler erzählt mir in der offenen Sprechstunde vor Ort an seiner Schule, wie er sich fast täglich an der Bar seiner Eltern bedient: »Wenn ich erst einen Schluck getrunken habe, kann ich nicht mehr aufhören«. Er hat bereits den Punkt des Kontrollverlusts erreicht und ist beileibe kein Einzelfall, was riskante Trinkmuster anbelangt. Ohne Alkohol läuft bei vielen Jugendlichen wenig. Geplante Wettkampf-Trinkspiele im privaten Rahmen, z. B. Flunky-Ball sowie beliebige Trinkanlässe sind ebenso angesagt wie über Facebook spontan organisierte Massen-Trinkfeiern. Junge Leute, die an akuten Alkoholintoxikationen versterben, sind für deren Freunde weniger ein Anlass, das Geschehen zu reflektieren als ein Motiv zum Weitertrinken.

Die Wirkungserwartungen und Motivationen beim Rauschtrinken reichen von Spaß haben, vereinfachten Sozialkontakten, Entspannungs- und Glücksgefühlen, Abbau von Hemmungen, Sicherung eines vermeintlich hohen Status in der Peergroup, passivem Protest bis hin zum Verdrängen von Problemen und zur Regulierung negativer Affekte.

2.3 Cannabis und Co

Die Repräsentativbefragung der Bundeszentrale für gesundheitliche Aufklärung zum Cannabiskonsum der Jugendlichen und jungen Erwachsenen in Deutschland bietet uns jungenspezifische Vergleichszahlen an: Den regelmäßigen Konsum von mehr als zehnmal Kiffen im letzten Jahr beziffert sie bei den 14- bis 17-Jährigen auf 1,7 % und bei den 18 und 21 Jahre alten jungen Männern auf 5,2 %. Etwas höher fallen die Zahlen bei der Lebenszeitprävalenz aus: Mindestens eine eigene Cannabiserfahrung haben 12,8 % der 14- bis 17-Jährigen und 40,3 % der jungen Männer mit 18 und 21 Jahren. Die Spitzenwerte des männlichen Cannabisgebrauchs finden wir in der Altersspanne zwischen 22 und 25 Jahren. Bei der Einordnung der Zahlen gibt es unterschiedliche Lesarten. Die Bundeszentrale für gesundheitliche Aufklärung wie der sich darauf berufende Drogen- und Suchtbericht der Bundesregierung betonen sehr, dass es beim Cannabisgebrauch junger Menschen einen deutlich wahrnehmbaren Trend nach unten gebe. Zwar stimmt die Tendenz, doch wenn Sie obige Zahlen Cannabis konsumierenden wie aktuell nicht konsumierenden Jungen vorlegen, reagieren sie sehr eindeutig: Sie schauen Sie ungläubig an. Standardäußerungen von jungen Männern zwischen 16 und 18 Jahren sind: »Das machen doch alle« oder »Ich kenne niemanden, der nicht kifft.« Die Wahrheit liegt irgendwo in der Mitte. Der Epidemiologische Suchtsurvey von 2006 (Kraus 2008) geht davon aus, dass in Deutschland etwa 380 000 Personen zwischen 18 und 64 Jahren Cannabis missbrauchen, 220 000 massiv abhängig sind und die Prävalenz der cannabisbezogenen Störungen steigt. Die Umfragen sind allerdings nur begrenzt valide. Die Realität der jüngeren Cannabis abhängigen männlichen Jugendlichen unter 18 Jahren, die in ihrem Leben nichts mehr geregelt bekommen, wird weder vom Suchtsurvey noch einer anderen Studie angemessen erfasst. Zahlen geben überdies kaum die individuellen psychosozialen Dramen sowie die Belastungen der Angehörigen vieler regelmäßiger Cannabisgebraucher wieder. Sie finden sich eher hinter den Türen der Drogen- und Suchtberatungsstellen (Kuntz 2012).

3 Die Eigenmächtigkeit psychoaktiver Substanzen

Viele der mehr oder weniger regelmäßig legale wie illegale Suchtmittel konsumierenden Jugendlichen und jungen Erwachsenen männlichen Geschlechts verkennen, dass sie sich auf ihrer Suche nach Orientierung und männlicher Identität mit Gegnern anlegen, deren Eigenmächtigkeit nicht zu unterschätzen ist. Bezeichne ich potente Suchtstoffe als Gegner, ist damit keine Dämonisierung gemeint, sondern schlichtweg die Tatsache, dass der Substanzgebrauch junge Menschen in Lebensschwierigkeiten führen kann, die sie sich so niemals vorzustellen vermochten. Bildet sich eine starke Gewöhnung an psychoaktive Stoffe oder nichtstoffliches Verhalten wie Computerspielen oder die absolut im Verborgenen kursierende Cyberspace-Internet-Pornografie bzw. eine süchtige Abhängigkeit aus, dann haben es die Betroffenen in der Tat mit einem Gegner zu tun, denn Sucht ist ein Lebensfeind. Dass junge Männer die Eigenmächtigkeit und damit ihr Risiko beim Gebrauch von Cannabis, Ecstasy, Speed, magischen Pilzen, Crystal, GHB, Ketamin, Salvia divinorum, Kokain (Kuntz 2001, 2011) usw. so sträflich unterschätzen, liegt nicht bloß an ihrer eigenen Informationsbeschaffung und Drogenorganisation. Es ist zudem einem Versagen der Erwachsenenwelt anzulasten. Vätern und Männern als männlichen Identifikationsfiguren gelingt es zu selten, Jungen die Schattenseiten der Mittel ihrer Wahl glaubhaft zu vermitteln. Daher bilden leider viel zu wenige Drogengebraucher eine Qualität aus, welche sie unabdingbar bräuchten, um ihr Risiko zu begrenzen: eine substanzspezifische Drogenkompetenz.

4 Ursachensuche, Ursachengeflechte

Die Gründe für einen Drogengebrauch männlicher Jugendlicher sind vielfältig. Motive wie »Neugier« oder »Fun« rangieren zwar bei den Jungs selbst in der Ursachenskala ganz oben und sind auch nicht wegzudiskutieren. Doch als gängige Beweggründe für einen Rauschmittelgebrauch vermischen sie sich in der Regel mit problematischeren Hintergründen.

Männliche Jugendliche müssen sich in unserer Gesellschaft in erschreckender Weise beweisen. In ihrer Selbstwahrnehmung dürfen sie kaum zart besaitet sein, wollen sie sich nicht Spott aussetzen. In Folge dessen zeigen sie eine typisch ausgeprägte Risikobereitschaft. Sich dem atypisch zu entziehen, ist für Jungen schwer. Eine geschlechtsspezifisch verstärkte Leugnung oder Verkennung realer Risiken beim Drogengebrauch lässt sie eine substanzangemessene Vorsicht ausblenden und höchst riskante Konsummuster praktizieren. Als Männlichkeitsbeweise werden cliquenspezifisch auch Substanzmutproben eingefordert. Die Dynamik in männlich dominierten Gruppen macht »Nein«-Sagen schwer, zumal sich Jungen als menschliche soziale Wesen in ihrer Angewiesenheit auf Spiegelung und Resonanz gerne an Zerrbildern von Männlichkeit orientieren. In unserer Gesellschaft der neuen Kälte bleibt es überdies nicht aus, dass Jungen sehr geschlechtsspezifische Verhaltensweisen beim Umgang mit Gefühlen und Konflikten beobachten lassen. Ihre Grundbedürfnisse nach bestätigender Zuwendung kommen in aller Regel zu kurz. Da aber selbst die coolsten Jungs tief in ihrem Innersten sensible Wesen sind und bleiben, leidet darunter ihr Selbstwertgefühl. Die innere Struktur, die Organisation der Psyche, ist brüchig und macht sie anfällig für abweichendes Verhalten. Auf ihrer Suche nach Geschlechtsidentität irren sie orientierungslos umher, zumal ihnen in einer Gesellschaft der real wie psychisch häufig abwesenden Väter die positiven Identifikationsfiguren fehlen. Wer begibt sich als Erwachsener schon mit Laune auf das hoch sensible und nicht selten schlüpfrige Terrain, mit Jungen wirklich offen über zarte Gefühle, ihre Bedürfnisse nach altersangemessener Berührung oder gar ihre tastenden Versuche der Sexualität zu sprechen. Da kommen viele männliche Vorbilder selbst ins Stammeln. Dieses »oberpeinliche« Terrain ist Quelle für wuchernde Missverständnisse, die nicht selten zur Konsequenz haben, dass primäre Bedürfnisse nach Nähe mit Erotisierung und Sexualisierung verwechselt werden. Unter dem Einfluss entaktogener und empathogener Drogen, die mit ihren spezifischen Wirkungen eine tiefe Berührungssehnsucht ansprechen, verirren sich Jungen wie Mädchen dann leicht in schnell konsumierbarem Sex, ob »safer« oder nicht. Was bleibt, ist innere Leere.

Auf der familiendynamischen Ebene zeigt der Ablösungsprozess der Jungen vom Elternhaus viele geschlechtsspezifische Muster, die einen Zugriff auf die Wirkungen von Rauschmitteln begünstigen können. Auf den noch tieferen psychodynamischen Ebenen stoßen wir häufig auf individuelle Verwerfungen, Kränkungen und Brüche im Lebensprozess, welche nicht selten in Gestalt mächtiger Sehnsüchte in einen regelrechten Hunger nach Drogen münden. Schulischer Leistungsdruck, Versagensängste, Mobbing im Chat, Gewalterfahrungen im Dschungel der Großstadt und hundert sonstige individuelle Lebenserfahrungen mehr können die innere Zufluchtsuche bei den besänftigenden Wirkungen ausgesuchter Rauschmittel weiter befördern.

Die Grundsehnsucht aller Menschen besteht darin, sich als menschliche Wesen auf der Welt willkommen zu fühlen. Sobald die wichtigsten Selbstwert tragenden Gefühle von Richtigkeit, Urheberschaft und Wirksamkeit sowie Würde beschädigt werden (Kuntz 2009a), entsteht ein idealer Nährboden für den Gebrauch von gefühlsverändernden Substanzen. Männliche Jugendliche gehen mit Selbstwertproblematiken in sehr charakteristischer Weise um: Sie flüchten sich überaus häufig in Grandiositätsphantasien, zeigen sich überheblich. Mit gleicher Grandiosität verdrängen sie die realen Risiken ihres Gebrauchs psychoaktiver Drogen. »Ich habe alles voll im Griff« lautet die Losung selbst dann noch, wenn längst die Droge das Sagen hat. Wer stellt sich als junger Mann schon gerne peinigenden Gefühlen von Kleinheit, Minderwertigkeit, Scham? Das sind Killergefühle, die regelrecht nach Drogen schreien.

5 Junge- und Männlichsein in einer drogierten Welt

Männliche Jugendliche konsumieren auf der legalen Seite Tabak und Alkohol. Unter den illegalen Drogen ist Cannabis (Kuntz 2012) ihr meist gefragtes Mittel. Monokonsum ist heute selten, polyvalente Gebrauchsmuster dominieren. Auf hohem Niveau werden in der Substanzhierarchie potentere Stoffe wie Ecstasy, Designerdrogen oder ethnobotanische Rauschmittel mit gebraucht. Deshalb bringe ich hier das Wort »drogiert« ins Spiel, das ich mir von meinen grenznahen luxemburgischen und französischen Kollegen leihe. Bei uns im Deutschen noch wenig geläufig, bezeichnet es exakt den Kern des Geschehens. »Drogiert« bedeutet im Sinne meiner Verwendung: »Unter beständigem Einfluss von psychoaktiven Substanzen stehend.« Wer regelmäßig Alkohol zu sich nimmt, mehrfach die Woche oder täglich kifft, Bong oder Eimer raucht sowie mit sonstigen psychoaktiven Stoffen manipulierend in die dem Körper und der Psyche eigenen Regulierungsvorgänge eingreift, gestaltet sein Leben in Folge anders als ohne den fortwährenden Einfluss drogierender Substanzen. Besonders männliche Jugendliche, welche der Illusion von Unverletzlichkeit erliegen, blenden diese Tatsache regelmäßig aus und tappen in die Drogenfalle. Im Grunde verhalten sich die jungen Leute absolut angepasst: Auf einer übergeordneten Ebene befolgen sie die Maxime einer im Konsum- und Wachstumswahn taumelnden Gesellschaft. Sie konsumieren maßlos, nur eben das Falsche. Überdies erfahren sie täglich die Risiken und Nebenwirkungen der verheerendsten Drogen überhaupt: Macht, Politik, Geld. Deren weltweiter Missbrauch, Perspektivlosigkeit und fehlende Sinnhaftigkeit treiben viele von Natur aus hoch begabte junge Menschen dazu, ihr Heil in psychoaktiv geschönten Welten zu suchen. Soweit die Verhältnisprävention an solchen strukturellen Rahmenbedingungen für Suchtverhalten anzusetzen sucht, stößt sie schnell an die Grenzen der Veränderung.

6 Von den Schwierigkeiten, erwachsen zu werden und erwachsen zu sein

Kein Missbehagen an unserer Kultur ist durch welches Rauschmittel auch immer zu beseitigen. Der nicht bestimmungsgemäße Einsatz solcher Mittel zieht eher neue Risse in der Seele nach sich. Viele der regelmäßig Drogen gebrauchenden Jungen teilen denn auch ein gemeinsames Problem: Sie sind in unterschiedlichem Ausmaß, aber immer deutlich wahrnehmbar in ihrer inneren Reifung blockiert.

Den gewählten Substanzen der Jungen kommt eine entwicklungspsychologisch doppelte Funktion zu. Zum einen sind die Schwierigkeiten vieler männlicher Jugendlicher, selbstbewusst in die Welt zu gehen, häufig Ursache wie Auslöser für den Umgang mit Rauschmitteln. Zum anderen werden mit den Wirkungen der Substanzen die Probleme, welche ihnen die Anforderungen des Lebens bereiten, funktionell überspielt. Entfalten Rauschmittel eine wachsende Eigendynamik und werden sie zum Lebensmittelpunkt drogierter Jungs, verdoppeln sich deren Schwierigkeiten, mit Neugier auf das Leben in die Welt zu ziehen.

Der männlich geprägte Drogengebrauch führt uns mitten hinein in die Turbulenzen von Pubertät und Adoleszenz. Der Lebensfluss der Jungen wird hier von einer gänzlich neuen Dynamik erfasst. Zwar drängen relativ plötzlich ungeahnte, bislang nicht verfügbare Entwicklungsmöglichkeiten an. Doch der für eine angemessene geistig-seelische wie körperliche Entwicklung stimmige Gang der Dinge vollzieht sich nicht geradlinig und ohne eigenes Zutun der Jungen. Ihre wachsenden Lebensmöglichkeiten wollen bestimmungsgemäß genutzt werden, um die Zeit der Lebensstürme, Krisen, Risiken und Chancen erfolgreich zu durchlaufen. Der zu bemeisternde Abschied von der Kindheit soll die Jungen Schritt für Schritt in die Welt des Erwachsenseins führen. In der sich modern verstehenden Zivilisation werden die Jungen auf ihrem mit Stolpersteinen versehen Weg leider weitgehend alleine gelassen. Folglich gleicht ihr Heranreifen zum Mann in unserer Kultur vielfach einem Zufallsgeschehen. Es fehlen uns die traditionellen Initiationsriten »primitiverer« Kulturen, auf die wir mit verbreiteter zivilisatorischer Überheblichkeit so gerne herabsehen. Auf sich alleine gestellt, schaffen sich Jungen ihre eigenen Rituale. In der gefühls- wie beziehungsmäßig verarmten Konsumgesellschaft erfüllt ihr Drogengebrauch ersatzweise den Zweck eines verkümmerten Aufnahmerituals: zuerst in die eigene Gruppe oder den »Bund der Männer«, danach in die Welt des Erwachsenseins überhaupt.

Im Kontakt mit drogierten Jungs erweist es sich immer aufs Neue, wie schwer sie sich auf dem Weg ins Leben tun. An Weichen stellenden Weggabelungen verharren sie unschlüssig und orientierungslos, statt den nächsten Schritt nach vorn zu wagen. Die Scheu vor der eigenen Verantwortung macht die Übernahme altersgemäßer Geschlechtsrollen zur unüberbrückbaren Hürde. Das Hineinwachsen in die männliche Erwachsenenrolle wird gar vollends gescheut, zumal keiner der Drogen gebrauchenden männlichen Jugendlichen überhaupt eine gesicherte Vorstellung davon hat, was positive Männlichkeit eigentlich bedeutet. Trotz einer zur Schau gestellten coolen männlichen Fassade sind drogierte Jungs in ihrer Männlichkeit bis in den Kern verunsichert. Das Weiterwachsen in das Erwachsenendasein löst sich allerdings als zu bewältigender Reifungsprozess weder in Luft noch in Alkohol als Lösungsmittel auf.

7 Die Kunst des Lebens lernen

In Anlehnung an das Märchen: »Von einem, der auszog, das Fürchten zu lernen« müssen auch Jungen in die Welt ziehen, um sich das Leben zu erobern. Dazu gehört, es fürchten zu lernen. Gemeint ist zweierlei: Natürlich soll ihnen das Leben mit seinen Herausforderungen keine Angst einflößen. Doch ist es in des Lebens Fluss eine Tatsache, dass wiederholt das elementare Urgefühl der Angst in vielen Gewändern die jungen Männer bedrängt. In dem Falle bedeutet »das Fürchten zu lernen« für sie, angemessene Bewältigungsstrategien im Umgang mit sie ängstigenden Lebenssituationen zu entwickeln. Konkrete Furcht wie generalisierte Lebensangst dürfen keine solch lähmende Macht über die Jungen erlangen, dass sie in ihrer männlichen Handlungsfähigkeit erstarren. In einem zweiten Sinne bedeutet »das Fürchten zu lernen«, Achtung und

Respekt zu erwerben. Achtung vor dem einzigartigen Wert des Lebens verhindert allzu gedankenloses oder risikoreiches »Spielen« mit dem eigenen Leben. Betont gleichgültige Äußerungen vieler Jungen wie: »An irgendwas muss ich ja doch sterben« oder Strangulierungsexperimente bezeugen jedoch, dass sie den Entwicklungsschritt, das Leben zu achten und wertzuschätzen noch nicht vollzogen haben. Tatsächlich ist dieser Schritt eine »reife Leistung«. Achtvollen Respekt vor der Schöpfung, vor den Mitmenschen und vor allem auch vor dem eigenen menschlichen wie männlichen Wesen zu entwickeln, ist ein paralleler innerer Entwicklungsprozess, der zu einem stabilen Selbstwertgefühl führt. Sich selbst als wertvollen Menschen zu begreifen, der sich in seiner männlichen Haut wohl fühlen kann, ist der beste Schutz vor selbstverächtlichem oder gar selbstschädigendem Verhalten, wie es der teils massive Suchtmittelgebrauch drogierter Jungs darstellt. Das »Fürchten« in jenem reifungsfördernden Sinne lernen die Jungen nur, wenn sie mit Lebenszuversicht ausgestattet in die Welt gehen.

Gewohnheitsmäßig Drogen gebrauchende Jungs scheitern vielfach an den sie bedrängenden Lebensaufgaben. Die von allen Bezugspersonen beobachtbare Blockade ihrer inneren Reifung vermag reversibler Natur oder von langfristig lebensbestimmender Prägung zu sein. An welcher Stelle ihres Lebens drogierte Jungs »hängen bleiben« und wie reifungsverzögert sie wirken, wird entscheidend mitbestimmt von ihrem Einstiegsalter beim ersten Rauschmittelgebrauch, dem gewählten Mittel, der Häufigkeit seines Gebrauchs sowie der Härte des Gebrauchsmusters.

8 Was kostet die Welt?

Drogierte Jungs bezahlen für den Umgang mit ihrem Mittel nicht nur in harter Währung, sondern auch mit einer Menge an leerer Lebenszeit und mit eingeschränkter Lebenstüchtigkeit. Ein weiteres Opfer, welches sie bringen müssen, ist die Beeinträchtigung ihrer angeborenen primären Glücksfähigkeit, abzulesen an der Verflachung oder gar Vereisung der Affekte, der Schmälerung der Lebensfreude sowie am Verlernen der bis dato erworbenen Genussfähigkeit. Der gelegentliche Gebrauch verschiedener Rauschmittel mit Suchtpotenzial vermag ohne Frage großen Genuss, Spaß, Lebensfreude, Hochgefühle sowie »vertiefte Einsichten in den Lauf der Welt« zu vermitteln. Rauscherleben in diesem Sinne hat entwicklungspsychologisch wie soziokulturell sogar positive Seiten. Das Experimentierstadium ist evolutionsgeschichtlich gesehen ein bedeutsamer Entwicklungsparameter in der menschlichen Entwicklung überhaupt und markiert innerhalb der pubertären Entwicklung (Höhepunkt mittlere Adoleszenzphase) einen wichtigen Entwicklungsschritt zur Erlangung von mehr Lebenskompetenz. Der gewohnheitsmäßige oder gar süchtig abhängige Substanzgebrauch drogierter Jungs ist jedoch das pure Gegenteil von Lebenslust. Wichtige Entwicklungs- und Lernprozesse im Gehirn werden gestört. Das Gehirn als Mediator zur Welt erfährt durch die spezifischen Wirkungsweisen von Drogen eine neurobiologische Down-Regulierung und eine Programmierung auf ein Suchtgedächtnis. Mit Macht gebunden, können die Jungen auf diese Weise Jahre und Jahrzehnte ihres Lebens vertun. Typische Langzeitfolgen eines Substanzmissbrauchs können sogar zu einer niemals mehr tilgbaren Hypothek auf das Leben werden. Im Extremfall verlieren sich die jungen Männer im Niemandsland passagerer oder nicht mehr abklingender Drogenpsychosen.

9 Die Dynamik der süchtigen Beziehungsstruktur

Angehörige wie betroffene Dritte erfahren im Kontakt mit drogierten Jungs die charakteristischen Gesetzmäßigkeiten der süchtigen Dynamik. Sie können in vielen Situationen nicht mehr zuverlässig unterscheiden, was wahr, gelogen oder eine geschickt ausgedachte Story der Jungs zur Durchsetzung ihres Drogengebrauchs ist. In den Beziehungen zu den Jungen herrschen untergründige Spannungen und Ambivalenzen. Angehörige wie Dritte müssen erleben, wie sich deren Welt immer mehr auf den Gebrauch der Drogen verengt, wie sie wesentliche Teile ihrer Lebendigkeit verlieren und dem Leben gegenüber zunehmend gleichgültig werden. Es häufen sich Grenzverletzungen und Machtspiele, welche Gefühle von Ohnmacht und Hilflosigkeit hervorrufen. Hilfs- und Beziehungsangebote an drogierte Jungs werden von ihnen häufig entwertet. Gelingt es niemandem, einen Fuß in die Tür zu ihrer Drogenwelt zu bekommen, kann die süchtige Dynamik im Prozess der Selbst- und Fremdzerstörung enden (Kuntz 2007).

10 »Vorleber« sind gefragt. Bitte melden!

Damit sich die Jungen nicht verlieren, benötigen sie Menschen in ihrer Umgebung, an welchen sie sich orientieren können. Sie brauchen männliche Vorbilder, die ihnen überzeugend vermitteln, wie in unserer Welt Männlichkeit gelebt werden kann. Väter und sonstige Männer sind also als »Vorleber« gefragt. Selbstverständlich brauchen Jungen auch Mütter und weibliche Wesen in ihrer Umgebung, welche gesicherte weibliche Identitäten vorleben. Hier geht es aber um »richtige Mannsbilder«. Das Bild von Männlichkeit in unserer Zivilisation ist allerdings so gebrochen, dass es wie ein Zerrbild seiner selbst daherkommt. Orientierung suchende Jungen treffen auf männliche Vorleber in eigenen Identitäts- und Orientierungskrisen. Insofern ist Jungenarbeit immer auch Männerarbeit in Form von Arbeit am eigenen männlichen Selbstverständnis. Das eine ist ohne das andere nicht zu denken. Dennoch haben es jungenspezifische Projekte, wie das von Gerald Huether initiierte »Männer für Jungs« schwer, sich im Zeitgeist zu etablieren.

11 Gegenmittel gegen den Drogenmissbrauch von Jungen

11.1 Kompetenzen

Männer, die einen Drogengebrauch von Jungen präventiv entbehrlich machen oder ihn begrenzen möchten, benötigen unverzichtbare Kompetenzen:

1. Sachkompetenz: Unverzichtbar sind substanz- und suchtspezifisches Grundwissen. Nützlich sind Einblicke in die Funktionsweise des jugendlichen Gehirns und vor allem in das endogene Cannabinoidsystem, das eine Hauptrolle bei der Regulierung von Lern- und Reifungsschritten spielt (Kuntz 2011).
2. Beziehungskompetenz, um in stimmigen gleichgeschlechtlichen Kontakt zu treten. Die Beziehungskompetenz setzt ihrerseits wieder voraus, sich in der eigenen männlichen Haut rollensicher zu fühlen.

11.2 Präventionskonzepte

Prävention heißt: »Wehret den Anfängen«. Es existiert eine Fülle an allgemeinen Präventionskonzepten wie konkreten -projekten. Universelle Primärprävention in Form medialer Aufklärungskampagnen richtet sich an die Allgemeinheit, z. B. Spots und Plakataktionen der BZgA. Selektive Prävention wendet sich primär oder sekundär an spezifische Zielgruppen, wird in ausgewählten Kontexten platziert und für bestimmte Personengruppen maßgeschneidert. Indizierte Prävention erfasst sekundär bereits durch Suchtmittelgebrauch Betroffene. Stoffspezifische Präventionsansätze stehen neben stoffungebundenen Lebenskompetenzprogrammen, abstinenzorientierte No-Use-Kampagnen erfahren realitätsangemessene Ergänzung durch Safer-Use-Programme. Bundesweit standardisierte Konzepte wie HaLT zur Begrenzung des Alkoholmissbrauchs, FreD zur Frühintervention bei erstauffälligen Drogenkonsumenten, CANDIS als Cannabis bezogenes Behandlungs- und Entwöhnungsprogramm, Realize It als kognitiv behaviorale Kurzintervention oder Quit the Shit als Internetberatung bei Cannabismissbrauch, Be Smart – Don't Start als Programm zum Nichtrauchen oder Klasse 2000 als primärpräventives Angebot stehen neben lokal begrenzten Präventionsprojekten, die den jeweiligen Verhältnissen vor Ort gerecht werden. Diese Projekte der kommunalen Suchtprävention sind häufig die tragendsten Eckpfeiler innerhalb zahlreicher um Wirksamkeit und Nachhaltigkeit bemühter präventiver Strategien. Die meisten Präventionskonzepte zielen auf die Verhaltensprävention. Strukturelle Verhältnisprävention, die gesellschaftliche und wirtschaftliche Rahmenbedingungen zu regulieren sucht, ist abhängig von gesellschaftspolitischem Konsens und stößt schnell an dessen Grenzen.

12 Zielgruppenspezifische, personzentrierte Prävention

Eine alters- wie zielgruppenspezifische und personzentrierte Prävention vermittelt Jungen allgemeine Lebenskompetenzen, ein besseres Verständnis von sich selbst als adoleszentem männlichem Wesen sowie substanzspezifische Drogenkompetenzen zur Einschätzung und Reduzierung ihres Risikos bei konkretem Substanzgebrauch. In diesem Kontext ist es als psychoedukative Maßnahme ebenso sinnvoll wie wirksam, den Jungen für sie verständliche Einblicke in die Funktionsweise, die altersgemäßen Reifungsprozesse und die Vulnerabilität ihres jugendlichen Gehirns zu vermitteln. Einen Schulabschluss oder eine Berufsausbildung wollen schließlich die meisten von ihnen erreichen. Folglich sind sie empfänglich für verständlich vermittelte neurobiologische Informationen über die typischen Wechselwirkungen zwischen Konzentrations-, Merk- und Lernfähigkeit sowie deren substanzspezifisch verursachten sensiblen Störungen.

Good-Practice-Zugänge

Standardisierte Präventionskonzepte oder unpersönliche Online-Beratungen zeitigen andere Ergebnisse als individualisierte Beziehungsarbeit, welche die Befindlichkeiten, Gefühlswelten, Sorgen und Nöte der Jungen erfasst. In der Genderarbeit empfehlen sich folglich auch wirksame Formen der bezogenen drogen- und suchtspezifischen Frühintervention. Geschickterweise setzen sie dort an, wo Jungen viel Zeit verbringen. Ein Großteil ihrer Lebenszeit findet in den Schulen statt. Ich kenne kaum eine gleichermaßen nachhaltige Methode zur Drogen- und Suchtprävention an Schulen wie die direkte Einzel, Kleingruppen- und Familienberatung vor Ort in Form offener Sprechstunden, wie sie von mir und meinen Kolleginnen der »Fachstelle für Suchtprävention« seit über 10 Jahren an verschiedenen Kooperationsschulen im Regionalverband Saarbrücken praktiziert wird und bundesweit auf Resonanz stößt. Sie ist nicht bloß wirksam, sondern bestätigt sich immer wieder aus sich heraus durch Evaluation auf Sicht, weil wir ihre Ergebnisse über die Dauer hinweg unmittelbar beobachten können. Sie folgt zudem weiteren präventiven Grundgedanken, weil sie auf der Vernetzung von Schulen, Schulsozialarbeit, Fachstellen für Suchtprävention und weiteren Jugendhilfeinstitutionen basiert. In meiner eigenen Umsetzung dieser Beratungsarbeit vor Ort ergab eine interne Auswertung der Arbeit den geschlechtsspezifisch überraschenden Nebeneffekt, dass Jungen signifikant häufig kund taten: »Ich habe mich durch die Gespräche selbst besser verstehen gelernt« (Kuntz 2011).

Zahlreiche Drogen- und Suchtberatungseinrichtungen haben andere nicht standardisierte Good-Practice-Projekte aus der Taufe gehoben, die positiv wirken, weil sie den Zielgruppen und den Gegebenheiten vor Ort maßgeschneidert angepasst sind.

13 Methodenschätze für die präventive und beratende Arbeit mit Jungen

Längst nicht alles funktioniert in Prävention, Beratung oder Betreuung über die Schiene der direkten sprachlichen Kommunikation. Persönlich schätze ich immer mehr das weite Spektrum imaginativer Arbeitsmethoden, die an die Phantasie und Vorstellungsgabe der Jungen anknüpfen. Die Methoden müssen jedoch durch die Männer, welche sie bei Jungen anwenden, mit männlicher Authentizität beseelt werden, sollen sie nicht bloß eine weitere Interventionstechnik unter anderen bleiben.

Wer jemals erlebt hat, zu welchen Selbstreflexionen und Ausstiegsprozessen aus der Droge Jungen in der Lage sind, wenn in Prävention, Beratung wie Therapie symptombezogene imaginative Verfahren zur Anwendung gelangen, möchte diese Methodenschätze nicht mehr missen. Die Methoden sind auch für die sie anwendenden erwachsenen Männer eine Bereicherung, weil sie aus sich heraus die Achtsamkeit und Selbstfürsorglichkeit im eigenen privaten wie professionellen Leben fördern (Kuntz 2009, 2012a).

Ungeachtet aller unserer Schwierigkeiten mit Drogen missbrauchenden Jungen etwas Positives zum Schluss: Es gibt auch noch Jungen und junge Männer, die über so viel seelische Gesundheit, Resilienz, menschliche Gaben und positive männliche Verhaltensweisen verfügen, dass sie mit Gewissheit zu sozial verträglichen Männern ausreifen werden, schön anzusehen und innerlich als männliche Menschen schön. Und die stellen zum Glück – momentan – noch die Mehrheit.

Drogierte Jungs sind eine Herausforderung für die Gesellschaft. Der Kontakt mit ihnen erfordert besondere Kompetenzen. Jungenarbeit ist dabei immer auch Männerarbeit in Form von Arbeit am eigenen männlichen Selbstverständnis.

Literatur

Bundeszentrale für gesundheitliche Aufklärung (2009) Die Drogenaffinität Jugendlicher in der Bundesrepublik Deutschland 2008. Köln, BZgA.

Bundeszentrale für gesundheitliche Aufklärung (2011) Die Drogenaffinität Jugendlicher in der Bundesrepublik Deutschland 2012. Köln, BZgA.

Kraus L (2008) Epidemiologischer Suchtsurvey 2006. Repräsentativerhebung zum Gebrauch und Missbrauch psychoaktiver Substanzen bei Erwachsenen in Deutschland. Sucht 54 (Sonderheft 1).

Kraus L, Steiner S, Pabst A (2008) Die Europäische Schülerstudie zu Alkohol und anderen Drogen (ESPAD). München, IFT Institut für Therapieforschung.

Kuntz H (2001) Ecstasy – auf der Suche nach dem verlorenen Glück. Vorbeugung und Wege aus Sucht und Abhängigkeit. Weinheim: Beltz.

Kuntz H (2007) Sucht – eine Herausforderung im therapeutischen Alltag. Stuttgart: Klett-Cotta.

Kuntz H (2009) Imaginationen – Heilsame Bilder als Methode und therapeutische Kunst. Stuttgart: Klett-Cotta.

Kuntz H (2009 a) Der rote Faden in der Sucht. Abhängigkeit überwinden und verstehen. Weinheim: Beltz.

Kuntz H (2011) Drogen & Sucht. Alles, was Sie wissen müssen. Weinheim: Beltz.

Kuntz H (2012) Haschisch. Konsum · Wirkung · Abhängigkeit · Selbsthilfe · Therapie. Weinheim: Beltz.

Kuntz H (2012 a) Zeit für Mitgefühl. Die wichtigste Übung im Leben. Bielefeld: Theseus.

8.2 Gaspedal und Männermythen.
Bildungs- und Präventionsarbeit mit Jungen und männlichen Jugendlichen zum Risikoverhalten im Straßenverkehr

Lu Decurtins

Und plötzlich bisch dr Held im Quartier Und di ufpolierte Felge sin dir. Ladies uf em Troittoir paile di a, smile di a. Plötzlich wil nit nume aini di ha. (…)	Und plötzlich bist du der Held im Quartier Und die aufpolierten Felgen gehören dir Die Ladies auf dem Gehsteig peilen dich an, smilen dich an Plötzlich will nicht nur eine dich haben
Easy, du häsch din Wage im Griff. Wotsch de Chef si. Das macht di aber nit riff. Meinsch sigsch e Maa, will de sniffsch. Hey, fang nit a mit dem Gift. Du hesch mi Warnig versifft. Als obs di gar nit betrifft. (…)	Easy, du hast deinen Wagen im Griff. Willst der Chef sein – das macht dich aber nicht reif. Meinst du seist ein Mann weil du sniffst. Hey, fang nicht an mit dem Gift Du hast meine Warnung in den Wind geschlagen Als ob es dich gar nicht betrifft
Vili glaube nit, was e Augeblick bewirkt. Me fahrt mit de falsche Lüt im Auto mit und stirbt. Dä Shit passiert, so blitzschnäll wie me fahrt. und me verirrt sich vill z'schnäll im ne Grab.	Viele glauben nicht, was ein Augenblick bewirkt. Man fährt mit den falschen Menschen im Auto mit und stirbt. Der Scheiß passiert – so blitzschnell wie man fährt. Und man verirrt sich viel zu schnell in ein Grab.

(Ausschnitt aus Text Rap: Black Tiger »Augeblick« von DVD Sampler Speed: Ist Rasen männlich?)

Im Jahr 2011 wurden in Deutschland rund 31 800 Jungen im Alter von 15 bis 21 Jahren im Straßenverkehr verletzt, davon rund 5 900 schwer; 357 wurden getötet. Von Straßenverkehrsunfällen sind Jungen stärker betroffen als Mädchen (DESTATIS: Statistik der Straßenverkehrsunfälle 2011). Ähnliche Ergebnisse zeigen die Untersuchungen von »Sicher direkt«. Die Versicherung befragte in ihrer Studie 1 640 Autofahrer und Autofahrerinnen zu ihrem Fahrverhalten und möglichen Risiken im Straßenverkehr. Die Ergebnisse wurden anschließend mit den Unfallstatistiken des Statistischen Bundesamtes verglichen (Weimershaus 2009). Dabei stellte sich heraus, dass junge Männer zwischen 18 und 25 Jahren an einem Drittel aller schwerwiegenden Unfälle mit Personenschaden Schuld sind. Und das, obwohl ihr Anteil an allen Autofahrern auf deutschen Straßen bei gerade einmal 15 % liegt. Damit sieht es in Deutschland ähnlich aus wie in der Schweiz: Bei Raser- und Strolchenfahrten[1] sitzen fast ausschließlich Männer am Steuer. Oft kommen sie aus einem sozialen Umfeld, in denen herkömmliche Bilder von Männlichkeit gelten. So kamen in der Schweiz in den letzten Jahren nebst jungen Migranten auch immer wieder Fußballspieler und -trainer im Zusammenhang mit Raserunfällen in die Medien.

---

1 Strolchenfahrten werden Fahrten ohne Führerschein genannt, bei denen ein Auto (meist dasjenige der Eltern) »zum Gebrauch entwendet« wird.

1 »Normales« Verhalten

Offenbar ist die allgemeine Richtung des Verhaltens des Rasers durchaus normal und altersgerecht. Jugendliche beider Geschlechter weisen nämlich allgemein verstärkt sog. gesundheitsriskante Verhaltensweisen auf. Sie überschreiten Grenzen des sozial Erlaubten oder missachten Gesetze bis hin zu straffälligen Verhaltensweisen. Auch gehen sie häufig finanzielle Risiken ein, etwa beim Konsumverhalten (z. B. Handynutzung) oder bei Glücks- und Gewinnspielen. Jugendliche leben und lieben ungesund, gehen gern auf volles Risiko und missachten dabei gerne Grenzen und Gesetze. Hinter riskanten Verhaltensmustern, dem Bedürfnis nach »Rausch« in irgend einer Form, hinter den Grenzüberschreitungen, die den gesundheitlichen, rechtsnormbezogenen und finanziellen Bereich betreffen, aber auch im Gruppenverhalten, steckt die Suche nach einer eigenen Identität. In sinnvoller Präventionsarbeit muss es folglich darum gehen, die positiven Aspekte des Risikoverhaltens zu stärken und die (eigene und fremde) Gesundheit gefährdende Handlungen zu minimieren.

2 Die Adoleszenz

Die Adoleszenz ist eine Phase, die für Jugendliche mit vielen Herausforderungen und Entwicklungsaufgaben verbunden ist. Das Suchen von Risiken ist ein normaler Bestandteil dieser Entwicklungsphase. »Für einen Großteil der Jugendlichen sind riskante Verhaltensweisen Ausdruck eines natürlichen Ausprobier- und Neugierdeverhaltens, welches sich auf die Adoleszenz beschränkt und keinen negativen Einfluss auf die weiteren Entwicklungsprozesse hat. Im Gegenteil: Riskante Verhaltensweisen übernehmen eine Vielzahl von Funktionen für die Jugendlichen und es sind die gänzlich Abstinenten, die ein höheres Maß an Entwicklungsstörungen aufzeigen« (Schwanekamp 2010).

Der jugendliche Hang zum »Kick« und zur Grenzerfahrung wird bei Jungen vor allem in der Peergroup – der wichtigsten sozialen Bezugsgruppe gesteuert (und befeuert). Die Schule oder das Elternhaus haben diesbezüglich nur indirekten Einfluss. Jugendtypische riskante Verhaltensweisen übernehmen nämlich eine wichtige soziale Funktion, über die der Junge oder männliche Jugendliche Anerkennung findet. Je nach Selbstwertgefühl des Jungen ist er so mehr oder weniger gefährdet, seine eigenen Grenzen zu überschreiten. Folglich bestimmt nebst der persönlichen Veranlagung vor allem die Peergroup mit, auf welche Weise Jungen mit Risiko umgehen. Eltern und Schule haben hierbei, das darf keinesfalls überschätzt werden, »nur« die Rolle der Coaches oder Berater bzw. Beraterinnen!

3 Männermythen

Beim Fahren mit stark überhöhter Geschwindigkeit kommen mehrere Faktoren von tradierter Männlichkeit zum Ausdruck: Risikoverhalten, Delinquenz (Umgang mit Grenzen), Konkurrenz (Gruppenverhalten), Autokult (Männlichkeitssymbole), Alkoholkonsum (Umgang mit Rauschmitteln). Ähnliche Zusammensetzungen treten auch bei anderem vorwiegend von jungen Männern ausgeübtem Verhalten auf (Gruppenbesäufnis, Mutproben, Fankultur etc.).

Doch ist die beim Rasen eingesetzte Mischung hochexplosiv und oft überhaupt nicht mehr kontrollierbar, sowohl für die männlichen Jugendlichen wie auch für beteiligte und unbeteiligte andere Personen. Dabei spielen »Männermythen« eine wesentliche Rolle: Für männliche Jugendliche scheint es oft nur noch die Wahl zu geben zwischen zwei Seiten, der »männlichen« und der »entmännlichten«. Jugendliche neigen dazu, die Geschlechterrollen zu überzeichnen. So darf es oft keine Grautöne geben zwischen den (fiktiven) Polen:

- mutig (Held) – ängstlich (Memme)
- Gesetze brechen (Desperado) – sich an Regeln halten (Streber)
- positioniert in Hierarchie (King) – Außenseiter (Loser)
- Autofahrer – Fußgänger
- trinkfest – abstinent

Unsere Bildungs- und Präventionsarbeit im Bereich Rasen setzt auf den *einzelnen Ebenen* separat an. Zentral dabei ist, einerseits eine Auseinandersetzung über Männlichkeitsbilder in in Gang zu bringen, ohne bestehende Rollenbilder zu negieren, und andererseits alternative, mit dem Selbstbild der Jugendlichen kongruente Verhaltensweisen einzuüben. Mit einer ähnlich ressourcenorientierten Haltung lassen sich auch im Risikoverhalten gesundheitsfördernde Aspekte feststellen. So kann den positiven Funktionen und Vorteilen des Risikoverhaltens, wie Spaß, Genusserleben, Abenteuerlust, Identitätsbildung und Gruppenzugehörigkeitsgefühl eine gleichberechtigte Rolle in der Bewertung für die Gesundheit der Jugendlichen gegeben werden wie den negativen Aspekten (Schwanekamp 2010). Eine Langzeituntersuchung bei Jugendlichen in fünf europäischen Städten (Quensel 2004) kommt gar zum Schluss, dass es um die psychische Gesundheit von jungen Erwachsenen, welche in der Adoleszenz extrem vorsichtig oder ängstlich im Umgang mit Risiken und Räuschen war, schlechter bestellt ist als um die Gesundheit derjenigen, die ab und zu über die Stränge schlugen (Rohr 2006).

- *Gruppenzugehörigkeit* nimmt eine wichtige Funktion ein in der Entwicklung der eigenen Identität. Auseinandersetzung im Spannungsfeld von Gruppe und Individualität sind für Jugendliche zentral und lehrreich.
- *Konkurrenzbereitschaft* allein ist eine positive Eigenschaft, die durchaus gefördert werden sollte. So kann Konkurrenzverhalten im Bereich Sport aber auch Berufsleben durchaus dienlich sein.
- *Risikoverhalten* ist ein fixer Bestandteil männlichen Erwachsenwerdens: »No risk – no fun« ist ein Leitspruch, der Männern oft auf den Lippen liegt (beim Sex, beim Traden[2] oder auf der Straße).
- Der *Autokult* ist zumindest ein wichtiger Bestandteil nationaler Identität in Deutschland. Ihn in der Präventionsarbeit grundsätzlich infrage zu stellen, wäre (Lebens-)weltfremd.
- *Rauscherfahrungen* sind ein menschliches Bedürfnis, das sich durch unsere Geschichte zieht. Eine bewusste Auseinandersetzung mit sich selber, dem sozialen Umfeld und der Substanz ermöglicht einen bewussten Umgang mit Rauschsituationen.
- *Delinquenz* (Diebstahl zum Gebrauch, Geschwindigkeitsüberschreitung) ist bei Rasern meist ein sekundäres Problem. Die Folgen der Taten können ungleich schwerwiegender sein als bei vergleichbaren anderen Delikten (Diebstahl etc.).

3.1 Konkurrenz und Gruppendruck

Nicht das eigentliche riskante Verhalten ist das Hauptproblem, sondern das Überschreiten der eigenen Grenzen. Innerhalb der (männlichen) Peergroup ist es von zentraler Bedeutung, eine gute Position in der Hierarchie einzunehmen. Sogenannt »unmännliche« Verhaltensweisen zu zeigen hat oft eine Rückstufung in der Hierarchie bis hin zum Ausschluss aus der Gruppe zur Folge. Männermythen (Mut, Trinkfestigkeit, Solidarität) hindern den Jugendlichen oft daran, der eigenen Eingebung zu folgen und die eigenen Grenzen zu akzeptieren.

---

2 Handeln, z. B. mit Wertpapieren

3.2 Risikoverhalten

Insbesondere männliche Jugendliche im Alter zwischen 15 und 24 Jahren fahren oft sehr riskant und sind höchst gefährdet. Nach Raithel (2000) liegen »die Gründe für das Unfallrisiko jugendlicher Motorradfahrer und z. T. jugendlicher PKW-Fahrer in ihrer geringen Selbstwertschätzung sowie ihrer allgemeinen Risikofreudigkeit, die häufige Beinahe-Unfälle zur Folge hat« – oftmals ist auch Alkohol im Spiel.

3.3 Rausch und Drogen

Jugendliche gehen höchst unterschiedlich mit Rauscherlebnissen und Risikosituationen um, insbesondere sind deutliche Unterschiede zwischen den Geschlechtern feststellbar. Zwischen den Extrempolen Abstinenz und Missbrauch (bzw. Sucht) existieren noch weitere Verhaltensweisen, die aber von Jugendlichen nicht benannt werden. Der Präventionsansatz »Risflecting«[3] benennt vier Bereiche: »Risikominimierung«, »unreflektierte Risiken eingehen«, »Flow« und »Kick«. Speziell in der Lebenssituation von Jugendlichen kann es kaum ein praktikabler Ansatz sein, die Abstinenz als einzigen Weg anzustreben; vielmehr sollten verschiedene Wege aufgezeigt und erprobt werden damit der einzelne Junge sein eigenes, den individuellen Bedürfnissen und Kompetenzen angepasstes Risikoverhalten entwickeln kann.

3.4 Delinquenz und der Reiz des Verbotenen

Delinquenz stellt im Jugendalter eine eigene Kategorie des Risikoverhaltens dar. So erhöht sich der Reiz bzw. die Gefährlichkeit einer Handlung zusätzlich, wenn sie verboten ist. Weniger gefährliche Formen der Delinquenz wie Schwarzfahren, Drogenkonsum, Ladendiebstähle, Fahrradfahren ohne Licht etc. dienen der alltäglichen Abgrenzung von (den Normen und Gesetzen) der Erwachsenenwelt.

3.5 Autokult: Je tiefergelegter das Auto, desto höher der Status

Das Auto ist insbesondere für männliche Jugendliche ein Statussymbol, das ihnen schon weit vor dem Erwerb des ersten Gefährts Identität verleiht. Für viele Jungen wird das Auto zum Partner, mit dem ein enormes Kraftpotenzial erreicht wird; dazu kommt, dass Mann selbst das Steuer in der Hand hat, Herr über Maschine ist. Das Auto wird so einerseits zu einer Erweiterung des eigenen Körperschemas, andererseits wird es als Möglichkeit genutzt, um Einstellungen und Rollenwünsche auszudrücken – ähnlich wie das auch durch Kleidung möglich ist. Entsprechend gehört das Auto zum Lebensentwurf und wird gepflegt und gehegt. Dieses Verhalten ist bereits bei kleinen Jungen feststellbar (»Mein Vater hat das größere Auto ...«) und setzt dann weiter fort und fest (»Wenn ich groß bin, habe ich mal einen Ferrari«). Der unbekannte Mann wird vom Jungen sofort taxiert: Körperbau, Kleidung und: »Was hast du für ein Auto«. Das Auto stellt so für Jungen eine Möglichkeit dar, den eigenen Status zu präsentieren und zu heben – soziale Zugehörigkeiten werden relativiert »Ich zeige dir mein Auto und du sagst mir, wer ich bin!«: Solche Selbstdarstellungen können an Wochenenden zuhauf auf Parkplätzen vor gängigen Ausgehlokalen, etc. beobachtet werden. Oft wird dieses Konkurrieren unreflektiert auf die Strasse übertragen. In Filmen und Games (Computer- und Konsolenspiele) werden den jungen Männern die Vorlagen für diese Duelle ins Haus geliefert. Oft überschulden sich junge Männer wegen dem Kauf des ersten Autos.

---

3 RISFLECTING© – ein neues pädagogisches Kommunikationsmodell von Gerald Koller, vgl. Rohr 2006

3.6 Die Rolle der Frauen

Wie häufig bei männlichen Verhaltensweisen spielen Frauen eine wichtige Rolle. So sind sie als Mitfahrerinnen wichtige Projektionsflächen, aber auch Opfer (auch als Partnerin, Mutter vom verunfallten Raser). So lassen jugendliche Raser sich noch weniger gerne überholen, wenn eine Frau zuschaut – es sei denn dies sitzt im eigenen Wagen und zeigt Angst. In diesem Fall kann mit dem Kommentar »Fahr langsam, wir haben eine Frau im Wagen« das Tempo reduziert werden, ohne eine Niederlage »einzufahren«. Mädchen kommt somit eine besondere (Geschlechter-)Rolle zu. Oft sind sie Mitfahrerinnen und es geht bei den Grenzübertretungen im Straßenverkehr darum, dem Gegengeschlecht zu imponieren. Es ist für heranwachsende junge Frauen nicht einfach mit der Ambivalenz zwischen Bewunderung und Angst gegenüber den meist etwas älteren jungen Männern umzugehen bzw. eine klare Haltung ihnen gegenüber einzunehmen.

4 Prävention

Bei der Präventionsarbeit ist es von zentraler Bedeutung, auf den beschriebenen Ebenen gleichzeitig anzusetzen. So sollten immer die Elemente »Umgang mit Rauschmitteln«, »Männlichkeitsbilder«, »Gruppenverhalten« und »Risikoverhalten« ihren Platz haben. Bei der praktischen Arbeit mit Jungen wird immer anlehnend an die Prinzipien der Bubenarbeit vom positiven Aspekt des Verhaltens ausgegangen. Danach sollen eigene Grenzen erkannt und mögliche negative Folgen erarbeitet werden. Zum Schluss werden alternative Verhaltensweisen entwickelt und zuerst in der gespielten Situation und später im Alltag erprobt. Dieser Ablauf wird im Folgenden am Beispiel Risikokompetenz aufgezeigt.

4.1 Risikokompetenz statt Vermeidung von Gefährdung

Das Erlernen von Risikokompetenz ist ein Ansatzpunkt bei der Prävention riskanten Verhaltens. Jungen sollen in ihrer Entwicklung dahingehend unterstützt werden, dass sie für sich selber taugliche Alternativen entwickeln zu riskanten Verhaltensmustern. Das Lehrmittel »Speed« versteht sich somit als Ansatz der Persönlichkeitsentwicklung. Es wird zwar einerseits Wissen (Unfallursachen und -folgen) vermittelt – andererseits jedoch werden Verhaltensweisen und -muster praktisch trainiert. Es geht in den Lektionsvorschlägen darum zu erlernen, in bestimmten Situationen angemessen und kompetent zu handeln und zu reagieren und Freude und Spaß am Anwenden von persönlichkeitsstärkenden und letztlich (gesundheits-)fördernden Verhaltensweisen zu entwickeln. Der Auseinandersetzung mit Unfallfolgen im Sinne von Abschreckung wir keine zentrale Rolle gegeben. Die Jugendlichen suchen sich nämlich erfahrungsgemäß im Rahmen von Projektarbeiten selber solche Bilder aus dem Internet.

Die Jugendlichen müssen lebensweltnahe erreicht werden. Hier sind auch Gespräche mit gleichaltrigen verunglückten Rad-, Motorrad- oder Autofahrern in der Schule oder in Unfall- oder Rehabilitationskliniken – als erfolgversprechend anzusehen. Bei der Entwicklung von Alternativen zum Risikoverhalten wird stets darauf geachtet, dass die Lösungen authentisch nachvollziehbar sind. Sie müssen unmittelbar greifbar, anschaulich, und praktisch durchführbar sein, sonst werden sie nicht gewählt. Dennoch darf bei alledem nicht der subjektive Nutzen, der positive Aspekt der riskanten Verhaltensweisen für den Jugendlichen aus dem Blick geraten.

Ein einfaches Modell ist bspw. die innere Checkliste:

1. Was erhoffe/verspreche ich mir von meinem Vorhaben?

2. Was sind die schlimmstmöglichen Folgen meines Vorhabens? a) für mich? b) für andere?
3. Wie sind die Außenbedingungen? Mit wem bin ich zusammen?
4. Wie fühlt sich das an? Wie bin ich drauf?
5. BREAK (nochmaliges Überprüfen von Pt. 3 und 4 → Entscheid für oder gegen das Vorhaben)
6. Risikoerlebnis oder alternatives Erleben.
7. Wie verarbeite ich das Erlebte in der Gruppe und integriere es in meinen Alltag?

So werden die Jugendlichen ermuntert, Risikosituationen nicht zu vermeiden, sondern diese mit der eingeführten Checkliste einzugehen. Zuerst wird in einer Übung der Ablauf eingeübt (Freier Fall etc.) und dann möglichst realitätsnah umgesetzt (Schwierige Wanderung etc.).

Bei wirksamer Prävention sollten praktische Erfahrungen gemacht und nachher reflektiert werden können – eine wiederholte Behandlung des Themas (unter Einbezug aktueller Ereignisse) ist sinnvoll. Jugendliche *sollen* Risiko und Rausch erleben. Präventionsanliegen ist, dass sie diese *bewusst* eingehen und nachher *reflektieren*. Auf diese Art können Risikoerlebnisse (in der Gruppe) genutzt werden um die persönliche Entwicklung zu fördern.

4.2 Das Projekt Speed

Das Projekt Speed wurde im Sinne der oben beschriebenen Kriterien sinnvoller Prävention konzipiert. Es setzt bei der Zielgruppe der potentiellen Raser im »Hier und Jetzt« an. Als Ort der Auseinandersetzung wurden Schulen gewählt. Auf diese Art werden alle Jugendlichen in ihrem alltäglichen Umfeld angesprochen und aktiv miteinbezogen. Um eine nachhaltige Wirkung zu erzielen (auch für eine spätere Fortführung des Projekts) werden Lehrpersonen motiviert und befähigt, das Thema eigenständig zu bearbeiten.

Wettbewerbe helfen, die Jugendlichen besser zu motivieren und gewährleisten gleichzeitig Partizipation. Die beteiligten Klassen sollten Botschaften entwickeln und mittels Produkten umsetzen, die Selbst- und Fremdgefährdung beim Rasen bewusst machen und helfen, diese zu verhindern bzw. zu vermindern. Die erarbeiteten Produkte sowie die erprobten Lektionen bilden die Grundlagen für das Lehrmittel bzw. dessen stetige Aktualisierung und Weiterentwicklung. Die wesentlichen *Leitziele* sind

- soziale Kompetenzen zu stärken,
- den Austausch über Rausch- und Risikoerfahrungen zu ermöglichen,
- die Auseinandersetzung mit (Sehn-)süchten zu fördern,
- das Gruppenverhalten zu reflektieren zu helfen,
- das Entwickeln und Erproben von Strategien im Umgang einzuüben.

Literatur

Koller G, Koller A.(2002) Risflecting – Grundlagen, Statements und Modelle zur Rausch- und Risikopädagogik. Ein Studien- und Lesebuch. Steyr. (Zurzeit vergriffen, jedoch unter www.risflecting.at als pdf verfügbar.
Netzwerk Schulische Bubenarbeit (2009) Speed: Ist Rasen männlich = DVD Sampler.
Netzwerk Schulische Bubenarbeit (2008) Speed: Ist Rasen männlich = Lehrmittel für Oberstufe, Berufsschule und Gymnasium.
Quensel S (2004) Das Elend der Suchtprävention. Analyse, Kritik, Alternative. Wiesbaden: VS.
Raithel J (Hrsg.) (2000) Risikoverhalten im Jugendalter. Opladen: Leske und Budrich.
Rohr U (2006) Über Rausch reden, auch in der Schule. Netzbrief b + g.
Schwanekamp J (2010) Jugendliche zwischen Risiko und Abenteuerlust – Gesundheitsgewinn durch riskante Verhaltensweisen. München: Grin-Verlag.
Weimershaus M (2009) Männer – eine Gefahr für den Straßenverkehr?! http://www.auto.de/blog/showblog/entryId/485/Maenner-eine-Gefahr-fuer-den-Strassenverkehr (Zugriff am 01.10.2010).

8.3 Risikoverhalten: Waghalsige Aktivitäten und Mutproben

Jürgen Raithel

Das Praktizieren von Unerlaubtem ist ein Mittel der Grenzüberschreitung und trotz seines Gefahrenpotenzials mehrfach entwicklungsfunktional in der Jugendphase. Es ist integrativ und statusbezogen funktional und ermöglicht symbolische Selbstinitiationen, Selbstbestätigung und Bewältigungserfahrungen auf emotionaler und kognitiver Ebene.

»Jugendliches Risikoverhalten ist normativ« (Muuss 1993, S. 189), das heißt, der Jugendliche setzt sich immer wieder und häufiger gesundheits- und lebensgefährlichen Risiken aus als Mitglieder anderer Altersgruppen. Weiterhin spielt das Austesten von Möglichen und vermeintlich Unmöglichen eine große Rolle. Hier ermöglichen gerade explizit risikobezogene Aktivitäten einer Vielzahl von Jungen ein potenzielles Handlungsfeld, in dem sie sich selber testen und erproben können, aber auch gleichzeitig ihre – über solche Aktivitäten konnotierte – Maskulinität darstellen und gegebenenfalls im Sinne einer Habitualisierung stilisieren können (vgl. Raithel 2005). Die besonders sensible Jugendphase führt meist zu einer erhöhten Vulnerabilität der Jungen: im Vergleich zu Angehörigen anderer Altersphasen, aber auch zu Mädchen. Sie ist aber auch für den zukünftigen gesundheitsbezogenen Lebensstil ausschlaggebend, da in ihr Verhaltensweisen erprobt, eingeübt und verfestigt werden.

Risikoverhalten kann ganz allgemein als ein Verhalten verstanden werden, dessen unerwünschte Konsequenzen mit der Wahrscheinlichkeit einer Schädigung einhergeht. Hierbei ist das Konzept der Unsicherheit ein wesentliches Kennzeichen, da dem Risikoverhalten kategorisch eine Unsicherheit inhärent ist.

Risikoverhalten gilt im Weiteren als ein unsicherheitsbezogenes Verhalten, das potenziell zu einer Schädigung führen kann und somit einer produktiven Entwicklung – in Bezug auf die Entwicklungsziele Individuation und Integration – entgegenwirken kann (Raithel 2011).

1 Risikoqualitative Unterschiede

Risikoverhaltensweisen lassen sich nach der Qualität des Risikos in eher alltägliche Risikoverhaltensweisen (z. B. Alkohol-, Tabak-, Medikamenten- und Drogenkonsum) und explizit risiko-konnotative Aktivitäten (z. B. S-/U-Bahn-Surfen, andere riskante Mutproben oder Freizeitaktivitäten) differenzieren (Raithel 2004). Das substanzmittelbezogene Risikoverhalten wird von Jugendlichen kaum bzw. überhaupt nicht als Risiko angesehen, weil unmittelbare gesundheitliche Folgen für sie nicht zu spüren und antizipieren sind. Hingegen ist bei extremen bzw. explizit risikobezogenen Verhaltensweisen der Risikobezug und mögliche Schädigungen eher evident und im Bewusstsein der Jugendlichen.

Das substanzmittelbezogene, eher alltägliche Risikoverhalten kann als *risk behavior* beschrieben werden, während das »explizit risiko-konnotative Verhalten« als *risk-taking behavior* zu bezeichnen ist. Für die beiden risikoqualitativ differenten Verhaltensweisen

Tab. 1: Synopsis idealtypisch polarisierter risikoqualitativ differenter Verhaltensweisen

	Merkmale	Hauptfunktionen	Mögliche Verhaltensformen
Risk behavior	Relative Alltäglichkeit, latentes Risiko	quantitative Integration Individuation schulische und familiäre Belastungskompensation	Substanzkonsum (Alkohol, Tabak, Medikamente, illegale Drogen), Ernährungsverhalten
Risk-taking behavior	Extremität, explizite Risikokonnotation	qualitative Integration männliche Individuation Selbstbestätigung	Riskante Mutproben, waghalsige Unternehmungen, riskantes Verkehrsverhalten

lassen sich z. T. unterschiedliche Funktionen in Hinsicht auf Integrations- und Individuationsleistungen benennen (vgl. Raithel 2001) (▶ Tab. 1). Die eher alltäglichen Risikoverhaltensweisen (risk behavior) verschaffen aufgrund ihrer hohen Ausübungsfrequenz in unterschiedlichsten Gruppensituationen häufig Integrationsmöglichkeiten. Hier ist vor allem von quantitativen »Integrationsleistungen« zu sprechen. Das Bier, der Cocktail oder die Zigarette sind häufig Medium der Kontaktaufnahme, vor allem auch zu temporären Gruppierungen. Die erste Zigarette oder das erste alkoholische Getränk kann aber auch ein Symbol der Selbstinitiation darstellen und somit als ein wesentliches Moment zur Identitätsbildung beitragen (Helfferich 1994, S. 90). Dem substanzspezifischen Risikoverhalten kommt weiterhin eine kompensierende Funktion gegenüber psychosozialen Belastungen in der Familie und Schule zu (Mansel und Hurrelmann 1991; Raithel 2011).

Eine Hauptfunktion der explizit risikokonnotativen Aktivitäten (risk-taking behavior) liegt in der qualitativen Integration, womit die Aufnahme in eine Clique bzw. feste Gruppe gemeint ist (z. B. bei Mutproben). So ist die Gruppenintegration qua Mutprobe in der Regel qualitativ sehr bedeutsam und bleibt relativ einmalig. Gleichfalls ist die Selbstüberwindung und Selbstbestätigung sowie die männlichkeitsbezogene Selbstpräsentation eine zentrale Entwicklungsfunktion waghalsiger Unternehmungen (z. B. S-/U-Bahn-Surfen, Strommastklettern), wie beispielsweise riskanter Mutproben (vgl. Raithel 2001; 2003).

2 Mutproben

Mutproben werden häufig mit einem gesundheitlichen Risiko assoziiert – in diesem Zusammenhang wird beispielsweise in den Medien von S-/U-Bahn-Surfen, »Airbagging« oder »Gleis-Roulette« berichtet. Das Hauptmerkmal einer *Mutprobe* ist die Überwindung von subjektiv erlebten unangenehmen Gefühlen wie Angst, Unsicherheit, Ekel oder Scham. Die Überwindung von Angst, ob nun vor Verletzung und Schmerzen oder »soziale Angst« (Blamage oder Scham, z. B. Überwindung von Ekel oder Brechen bisher üblicher Verhaltensrepertoires), stellt ein substanzielles Merkmal der Mutprobe dar (Raithel 2000; 2001).

Empirisch explorativ lassen sich vier unterschiedliche Mutprobentypen identifizieren: Verletzungs-/Schmerzmutproben, konventionsbrechende/regelverstoßende Mutproben, Ungewissheitsmutproben und Scham-/Ekelmutprobe (▶ Tab. 2).

Verletzungs-/Schmerzmutproben werden unter Kindern und Jugendlichen am häufigsten ausgeübt. Die Hälfte aller ausgeführten Mutproben sind diesem verletzungs- und schmerzriskanten Typ zuordenbar, wobei innerhalb dieser Gruppe die Sprung- bzw. Höhemutproben mit Abstand dominieren.

8.3 Risikoverhalten: Waghalsige Aktivitäten und Mutproben

Tab. 2: Häufigkeitsangaben der Mutprobenformen (Angaben in Prozent) (Raithel 2003)

	♀	♂	Σ
n	70	126	196
I) Verletzung-/Schmerzmutproben	37.1	55.6	49.0
Sprung-/Balanciermutproben (Verletzungsangst im Bereich von Höhe-Fall-Aufprall)	18.6	42.1	33.7
Verkehrsmutproben (im Straßen- und Bahnverkehr) (Verletzungsangst z.B. beim S-/U-Bahn-Surfen)	2.9	7.9	6.1
Tiermutproben (Tierängste)	5.7	4.0	4.6
Schmerzmutproben (z.B. autoaggressive Handlungen)	7.1	0.8	3.1
Viktimisierungsriskante Mutproben (Verletzungsangst durch Gewalt gegen Personen)	2.9	0.8	1.5
II) Sanktionierungsriskante Mutproben	25.7	19.0	21.4
Rechtsnormverstoßende Mutprobe (Angst bei Delinquenz erwischt zu werden)	7.1	11.9	10.2
Konventionsbrechende Mutprobe (z.B. Streiche spielen, nur aus Spaß klingeln)	15.7	5.6	9.2
Unerlaubtes Betreten von Gebäuden, Räumen oder Flächen (Angst, erwischt zu werden)	2.9	1.6	2.0
III) Ungewissheitsmutproben	20.0	17.5	18.4
Angst vor Ungewissheit/Dunkelheit/Alleinsein (z.B. Nachts allein durch einen Wald gehen)	8.6	9.5	9.2
Angst vor Bewusstseinsverlust in Form von Rausch/psychotroper Wirkung (z.B. Alkohol trinken)	11.4	7.9	9.2
IV) Ekel-/Schammutproben (Soziale Angst-Mutp.)	17.1	7.9	11.2
Soziale Angst (Scham) im sexuell-erotischen Interaktionsbereich (z.B. einen Jungen/Mädchen ansprechen)	15.7	3.2	7.7
Überwindung von Ekel (z.B. Essen eines Regenwurmes)	1.4	2.4	2.0
Soziale Angst (Scham) bei Konventionsbruch in der äußeren Erscheinung (z.B. mit Kostüm oder unbekleidet durch die Stadt gehen)	–	2.4	1.5
Σ	*100%*	*100%*	*100%*

Kennzeichnend für diese Kategorie ist die Überwindung der Höhe in Verbindung mit der Angst vor einer möglichen Verletzung und/oder Schmerz des Sprungaufpralls auf dem Untergrund. Dabei variieren die Höhenangaben zwischen 3 und 12 Meter und die Beschaffenheit der Untergründe beim Aufkommen. Diese Sprung-/Höhemutproben werden zu einem deutlich größeren Teil von Jungen ausgeübt. Jungen nutzen hier vornehmlich die Öffentlichkeit, um eine explorative und demonstrative Selbstdarstellung im Rahmen einer Mutprobe abzulegen. Diese Mutprobenform ist sehr körperorientiert, denn es bedarf einer körperlichen Fähigkeit, dem vermeidlichen Verletzungsrisiko zu trotzen, so dass Jungen in diesem Zusammenhang ihre Männlichkeit – vor einer großen Menge an Zuschauer/innen – beweisen können. Die sich hieraus ergebende soziale Anerkennung und Steigerung der eigenen Attraktivität, insbesondere bei weiblichem Publikum, sind hier sicherlich Motive (vgl. Ziehlke 1992).

Eine weitere Form der Verletzungsmutproben stellen die Mutproben im Straßen- und Bahnverkehr dar. Bei den Verkehrsmutproben steht das S-/U-Bahn-Surfen an erste Stelle. Weitere Formen sind beispielsweise das »über die Straße rennen«, Auto-Surfen oder Gleislaufen. Diese gesundheitsriskanten Handlungen im Straßen- und Bahnverkehr werden ebenfalls überwiegend von den Jungen praktiziert (vgl. Raithel 1999; 2005).

In den Bereich der Verletzungs-/Schmerzmutproben lassen sich auch die Tiermutproben (vgl. Gennep 1909/1999) zählen. Die Mutprobe besteht in der Begegnung mit einem Tier, dem eine gewisse Gefährlichkeit zugesprochen wird. Die Überwindung der subjektiven Tierangst kennzeichnet diese Mutprobenform.

Schmerzmutproben in Form selbstverletzender Handlungen werden bei Jungen sehr selten angegeben. Eine quantitativ ebenfalls wenig praktizierte Mutprobenvariante ist die viktimisierungsriskante Mutprobe. Hier geht es darum, dass sich das Kind oder der Jugendliche traut, jemand anderes, der in der Regel physisch kräftiger und überlegen ist, zu provozieren und somit einen Schlagabtausch herauszufordern. Das Risiko liegt hierbei in der Täter-Opfer-Umkehrung.

Die sanktionierungsriskanten Mutproben werden insgesamt von gut einem Fünftel der Kinder und Jugendlichen ausgeführt, wobei hier die Angst im »erwischt werden« liegt und dem sich anschließenden Sanktionierungsrisiko. Es handelt sich sowohl um ein konventionsbrechendes als auch um ein rechtsnormbrechendes Verhalten. Jede zehnte Mutprobe ist eine rechtsnormverstoßende Mutprobe. Hiermit sind solche Situationen zu bezeichnen, die bei Entdeckung bzw. bei erwischt werden unmittelbare juristische Sanktionierungen nach sich ziehen könnten. Im Vordergrund dieser Handlungen steht die Angst möglicher Sanktionierungen bei der Überschreitung gesetzlicher Grenzen. Den Hauptanteil dieser Verhaltensweisen bestimmen die Ladendiebstähle und danach folgt das »Schwarzfahren« in öffentlichen Verkehrsmitteln. Diese delinquenten Mutproben werden entsprechend der Jugendkriminalitätsverteilung vermehrt von Jungen ausgeführt (vgl. Raithel 2005).

Fast jede zehnte Mutprobe stellt einen Konventionsbruch in Form von Streiche spielen u. Ä. dar. Kennzeichnend für die konventionsberechenden Mutproben ist ebenfalls die Angst, erwischt zu werden, die allerdings nicht mit gesetzlichen Sanktionierungen in Verbindung stehen. Hierzu zählt das Streiche spielen sowie »Klingelmännchen« (Klingeljagt, Klingelputz …). Diese Mutproben finden öfter unter Mädchen statt.

Eine seltenere Variante sanktionierungsriskanter Mutproben ist auch das unerlaubte Betreten von Gebäuden, Räumen oder Flächen. Hier ist ebenfalls wieder die Angst, erwischt zu werden, ein tragendes Element der Herausforderung. Bei dieser Mutprobenart besteht teilweise auch eine Vermischung mit Ungewissheitsgefühlen, z. B. beim Betreten eines »Geisterhauses« oder Klettern in einen Schacht.

Die Ungewissheitsmutproben machen knapp ein Fünftel aller praktizierten Mutproben aus. Kennzeichnend für diesen Mutprobentyp ist die Überwindung der Angst vor Unbekanntem und die Angst vor Kontrollverlust. Bei den Dunkelheitsmutproben geht es um die Überwindung von Ängsten vor Dunkelheit, Mythen, Unheimlichem und/oder dem Alleinsein, z. B. nachts alleine durch ein Waldstück gehen.

Weiterhin lassen sich zu diesem Bereich auch die Drogenmutproben (Alkohol, Zigaretten, illegale Drogen) zählen. Der erstmalige Konsum einer psychotropen Substanz kann vor allem im Kindesalter eine Mutprobe darstellen. Obwohl auch dieser Drogenkonsum eine normbrechende Handlung darstellt, welche eine juristische Sanktionierung bei Entdeckung nach sich ziehen könnte, liegt das subjektive Überwindungskriterium in erster Linie in der Angst der bewusstseinsbeeinträchtigenden Wirkung sowie in der Überwindung sinnlicher Widerstände (Geschmack, Geruch) (vgl. Helfferich 1994; 1997). Die feststellbaren geschlechtsspezifischen Unterschiede bei den Substanzpräferenzen spiegeln das jugendliche Konsumverhalten in der Tendenz wider: Jungen konsumieren mehr Alkohol und illegale Drogen und beim Zigarettenkonsum gleichen sich die Mädchen den Jungen an (vgl. Kolip 1997). Für Jungen stellt aber möglicherweise das erstmalige Zigarettenrauchen auch keine Mutprobe dar, da sie eine stärkere bewusstseinsbeeinträchtigende Wirkung als Überwindungsgröße fordern als die Mädchen.

Ein gutes Zehntel aller Mutproben sind Scham-/Ekelmutproben, die sich auf die Überwindung der damit zusammenhängenden sozialen Angst beziehen. Die am häufigsten genannte Form ist hier die Mutprobe im sexuell-erotischen Interaktionsbereich. Diese Mutprobe (z. B. einen Jungen/Mädchen ansprechen) stellt eine Mädchendomäne dar. Die Überwindung der Angst vor Blamage bei einer ablehnenden Reaktion kennzeichnet diese Variante. Bei der Essmutprobe steht hingegen die Überwindung von Ekel (z. B. beim Regenwurm essen) oder Unkonventionalität (z. B. Pudding mit Hackfleischsoße) im Mittelpunkt des Mutbeweises. Eine weitere Form stellt auch der Konventionsbruch in der äußeren Erscheinung (z. B. mit Kostüm oder unbekleidet durch die Stadt gehen) dar. Diese beiden letztgenannten Varianten spielen allerdings im Mutprobenspektrum nur eine untergeordnete Rolle.

In geschlechtsspezifischer Hinsicht wird deutlich, dass Jungen eher verletzungsriskante sowie delinquente Mutproben ausüben, während Mädchen in stärkerem Maße konventionsbrechende Mutproben und Schmerzmutproben praktizieren. Die Ungewissheitsmutproben zeigen sich insgesamt relativ geschlechtsinvariant, wobei allerdings die Drogenmutproben insgesamt verstärkt von Mädchen ausgeführt werden.

Die Ausübung von Mutproben in der westlichen Gesellschaft weist Analogien und Äquivalenzen zu Initiationsriten in traditionalen Gesellschaften auf (vgl. Gennep 1909/1999). Von daher kann von einer Art »anthropologischen Konstante« gesprochen werden (vgl. Raithel 2000) und die Ausübung von Mutproben sind in ihrer entwicklungsfunktionalen Bedeutung zu bewerten und sind auch heute noch für die junge Generation sinnstiftend in Hinsicht auf Selbstbestätigung und auf Integration.

Literatur

Gennep A van (1999) Übergangsriten. Frankfurt: Campus.
Helfferich C (1994) Jugend, Körper und Geschlecht. Die Suche nach sexueller Identität. Opladen: Leske + Budrich.
Helfferich C (1997) »Männlicher« Rauschgewinn und »weiblicher« Krankheitsgewinn? Geschlechtsgebundene Funktionalität von Problemverhalten und die Entwicklung geschlechtsbezogener Präventionsansätze. In: Zeitschrift für Sozialisationsforschung und Erziehungssoziologie 17(2): 148–161.
Hurrelmann K (1991) Gesundheitsrisiken und Risikoverhalten im Jugendalter – Konsequenzen für präventive und fördernde Maßnahmen. In: Bundesvereinigung für Gesundheitserziehung (Hrsg.): Risiken für unsere Gesellschaft – einschätzen und handhaben. Zum Weltgesundheitsthema 1991 »Auf die Wechselfälle des Lebens vorbereitet sein – gesund bleiben!« Köln: Moeker Merkur, S. 29–39.
Kolip P (1997) Geschlecht und Gesundheit im Jugendalter. Die Konstruktion von Geschlechtlichkeit über somatische Kulturen. Opladen: Leske + Budrich.
Mansel J, Hurrelmann K (1991) Alltagsstreß bei Jugendlichen. Eine Untersuchung über Lebenschancen, Lebensrisiken und psychosoziale Befindlichkeit im Statusübergang. Weinheim/München: Juventa.
Muuss RE (1993) Zunehmendes Risikoverhalten unter Jugendlichen. In: Biologische Medizin 22 (4): 187–192.

Raithel J (1999) Unfallursache: Jugendliches Risikoverhalten. Verkehrsgefährdung Jugendlicher, psychosoziale Belastungen und Prävention. Weinheim: Juventa.

Raithel J (2000) Mutproben im Jugendalter. Analogien, Äquivalenzen und Divergenzen zu Initiationsriten. In: Deutsche Jugend 48(7/8): 327–330.

Raithel J (2001) Explizit risiko-konnotative Aktivitäten und riskante Mutproben. In: Raithel J (Hrsg.) Risikoverhaltensweisen Jugendlicher. Opladen: Leske + Budrich, S. 237–248.

Raithel J (2003) Mutproben im Übergang vom Kindes- ins Jugendalter. Zeitschrift für Pädagogik 49: 657–674.

Raithel J (2011) Jugendliches Risikoverhalten. Eine Einführung. 2. Aufl. Wiesbaden: VS.

Raithel J (2005) Die Stilisierung des Geschlechts. Jugendliche Lebensstile, Risikoverhalten und die Konstruktion der Geschlechtlichkeit. Weinheim: Juventa.

Ziehlke B (1992) »Fehlgeleitete Machos« und »frühreife Lolitas«. Geschlechtstypische Unterschiede der Jugenddevianz. In: Tillmann K-J (Hrsg.) Jugend weiblich Jugend männlich. Opladen: Leske& Budrich, S. 28–39.

8.4 Riskanter Medienkonsum bei Jungen

Manfred Spitzer

Der Konsum elektronischer Medien wirkt sich bei Jungen stärker, und vor allem stärker negativ, aus als bei Mädchen. Dies wurde in sehr vielen Studien zum Fernsehkonsum nachgewiesen und zeigt sich auch in Studien jüngeren Datums zu den neuren Bildschirmmedien Computer, Spielekonsole und Smartphone. Ein wesentlicher Grund hierfür liegt in der Tatsache, dass männliches Geschlecht im Kindes- und Jugendalter ohnehin einen der wichtigsten Risikofaktoren für nahezu alle psychopathologischen Zustände des Kindes- und Jugendalters darstellt (mit der Ausnahme der Essstörungen), männliches Geschlecht also mit erhöhter »Vulnerabilität« einhergeht. Hinzu kommt, dass Bildschirmmedien oft Inhalte darstellen, die mit Gewalt assoziiert sind, und Gewaltbereitschaft bekanntermaßen mit dem männlichen Geschlechtshormon Testosteron im Zusammenhang steht: 95 % aller Mörder sind männlich.

Es lässt sich zeigen, dass es zur Biologie männlicher Primaten gehört, sich für *Sex and Crime* zu interessieren. Hierzu verwendeten Wissenschaftler der *Duke-University* in North Carolina eine Anordnung, bei der männliche Rhesusaffen Bilder betrachten konnten und gleichzeitig durstig waren und eine bestimmte Menge an Saft zu trinken bekamen (Deaner et al. 2005). Am Experiment nahmen die Mitglieder einer Affenhorde (vier Weibchen und acht Männchen) teil, innerhalb derer die soziale Hierarchie klar etabliert und mit Tests gut messbar war. Man braucht nur zwei Affen zusammenbringen und die Art des Blickkontakts zu messen: Wer den anderen direkt anschaut, ist ihm gegenüber dominant, wer seinen Blick abwendet, ist untergeordnet. Man variierte die Menge an Fruchtsaft beim Betrachten unterschiedlicher Bilder und konnte auf diese Weise feststellen, welche Bilder ein männlicher Affe besonders gern oder ungern anschaut: Wird ein bestimmtes Bild besonders gerne angeschaut, so wird sich der durstige Affe dennoch mit wenig Saft begnügen, um das Bild sehen zu können. Bei einem Bild, das er nicht sehen mag, wird man ihm jedoch viel Saft geben müssen, damit er hinschaut. Die Menge an Fruchtsaft stellt gleichsam eine »Währung« dar, mit der der Affe für das Betrachten gerne oder ungern gesehener Bilder »bezahlt« wird. Bei den Bildern handelte es sich einerseits um die Gesichter anderer männlicher Affen aus der Gruppe, getrennt nach Affen, die für das Versuchstier in der Hierarchie über oder unter ihm standen, oder es handelte sich um Bilder der »Hinterteile« der vier weiblichen Gruppenmitglieder.

Ihre Ergebnisse beschreiben die Autoren wie folgt: »Der Wert, den die Affen der Gelegenheit zumaßen, bestimmte Bilder zu sehen, spiegelte die subjektive Bedeutung der Bilder für die Steuerung von Sozialverhalten wider. Obwohl sie durstig waren, opferten die Versuchstiere Saft, um die Hinterteile von Weibchen oder die Gesichter dominanter Männchen zu sehen, mussten aber für das Anschauen der Gesichter von untergeordneten Affen mit Saft bezahlt werden« (Deaner et al. 2005, Übersetzung durch den Autor).

Selbst Affen »bezahlen« also dafür, Bilder auf einem Bildschirm betrachten zu können, welche explizite Sexualität und implizite Aggressivität (Dominanz und Machtverhältnisse) darstellen. Kurz: *sex and crime sells*, wie Werbestrategen sagen. Man könnte aus evolutionsbiologischer Sicht noch hinzufügen: Die 12- bis 16-jährigen männlichen Jugendlichen, die vor 100 000 Jahren keine Lust hatten, den älteren beim Balgen oder Paaren zuzuschauen, wurden gewiss nicht unsere Vorfahren.

Jungen neigen beim Medienkonsum eher zu aggressiven Themen und Aktivitäten, Mädchen hingegen eher zu sozialen. Die Industrie reagiert hierauf mit der Produktion immer realistischerer aggressiver Inhalte, die nicht nur passiv konsumiert (Filme), sondern vor allem auch in Spielen aktiv eingeübt werden. Das damit verbundene Risiko der Entwicklung aggressiver Tendenzen und der gleichzeitigen Abstumpfung gegenüber Aggressivität ist in vielen Studien nachgewiesen.

Lange schon ist weiterhin ein Zusammenhang zwischen der häufigen Benutzung von Videospielen vor allem bei Jungen im Grundschulalter und Beeinträchtigung von Bildungsprozessen bekannt; je mehr ein Junge in der Grundschule spielt, desto schlechter sind seine Schulleistungen (Anderson et al. 2007), insbesondere dann, wenn er eine eigene Spielekonsole hat (Schmidt und Vandewater 2008). Die einfachste Erklärung hierfür besteht darin, dass der Tag auch für junge Menschen nur 24 Stunden dauert und die Zeit des Videospielens z. B. für die Hausaufgaben nicht mehr zur Verfügung steht. Auch hierzu liegen entsprechende Studien vor (Valentine et al. 2005; Sharif und Sargent 2006). Kinder, die Videospiele spielen, verbringen im Vergleich zu Kindern, die dies nicht tun, 30 % weniger Zeit mit Lesen und 34 % weniger Zeit mit Hausaufgaben (Cummings und Vandewater 2007).

Die genannten Studien sind in ihrer Summe zwar wichtig, haben jedoch den Nachteil, dass nur Korrelationen, also statistische Zusammenhänge, untersucht wurden, die nichts über Ursache und Wirkung aussagen. So ist es aufgrund dieser Studien zwar sehr plausibel, dass Videospiele zu schlechten Schulleistungen führen. Es könnte jedoch auch sein, dass Schüler mit schlechten Schulleistungen zur Spielekonsole greifen, um sich abzulenken oder die Schule (und ihr Versagen) ganz einfach zu vergessen. Nicht die Videospiele machen die schlechten Schulleistungen, sondern die schlechten Schulleistungen führen zum Videospielen, so lautet das Argument.

Da Spielekonsolen zu den beliebtesten Geschenken für Kinder und Jugendliche gehören – nicht nur zu Weihnachten –, ist die Diskussion keineswegs rein akademisch, denn es geht um einen Milliardenmarkt. Zum Nachweis der Auswirkungen einer Maßnahme ist es ganz allgemein notwendig, bestimmte Regeln des wissenschaftlichen Vorgehens einzuhalten, weil man ansonsten keine wirklichen, stichhaltigen Aussagen machen kann. Wer wissen will, ob ein Medikament wirkt oder ob die Benutzung von Spielekonsolen sich negativ auf die Schulleistungen auswirkt, der muss eine *kontrollierte randomisierte Studie* durchführen (Spitzer 2010).

Es ist daher von großer Bedeutung, dass kürzlich die weltweit erste experimentelle kontrollierte und randomisierte Studie zu den Auswirkungen von Videospielen bei Jungen im Grundschulalter publiziert wurde (Weis und Cerankosky 2010). Die Autoren identifizierten zunächst mittels einer Zeitungsannonce 64 männliche Schüler der Klassen 1 (33 %), 2 (44 %) und 3 (23 %) einer Grundschule im Alter von 6 bis 9 Jahren, die noch keine Spielekonsole besaßen, deren Eltern sich jedoch mit dem Gedanken trugen, eine solche für ihr Kind zu erwerben. Mädchen wurden nicht untersucht, da sie insgesamt weniger Zeit mit Videospielen verbringen (Gentile et al. 2007; Roberts et al. 2005), weniger dazu neigen, Gewaltspiele zu spielen (Ostrov et al. 2006) und nur etwa halb so oft wie Jungen ihre Hausaufgaben wegen der Spiele vernachlässigen (Gentile 2009). Das »Problem« sind also die Jungen, und darum wurden auch nur diese in die Studie aufgenommen.

Man sagte den Eltern, dass ihr Junge für die Teilnahme an einer Studie zur kindlichen Entwicklung eine *Sony Playstation II* (mitsamt drei für Kinder dieses Alters zugelassenen Spielen) geschenkt bekommen würde. Um Effekte bereits vorhandener Verhaltensauffälligkeiten oder Schulprobleme auszuschließen, wurden alle Schüler vor ihrer Teilnahme daraufhin untersucht. Das Ganze geschah relativ zu Beginn des neuen Schuljahrs im Herbst. Dann wurden die Kinder im Hinblick auf Intelligenz, Schulleistungen und Sozialverhalten hin untersucht bzw. getestet und danach *per Zufall* in zwei Gruppen geteilt: Die einen bekamen ihre *Playstation* sofort, wohingegen die anderen vier Monate warten mussten und dann die Spielkonsole als Geschenk erhielten. Zu diesem Zeitpunkt, im Winter und nach vier Monaten Schule, wurden alle Kinder nochmals untersucht. Zudem mussten die Eltern sowie die beteiligten Lehrer zu beiden Untersuchungszeitpunkten Fragebögen zum Verhalten der Kinder in der Schule und zuhause ausfüllen.

Alle Jungen, die eine Konsole erhalten hatten, spielten vier Monate später noch damit (etwa 40 Minuten täglich) und die meisten (90 %) hatten zusätzliche Spiele erworben, mehr als die Hälfte hatte mindestens ein zusätzliches Spiel, das für ihr Alter noch nicht vorgesehen war, auf der Konsole. Von den Jungen der Kontrollgruppe hatte keiner bereits eine Konsole anderweitig erworben, und sie verbrachten weniger als 10 Minuten täglich mit Videospielen (z. B. bei Freunden). Bei der mit Hausaufgaben verbrachten Zeit war es umgekehrt: Diese lag in der Kontrollgruppe bei knapp 32 Minuten, in der Playstation-Gruppe dagegen bei nur etwa 18 Minuten und war damit signifikant (p = 0,004) geringer.

Das geringere Interesse an der Schule wirkte sich auf die Leistungen im Lesen und Schreiben aus: die Kinder mit *Playstation* waren in beiden Bereichen signifikant schlechter (vgl. ▶ Abb. 1 und 2).

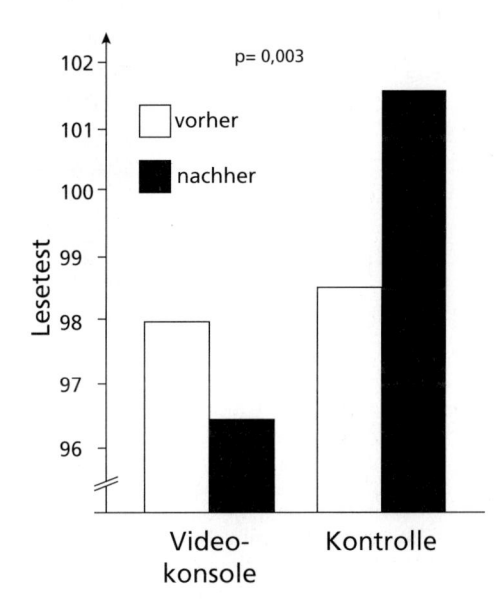

Abb. 1: Leistungen der Schüler im Lesetest, jeweils zu Beginn der Studie (weiße Säulen) und nach vier Monaten (schwarze Säulen). Zu erwarten ist eine Zunahme, da während des Schuljahrs das Lesen in allen Klassenstufen geübt wird. Dies war in der Kontrollgruppe (die Kinder erhielten die Konsole erst zum Ende der Studie) auch der Fall; in der Gruppe der Kinder, die ihre Spielekonsole gleich zu Beginn der Studie erhalten hatten, kam es jedoch nicht zu einer Zunahme der Leistungen im Lesen (der Unterschied ist mit p = 0,003 signifikant; nach Daten aus Weis und Cerankosky 2010, ▶ Tab. 2).

In Anbetracht dieser Befunde verwundert es nicht, dass die befragten Lehrer bei den Kindern mit Videospielkonsole über signifikant mehr Schulprobleme berichteten (▶ **Abb. 3**), bei denen es sich weiteren Analysen zufolge vor allem um Lernprobleme handelte.

8 Risikoverhalten

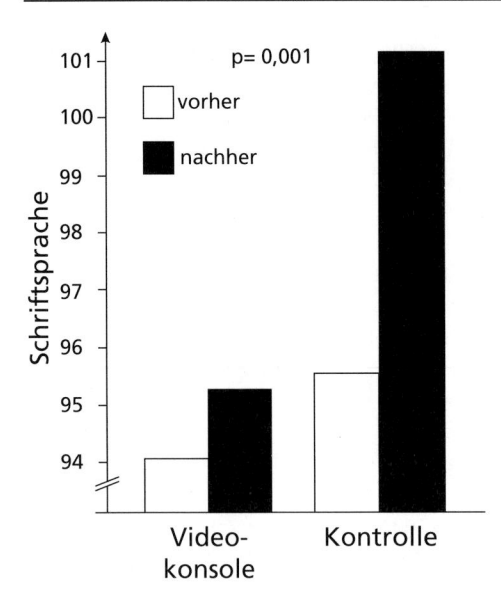

Abb. 2: Leistungen der Schüler in einem Test zur Schriftsprache, jeweils zu Beginn der Studie (weiße Säulen) und nach vier Monaten (schwarze Säulen). Die zu erwartende Zunahme durch das Üben während des Schuljahrs in allen Klassenstufen war in der Kontrollgruppe (die Kinder erhielten die Konsole erst zum Ende der Studie) deutlich, in der Gruppe der Kinder mit Videospielekonsole hingegen nur schwach (der Unterschied ist mit p = 0,001 signifikant; nach Daten aus Weis und Cerankosky 2010, ▶ Tab. 2).

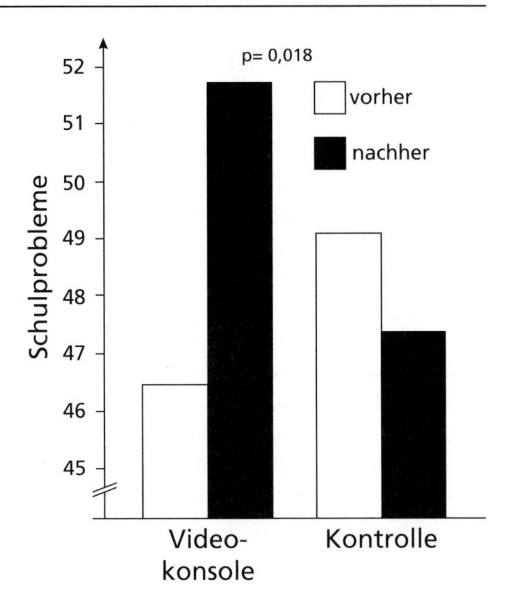

Abb. 3: Schulprobleme in beiden Gruppen, jeweils zu Beginn der Studie (weiße Säulen) und nach vier Monaten (schwarze Säulen), erfragt bei den zuständigen Lehrern mittels standardisierter Instrumente. Die Zunahme in der Gruppe der Kinder, die ihre Spielekonsole gleich zu Beginn der Studie erhalten hatten, war signifikant (mit p = 0,003; nach Daten aus Weis und Cerankosky 2010, ▶ Tab. 2).

Keine negativen Auswirkungen (aber auch keine positiven!) zeigte das Geschenk einer Videospielekonsole auf die schulischen Leistungen in Mathematik. Warum? – Die einfachste Erklärung besteht darin, dass Schüler der Grundschule sich in ihrer Freizeit ohnehin praktisch nicht mit Mathematik beschäftigen, es also nichts durch die Videospiele zu verdrängen gibt. Man liest durchaus gelegentlich in der Freizeit. Und Lesen lernt man durch Lesen. Wird dieses Lesen dann durch Videospiele zeitlich eingeschränkt, dann folgen schlechtere Leistungen. Beim Lesen gibt es also etwas zu verdrängen, bei der Mathematik nicht.

Das erstaunliche an der Studie ist, dass trotz ihrer kurzen Dauer von nur vier Monaten und trotz der Tatsache, dass in der Kontrollgruppe durchaus auch Videospiele gespielt wurden (nur nicht so viele Minuten), klare negative Auswirkungen einer geschenkten Videospielekonsole auf die Schulleistungen nachgewiesen werden konnten. Eine Pfadanalyse konnte zudem zeigen, dass die Effekte durch die Dauer des täglichen Videospiels vermittelt und damit dosisabhängig waren. Anders ausgedrückt: Viel schadet viel.

Im Hinblick auf die Relevanz der Ergebnisse für die weitere schulische Entwicklung erscheint erwähnenswert, dass die Stärke des Effekts bei der Schriftsprache am größten war, also im Hinblick auf den Erwerb einer Fähigkeit, die man als *die Kulturtechnik schlechthin* bezeichnen könnte. Wer mit der Schriftsprache Probleme hat, bekommt sie in anderen Fächern später auch (Rayner et al. 2001), womit sich die Auswirkungen des Geschenks einer Videospielekonsole als besonders tückisch erweisen.

Aber muss man seinem Jungen nicht doch eine Spielkonsole schenken, weil er doch sonst die Kontakte zu Gleichaltrigen und Freunden verliert und ein Außenseiter wird? – *Nein, muss man nicht (!)*, lautet die Antwort einer weiteren kürzlich publizierten Studie (Richards et al. 2010), die genau dieser Frage nachging: Wie verändert die zunehmende Nutzung von Bildschirmmedien die Qualität der Beziehungen zu Familie und Freunden?

Schon lange wird anhand vorliegender Daten vermutet, dass es zu mehr Entfremdung zwischen Eltern und Kindern sowie zu einer Verminderung sozialer Fähigkeiten und sozialer Beziehungen durch Bildschirmmedien kommen könnte. Anhand zweier großer Datensätze zu Determinanten der Langzeitverläufe der Persönlichkeitsentwicklung konnte hier weitere Klarheit geschaffen werden.

Der eine Datensatz besteht in einer neuseeländischen Kohorte aus 976 Personen, die u. a. im Alter von 15 Jahren auf ihre Bildschirmmedien-Nutzungsgewohnheiten befragt worden waren. Hierbei zeigte sich, dass für jede Stunde mehr Bildschirmmediennutzung das Risiko einer geringen Elternbindung um 13 % und das Risiko einer geringen Bindung an Gleichaltrige und Freunde sogar um 24 % anstieg. Aufgrund des Alters der Daten (die Schüler waren in den Jahren 1987/88 15 Jahre alt) erlaubt diese Studie nur die Beurteilung des Effekts des Fernsehens, existierten anderen Bildschirmmedien damals noch praktisch nicht.

Daher ist der zweite Datensatz von großer Bedeutung, der 16 Jahre später gewonnen wurde und 3043 neuseeländische Schüler im Alter von 14 bis 15 Jahren (im Jahr 2004) umfasste, die ebenfalls nach ihren Nutzungsgewohnheiten von Bildschirmmedien befragt wurden. Hierbei zeigte sich wiederum der Zusammenhang zwischen Bildschirmmediennutzung und geringer Bindung zu den Eltern. Im direkten Vergleich zwischen Fernsehen und Konsole hatte die Konsole dabei einen um 20 % größeren negativen Effekt auf die Bindung an die Eltern als das Fernsehen. Weitere Analysen zeigten, dass das Spielen an einer Konsole auch die Bindung an Gleichaltrige und Freunde minderte, also *nicht* förderte!

Ein Vergleich der beiden Datensätze (aus dem gleichen Land) zeigt zudem die deutliche Zunahme des Bildschirmmedienkonsums (von 3 auf 6 Stunden) bei gleichzeitiger deutlicher Abnahme der Bindung zu Eltern und Freunden (von Werten von 29,5 [Eltern] bzw. 28 [Freunde] auf Werte von 23 [Eltern] bzw. 22,9 [Freunde] in einem Bindungs-Inventar). Aus dieser Sicht sind Befürchtungen, ein Mangel an Bildschirmmedienkonsum könne die sozialen Bindungen von Kindern und Jugendlichen beeinträchtigen, vollkommen unbegründet. Vielmehr ist das Gegenteil der Fall und auch durch andere Studien gut belegt (Zusammenfassung in Spitzer 2004): Bildschirmmedien *schaden* den sozialen Fähigkeiten und Fertigkeiten sowie dem ganz konkreten sozialen Miteinander.

Wenn Sie also wollen, dass Ihr Junge in der Schule schlechtere Leistungen erbringt und sich künftig weniger um Sie sowie um seine Freunde kümmert – *aber nur wenn Sie das wirklich wollen* – schenken Sie ihm doch eine Spielekonsole![1]

---

1 Dies provoziert natürlich die Frage nach der Ethik der Studie von Weis und Cerankosky: Darf man Kindern eine *Playstation* schenken, um herauszufinden, wie sehr diese ihnen schadet? Ich denke, man darf, und zwar dann, *wenn niemandem zusätzlicher Schaden zugefügt wird*. Die Eltern wollten ihrem Kind ohnehin eine *Playstation* kaufen und wurden nach der Studie über deren Gefahren aufgeklärt. Diese waren vorher zwar vermutet, jedoch ganz offensichtlich in ihrer Dramatik unterschätzt worden (hätten sich die Eltern sonst mit dem Gedanken

Literatur

Anderson CA, Sakamoto A, Gentile DA, Ihori N, Shibuya A, Yukawa S, Naito M, Kobayashi K (2008) Longitudinal Effects of Violent Video Games on Aggression in Japan and the United States. Pediatrics 122: e1067–e1072.

Cummings HM, Vandewater EA (2007) Relation of Adolescent Video Game Play to Time Spent in Other Activities. Archives of Pediatric and Adolescent Medicine 161: 684–689.

Deaner RO, Khera AV, Platt ML (2005) Monkeys pay per view: Adaptive valuation of social images by rhesus Macaques. Curr Biol 15: 543–548.

Gentile DA, Saleem M, Anderson CA (2007) Public Policy and the Effects of Media Violence on Children. Social Issues and Policy Review 1: 15–61.

Gentile DA (2009) Pathological video-game use among youths ages 8 to 18: A national study. Psychological Science 20: 594–602.

Kutner LA, Olson CK, Warner DE, Hertzog SM (2008) Parents' and Sons' Perspecitves on video game play: A qualitative study. Journal of Adolescent Research 23: 76–96.

Ostrov JM, Gentile DA, Crick NR (2006) Media exposure, aggression and prosocial behavior during early childhood: A longitudinal study. Social Development 15:612–627.

Rayner K, Foorman BR, Perfetti CA, Pesetsky D, Seidenberg MS (2001) How psychological science informs the teaching of reading. Psychological Science in the Public Interest 2: 31–74.

Richards R, McGee R, Williams SM, Welch D, Hancox RJ (2010) Adolescent screen time and attachment to peers and parents. Arch Pediatr. Adolesc. Med. 164: 258–262.

Roberts DF, Foehr UG, Rideout V (2005) Generation M: Media in the lives of 8–18-year-olds. Kaiser Family Foundation, Washington, DC.

Schmidt ME, Vandewater EA (2008) Media and attention, cognition, and school achievement. The Future of Children 18: 63–85.

Sharif I, Sargent JD (2006) Association between television, movie, and video game exposure and school performance. Pediatrics 118: e1061–e1070.

Spitzer M (2004) Vorsicht Bildschirm. Stuttgart: Klett.

Spitzer M (2010) Medizin für die Bildung. Heidelberg, Spektrum Akademischer Verlag.

Valentine G, Marsh J, Pattie C (2005) Children and young people's home use of ICT for educational purposes. Department for Education and Skills. Research Report RR672, London (www.dcsf.gov.uk/research/data/uploadfiles/RR672.pdf).

Weis R, Cerankosky BC (2010) Effects of video-game ownership on young boys' academic and behavioral functioning: A randomized, controlled study. Psychological Science (online 18.02.2010; DOI: 10 1177/095 679 761 0 362 670).

Willoughby T (2008) A short-term longitudinal study of internet and computer game use by adolescent boys and girls: Prevalence, frequency of use, and psychosocial predictors. Developmental Psychology 44:195–204.

---

an das Geschenk getragen?). Weil die Erkenntnisse aus der Studie potenziell sehr vielen Kindern zugute kommen, und weil sie wichtig sind für die Beurteilung einer Aktivität, die von Millionen von Kindern in der westlichen Welt stundenlang täglich ausgeübt wird, ist das Verhältnis von Nutzen und Risiko in einem vergleichsweise sehr günstigen Bereich.

9 Aggression und Gewalt

9.1 Aggressionskultivierung

Bernd Drägestein

Jeder Mensch trägt eine innere Bereitschaft in sich, um bspw. seine Grenzen zu zeigen, seine Wünsche zu formulieren, seine Kontakte zu gestalten, seinen Unmut zu äußern. Diese ist individuell geformt und kommt unterschiedlich zum Ausdruck. Sie wird als Aggressivität – als Bereitschaft zur Aggression – bezeichnet und dient dem Selbsterhalt einer Person. Ausgehend von der Grundbedeutung des Wortstammes »Aggression« (aus dem lat. Aggressio, Ag-gredi = »heranschreiten, angreifen«) bedeutet es »herantreten«, »hingehen«, »meine Sache vertreten«.

Der Umgang mit Aggression wird in aller Regel durch einen soziokulturellen Interaktionsprozess des Individuums mit seiner Umgebung erlernt. Aggressionen sind in diesem Zusammenhang verbale oder nonverbale Äußerungen, insbesondere Verhaltensweisen, die etwas in »Angriff« nehmen, entweder Lebensressourcen erhalten oder erweitern.

Viele wissenschaftliche Theorien befassen sich mit Aggressionen und nähern sich aus verschiedenster Perspektive der Thematik:

Die *psychoanalytische Theorie* begründet aggressive Geschehnisse aus der triebbedingten persönlichkeitsbezogenen Aggressionsbereitschaft (Aggressivität) eines Menschen und aus seinen frühkindlichen Interaktionserfahrungen. Die *physiologische Theorie der Instinktbewegungen* sieht in der Aggression die Auswirkung eines auf den Artgenossen gezielten Kampftriebs. In der *Lerntheorie* entsteht eine aggressive Handlungsweise entweder als Folge von Versagungen (Frustrations-Aggressions-Vermutung) oder steht in Beziehung mit sozialen Lernprozessen (Aggressionstheorie des sozialen Lernens). Die *Verhaltensforschung* (Lernen am Modell) vertritt die Hypothese, dass die angriffsbezogenen Handlungsweisen im Beobachtungs- und Verstärkungslernen erworben wird.

Ob es darüber hinaus noch angeborene Verknüpfungen zwischen gegenteiligen Reizen (spezifische äußere Hemmungen und Bedrohungen) und bestimmten Verhaltensmustern gibt, wird häufig kontrovers erörtert. Alle Theorien betonen dabei eine gewissen »Natürlichkeit« der Aggression; im Zusammenleben oder -arbeiten mit Jungen stellt sich die Frage: Wie wird Aggression ausgedrückt und umgesetzt? (Ziel: nicht gewalttätig!).

In der pädagogischen Fachdebatte der letzten Jahre hat sich zunehmend ein abgestuftes Abbild der Aggressionsthematik profiliert. Kennzeichnend hierfür steht die Debatte um eine schärfere Trennung der Begrifflichkeiten bzw. die Suche nach Binnendifferenzierung, um (sozial)pädagogischen Handeln in Praxis ressourcenbezogener, sinnvoller und subjektorientierter zu vollziehen.

1 Aggression kultivieren

Zu den fünf Basisgefühlen des Menschen gehören Liebe, Freude, Angst, Trauer und Ärger bzw. Wut. Da die Äußerung und Ausgestaltung dieser Gefühle je nach Kulturhintergrund (Ethnie, Klasse, Geschlecht, Religion, Rasse etc.) unterschiedlich ausfallen kann, wird es deutlich, dass die angeborenen gefühlsbezogenen Verhaltensweisen im Laufe der Wachstums- sowie Sozialisationsprozesse durch interaktive Kommunikation zwischen Individuum und dem Wertekanon einer Gesellschaft oder einer sozialen Gruppe (Peer, Milieu) überformt, ausgebildet und (manchmal neu) verhandelt werden. Diesem Lernprozess ist auch die Kultivierung der Aggressionen zugehörig.

Aggressionskultivierung ist so gesehen auf der einen Seite eine Form des alltäglichen Lernens, das ohne pädagogische Intention stattfindet. Sie ist andererseits aber auch ein Bildungsziel, das zu einem gesunden sozialen Verhalten führt. Deshalb wird – ähnlich dem Themenfeld der Sexualität – seit einigen Jahren dem Thema der Aggressionskultivierung Raum gegeben. Wichtige Fragen sind hierbei: Worum soll es in diesem soziokulturellen Lernprozess gehen? Was sind die Ziele (abstrakt, konkret: im Sinn von Kompetenzen)? Welche Zielgruppen benötigen welche Unterstützung und Begleitung?

Ein zielführender Schritt war dabei die Ausdifferenzierung der Begriffe »Aggression« und »Gewalt«. Auch wenn die Übergänge fließend und zusätzlich subjektiv konnotiert sind, ist es für die Aggressionskultivierung von großer Bedeutung, hier eine Unterscheidung zu treffen, um adäquat intervenieren und handeln zu können. Aggression ist eine demnach überlebenswichtige, menschliche Kraft (Energie), die den Selbstwert steigert (Durchsetzung eigener Wünsche), uns in Kontakt mit der Umwelt bringt (Beziehungsbereitschaft), eine Verbindung zur eigenen Person herstellt (bei-sich-bleiben) und die eigenen Grenzen ausdrückt (Selbstbehauptung). So ausgelebte und ausgestaltete Aggressionen geben die eigene Position und Haltung zu erkennen, offenbaren das Individuum und drücken eine Beziehungsbereitschaft aus. Sie werden als positive, konstruktive Aggressionsmerkmale definiert und bewertet. Sie können mit Emotionen ihren Ausdruck finden, aber auch körperlich erfolgen.

Für Jungen bedeutet dies unter Umständen über ihre Konfliktlösungspotentiale zu reflektieren, entweder im Rahmen ihres Erfahrungslernens im alltäglichen Bezug oder unter Einbeziehung jungenarbeiterischer Unterstützung. Stoßen Jungen mit ihren sozialen Kompetenzen an ihre Grenzen bzw. an die ihres sozialen Umfelds (z. B. einseitige Konfliktlösung durch gewalttätiges Handeln, asoziales Verhalten, eingeschränkte persönliche Kommunikationsbereitschaft und Selbstwahrnehmung, soziale Ausgrenzung, Dominanz), könnten diese Verhaltensergebnisse Hinweise einer nicht ausreichenden Ausgestaltung einer konstruktiven Aggressionskultivierung sein. Einfluss auf diese Verhaltensstrukturen nehmen die jeweiligen Vorstellungen von Jungesein bzw. Mannsein. Welche Männlichkeitsmodelle in der persönlichen Interaktion zum Tragen kommen, besitzt in der Folge Auswirkungen auf das individuelle Verhaltensspektrum und deren Nutzung im sozialen Raum.

Positive Aggression steht immer in einer inneren Verbindung mit dem Menschen, der sie ausführt. Die Beziehung zu sich selber (»bei-sich-bleiben«) verhindert in der Konsequenz negatives, feindseliges Aggressionsverhalten. Dieses wird in Regel als Gewalt definiert und zeichnet sich in seinen Grundzügen durch ein Abgeschnittensein (»außer-sich-sein«) von eigenen konstruktiven Aggressionsmerkmalen aus. Zur Ausübung können diese negativen Merkmale kommen, wenn in der subjektiven Wahrnehmung eine Situation ohne erlebten eigenen Einfluss (Ohnmachtserfahrung) erfahren wird. Ziel ist dann, mit Hilfe feindseliger Aggression die eigene Macht (ohne im Kontakt mit dem Gegenüber zu sein) wieder herzustellen/auszuüben, um den Zustand der eigenen Ohnmacht möglichst schnell und direkt wieder zu verlassen bzw. nicht mehr spüren zu müssen. Hierzu können u. a. gehören: Rache ausüben, Ausleben von Frustration/Wut auf Kosten von anderen, Schlagen, Töten, körperliches Bedrohen, Rangordnung eigenmächtig herstellen, Status durchsetzen, abwertende Sprachstile, Hass, Vandalismus, Zerstörung (siehe hierzu auch ▶ Abb. 1).

Traditionelle Männlichkeitsvorstellungen und Rollenbilder spiegeln – ob in Erziehungsprozessen, soziokulturellen Werten, eigenen Inszenierungen oder in medialen Darstellungen – die Vorstellung wieder, dass man als Junge vermeintlich ein »ganzer Kerl« sein oder werden muss, um soziale Anerkennung zu erhalten als auch als »männlich« definiert zu werden. Gerade in Zeiten der Pluralisierung von Männlichkeitsentwürfen kann der Rückgriff auf allseits bekannte, stereotype, männliche Verhaltensmerkmale ein identitätsstärkendes Verfahren für den einzelnen (verunsicherten) Jungen darstellen, um sich seiner Suche nach männlicher Identität zu vergewissern. Diese traditionellen Formate von Männlichkeit stellen in aller Regel ein eher einseitig ausgerichtetes Verhaltensspektrum zur Verfügung und lassen einen mannigfaltigeren Umgang mit dem Jungesein nur eingeschränkt zu.

Positive – konstruktive Aggressionsmerkmale:	ÜBERGANGSBEREICH	Negative – feindselige Aggressionsmerkmale:
→ Mut zeigen → bei-sich-bleiben → aktiv werden/sein (Angriff/Flucht/Verteidigung) → sich offenbaren → Gerechtigkeit herstellen → Selbstdarstellung → Selbstschutz → Einfluss nehmen → Problem lösend (flexibel) → Durchsetzung eigener Wünsche/Interessen → verbal kommunizieren → nonverbal kommunizieren → eigene Grenzen zeigen/ziehen → Reaktion auf Aggressionen anderer → Konflikt- und Beziehungsbereitschaft → ...		→ Ausleben von Frustration/Wut auf Kosten von anderen/als Sachbeschädigung (z.B. Vandalismus) → außer-sich-sein → verbal (Spotten/abwertende Sprachstile) → Rache ausüben → Schlagen, Töten, körperliches Bedrohen → Mobbing, Schikanen, Barrieren einrichten → Hass, Neid → Rangordnung herstellen/ durchsetzen (Status, Überhöhung) → grenzüberschreitend → Ohnmachtsunterdrückung meist durch repressive Aktivitäten → ...
ZIEL: Eigene Positionierung erkennen zu geben, Beziehungsarbeit leisten		**ZIEL:** Machtausübung, um eigene Ohnmacht zu vermeiden, eher beziehungslos

Abb. 1: Konstruktive und feindselige Aggressionsmerkmale

Wenn man von der Tatsache ausgeht, dass jeder Mensch – egal ob weiblich oder männlich – mit einem (mehr oder weniger kultivierten) Aggressionspotenzial ausgestattet ist, welches im positiven Fall eine konstruktive Handlungs-, Lebens- und Liebesenergie darstellt, dann wird Aggressionskultivierung zu einer Bildungs- und Entwicklungsaufgabe.

2 Praxis

Die Handlungsfelder, an denen diese Bildungs- und Entwicklungsaufgaben mit den Jungen stattfinden können, sind so unterschiedlich wie die Aufenthaltsorte der Jungen. Dort, wo auch andere Kulturbereiche in unserer Gesellschaft vermittelt werden, kann auch der Lernprozess zur Aneignung von konstruktiven Aggressionsmerkmalen kultiviert und gepflegt werden. In aller Regel findet sich die Entwicklungsarbeit im Alltag wieder. Ob in der Herkunftsfamilie oder anderen Sozialisationsinstanzen wie Kindergarten, Schule, Hort oder Vereine spielen Aushandlungsprozesse wie der der Aggressionskultivierung sowie der Konfliktbewältigung eine alltägliche Rolle im Zusammenleben.

Hierfür benötigt es jeweils einen (fachlichen) Reflexionsraum, um den Qualitätskriterien (Lebenswelt-, Subjekt-, Ressourcen- und Bedarfsorientierung) von genderpädagogischen als auch gesundheitsbezogen Zielen gerecht zu werden und eine angemessene und nachhaltige Förderung zu garantieren. Auch das Format der Intervention oder des Bildungsangebots ist auf den Bedarf und die Situation der Jungen angewiesen. Es können Aushandlungsprozesse (z. B. gemeinsames Aufstellen von Regeln in Gemeinschaften und Lerngruppen sein) davon betroffen sein oder klassische Bildungsangebote wie Selbstbehauptungsveranstaltungen, Streitschlichterprogramme oder Einzelberatungen können die angemessene Entwicklung und Ausbildung von konstruktiven Aggressionen fördern.

Lebenswege und ihre dazugehörigen Bewältigungsmechanismen der Menschen sind nicht gleich. Die Möglichkeit, Aggression zu kultivieren, erhalten Jungen unterschiedlich. Mit seiner Aggression gut und sozialverträglich umzugehen, ist Teil eines gesundheitsbezogenen Handelns von Jungen. Auch aus diesem Blickwinkel heraus ist es die Aufgabe der Pädagogik und der Gesundheitsbildung, einen Beitrag zur Aggressionskultivierung zu leisten und Maßnahmen zu ergreifen, die diese wichtige Entwicklungsaufgabe im Rahmen der Sozialisationsverläufe fördert und kultiviert.

Unterschiedliche Sozialisationsvoraussetzungen und -bedingungen beeinflussen den Lernprozess der Aggressionskultivierung. Faktoren wie Herkunftsfamilie, Geschlechtsrollenvorstellungen, Bildung, Peergroup, Medien, etc. bestärken in ihren Wechselwirkungen die Einstellungen und Erfahrungshorizonte für Gestaltung des eigenen Lebens. Insbesondere traditionelle Geschlechtsrollenvorstellungen prägen die Verhaltensweisen zu Aggressionen bzw. zu Gewalt. Jungen (und Männer) wird quasi per Geschlechtszugehörigkeit (Pauschalitätsprinzip) ein höheres Potenzial aggressiveren Verhaltens zugeschrieben. Demnach müssen Jungen (und Männer) per se angriffslustiger und grenzüberschreitender sein, um als vermeintlich »richtiger« Junge angesehen zu werden. Die Grenze zwischen konstruktiver bzw. destruktiver Aggression wird bei ausschließlich männlicher Beteiligung anders bewertet als wenn Mädchen die gleichen Verhaltensweisen ausüben. Das Zulassen und Ausüben destruktiver Verhaltensmerkmale (Gewalt) ist in Jungenkontexten und männlichen Kulturen schneller vorstellbar – da im tradierten Sinne eher als »männlich« anerkannt; Aggression und Gewalt verhelfen Jungen damit zu Statusgewinn unter Jungen.

Für Jungen, die ihre Geschlechtsidentität in der Hauptsache aus traditionellen Männlichkeitsentwürfen und -ideologien speisen, sind destruktive Aggressionshandlungen auch ein Abgrenzungs- und Unterdrückungsrepertoire gegenüber allem »Weiblichen« und den »anderen« Jungen, die nicht in der Lage sind, ihrem Muster von Macht und ritualisierter Gewalt zu folgen. Das macht sie aus ihrer Perspektive noch »männlicher« – die »anderen« unmännlicher –, wenn sie diese Umgangsformen für sich etablieren und durchsetzen. In aller Regel bedarf es bei dieser Jungengruppe, einen persönlichkeitsstärkenden und kommunikationsfördernden Prozess pädagogisch anzuregen, der insbesondere sich dem Themenfelder von »Erleben von Macht und Ohnmacht«, »Hilfe holen und Schutz annehmen«, »Stärkung der reflexiven Kompetenz«, »Meine Grenzen – Deine Grenzen«, »Differenzierung von Verantwortung und Schuld« widmet.

Andererseits gibt es auch Jungen, die ausgesprochen gering ausgeprägte Fähigkeiten im Bereich der konstruktiven Aggressionen für sich entwickelt haben und ausweisen, die mit wenig Selbstwert auftreten, ihre Interessen nicht vertreten und sich häufig im Opferstatus (Ohnmacht) bewegen. Auch diesen Jungen sollte eine Förderung und eine pädagogische Begleitung für die Bewältigung dieser Entwicklungsaufgabe zur Seite gestellt werden. Auch dieser Kreis von Jungen sollte mehr persönliche Selbstfürsorge für sich in Angriff nehmen, adäquate »Instrumente« für sich bereit zu halten, um Schaden von ihrer Person fernzuhalten. Gleichzeitig die Erkenntnis zu erhalten, sich selbst zu achten.

Für beide Zielgruppen impliziert der pädagogische Prozess einen Gewinn und keine defizitorientierte Vermittlung:

- (Zu)Lernen an Selbsterkenntnis/Selbstwahrnehmung (in Kontakt mit sich sein),
- der Chance der Kommunikationsstärkung (verbal/nonverbal),
- Beziehungsgestaltung ohne Dominanz/Demut herstellen,
- positive Stressbewältigung.

Können diese Fähigkeiten entwickelt und gestärkt werden, verändert sich das eigene Selbstbild der Jungen. Sie vertrauen stärker auf persönliche Ressourcen, die sie im Ernstfall für sich entfalten und für neue, verträglichere Lösungen nutzen können.

Für ein Kultur- und Bildungskonzept bezogen auf die »Pflege« positiv konstruktiver Formen der Aggression erscheint es hilfreich, zum einen den Jungen Hilfestellungen anzubieten, die über ihren Machtanspruch männliche Dominanz zu demonstrieren versuchen (und damit ihre Identität stützen). Ihnen könnte das Konzept des positiv-konstruktiven Aggressionsmodells Entlastung vom Druck der ständigen Abwertungs- und Abgrenzungsarbeit gegenüber anderen bringen und sie in der Folge mit sich, ihren Ressourcen und ihrer Umwelt mehr in Kontakt bringen; sie können lernen, mit ihrer Aggression umzugehen, ohne anderen zu schaden. Zum anderen können auch Jungen mit einem gering ausgebildeten Aggressionspotenzial von dieser Aufgabe profitieren, um sich dem Themenfeld zu stellen. Jungen, die von Ohnmachtserfahrungen bedroht bzw. gefährdet sind, Opfer zu werden, können mit Hilfe einer gezielten pädagogischen Unterstützung ihre Möglichkeiten und ihre Kraft ausbauen; sie können bspw. lernen, sich besser zu behaupten und die produktiven Kräfte der Aggression für sich einzusetzen.

3 Erweiterung der Handlungskompetenz

Im Prinzip bedeutet die Förderung und Kultivierung von konstruktiv geführter Aggression eine Erweiterung der sozialen Handlungskompetenz von Jungen mittels bedarfsgerechter Vermittlung. Ziel ist es, die persönlichen sozialen Ressourcen der Jungen zu erweitern und sie (damit) letztlich zu stärken. Dieser Ansatz beabsichtigt, die sozial-emotionale Handlungskompetenz des einzelnen Jungen zu erweitern, um ihm bspw. in bedrohten Situationen oder in Konfliktfällen mehr Verhaltensrepertoire für eine situationsbezogene Lösung an die Hand zu geben: bspw. in Situationen, wo eine Belästigung durch jemanden anderen stattfindet. Schlug ein Junge mit einem gewalttätigen Lösungspotenzial früher zu, um dieser Grenzverletzung Einhalt zu gebieten, ist es ihm nach einer Förderung nun möglich, durch kommunikative Maßnahmen oder durch bessere Abgrenzung (Hilfe holen, Zuwendung verweigern) für sich angemessener und seiner körperlichen Unversehrtheit betreffend zu sorgen. Auch der schüchterne Junge kann unter denselben Bedingungen auf mehr konstruktive Aggressionsmerkmale zur Sicherung seiner Person zurückgreifen und sich deutlicher abgrenzen.

Es geht also nicht darum, Aggressionen »abzutrainieren«, also »anti-aggressiv« zu werden, sondern im besten Falle neues, konstruktiv ausgerichtetes Erfahrungswissen für das zukünftige Handeln und Interagieren zur Verfügung zu stellen. Somit entsteht beim Jungen ein umfangreicherer Pool an neuen und alten Verhaltensmöglichkeiten, der aufgrund der gewachsenen sozialen Potenz auch den Selbstwert der eigenen Person erhöht. Damit ist der Junge z. B. nicht mehr darauf angewiesen, andere zu erniedrigen oder abzuwerten bzw. sich selber höher zu stellen, weil er sich seines Wertes bewusst ist.

Dieser Erfahrungs- und Lernzuwachs steht auch in einem direkten Verhältnis zur Einordnung in die Strukturen und Vorstellungen von Jungesein bzw. Mannwerden. Rollenbilder und vermeintliche Klischees müssen hinterfragt werden. Neue Verhaltensweisen im Handlungsrepertoire werden daraufhin »überprüft«, ob sie den (eigenen) Männlichkeitsbildern Stand halten können.

Dabei geht es hier besonders um Entlastung von engen, von außen aufoktroyierten Männlichkeitsvorstellungen (»Nur so ist es richtig! Nun ist es männlich!«). Findet dieser Entlastungsprozess statt, wächst in aller Regel auch die Erkenntnis, dass die möglichen männlichen Rollenmodelle größer sind als angenommen, und dass die Suche nach eigenen Vorstellungen nicht von Außenansichten gesteuert werden müssen.

Der Bildungsprozess der Aggressionskultivierung impliziert für die Beteiligten ein ständiges (kontinuierliches) Reflektieren der eigenen sowie der gesellschaftlich definierten Geschlechtsrollenvorstellungen. Das Aushandeln sowie das Ausdifferenzieren von Rollenvorstellungen bzw. -merkmalen ist zudem in seinem Ergebnis gleichzeitig die Arbeit an der eigenen männlichen Identität. Diese Identitätsarbeit ist ein elementarer Bestandteil der Aggressionskultivierung und bezieht sich auf die Ideologien von Männlichkeiten und die eigene Einordnung darin.

Literatur

Bach GR, Goldberg H (2002) Keine Angst vor Aggression. Die Kunst der Selbstbehauptung. Frankfurt: Fischer Taschenbuch.

Baur N, Luedtke J (Hrsg.) (2008) Die soziale Konstruktion von Männlichkeit. Hegemoniale und marginalisierte Männlichkeiten in Deutschland. Opladen und Farmington Hills.

Connel RW (1999) Der gemachte Mann. Konstruktion und Krise von Männlichkeiten. Opladen: Leske + Budrich.

Drägestein B (2008) Gewaltprävention als genderreflektierter Bildungsauftrag. pro Jugend 4: 10–14.

Drägestein B (2009) Selbstbehauptung: Wie ist es für mich, wenn … In: Holz H, Drägestein B (Hrsg.) Unterrichtsmaterialien zur Bewältigung jungenspezifischer Herausforderung in der Grundschule. Brüssel: Europäische Hochschule Brüssel: 169–173.

King V, Flaake K (Hrsg.) (2005) Männliche Adoleszenz. Sozialisation und Bildungsprozesse

zwischen Kindheit und Erwachsensein. Frankfurt: Campus.
Kolip P (1997) Geschlecht und Gesundheit im Jugendalter. Die Konstruktion von Geschlechtlichkeit über somatische Kulturen. Opladen: Leske + Budrich.
Landesstelle Jugendschutz Niedersachsen/mannigfaltig – Verein und Institut für Jungen- und Männerarbeit (Hrsg.) (2004) Halbe Hemden-Ganze Kerle. Jungenarbeit als Gewaltprävention. Hannover.
mannigfaltig-Verein und Institut für Jungen- und Männerarbeit (Hrsg.) (2007) Jungen stärken – Selbstbehauptungskurse: Konzeption, Haltung, Ziele und Durchführung. Hannover.
Winter R (2008) Jungen und ihre Gewalt. In: pro Jugend 4: 4–9.
Winter R, Neubauer G (2001) dies und das. Das Variablenmodell »balanciertes Junge- und Mannsein« als Grundlage für die pädagogische Arbeit mit Jungen und Männern. Tübingen: Neuling-Verlag.

9.2 Jungen als Gewalttäter

Bernd Drägestein

In der Bundesrepublik Deutschland (Gesamtbevölkerung ca. 82 Millionen) lebten im Jahre 2009 ca. 40,2 Millionen Männer, davon ca. 7 Mio. Jungen bis 18 Jahren. Laut Polizeilicher Kriminalstatistik (PKS) von 2009 fanden sich unter den aufgeführten insgesamt 204 265 erfassten Fällen (= Hellfeld) von Gewaltkriminalität (Mord, Totschlag, Vergewaltigung und sexuelle Nötigung, Raub, Körperverletzung mit Todesfolge, gefährliche und schwere Körperverletzung, Tötung auf Verlangen, erpresserischer Menschenraub, Geiselnahme) 176 281 (= 86,3 %) männliche Tatverdächtige. Das bedeutet, gut 4,4 % der männlichen Bevölkerung sind als Tatverdächtige im Bereich der Gewaltkriminalität auffällig und registriert worden. Über zwei Drittel davon (71,6 %) entfielen auf Fälle von gefährlicher und schwerer Körperverletzung. Hieran waren 143 017 (= 85,2 %) männliche Tatverdächtige beteiligt. Ein weiterer Blick auf die Altersgruppenanalyse (PKS) im Rahmen der Gewaltkriminalität offenbart, dass die Tatverdächtigenbelastung der männlichen Deutschen besonders im Spektrum zwischen 14 und 25 Jahren sehr ausgeprägt war. Dabei ist die Zahl (ca. 3000) der Mehrfach- oder Intensivtäter im Verhältnis zu den Ersttätern – die es in aller Regel auch bleiben – relativ gering. Das heißt, für die meisten Jungen in diesem Altersspektrum ist Gewaltkriminalität in Täterform eine einmalige Erscheinung.

Die Ergebnisse des Kinder- und Jugendsurveys – Studie zur Gesundheit von Kindern und Jugendlichen in Deutschland (KIGGS) – von 2003 bis 2006 weisen darauf hin, dass bei 11- bis 17-jährigen Jungen (Untersuchungsgruppe) zwei Drittel aller Jungen nie an einer Gewalthandlung beteiligt waren. Knapp ein Fünftel zeigte Täterverhalten und gut 5 % berichten von Opfererfahrungen. Etwa 8 % der Jungen berichteten von Täter- und Opfererfahrungen.

Nimmt man die Opferstatistiken PKS zur Hilfe, so wird deutlich, dass männliche Jugendliche und Heranwachsende gleichzeitig auch bei den Opferzahlen von Gewaltkriminalität insbesondere bei den Delikten Körperverletzung und Raub überrepräsentiert sind. Jugendgewalt ist also in erster Linie Jungengewalt und spielt sich meist geschlechtshomogen unter Gleichaltrigen ab. Für die Jungengesundheit bedeutsam ist Gewalt demnach insbesondere in doppelter Hinsicht: In Bezug auf die Opfer von Jungengewalt wie auch auf die Täter.

Den Versuch einer allgemein gültigen Definition des Begriffs »Gewalt« unternahm im Jahre 2003 die Weltgesundheitsorganisation (WHO) in ihrem Weltbericht zu »Gewalt und Gesundheit«. Demnach ist Gewalt »der absichtliche Gebrauch von angedrohtem oder tatsächlichem körperlichem Zwang oder physischer Macht gegen die eigene oder eine andere Person, gegen eine Gruppe oder Gemeinschaft, der entweder konkret oder mit hoher Wahrscheinlichkeit zu Verletzungen, Tod, psychischen Schäden, Fehlentwicklung oder Deprivation führt.« Diese Begriffsbestimmung weist darauf hin, dass Gewalt auf Grund seiner vielfältigen Einfluss- sowie Entstehungsfaktoren (biologisch, psychologisch, sozial, strukturell sowie umweltbezogen) ein Ergebnis darstellt, welches erst durch das Zusammenwirken der einzelnen Faktoren erzielt wird. Um dieses komplexe Modell Gewalt besser zu erkennen, müssen die Kräfte, die zu Gewalt führen, verstanden werden.

Gewalttätige Jungen sind keinesfalls nur das Ergebnis von einmaligen negativen Ereignissen, sondern vielmehr Betroffene einer Anhäufung negativer Einflüsse oder »Quellen« auf ihre Persönlichkeit, die hier nur kurz angedeutet werden können (vgl. Koch-Priewe et al. 2009). Die Ausübung von Gewalt gibt ihrer Identität als Jungen sozial-emotionale Bedeutung und »leistet« identitätsbildende bzw. -stabilisierende Funktion. Gewalt ist demnach eine sozial erlernte Verhaltensweise, welche für den betroffenen Jungen jede Menge »Sinn« ergibt.

1 Herkunftsfamilie als Quelle

Jungen werden in erster Instanz im Rahmen des Erziehungsprozesses hauptsächlich in ihren Herkunftsfamilien mit deren Werten und Normen versorgt (»geimpft«),

- zu Geschlechtsrollen,
- zu Vorstellungen von Gesundheitsaspekten,
- zu Konfliktlösungsmechanismen,
- zu Beziehungsführung und
- zu Bildungsprinzipien

Verschiedene Sozialisationserfahrungen der Jungen beeinflussen ihre Zugänge zu Gewaltverhalten: Beherrschen traditionelle Geschlechtsrollenbilder den Erziehungsstil, stützt sich der Erziehungsstil auf ein kontrollierendes, autoritäres, rigides und widersprüchliches System, gibt es ein Erleben innerfamilialer Gewalt (Körperstrafen, Gewalt unter den Eltern), mangelt es an emotionaler Geborgenheit, ist die Familie integriert in einen sozialen Kontext und belastet die sozioökonomische Lage die Situation der Familie.

2 Geschlechtsstereotypen als Quelle

Ein Großteil der heutigen Gesellschaftskultur ist weiterhin – trotz beginnendem Wandel – noch deutlich von traditionellen, geschlechtsstereotypen Denk- und Handlungsmodellen durchzogen (Dominanz des Männlichen). Nicht nur im Mikrokosmos der Familie, sondern auch in den vorherrschenden, öffentlichkeitswirksamen Bezügen wie z. B. Sport, Wirtschaft, Kirche und Medien begegnet man weiterhin patriarchalischen Vorstellungen. Dabei werden dem Jungen (bzw. dem Mann) kulturelle Eigenschaftssets zugeordnet bzw. anerzogen, z. B.: rational gestaltete Stärke, leistungsbewusst, dominierend, distanzierend, überhöhte Funktionalität des Körpers, wenig Gefühle mitteilend, willensstark, Macht statt Ohnmacht, ohne Angst sein, zukünftiger Familienernährer und Beschützer sein oder werden, Heterosexualität als Norm, Abgrenzung von »weiblichen« Eigenschaften, etc.

Herrschen diese Eigenschaften im männlichen Selbstbild eines Jungen vor und existieren keine erweiterten Vorstellungen und Erfahrungen von einem männlich konnotierten Selbstentwurf, der zum einen von den Stereotypen entlastet und zum anderen diesen traditionellen Eigenschaften extensivierend zur Verfügung stehen, dann sind die sozialen und kommunikativen Lösungsressourcen und -strategien des Jungen in der Regel einseitig ausgerichtet: Wohin dann mit den vermeintlich »weichen« Gefühlen von Ängstlichkeit, Scham, Verletzlichkeit etc.? »Lieber gewalttätig als unmännlich!« – dieses Motto beschreibt, welche direkten Zusammenhänge (Schutz vor dem Erfahren von Machtlosigkeit und Versagen) zwischen dem eigenen männlichen Selbstbild und den

Zuschreibungsprozessen hergestellt werden. Die Ausübung von Gewalt kann unter diesen Umständen eine »Beweisführung« der eigenen Männlichkeitsvorstellungen reproduzieren, wenn nur ein eingeschränktes Verhaltensrepertoire vorliegt: »Bin ich gewalttätig, bin ich ein Mann!« oder umgekehrt: »Wenn ich ein Mann werden will, gehört Gewalt dazu!«

3 Spüren als Quelle

In dem akuten gewalttätigen Handeln wird auch ein Erfahren und Erleben von Gefühlen und Körperlichkeiten freigesetzt und spürbar. Der Kick der Gewalt, der Ausstoß von Stress- und Glückshormonen, die meist körperliche – dann erlaubte und nicht homophil interpretierte – zwischenmännliche Begegnung mit einem anderen Jungen, das situative Erleben von Spaß, Macht und Kraft, aber auch das Gewahr werden eigener Begrenzung potenziert den Kick zur Gewalt sowie die Bewertung, welche Bedeutung die Gewalthandlung für die eigene Identität besitzt bzw. besitzen soll.

4 Gleichaltrige als Quelle

Mit zunehmendem Alter wächst der Einfluss der meist geschlechtshomogenen Peergroup (Gruppe der Gleichaltrigen) auf die sozialemotionale Einstellung und Haltung. Jungen begeben sich ab dem Kleinkindalter zunehmend in geschlechtshomogene Zusammenhänge. Insbesondere im Alterszeitraum zwischen acht und elf Jahren besitzt dieser Sozial- und Begegnungsraum eine relevante Bedeutung für die Beziehungen sowie das geschlechtshomogene Lernen unter Gleichaltrigen – also auch potenziell für das Erlernen von Gewalt als Bewältigungs- oder Durchsetzungsstrategie. Doch auch in der Pubertät bedeutet die Zugehörigkeit zu einer geschlechtshomogenen Gruppe oder Clique eine bedeutende Statuszuschreibung im sozialen Gefüge. Dieses Peergroupverhalten wird durch unterschiedliche Interaktionsklammern gerahmt. Für die soziale Zugehörigkeit kann z. B. Sport, technisches Basteln, Musik, Computer(spiele), Drogen, gewalttätigen Agieren, Kleidung, Kriminalität, Kunst, Politik, ethnische Zugehörigkeit, Erwerbstätigkeit, sexuelle Orientierung verantwortlich sein.

Gleichzeitig ist die geschlechtshomogene Peergroup für Jungen (und Männer) auch ein Ort maskuliner (Re)Konstruktionen. Häufig sind diese Peergroupsettings Lern- und Vergewisserungsraum für tragende und identitätsstiftende Merkmale: z. B. Regulierung des Nähe-Distanz-Verhältnis, Umgang mit Hierarchisierung, Durchführung von Ritualen, Kennenlernen von Konfliktlösungsstrategien sowie Kommunikationsstrukturen. In dem Feld des dort stattfindenden Interaktionsgeschehens und Symbolisierungen werden sozialkulturelle Erfahrungen gemacht bzw. erbracht, die insbesondere für Jungen, die in ihrem sonstigen alltäglichen Lebensumfeld wenig Kontaktfläche zu verschiedenen erlebbaren Maskulinitäten besitzen, von Bedeutung sind. Tendieren männlich besetzte Peergroups in ihrem Wertekanon eher zu grenzüberschreitender Dominanz und wird deren Herstellung gegenüber anderen mit Hilfe von gewalttätigen Mechanismen durchgesetzt, so verinnerlichen deren Mitglieder grenzverletzendes Verhalten als Teil ihrer Vorstellungen und Verständnis vom Jungesein.

5 Institutionen als Quelle

Neuere Untersuchungen (Kassis 2003) weisen darauf hin, dass auch Bildungseinrichtungen wie Schulen, Kindergärten und Horte mit ihren Strukturen und (sozial)pädagogischen Umgangsweisen eine Einflussgröße in Bezug auf die Entwicklung des individuellen Gewaltpotenzials darstellen. In der Schule bspw. hängt das Klima im Klassenverband (Gruppenkultur) von dem Zusammenhalt der Schüler und Schülerinnen, der Beliebtheit der Klassenmitglieder untereinander sowie von der Beziehung zur Lehrkraft ab. Ist die soziale Einbettung einzelner Jungen im Klassenverband unzureichend (z. B. mangelnde emotionale Geborgenheit, Außenseiterstatus), so trägt diese Erfahrung häufig auch zu Störungen und einer größeren Gewaltbelastung bei. Zahlreich korreliert dieses problematische Sozialverhalten mit Bildungsmisserfolgen (»Underachievement-Debatte«, vgl. Stamm 2008) und dem Ausleben traditionellen, männlichen Geschlechtsrollenvorstellungen. Schule kann durch das Zusammenwirken verschiedener Indikatoren (Herkunftsfamilie, Peergroup, Migrationserfahrung, etc.), die außerhalb des Kontextes Schule entstanden sind, eine verstärkende Wirkung in Richtung Gewalthandeln von Jungen entfalten. Zudem bietet Schule für Täter auf Grund ihres halböffentlichen Status viel »Aufmerksamkeit« und »Anerkennung«, besonders für physische Gewalt.

6 Gesellschaft als Quelle

Die Gesellschaft bietet in ihrer Haltung im Umgang mit Aggressionen, Gewalt und Konfliktlösungsmodellen auch ein Potenzial auf, welches für männliche, jugendliche Gewalttäter einen Reiz ausüben kann, Gewalt mit »Gegengewalt« zu begegnen. Sei es die strukturelle staatliche Gewalt, gegen die es subjektiven Widerstands bedarf (z. B. gegen Großprojekte), die staatlich monopolisierte Gewaltausübung, die als Vorbild für die eigene Umsetzung dient, oder sei es die politische Geschichte eines Landes, die Gewalt als legitimes, staatliches Mittel zur Durchsetzung seiner Interessen und Ziele nutzt.

Jungen entwickeln sich in einer gesellschaftlichen Atmosphäre, in dem Einstellungen bejaht und verstärkt werden, die tendenziell gewaltfördernd sind, z. B. in Bezug auf die Geschlechterrollen.

7 Junge als Quelle

Jungen, die zu Gewalttätern werden, haben nur sehr unzureichend gelernt, ihre Emotionen zu kontrollieren und nicht gewalttätige Formen der Problemlösung einzusetzen. Ihr Selbstkonzept ist zudem durch ein deutlich negativ gefärbtes emotionales Selbstbild geprägt, verbunden mit einem geringen persönlichen Selbstvertrauen (soziale Kompetenz/Selbstreflexion). Zudem scheinen viele männliche Jugendliche durch die männliche Sozialisation emotional gestresst zu sein (z. B. Vorstellung der Umsetzung persönlicher Vorstellung vom Ichsein versus gesellschaftlichen Ansprüchen vom »richtigen« Jungesein). Diese Überbelastung können gewalttätige Jungen nicht in einer sozialverträglichen, konstruktiven Form bewältigen. Sie versuchen vielmehr, sich mit Hilfe von Gewaltaktionen zu »entlasten« (eindimensionale Bewältigungsstrategie). Einhergehend mit der geringen Selbsteinschätzung ist das *Mit-Sich-In-Kontakt-Sein* instabil ausgebildet, was in der Regel auch Auswirkungen auf das empathische Vermögen einschließt.

Viele gewalttätige Jungen erkennen (z. B. durch Schäden, die sie bei anderen anrichten, persönliche oder materielle Folgen durch gewalttätiges Handeln) ihr Dilemma zwischen ihren individuellen Vorstellungen von Jungesein und Mannwerden und den hohen Erwartungen von außen. Fremd- und Eigenwahrnehmung laufen häufig konträr und führen zu Unsicherheiten, Empfindsamkeiten und Spannungen sowie zur Frage »Was ist richtig für mich?«. Ziel in der Arbeit mit gewalttätigen Jungen sind somit die Themen- und Konfliktfelder: »Mannsein ohne traditionelle Männlichkeit«, Selbstsozialisation contra gesellschaftlichem Erwartungen/Auftrag.

Opfer zu sein wird in vielen Jungenkulturen als etwas ausgesprochen Defizitäres empfunden. »Opfer« wird mit einem inaktiven, ohnmächtigen, statusreduzierenden, ausgegrenzten, mit männlicher Unzulänglichkeit ausgestattetem Zustand gleich gesetzt. Eine solche Zuschreibung auf die eigene Person muss dann mit allen zur Verfügung stehenden Mitteln verhindert werden. »Nur nicht verlieren« wird von Jungen verinnerlicht und zu einem Verhaltensdogma umgewandelt, das Gefühle von Hilflosigkeit und Ohnmacht abwehren soll.

8 Von der Gewalt mehr zum Gesunden kommen

Aus den verschiedenen Quellen ergibt sich eine multifaktorielle Gemengelage, die das Bild von Jungen als Gewalttäter erschließt. Der gewalttätige Junge ist dabei nicht alleiniger Verursacher seiner gewalttätigen Handlungen. Mit seinem gewalttätigen Handeln sendet er auch Mitteilungen aus; sie müssen präzise analysiert werden, um die Bedeutung und Ausrichtung seines Interaktionsverhaltens verstehen zu können. Für ihn ist sein Handeln in gewisser Weise konsequent, stabilisierend und identitätsstiftend; es besitzt neben den gesundheitsschädlichen Wirkungen auch einen »sozialen Ausdruck«.

Gewalttätige Jungen wissen oder ahnen zumindest, dass Gewalt nicht »gesund« ist – weder für sie selbst, noch für die Opfer von Gewalt. Gleichwohl hat gewalttätiges Handeln für diese Jungen eine Funktion. In der pädagogischen Arbeit mit ihnen ist es wichtig, den Jungen und seine Gewalt zu verstehen: Welche »Quelle« mehr im Vordergrund seines Verhaltens steht ist maßgebend für angemessene, differenzierte Interventionen. Gesundheitsförderung reagiert auf diese Quellen und versucht, Defizite auszugleichen.

Das bedeutet für die Arbeit mit Jungen

- Aggressionen ernst nehmen und kultivieren,
- Beziehungen verantwortlich gestalten,
- Jungen darin unterstützen, mit sich in Kontakt zu kommen,
- das empathische Potential von Jungen stärken,
- Emotionen sozialverträglicher leben,
- Lernen, nicht gewalttätige Formen der Problemlösung einzusetzen,
- Grenzen anerkennen,
- Reflexion bzw. Erweiterung des Geschlechtsrollenverhaltens im Sinne eines Entlastungsprozesses.

Neben den eher individuell orientierten Entwicklungsprozessen sind soziale Interventionen ebenso von Bedeutung: die Stabilisierung des familialen Umfelds, die bessere Einbettung in Gleichaltrigengruppen (Klassenverband, Peergroup) sowie ein konstruktiver, verlässlicher Beziehungsaufbau zu wichtigen Vertrauenspersonen (z. B. Lehrkräfte, Jungenarbeiter). Das soziale Umfeld des Jungen und der betreffende Junge müssen gleichermaßen im Blickfeld einer erfolgsversprechenden, integrierenden Intervention stehen. Das generelle Ziel ist es, den Jungen zu stärken, seine Persönlichkeitsentwicklung sowie seine soziale Integration zu fördern.

Literatur

Bundesministerium des Innern (Hrsg.) (2010) Die Kriminalität in der Bundesrepublik Deutschland. Polizeiliche Kriminalstatistik für das Jahr 2009. Wiesbaden.
Drägestein B (2008) Gewaltprävention als genderreflektierter Bildungsauftrag. In: pro Jugend 4: 10–14.
Kassis W (2003) Wie kommt die Gewalt in die Jungen? Soziale und personale Faktoren der Gewaltentwicklung bei männlichen Jugendlichen im Schulkontext. Bern, Stuttgart, Wien: Haupt Verlag.
Koch-Priewe B, Niederbacher A, Textor A, Zimmermann P (2009) Jungen – Sorgenkinder oder Sieger. Ergebnisse einer quantitativen Studie

und ihre pädagogischen Implikationen. Wiesbaden: VS Verlag für Sozialwissenschaften.

Kolip P (1997) Geschlecht und Gesundheit im Jugendalter. Die Konstruktion von Geschlechtlichkeit über somatische Kulturen. Opladen: Leske + Budrich.

Lenz J (1996) Spirale der Gewalt. Jungen und Männer als Opfer von Gewalt. Berlin: Morgenbuch Verlag.

Schlack R, Hölling H (2007) Gewalterfahrungen von Kindern und Jugendlichen im subjektiven Selbstbericht. In: Bundesgesundheitsblatt Ergebnisse des Kinder – und Jugendsurveys. Band 50. Heft 5/6. Mai/Juni 2007. Heidelberg: Springer Medizin Verlag. S. 819–826.

Stamm M (2008) Underachievement von Jungen: Perspektiven eines internationalen Diskurses. In: Zeitschrift für Erziehungswissenschaften. Heft 1. Wiesbaden: VS Verlag für Sozialwissenschaften. S. 106–124.

Vorstand des Gesundheitsbeirats der Landeshauptstadt München (Hrsg.) (2006) G'sund samma!? Männergesundheit in München. Dokumentation der Gesundheitskonferenz des Gesundheitsbeirats am 22.07.2005. München.

9.3 Gewalt an Jungen und die kulturelle Verleugnung ihrer Verletzbarkeit

Hans-Joachim Lenz

1 Einführung

Zu Beginn des Jahres 2010 drangen aus Einrichtungen wie Kirche und Schule Offenbarungen über Misshandlungen an die Öffentlichkeit, die Schutzbefohlenen in ihrer Kindheit und Jugendzeit angetan worden waren. Damit kam scheibchenweise eine Opferwirklichkeit ans Licht, vor der bis dahin gesellschaftlich und fachöffentlich weggeschaut wurde. Von den Betroffenen waren die Vorkommnisse Jahrzehnte, teilweise ein Leben lang, beschwiegen worden.

Jungen fallen überdurchschnittlich durch gewalttätiges Verhalten auf, sie sind aber auch mehrheitlich die Opfer von Gewalt, wobei diese Seite eher verleugnet und verdrängt wird. Jungen wird ihre Schutzbedürftigkeit selten eingestanden. Kulturelle Stereotype (»Du bist doch ein starker Junge!«, »Ein Indianer kennt keinen Schmerz!«) wirken nach wie vor als Schleier vor der geschlechtsbezogenen Wahrnehmung von sexualisierter Misshandlung und Gewalt.

Es fehlt völlig eine angemessene geschlechtersensible Analyse, welche die Vorkommnisse in den Kontext der Konstruktion von Männlichkeiten stellt. Mit Hilfe einer derartigen Analyse wäre zu verstehen, warum die männlichen Opfer so lange geschwiegen haben. Und es würde deutlich, warum in dem seit 30 Jahren in Deutschland geführten Diskurs um Gewalt und Geschlecht Männer vorrangig als Gewalttäter und kaum als Opfer von Gewalt dargestellt wurden. Erst seit Kurzem beginnt in den jungenspezifischen Fachdiskursen eine Fokussierung auf die Thematik. Die jahrzehntelange Vermeidung des Blicks auf männliche Opfer hat zur Folge, dass hinsichtlich des Wissens über das qualitative und quantitative Vorkommen der gegen Jungen und Männer gerichteten Gewalt und entsprechender Unterstützung erhebliche Mängel bestehen.

Das zugrunde liegende soziale Problem wurde als solches bislang politisch nicht anerkannt. Die Folge ist, dass es für männliche Opfer von Gewalt keine sozialpolitischen Programme und wenige konkrete Hilfsangebote gibt. Und es fehlt eine Erforschung der gesundheitlichen Auswirkungen der gegen Jungen gerichteten Übergriffe. Bisher bleiben die Gewaltübergriffe, denen Männer ausgesetzt sind und die einer der stärksten Risikofaktoren für die Gesundheit von Männern sind, erstaunlicherweise aus dem Diskurs um Männergesundheit systematisch ausgeklammert (Lenz 2007, S. 220–230). Das vorliegende Handbuch ist eines der ersten Projekte, welches diese Perspektive integriert.

Die große Frage ist, was tragen Männer so mit sich herum, worüber sie nie gesprochen haben? Wo setzen Jungen und Männer ihre Grenzen? Was muss ein Junge oder ein Mann alles aushalten, um noch zur Männergesellschaft dazuzugehören? Die älteren Männergenerationen der Kriegs- und Nachkriegsjahrgänge sind dicht angefüllt mit derartigen Widerfahrnissen, denen sie lebenslang und damit auch gerade in Kindheit und Jugendzeit ausgesetzt waren und für die sich nie jemand interessiert hat, nach dem Motto: Ein Mann muss das alleine hinbekommen.

Die fehlende empirische Erforschung war der Ausgangspunkt der im Jahre 2004 veröffentlichten Studie »Gewalt gegen Männer« (Forschungsverbund 2004 bzw. Jungnitz et al. 2007). Zum ersten Mal wurde die Erforschbarkeit der gegen Männer gerichteten Gewalt belegt und es wurden erste zahlenmäßige Schätzungen vorgenommen. Die bei der Auftragserteilung in Aussicht gestellte repräsentative Studie zur Gewalt gegen Männer, analog der Frauengewaltstudie (Müller und Schröttle 2006), konnte bislang nicht durchgeführt werden. In der Jugend- und Geschlechterpolitik wird bislang ein Bedarf verleugnet.

Auf der Basis der Ergebnisse dieser Pilotstudie werden im Folgenden einige allgemeine Grundinformationen zum Themenbereich vorgestellt. Danach sollen wichtige Erkenntnisse aus der Pilotstudie hinsichtlich sexualisierter Gewalt vorgestellt werden. Nachfolgend wird auf die gesundheitlichen Folgen und die Bedeutung des Gesundheitssystems für die Unterstützung der Betroffenen eingegangen. In einem abschließenden Kapitel werden einige wichtige nächste Schritte herausgearbeitet. Die erkenntnisleitende Fragestellung, welche die verschiedenen Kapitel verbindet, lautet: Wie lässt sich das für Jungen und Männer noch stark tabuisierte Thema – das Nichtaussprechbare – aufgreifen?

2 Grundlegendes

2.1 Geschlechtersystem: hegemoniale Männlichkeit und das Verbergen der männlichen Verletzbarkeit

Das Verbergen der Übergriffe ist ein Ausdruck des hierarchisch strukturierten Geschlechtersystems und der davon geprägten Wahrnehmung. Ihre Ursache liegt in der Wirksamkeit der Muster hegemonialer Männlichkeit. Männliche und weibliche Opfer von Gewalt bleiben verdeckt.

Durch die neuere Frauenbewegung konnte in den vergangenen 30 Jahren der Blick auf weibliche Opfer geschärft und ihre Not öffentlich gemacht werden. Dazu dienten zahlreiche wissenschaftliche Studien, öffentliche Aktionen und politisches Handeln. Für Übergriffe gegen Frauen (z.B. weibliche Beschneidung) ist inzwischen eine hohe gesellschaftliche Aufmerksamkeit entwickelt worden.

Die gegen Jungen und Männer gerichteten Übergriffe wurden und werden hingegen kaum sichtbar und sie werden gesellschaftlich (noch) nicht ernst genommen.

Die Verletzbarkeit von Jungen und Mädchen und ihr Schutzbedürfnis werden also geschlechtsspezifisch unterschiedlich konstruiert. Während der männlichen Sozialisation geht es im Kern um das Verbergen der männlichen Verletzbarkeit. Für Männer scheinen viele Gewalterfahrungen selbstverständlich zu sein (z.B. Übergriffe, verdeckte und offene Gewalt im Alltag, beim Militär, im Krieg, am Arbeitsplatz, in religiösen Gemeinschaften); um als Mann dazuzugehören, scheint dies in Kauf zu nehmen zu sein.

2.2 Definition, Arten und Konstellationen von Gewalt

Im wissenschaftlichen Diskurs gibt es vielfältige Definitionen von Gewalt. Im Fokus befindet sich meist die körperliche Ebene, während die psychische ausgespart bleibt.

In der Pilotstudie wurde folgende Definition gewählt: *Personale Gewalt ist jede Handlung eines anderen Menschen, die mir Verletzungen zufügt und von der ich annehme, dass sie mich verletzen sollte oder zumindest Verletzungen billigend in Kauf genommen wurden* (Forschungsverbund 2004, S. 19).

Personale Gewalt kann folgende Arten umfassen: körperliche, psychische und sexualisierte Gewalt. Sie lässt sich erweitern durch strukturelle Gewalt. So ist das Erzwingen der Eindeutigkeit der Geschlechter etwas sehr Gewalttätiges – gerade auch das Herstellen von Männlichkeit am einzelnen Jungen/Mann oder archaische Männlichkeitsrituale wie rituelle Beschneidung.

2.3 Die Nicht-Wahrnehmbarkeit der Gewaltübergriffe

Gegen Männer gerichtete Gewalt ist großteils nicht sichtbar. Männer selbst reden kaum darüber. Sie sehen sich nicht als Opfer und verleugnen dies. Das vorherrschende Verhalten ist Schweigen.

Je mehr Übergriffe dem Bereich der körperlichen Gewalt zuordenbar sind, umso eher werden sie als normal identifiziert. Je mehr es sich um Übergriffe im sexuellen Bereich handelt, umso schambesetzter wird damit umgegangen – mit der Folge, dass umso weniger darüber geredet wird. Das dahinter sich verbergende Problem ist die Unsichtbarkeit vieler Gewaltphänomene. Sichtbar ist also nur der Bereich, der über das in der Männergesellschaft als »normal« definierte, an sich schon hohe Maß an Gewalt hinausgeht und nicht schambesetzt ist.

Mannsein und Opfersein scheinen sich zu widersprechen (vgl. Lenz 1996). Obwohl die Erfahrung des Opferwerdens zu jedem Leben gehört, löst der Gebrauch des Begriffs Opfer zumeist eine heftige Reaktion aus. Im öffentlichen Raum ist es für Jungen eine der stärksten negativen Attribute: dem als Opfer Bezeichneten wird unterstellt, er stehe am unteren Ende der Rangfolge und sei ohnmächtig. In der Folge wird er ausgelacht oder verspottet. Opfersein wird in der männlichen Sozialisation als Makel empfunden und wegen der damit einhergehenden Stigmatisierung abgelehnt. Jungen wehren vermeintliche Schwäche ab, sie wollen sich stark sehen und auch so gesehen werden. Kommt zum Opfersein zusätzlich noch die sexuelle Komponente hinzu, wird die Lage noch kritischer und problematischer.

Ein durch einen männlichen Täter vergewaltigtes männliches Opfer steht vor einem großen Berg gesellschaftlich-klischeehafter Zuschreibungen:

- kein »richtiger« Mann zu sein,
- es selbst verursacht zu haben und selbst schuld zu sein,
- selbst Täter zu sein,
- womöglich homosexuell zu sein.

Offenbaren die Betroffenen die Widerfahrnisse, unterliegen sie dem Risiko, sich selbst zu stigmatisieren. Es erfordert eine hohe Fähigkeit zur Selbstreflexion, sich aus der Verstrickung in gängige Geschlechterkonstrukte zu befreien. Dies gelingt manchen Betroffenen, während es andere überfordert (vgl. Mosser 2009).

3 Ausgewählte Ergebnisse der Pilotstudie »Gewalt gegen Männer«

Die Pilotstudie berichtet über alle Arten der personalen Gewalt (körperlich, psychisch und sexualisiert) in allen Altersstufen und Lebenskontexten. Die Altersstufe mit dem höchsten Viktimisierungsrisiko *aller Arten* von Gewalt ist die Phase zwischen 14 und 25. Diese Altersstufe ist ebenfalls die Phase mit der höchsten Gewaltauffälligkeit.

3.1 Sexualisierte Gewalt

Sexualisierte Gewalt wurde in der Pilotstudie deutlich weniger als körperliche und psychische Gewalt berichtet und hat vielfältige Gesichter und fließende Übergange (Forschungsverbund 2004, S. 83).

Innerhalb der Familie gemeinsam durch beide Elternteile, aber auch durch andere männliche Verwandte (Cousin, Onkel, Großvater, Bruder) oder Stiefväter bzw. Freunde der Mutter und durch weibliche

Verwandte (Schwester, Tante, Großmutter). Sie reichen von unangenehmen und ungewollten Berührungen bis hin zu schwersten Vorfällen, wie jahrelangem Missbrauch und Vergewaltigungen durch beide Elternteile, und wurden in allen Schweregraden und Varianten berichtet.

Außerhalb der Familie in Schule, Ausbildung, öffentlichem Raum, Freizeit, Sport, Kirchen, religiösen Gemeinschaften, Heimen, Gefängnissen, Militär und Krieg.

Häufig findet sexualisierte Gewalt in Verbindung mit körperlichen und psychischen Übergriffen statt. Diese sind alltäglich. Nur eine kleine Minderheit der in der Pilotstudie befragten Männer berichtete über keinerlei Gewaltwiderfahrnisse in der Kindheits- und Jugendphase – nämlich jeder siebte. Das bedeutet: Sechs von sieben der befragten Männer teilten körperliche oder psychische Übergriffe in der Kindheit und Jugend mit. Kinder und Jugendliche, die alltäglich gedemütigt oder geschlagen werden, werden von den Tätern und Täterinnen häufig als bereitwillige Objekte sexualisierter Gewalt gesehen. Jeder zwölfte befragte Mann berichtete von eindeutig sexualisierten Gewaltübergriffen; allerdings ist nicht differenzierbar, ob diese innerhalb oder außerhalb der Familie geschehen waren.

In der Fachliteratur wird gegenwärtig davon ausgegangen, dass 5–10 % aller Jungen sexualisierter Gewalt ausgesetzt sind (Bange 2007, S. 73). Da die Vorfälle dem Schweigetabu unterliegen, wird bislang nur ein Bruchteil aufgedeckt, die Zahlenangaben sind eine Augenblicksaufnahme. Mit zunehmender Veröffentlichung sexualisierter Übergriffe an Jungen werden – wie bei weiblichen Opfern während der vergangenen 30 Jahre – die entsprechenden Zahlen erheblich ansteigen.

Das *höchste Risiko für sexuelle Gewaltübergriffe* gibt es zwischen 12 und 19 Jahren. Vor dem Hintergrund der pubertätsbedingten Suche nach sexueller Identität bleiben die meisten Übergriffe verdeckt.

Sie werden von den Betroffenen, aber auch von der sozialen Umwelt nicht als Gewalt wahrgenommen. Häufig gehen die Übergriffe mit Erpressung, Anweisung zur Geheimhaltung und Sanktionsandrohung einher.

3.2 Kriegswiderfahrnisse

Kriege waren bzw. sind Inszenierungen, in denen unmittelbare existentielle Konfrontationen zwischen Gruppen von (jungen) Männern im Auftrag von älteren Männern stattfinden. Noch in der jüngsten Vergangenheit wurde der Kriegsdienst als Initiationsritus gesehen, der jungen Männern den Weg von der Welt der Jugendlichen in die Welt der Erwachsenen ermöglichen sollte. »Wehrkraftzersetzung« als strafbare Handlung »gegen die Manneszucht oder das Gebot soldatischen Mutes« und die Lähmung des Willens zur »wehrhaften Selbstbehauptung« konnten mit dem Tode bestraft werden

Unter den Bedingungen des Ausnahmezustands während des Zweiten Weltkriegs (u. a. direkte Kampfhandlungen, Flucht, Vertreibung) sind vielfältige und umfangreiche sexualisierte Traumatisierungen geschehen, besonders sexualisierte Gewalttaten. Sie wurden nie aufgedeckt oder gar geahndet.

Obwohl in allen Kriegen sexuelle Gewalt gegen Männer vorkommt, ist diese als offensichtliches Massenphänomen das erste Mal in der zweiten Hälfte des 20. Jahrhunderts im serbischen Krieg gegen Kroatien und Bosnien-Herzegowina aufgetreten.

Die Ärzte des *Zagreber medizinischen Zentrums für Menschenrechte* sprachen von mehreren tausend Opfern (FAZ 2005).

Von den männlichen Opfern wurden 86 % in serbischen Lagern gefoltert, der Rest außerhalb von Lagern. Neun von zehn aller Opfer wurden vor den Augen anderer gemartert. Obwohl die Opfer im Durchschnitt 35 Jahre alt waren, wurden auch 10-jährige Jungen gefoltert. Täter waren nicht nur serbische Männer, sondern auch serbische Frauen.

3.3 Beschneidung

Die Beschneidung, die sich nicht aus medizinischen Gründen (z. B. Vorhautverengung) zwingend als Therapie ergibt, ist eine Form von sexualisierter Gewalt. Sie ist nicht nur ein kulturell-religiöses Ritual (z. B. im Islam und im Judentum) und damit Teil einer Konstruktion von ethnischer Zugehörigkeit. Sie findet zunehmend auch in den westlichen Industriegesellschaften (insbesondere den USA), aber auch in Südkorea unter medizinischen Vorwänden (»Hygiene«) statt. Der Medizinhistoriker Gollaher konstatiert in seiner Sozialgeschichte der Beschneidung eine »Geringschätzung der Vorhaut« unter Medizinern und Medizinerinnen; zudem sei die medizinische Literatur über Beschneidung voller Widersprüche und lege Zweifel an der Gültigkeit der medizinisch-gesundheitlichen Begründungen für Beschneidungen nahe (Gollaher 2002, S. 120).

Obwohl sie vom Vorgang her eindeutig ein Eingriff in die körperliche Integrität ist – und häufig altersbedingt ohne Einwilligung geschieht – wird die Beschneidung fast nie unter diesem Blickwinkel diskutiert. Die Beschneidung von Mädchen und Jungen hat andere Folgen, ist aber eine Verletzung des Menschenrechts auf körperliche Unversehrtheit. Die weibliche Beschneidung ist in unserer Kultur ausnahmslos geächtet, die Politik geht offensiv dagegen vor. Nicht so bei der Beschneidung von Jungen, die bislang als »normal« hingenommen wird und, sofern religiös begründet, erlaubt ist. Ein aktuelles Gerichtsurteil bewertet dies als Körperverletzung.

In den qualitativen Interviews der Pilotstudie beschreibt ein Krankenpfleger seine Erfahrungen mit einem türkischen Jungen, der notfallmäßig in eine pädiatrische Klinik eingewiesen worden war (Forschungsverbund 2004, S. 291 ff.). Bei dem im familiären Kreis stattfindenden Ritual hatte es gesundheitliche Komplikationen gegeben. Die Beschneidung stellt für türkische Männer die erste Etappe auf dem Weg zur Mannwerdung dar. Ziel des Rituals, das im Alter von 6–7 Jahren inszeniert wird, ist die Desensibilisierung gegen Schmerz. Die nächste Etappe ist der Wehrdienst, den der türkische Mann als »ramponiertes Wesen« (Selek 2010, S. 54) verlässt. Schließlich stünden noch Beruf und letztlich die Eheschließung als zu bewältigende Herausforderungen bevor.

Die Verbindung eines archaischen Opferkults mit einer körperlichen Verletzung und das Leiden als Initiation in tradierte Männlichkeitsmuster ist eine hochriskante Angelegenheit. Sie widerspricht dem aufklärerischen Projekt der Moderne, dessen Absicht die Zivilisierung des zwischenmenschlichen Umgangs jenseits von vormodernen Exzessen ist. Unter einer empathischen Perspektive erlangte das Empfinden der Kinder, vor allem der Jungen, einen hohen Stellenwert im aktuellen Diskurs um häusliche Gewalt und Kinderschutz. Die biologisch-ethnisch vorgenommene »automatische« Vereinnahmung durch eine Religionsgemeinschaft steht im Gegensatz zum Kindeswohl, das für den Betroffenen die Möglichkeit zur bewussten und freien Entscheidung für oder gegen eine Beschneidung bzw. für oder gegen eine Mitgliedschaft in einer Religionsgemeinschaft erfordert (vgl. Putzke et al. 2008).

3.4 Unzureichende Hilfe und Unterstützung

In der Pilotstudie werden deutliche Belege vorgestellt, dass es so gut wie keinen gesellschaftlichen Ort für die männlichen Betroffenen gibt, an dem sie Hilfe und Unterstützung erhalten können. In ihrer Not sind viele männliche Opfer auf sich selbst angewiesen. Fast alle sind der Überzeugung, dass sie die Einzigen sind, denen so etwas zugestoßen ist.

Da öffentlich kaum über das Thema berichtet und gesprochen wird, erfahren die Betroffenen selten Unterstützung.

3.5 Täter und Täterinnen

In der Pilotstudie war die Fragestellung nach den Tätern und Täterinnen keine zentrale Fragestellung. Eher am Rande der Studie gab es Hinweise dazu. Auf diesem Hintergrund ist bei allen Gewaltformen ein Täteranteil von ca. 80 % Männern und 20 % Frauen evident.

Viele Studien zur sexuellen Gewalt gehen davon aus, dass Jungen in der Mehrheit der Fälle von Männern oder männlichen Jugendlichen ausgeübte Gewalt widerfährt. Aber auch Frauen üben Gewalt bis hin zu Vergewaltigungen aus, insbesondere Familienangehörige wie (alleinerziehende) Mütter, Schwestern, Tanten, Großmütter.

Wenig entwickelt ist seit dem Aufdecken der Missbräuche in kirchlichen Kontexten der Blick auf die begünstigenden Täterorganisationen (wie bspw. die Katholische Kirche bzw. der Klerus). Warum bietet sich die Kirche als ein Raum für Missbräuche an? Welche Bedeutung hat dabei die christliche Opferideologie als die zentrale Erzählung des Christentums?

4 Potenzielle gesundheitliche Folgen

Aus der Frauengewaltbewegung und -forschung ist inzwischen bekannt, dass Gewalt ein verborgener Hintergrund bei Gesundheitsproblemen von Frauen ist (Hagemann-White und Lenz 2002, S. 478). Lange Zeit wurden Gewalterfahrungen bei weiblichen Opfern nicht als gesundheitliche Schädigung wahrgenommen. Für männliche Gewaltopfer dürfte Entsprechendes noch immer gelten.

Als Strategien der Opfer solcher traumatischen Gewalterlebnisse beschreiben Psychologen (vgl. Egle und Abhary 2005, S. 205), dass die Betroffenen ihre Erlebnisse auf eine externe, abstrakte Ebene bringen, aus der eigenen Gefühlswelt isolieren, um so ein Weiterleben zu ermöglichen. Folgen sind oder können sein lebenslange posttraumatische Belastungsstörungen, Angstzustände und Panikattacken; Schlafstörungen, Süchte und psychische Krankheiten sind ebenfalls von erwachsenen Opfern dazu beschrieben worden. Bei Vorliegen dieser Symptome ist somit im Rückschluss auch immer zu überprüfen, ob nicht sexuelle und körperliche Gewalt in der Kindheit eine Ursache sein können. Nicht zu vergessen sind die psychischen Erkrankungen im Alter (insbesondere als Folge nicht verarbeiteter Kriegstraumen). Die geschlechtsdifferenzierende Erforschung dieser Krankheitsbilder als Ausdruck von erlittener Gewalt steht bei Männern erst am Anfang (vgl. Gahleitner 2005).

Speziell die aus dem 1. und 2. Weltkrieg entstandenen massenhaften Kriegstraumen wurden selten verarbeitet. Wenn überhaupt, dann nur als private psychische Schwierigkeit und nicht als geschlechtsspezifisches Generationenproblem. Die »kollektive Beschweigung« bewirkt, dass diese Traumata intergenerational an die Enkelgeneration »weitergereicht« werden.

5 Die Bedeutung des Gesundheitssystems

Häufig wird die Viktimisierung von Männern (insb. bei sexualisierten Gewaltübergriffen) durch Professionelle nicht genügend erkannt. Eine Überidentifikation des medizinischen Personals mit dem tradierten Männlichkeitsstereotyp kann zu einer Nichtwahrnehmung von Gewaltübergriffen gegenüber männlichen Patienten führen. Einrichtungen des Gesundheitswesens sind bislang nicht darauf vorbereitet, dass ihre männlichen Patienten möglicherweise Opfer von Gewalt geworden sind. Es fehlen professionelle Standards. Zudem werden Männer, die sexualisierter Gewalt ausgesetzt waren, überproportional häufig in die Psychiatrie eingewiesen.

Während der Erhebung der Pilotstudie verdichtete sich der Eindruck, dass den Experten die Ausdrucksformen von Gewalt zwar sehr präsent sind, aber bislang häufig nicht als geschlechtsbezogene Gewaltübergriffe wahrgenommen und reflektiert wurden.

6 Ausblick

Zur Verringerung der Gewalt gegen Jungen und Männer schlagen die Verfasser der Pilotstudie Maßnahmen in drei Bereichen vor (Forschungsverbund 2004, S. 401 ff.): Kompetentes Hilfesystem für viktimisierte Jungen und Männer, das nicht für die Arbeit mit männlichen Gewalttätern instrumentalisiert wird. Voraussetzung ist die Anerkennung des männlichen Opferseins als sozialpolitisch relevantes Problem. Erste zukunftsweisende Projekte gibt es bereits (siehe Anhang).

Schaffung eines öffentlichen Bewusstseins, insbesondere auch im Rahmen von Geschlechter- und Gleichstellungspolitik, ohne Gewalt gegen Männer zu dramatisieren (einige medienpädagogische Impulse finden sich im Anhang).

Erweiterung des Wissens über die Phänomene und das Ausmaß der gegen Jungen und Männer gerichteten Gewaltübergriffe.

Um dazu beizutragen, dass es nicht wieder Jahrzehnte braucht, bis die heutige Generation von Jungen und jungen Männern in ihrer Not erkannt wird, dass sie vielmehr zeitnah unterstützt wird, ist es wichtig, Jungen in ihrer Verletzbarkeit ohne Vorbehalt anzunehmen. Denn Jungen und Männer, Frauen und Mädchen sind gleich verletzlich und gleich schutzwürdig.

Literatur

Bange D (2007) Sexueller Missbrauch an Jungen. Die Mauer des Schweigens. Göttingen. Hogrefe.
Egle UT, Abhary SG (2005) Sexueller Missbrauch, Misshandlung, Vernachlässigung. Stuttgart. Schattauer.
FAZ (1995) Befriedigung durch Quälen. Ärzte berichten über Grausamkeiten im Balkan-Krieg. In: Frankfurter Allgemeine Zeitung, Ausgabe 64, 16.06.1995.
Forschungsverbund »Gewalt gegen Männer« (Hrsg.) (2004) Gewalt gegen Männer – Personale Gewaltwiderfahrnisse von Männern in Deutschland. Abschlussbericht der Pilotstudie. Berlin. Bundesministerium für Familie Senioren Frauen und Jugend. Homepage: http://www.bmfsfj.de/RedaktionBMFSFJ/Abteilung4/Pdf-Anlagen/studie-gewalt-maenner-langfassung.pdf (Zugriff 30.09.2010).
Gahleitner SB (2005) Sexuelle Gewalt und Geschlecht. Hilfen zur Traumabewältigung bei Frauen und Männern. Gießen: Psychosozial-Verlag.
Gollaher D (2002) Das verletzte Geschlecht. Die Geschichte der Beschneidung. Berlin: Aufbau-Verlag.
Hagemann-White C, Lenz H-J (2002) Gewalterfahrungen von Männern und Frauen. In: Hurrelmann K, Kolip P (Hrsg.): Geschlecht, Gesundheit und Krankheit. Männer und Frauen im Vergleich. Bern: Huber, S. 460–490.
Jungnitz L, Lenz H-J, Puchert R, et al. (Hrsg.) (2007) Gewalt gegen Männer. Personale Gewaltwiderfahrnisse von Männern in Deutschland. Opladen: Verlag Barbara Budrich.
Lenz H-J (1996) Spirale der Gewalt. Jungen und Männer als Opfer von Gewalt. Berlin: Verlag Morgenbuch.
Lenz H-J (2000) Männliche Opfererfahrungen. Problemlagen und Hilfeansätze in der Männerberatung. Weinheim: Juventa.
Lenz H-J (2007) Gewalt gegen Männer im Fokus der Männergesundheit. In: Stiehler M, Klotz T (Hrsg.) Männerleben und Gesundheit. Eine interdisziplinäre, multiprofessionelle Einführung. Weinheim: Juventa, S. 220–231.
Mosser P (2009) Wege aus dem Dunkelfeld. Aufdeckung und Hilfesuche bei sexuellem Missbrauch an Jungen. Wiesbaden: VS Verlag für Sozialwissenschaften.
Müller U, Schröttle M (2006) Lebenssituation, Sicherheit und Gesundheit von Frauen in Deutschland. Eine repräsentative Untersuchung zu Gewalt gegen Frauen in Deutsch-

land. Berlin. Bundesministerium für Familie Senioren Frauen und Jugend.

Putzke H, Stehr M, Dietz M-G (2008) Strafbarkeit der Zirkumzision von Jungen. Medizinrechtliche Aspekte eines umstrittenen ärztlichen eingriffs. Monatsschr Kinderheilkd 156: 783–788.

Selek P (2010) Zum Mann gehätschelt. Zum Mann gedrillt. Männliche Identitäten. München: Orland.

9.4 Jungen und Mobbing. Hintergründe und Impulse aus der Praxis

Christian Dietrich

Der Begriff »Mobbing« leitet sich aus dem Englischen »to mob« = schikanieren, anpöbeln ab und ist mittlerweile in weiten Teilen der Bevölkerung bekannt. Nach der Grundlagenliteratur (Olweus 1995; Alsaker 2003) sind zur Abgrenzung von Mobbing zu anderen Gewaltformen in ihrer Kombination folgende Merkmale hilfreich:

- Das Kräfteungleichgewicht: Das Opfer steht einem oder mehreren Tätern und deren Mitläufern alleine gegenüber und ist unterlegen.
- Die Häufigkeit: Die Übergriffe kommen mindestens einmal pro Woche oder häufiger vor.
- Die Systematik: Die Handlungen sind nicht zufällig sondern auf bestimmte Personen gerichtet. »Ziel« der Angriffe ist oft der Ausschluss aus der (Arbeits-, Klassen-) Gemeinschaft.
- Die Dauer: Die Übergriffe erfolgen über einen längeren Zeitraum (Wochen oder Monate).
- Die Ohnmacht des Opfers in der Konfliktlösung: Die gemobbte Person hat kaum die Möglichkeit, aus eigener Kraft der Situation zu entfliehen.

Mobbing kann zahlreiche Formen annehmen: Neben angedrohter oder ausgeführter körperlicher Gewalt und der Zerstörung von Gegenständen des Opfers zielen die Angriffe auf das soziale Ansehen, die Kommunikation und sabotieren soziale Beziehungen. Unter Cybermobbing sind Angriffe über die neuen Medien zu verstehen; dazu zählen bspw. Angriffe im Internet (facebook, chat) und das Handy (SMS, Filme). Das besonders Bedrohliche des Cybermobbings ist die schnelle Verbreitung der Angriffe, die Möglichkeit, rund um die Uhr zu attackieren und der Schutz der Anonymität, mit welchem der Täter rechnen kann. Folgen von Mobbing sind dem entsprechend insb. in der psychischen und sozialen Gesundheit festzustellen.

1 Mobbingprozess

Typischerweise wird ein potentielles Mobbingopfer zuerst »getestet«, indem der Täter nach »empfindlichen Stellen« sucht; erst später werden Rechtfertigungsgründe für die Abwertung und Ausgrenzung konstruiert (z. B. Haarfarbe, Kleiderstil, sonstiges Aussehen, Verhalten). Der Mobber hält den Konflikt mit dem potentiellen Opfer am Laufen, testet die Resonanz in der sozialen Bezugsgruppe (Schulklasse, Sportmannschaft, Clique) und sucht Verbündete. Nur wenn sich Gruppenmitglieder nicht regulierend einmischen, ist Mobbing praktizierbar. Demnach ist Mobbing vor allem auch eine soziale (Inter-)Aktion, und unter Jungen ein Angriff auf den sozialen Status von Jungen. Es gibt aus meiner Wahrnehmung keine unbeteiligten Gruppenmitglieder sondern – neben Tätern und Opfern – die »Möglichmacher«, die nicht verhindernd oder opferstützend intervenieren.

Das angegriffene Kind gerät durch das Mobbing immer mehr unter Druck. Alsaker (2003) beschreibt zwei Opfertypen: Das passive Opfer reagiert auf Angriffe ängstlich, wehrt sich kaum und zieht sich zurück, der Täter-Opfertypus fällt durch seine Reizbarkeit und Aggressivität auf; seine heftigen Gefühlsausbrüche und mitunter auch seine eigene Gewaltanwendung werden von den Erwachsenen vielfach nicht als Abwehrreaktion wahrgenommen und einseitig sanktioniert.

Im weiteren Verlauf wird die psychische Verfassung des Opfers immer schlechter und sein Verhalten in der Gruppe auffälliger. Dem Mobber und seinen Helfern werden dadurch – als eine Form der sich selbst erfüllenden Vorhersage – tatsächlich immer neue Anlässe zum Ausgrenzen und Ärgern gegeben. In der Gruppe tritt dabei ein Gewöhnungseffekt ein, die Grenzüberschreitungen werden zunehmend als »normal« wahrgenommen. Die Täter steigern die Häufigkeit und Intensität der Angriffe. Die gemobbte Person beginnt immer mehr an sich zu zweifeln; ihr Selbstwert nimmt ab und das Risiko gesundheitlicher Schäden nimmt zu.

Das Opfer wird von der Gruppe immer mehr sozial isoliert. Da Jungen ihren »männlichen Selbstwert« auch aus dem Status (ihrer Position) in der sozialen Bezugsgruppe ableiten, werden gemobbte Jungen durch die Ausgrenzung auch in ihrem Jungesein »demontiert«. Stress-Symptome gemobbter Jungen entwickeln sich zu ernsthaften Krankheits-Symptomen. Häufig wechseln gemobbte Jungen völlig hilflos und demoralisiert die Schule; darin kann zwar eine Lösung gesehen werden; wird die Ausgrenzung allerdings nicht aufgearbeitet und das Selbstwertgefühl des Jungen nicht wieder hergestellt, kann das Mobbing auch in einer neuen Situation wieder beginnen. Die Verzweiflung gemobbter Jungen kann aber im Extremfall auch in massiver Gewaltanwendung enden. Jungen agieren ihre Opfererfahrung aktiv aus: Das Opfer begeht Suizid oder versucht seine Peiniger zu vernichten (bei einigen Amokläufen in Schulen wurden im Nachhinein jahrelange massive Mobbing-geschichten gegenüber dem späteren Täter festgestellt).

2 Häufigkeit

Die wenigen aktuellen Forschungsergebnisse zur Häufigkeit und den Täter-Opferprofilen widersprechen sich zum Teil. Dies liegt vermutlich an den unterschiedlichen Definitionen des Mobbingbegriffs und an dem abweichenden Alter der Zielgruppen. Tendenziell lässt sich dennoch feststellen, dass Jungen häufiger aktiv mobben als Mädchen, dass Jungen aber gleichzeitig auch häufiger Opfer von Mobbing werden: Mobbinghandlungen richten sich bei Mädchen und Jungen vor allem gegen Personen des eigenen Geschlechts. Weiter zeichnet sich ab, dass Jungen, die aktiv mobben, eher physisch (körperliche Attacken, wie Schubsen, Boxen, Kneifen usw.) und mit direkten verbalen Kränkungen angreifen (während Mädchen häufiger das Beziehungssystem des Opfers attackieren). Mobbing kommt in allen Altersstufen der Kindheit und Jugend vor. Aus der Sicht der Kinder wird Mobbing – wegen der Massivität und der Dauer der Aktionen – häufig als eine bedrohlichere Gewaltform wahrgenommen als physische Gewalt.

3 Praxis: Mobbingopfer unterstützen

Jungen, die Opfer von Mobbingattacken werden, schämen sich einerseits: Mobbingopfer zu sein lässt sich kaum mit Männlichkeitsbildern in Einklang bringen; andererseits haben sie oft panische Angst, dass sich ihre Situation noch weiter verschlechtert, wenn sich Außenstehende einmischen. Von Mobbing betroffene Jungen melden sich deshalb nur selten direkt bei Erwachsenen, die ihnen helfen können (z. B. bei der Schulsozialarbeit). Eher werden Eltern, Lehrpersonen oder Gleichaltrige aufmerksam und holen Unterstützung. Es ist deshalb von zentraler Bedeutung, zuerst in den Beziehungsaufbau zum Jungen zu investieren und dabei zu versuchen, den Funken der Hoffnung auf Veränderung zu wecken. Das Handlungsprinzip lautet dabei: Das Opfer bestimmt das Tempo.

Der erste Schritt in der Unterstützung bei Mobbing bildet das Gespräch (evtl. mehrere Gespräche) mit dem Opfer. In einer ersten Auslegeordnung lasse ich mir erklären, wie der Junge die aktuelle Situation wahrnimmt und deutet. Weiter geht es darum, zusammen Ressourcen herauszufinden, »zu erschnüffeln«. Auf dieser Grundlage lassen sich Handlungsoptionen ableiten. Mobbing ist ein Gruppenphänomen und es ist daher naheliegend, systemisch mit der ganzen sozialen Bezugsgruppe, den Eltern sowie ggf. den Lehrkräften oder Jugendarbeitern zu arbeiten. Häufig sind Mobbingopfer in der Anfangsphase zu diesem Schritt (noch) nicht bereit.

Der rein verbal-kommunikative Zugang ist für die Arbeit mit gemobbten Jungen unzureichend. Diese Jungen brauchen oft Unterstützung darin, eine Situation oder das Erlebte erst verbal kommunizierbar zu machen. Deshalb ist es in der praktischen Arbeit wichtig, Jungen zu helfen, Klarheit zu finden und die belastende Situation symbolisch zu »übersetzen«. Ich arbeite deshalb mit Visualisierungstechniken und einer lösungsorientierten Beratung. Dadurch werden häufig auch schweigsame Jungs plötzlich aktiv und können über ihre Situation reflektieren. Besonders bewährt hat sich im Zusammenhang mit Mobbing das Visualisieren durch Spielzeugfiguren (z. B. Plastikfiguren der Marke »Playmobil«). In ersten Klärungsphasen werden wir gleich aktiv. Ich fordere den Jungen nach einer kurzen Begrüßung auf, mit mir zusammen seine jetzige Situation mit Figuren darzustellen. Dieser aktive Einstieg wird von den Jungen sehr geschätzt. In einem ersten Schritt werden die Figuren benannt und »angeschrieben« (z. B. mittels kleinen Buchzeichen oder Klebern). Der Junge nennt die Namen der Gruppenmitglieder und abwechslungsweise schreiben wir entsprechende Namenszettelchen und kleben sie je einer Playmobilfigur auf den Rücken. Im zweiten Schritt stellt der Junge mit diesen Figuren auf einer definierten Fläche die aktuelle Gruppe auf. Dabei positioniert er seinen Stellvertreter zuerst. Unterstützend benenne ich dabei Leitfragen: *»Gibt es beim Plagen so etwas wie Chefs – Welche Kinder müssten ihr Verhalten ändern, dass die Anderen auch aufhören?«* In der Regel kommt hier eine klare Antwort. Der Junge kann einen, zwei oder drei Gegner klar benennen. Die Stellvertreter dieser Kinder kommen auf die Spielfläche. Nach und nach werden alle Figuren auf die Fläche gestellt. Wichtig ist nicht, nur die schwierigen Beziehungen darzustellen, sondern auch die Unterstützer und bisher neutralen Zuschauer zu postieren. Häufig sieht der Junge hier zum ersten Mal, das er nicht so alleine ist, wie bisher wahrgenommen.

Das nun entstandene Bild gibt klare Hinweise darauf ob und in welchem Ausmaß es sich um Mobbing handelt. Für die nächste Sequenz setze ich den ersten »Täter-Stellvertreter« auf einen freien Stuhl (meistens fällt er erst auch noch um, was zum Lachen anregt – distanzierenden Humor schätzen die Jungen in dieser belastenden Situation), und begrüße ihn mit seinem Namen. Nun lasse ich mir vom Opfer genau erläutern, was der Täter genau macht, wie häufig und seit wann die Angriffe erfolgen. Oft lasse ich mir auch eine Sequenz kurz vorspielen. Nach dieser Klärungsarbeit stelle ich mit dem Jungen zusammen die verschiedenen Handlungsstrategien dar und wäge mit ihm Vor- und Nachteile ab. Ganz wichtig ist mir, die Handlungsoption »im Augenblick nichts tun« auch einzubeziehen. Viele Jungen brauchen Zeit, um die neuen Eindrücke setzen zu lassen. Häufig sind mehrere Gespräche nötig, bis in ihnen ein »Funken der Hoffnung«

auf Veränderung aufglimmt und sie genügend Mut haben, sich zu exponieren.

Mit dieser jungenorientierten Vorgehensweise wird dem Jungen Respekt vermittelt; sein »Opferstatus« wird nicht bestätigt, er wird nicht als Opfer stigmatisiert und entmündigt, sondern ernst genommen und gestärkt. Dadurch wird ein starker Beziehungsfaden aufgebaut. (Der Faden würde reißen, wenn ich als Begleiter zu schnell und alleine in eine Richtung losmarschiere; der Junge wird sich in diesem Fall zukünftig hüten, sich Hilfe zu holen, da er einen weiteren Kontrollverlust befürchtet).

4 Mediative Konfliktvermittlung

Durch die mediative Konfliktvermittlung soll das Opfer seinen Opferstatus verlieren: der Junge soll »aus der Schuld- und Opferschublade 'rauskommen«. Ziel dieses Ansatzes ist es, eine nachhaltige Veränderung festgefahrener Konflikte ohne Schuldige und ohne Gesichtsverlust zu ermöglichen. Die Vermittlungsgespräche mit Kindern und Jugendlichen sind jeweils sehr kurz. Das Opfer wird nicht sonderbehandelt, sondern darin bestärkt, seine Sicht mutig zu äußern. Die Konfliktgespräche sind immer im Dreier Setting (Vermittler, Täter, Opfer) zu machen. Wenn es mehrere Mobber gibt, sind mehrere Kurzgespräche erforderlich. Obwohl nur mit den Tätern und dem Opfer gearbeitet wird, beobachte ich immer wieder eine systemische Wirkung: Das bisherige Opfer fasst Mut, Mitläufer hören plötzlich auf zu plagen, da ihre Vorbilder sich anders verhalten. Um die Vermittlung durchzuführen, müssen Voraussetzungen bestehen: Das Opfer kann konkret Handlungen und Verhalten benennen, bei denen der Täter gerade ihn quält oder nervt. Im Einzelgespräch kann diese Aussage im Rollenspiel geübt werden. Das Opfer ist seinerseits bereit hinzuhören, was den bzw. die Täter stört oder warum der Täter vom Opfer »genervt« ist.

In einem zweiten Schritt wird der Täter (unangemeldet) aus der Gruppe geholt. Das Opfer hat im Beratungsraum bereits Platz genommen. Das Vermittlungsgespräch wird durch den Moderator gestartet: »*Dem XY ist es nicht wohl in der Klasse bzw. in der Gruppe. Das hat mit dir zu tun. Bitte höre einmal zu, warum er sich über dich ärgert. Du hast dann die Gelegenheit, deine Sicht auch darzustellen.*«

Das Opfer schildert nun, was er erlebt und was ihn besonders belastet. Der Moderator fragt nach, ob der Täter weiß, was das Opfer damit meint. Wenn der Täter verneint, wird nachgefragt, bis es allen Beteiligten klar ist. Wichtig ist es nachzufragen, bis man ein klares Bild hat – diffuse Aussagen werden nicht akzeptiert, sondern geklärt. Wenn beide Parteien das Gefühl haben, dass die wichtigen Aspekte auf dem Tisch sind, formuliert der Junge in der Opferrolle, was er sich von der Gegenpartei wünscht und was er selber zur Verbesserung beitragen kann. Das gleiche Prozedere wird mit dem Täter durchgespielt, auch er formuliert Wünsche und Angebote. Wichtig ist es, als Moderator nachzufragen, bis Wünsche und Angebote von der Gegenseite klar verstanden wurden. Nun wird geklärt, welche konkreten Veränderungsschritte in Angriff genommen werden. Ganz wichtig ist der Abschluss der Konfliktvermittlung – es wird abgemacht, was den (neugierigen) gleichaltrigen Freunden über dieses Gespräch erzählt wird – und was nicht.

Als dritten Schritt setze ich einen ersten Kontrolltermin nach etwa drei Wochen an. Kontrollgespräche dauern in der Regel nur ein paar Minuten. Bezug nehmend auf die ausformulierten Wünsche und Angebote wird die jetzige Situation und Beziehung der beiden Parteien erfragt. Meistens gibt es viel Positives zu berichten und zu würdigen. Manchmal kommt von einer Seite noch ein aktueller neuer Aspekt dazu, sonst wird der neue Kontrolltermin abgemacht. Die Eltern des Täters (und manchmal auch des Opfers) sind zu diesem Zeitpunkt normalerweise nicht informiert. Ich stelle dem Täter in Aussicht, dass dies auch so bleibt, wenn die Situation sich augenblicklich und in Zukunft bessert. Sollte aber keine Verbesserung eintreten, ist die Zusammenarbeit mit den Eltern der nächste logische Schritt.

Wenn es gut läuft, werden die Abstände der Kontrollgespräche größer. Normalerweise kann die Begleitung nach drei Kontrolltermine verteilt auf ein halbes Jahr erfolgreich abgeschlossen werden.

Dieses mediative Verfahren dient selbstverständlich zuerst der sozialen, psychischen und körperlichen Gesundheit des Jungen, der zum Mobbingopfer wurde. Seine Situation verbessert sich, Stress- und Krankheitssymptome werden weniger oder verschwinden. Gleichzeitig dient die Aufarbeitung der Mobbingsituation aber auch der Gesundheit der aktiven, mobbenden Jungen. Sie werden mit ihren Anliegen ähnlich ernst genommen wie das Opfer, sie bekommen eine klare Grenze gesetzt – die sie mit ihrer Mobbingaktion (auch) suchen und lernen darüber hinaus, dass es wichtig ist, sich Unterstützung zu holen, wenn sie selbst von Mobbing oder anderer Gewalt bedroht sind.

Literatur

Alsaker F (2003) Quälgeister und ihre Opfer, Mobbing unter Kindern und wie man damit umgeht. Bern: Huber.

Olweus D (1995) Gewalt in der Schule: Was Eltern und Lehrer wissen sollten – und tun können. Bern: Huber.

10 Anhang

10.1 Glossar zu Kapitel 3.2 Jungenspezifische Krankheitsbilder

(in Anlehnung an: Roche-Lexikon Medizin, München: Urban & Schwarzenberg)

Analgesie	Aufhebung der Schmerzempfindung (Betäubung)
Anosmie	Hochgradige Minderung bis Aufhebung der Geruchsempfindung
Ätiologie	(Lehre von der) Ursache von Krankheiten
benigne	gutartig
Candida	Eine Gattung asporogener Sprosspilze (Hefen)
Dehydratation	Entwässerung
Deszensus	Das Absteigen (z. B. des Hodens in den Hodensack)
Dysurie	Schmerzhafter Harndrang
Ektopie (Adjektiv: ektop)	Angeborene oder erworbene Verlagerung eines Gewebes oder Organs
Endokrinopathie	Erkrankung hormonproduzierender Drüsen mit Störung der Hormonproduktion
Epispadie	Obere Harnröhrenspalte
Erektionsstörung	Störung der psychoreflektorisch ausgelösten »Versteifung« des Penis
Fertilität	Fruchtbarkeit
Funiculus spermaticus	Samenstrang vom oberen Hodenpol bis zum inneren Leistenring
Hypospadie	Angeborene Fehlmündung der Harnröhre an der Unterseite des männlichen Gliedes
Infertilität	Unfruchtbarkeit
Infiltrat	In ein Körpergewebe eingedrungene körpereigene oder-fremde Substanz
inkarzeriert	eingeklemmt
Ischämie	Blutleere oder Minderdurchblutung
Keimaszension	Aufstieg von Keimen z. B. entlang des Samenstrangs
Kohabitationshindernis	Hindernis beim Geschlechtsverkehr
Konsistenz	Festigkeitsgrad eines Stoffs
Kremaster	Vom inneren Bauchmuskel abzweigendes Muskelfaserbündel mit Ansatz am Samenstrang und Hoden

Kryospermakonservierung	Konservierung von Sperma durch Gefrierung zum Zweck der späteren Nutzung für eine künstliche Befruchtung
Kryptorchismus	Jede Form des Bauchhodens
Leistenhernie	Leistenbruch
maligne	bösartig
Meatitis	Entzündungen im Bereich des Harnröhrenausgangs
Meatusstenose	Enge im Bereich des Harnröhrenausgangs
Miktionsbeschwerden	Beschwerden beim Wasserlassen
Miktionshindernis	Störung der Blasenentleerung durch ein Hindernis (z. B. Verengung der Harnröhre)
Oligo- oder Azoospermie	Spermienzahl < 10. Mill. oder keine Spermien
Orchidopexie	Operative Fixierung des Hodens im Hodensack
Parenchymläsion	Umschriebene Läsion des spezifischen Gewebes eines Organs
Pollakisurie	Drang zu häufigem Wasserlassen
retiniert	zurückgehalten
Sklerosierung	Verödung (eigentlich: Verhärtung)
Skrotum	Hodensack
Smegma	Weiß-gelbliche, talgige Masse aus Talgdrüsensekret und abgeschilferten Zellen
Spermarche	Erster Samenerguss (Pendant ist die Menarche – erste Regelblutung – beim Mädchen)
Striktur	Hochgradige Einengung
suprapubisch	Oberhalb vom Schambein
torquiert	verdreht
Torsion	Verwindung/Verdrehung
Ureterozystoskopie	Untersuchung der Blase und der Harnleiter mittels eines Endoskops
Uroflowmetrie	Messung der Harnmenge/Zeiteinheit (normal: 20–50 ml/sec)
Vesikoureteraler Reflux	Harnrückfluss aus der Blase in den Harnleiter und eventuell bis ins Nierenbecken

10.2 Erklärung von Begriffen rund um das männliche Genitale

Bernhard Stier

(In Anlehnung an: Wie geht's wie steht's (2002) Bundeszentrale für gesundheitliche Aufklärung, Köln (BZgA) – www.bzga.de/infomaterialien/sexualaufklaerung/wie-gehts-wie-stehtsbrwissenswertes-fuer-jungen-und-maenner/; **Bestellnummer** 13 030 000)

Befruchtung
In den ersten 6–24 Stunden der Wanderung durch die Eileiter zur Gebärmutter kann die Eizelle befruchtet werden. Unmittelbar nach dem Samenerguss sind die Spermien noch relativ unbeweglich im zähflüssigen Sekret der Bläschendrüsen eingeschlossen. Nach ca. 15–30 Minuten sorgt das Prostatasekret für die Verflüssigung der Spermienflüssigkeit, so dass sie sich jetzt selbständig bewegen können. Spermien sind ziemlich schnell (gemessen an ihrer Größe). Sie legen ca. 3–4 mm in einer Minute zurück. Wenn die Spermien nach ihrem Weg durch die Scheide bei dem Muttermund angekommen sind, werden sie zunächst am Eingang der Gebärmutter in einem Schleimpfropfen aufgenommen. Die Schleimumhüllung sorgt dafür, dass die Spermien nicht durch das Immunsystem vernichtet werden. Hier können sie im Schnitt drei Tage lang überleben. Dieser Schleimpfropf ist nur zu Zeiten des Eisprunges durchlässig. Gleichzeitig dient die Fruktose (Fruchtzucker) als weitere Energiequelle. Durch gezielte Kontraktionen der Gebärmutter werden nun die einzelnen Schleimtropfen wie mit einem Aufzug in Richtung Eileiter transportiert. Im hinteren Drittel des Eileiters findet dann die Begegnung statt. Eizellen setzen chemische Lockstoffe frei, um Spermien anzulocken. Die Spermien orientieren sich an dem Lockstoffgradienten, der die Eizelle umgibt, und sind so in der Lage, die Eizelle aufzuspüren. Von den anfänglich 200 Mio. Spermien schaffen es nur ca. 500 bis hierhin. Diese müssen sich dann durch eine Wolke von Nährzellen (Cumulus) durchschlängeln. Bis direkt zur Eizelle schaffen es wiederum nur etwa 100 Spermien.

Bläschendrüse
Etwa 6 cm lang, rechts und links der Prostata. Sie sondern bei sexueller Erregung ein Sekret ab. Dieses macht ca. 60 % der Spermienflüssigkeit aus. Es verleiht dem Sperma seine gallertartige Beschaffenheit (Schutzfunktion). Der in ihm enthaltene Zuckeranteil ist der hauptsächliche Energielieferant für die Spermien auf dem Weg zur Eizelle.

Cowpersche Drüsen	Erbsengroß unterhalb der Prostata gelegen. Sie produzieren ein Sekret, welches bei sexueller Erregung an der Eichel aus der Harnröhre vor dem Samenerguss austritt (Freudentropfen/Lusttropfen). Vermutlich dient es dazu, die Harnröhre zu desinfizieren und ein besseres Durchgleiten der Spermienflüssigkeit zu ermöglichen. Auch leistet es einen Beitrag zur Befeuchtung des Scheideneingangs. Es ist sehr geschmeidig und erleichtert das Einführen des Penis in die Scheide.
Gleithoden	Der Hoden liegt oberhalb des Skrotums und kann bis in den Skrotaleingang gezogen werden. Eine weitere Verlagerung des Hodens bis an den tiefsten Punkt des Skrotums ist infolge der jetzt angespannten Samenstranggebilde nicht möglich. Beim Loslassen bleibt der Hoden nicht in dieser Position, sondern gleitet sofort wieder nach oben zurück.
Hoden	Wiegt zwischen 20–30 g. Besteht aus stark gewundenen Kanälchen. In den meisten Fällen hängt der linke Hoden etwas tiefer als der rechte. Für eine problemlose Samenproduktion müssen die Hoden ca. 2 °C unter der normalen Körpertemperatur gehalten werden. Der Hodensack kann sich darum ausdehnen oder zusammenziehen.
Hodenkrebs	Häufigkeit: ca. 6/100 000. Am häufigsten vor dem 40. Lebensjahr. Auch Jugendliche können davon betroffen sein. Die Wahrscheinlichkeit, an Hodenkrebs zu erkranken, ist um das 10–40fache erhöht, wenn der Hoden nicht im Hodensack liegt oder sich dauerhaft nicht nach unten in den Hodensack bewegen kann (Gleithoden, Leistenhoden oder Bauchhoden).
Kastration	Beim Mann = Entfernung der Hoden Bei der Frau = Entfernung der Eierstöcke (nicht verwechseln mit Sterilisation)
Kremasterreflex	Kontraktion (Zusammenziehen) des Muskels »Cremaster«. Dieses wird ausgelöst durch Bestreichung der Oberschenkelinnenseiten. Dadurch erfolgt ein Zurückziehen des Hodens Richtung Bauch auf der gleichen Seite. Die wichtigste Funktion ist die der Temperaturregulierung im Hoden. Der M. Cremaster reguliert den Abstand des Hodens zum Körper/Leiste und damit die Temperatur – je weiter weg, desto kälter. Die Entstehung von Spermien ist sehr temperaturabhängig. Ein Hoden in der Leiste oder gar im Bauchraum (Maldescensus testis/Kryptorchismus) ist ein Grund für Unfruchtbarkeit und hat zudem ein erhöhtes Karzinom-Risiko. Es ist aber auch anzunehmen, dass eine gewisse Schutzfunktion zwecks »Entfernung aus einer Gefahrenzone« z.B. Prellungen, auch zur Aufgabe des M. Cremaster und damit des Cremasterreflexes gehört.
Nachtlatten	Unwillkürliche nächtliche Erektionen (können 4–5 x/Nacht unbemerkt auftreten). Kommen nur in Traumphasen des Schlafes vor.

10.2 Erklärung von Begriffen rund um das männliche Genitale

Nebenhoden	Bestehen aus stark gewundenen, ca. 5 m langen Kanälchen. Dort werden die Spermien gespeichert und dort findet auch deren weitere Reifung statt.
Orgasmus beim Jungen	Geht beim Jungen dem Samenerguss um Millisekunden voraus. Ein Orgasmus ist auch ohne Samenerguss möglich. Auch kleine Kinder können durchaus einen Orgasmus haben. Die körperlichen Vorgänge beim Orgasmus teilen sich in vier Phasen auf: **Erregungsphase:** der gesamte Unterleib wird stärker durchblutet, die Schwellkörper füllen sich mit Blut, das Herz schlägt schneller, der Blutdruck steigt. Der Hoden wird durch Kontraktion des Muskelgewebes des Hodens stärker an den Körper herangezogen. Evtl. treten die Brustwarzen weiter hervor als gewöhnlich und es kommt zu rötlichen Flecken auf der Haut (Sex-flush). Sekretabgabe der Cowperschen Drüsen. **Plateauphase:** Die Erregung erreicht ihren Höhepunkt. Die Eichel schwillt an. In der Prostata vermischen sich Samenzellen aus der Ampulle mit dem Sekret der Bläschendrüsen und der Prostata. Die Harnröhre wird Richtung Blase verschlossen. Der Atem geht schneller, der Puls wird schneller. **Orgasmusphase:** der Orgasmus ist jetzt nicht mehr aufzuhalten. Innerhalb weniger Sekunden ziehen sich der Penis, die Harnröhre, die Samenleiter, die Bläschendrüsen, die Prostata und auch der After mehrmals zusammen. Das plötzliche Lösen der Muskelspannung setzt sich wellenartig in den ganzen Körper fort (je nach Stärke des Orgasmus). Durch mehrmaliges Zusammenziehen der Prostata kommt es zum Samenerguss. Dabei wird die Samenflüssigkeit mit Druck (1,5–1,7 atü) durch die Harnröhre nach draußen geschickt (ca. 40–50 km/h!). Da sich die Harnröhre weitet, spritzt die Spermienflüssigkeit nicht meterweit heraus. **Rückbildungsphase:** Nach dem Orgasmus kehren sich die Vorgänge der erregungs- und Plateauphase sofort wieder um. Es beginnt eine sogenannte Refraktärperiode, d. h. weder Jungen noch Mädchen sind danach für eine gewisse Zeit für sexuelle Reize empfänglich. Manchmal geht dies mit einem starken Schlafbedürfnis einher. Die Refraktärperiode ist bei den Geschlechtern unterschiedlich lang (kurz) und ebenso abhängig vom Alter (in jungen Jahren kürzer). Übrigens: Jungs kommen bei den ersten Malen meist ziemlich schnell, oft schon wenige Sekunden nach dem Einführen des Penis in die Scheide. Das ist ganz normal und verändert sich im Laufe der Zeit mit zunehmender Erfahrung.
Paraphimose	Die über die Eichel gezogene Vorhaut kann nicht wieder in ihre ursprüngliche Position gezogen werden.

Pendelhoden	Überempfindlichkeit der Nerven, die den Kremasterreflex auslösen. Die Kremastermuskeln sind Teil der Hodenaufhängung. Diese ziehen die Hoden z. B. bei starker sexueller Erregung, Kälte etc. dicht an den Leistenkanal zurück, so dass sie im Hodensack nicht mehr tastbar sind. Bei Entspannung liegen die Hoden wieder normal im Hodensack. Eine Behandlung ist nicht erforderlich. Pendelhoden sollten von Zeit zu Zeit kontrolliert werden, da sie während des Wachstums zu Gleithoden werden können und dann behandelt werden müssen.
Penisbruch	Als Penisbruch (Penisfraktur) wird ein Einreißen der Schwellkörper des Penis oder der sie umgebenden Membran bezeichnet, es handelt sich um eine seltene, aber schmerzhafte und behandlungsbedürftige Verletzung. Voraussetzung für eine Penisfraktur ist eine bestehende Erektion des Penis. Nur durch eine entsprechende operative Therapie besteht Aussicht auf vollständige Heilung.
Phimose	Vorhauverengung. Die Phimose kann zu Infektionen an der Vorhaut und der Eichel des Penis führen, da eine Reinigung (täglich!) nur erschwert oder gar nicht möglich ist. Die Infektionen sind schmerzhaft, führen zu Vernarbungen und müssen dann häufig durch eine Beschneidung behandelt werden. Nicht verwechseln darf man die Phimose mit einer Vorhautverklebung. Diese tritt sehr häufig im Kindesalter auf und löst sich von selbst unter der Wirkung des Testosterons während der Pubertät. Ein Eingriff ist bei der Vorhautverklebung *nicht* erforderlich.
Pollution	Unwillkürlicher Samenerguss während eines sexuellen Traums.
Priapismus	Dauererektion. Sie ist ein *Notfall* und bedarf der unbedingten Vorstellung beim Arzt. Dabei ist der Abfluss des Blutes aus dem Penis gestört. Hält er länger als 6 Stunden an, wird das Gewebe der Schwellkörper so stark geschädigt, dass dadurch evtl. keine Erektion mehr möglich ist.
Prostata	Vorsteherdrüse. Sie hat etwa die Größer einer Kastanie und ein Gewicht von ca. 20 g. Sie umhüllt die Harnröhre wie ein Mantel. Bei einer Erektion wird durch sie der obere Anteil des Harnleiters verschlossen. Damit kann während des Geschlechtsverkehrs kein Urin ausfließen und die Samen normalerweise nicht die falsche Richtung in die Blase nehmen. Das Sekret der Prostata hat die Aufgabe, das Sekret der Bläschendrüsen wieder zu verflüssigen (nach dem Samenerguss). Spezielle Stoffe des Prostatasekrets sorgen dafür, dass sich die Spermien besser fortbewegen können. Das Sekret verleiht der Spermienflüssigkeit ihren eigentümlichen Geruch (häufig mit Kastanienblüten verglichen). Sie reagiert zudem auf äußere Reize sehr empfindsam.

10.2 Erklärung von Begriffen rund um das männliche Genitale

Samenstrang	Geht vom Nebenhoden aus und mündet in der Prostata in die Harnröhre. Davor liegt eine Erweiterung – Ampulla genannt. Diese dient zur Speicherung der Spermien für den nächsten Samenerguss.
Smegma	Beim Jungen: weiß-gelbliche, talgige Masse aus Talgdrüsensekret und abgeschilferten Epithelien in der Kranzfurche und unter der Vorhaut auf der Eichel. Beim Mädchen: weiß-gelbliche, talgige Masse aus Talgdrüsensekret und abgeschilferten Epithelien als Ansammlung zwischen Kitzler und kleinen Schamlippen. Enthält meist Mycobacterium smegmatis. Bewirkt bei mangelnder Hygiene evtl. eine örtliche Entzündung. Smegma ist möglicherweise krebserzeugend, wenn es nicht immer wieder durch Hygienemaßnahmen entfernt wird.
Spermien	Jede Sekunde werden ca. 1 000 neue Spermien bereitgestellt. Ihre Reifung im Hoden dauert ca. 70 Tage. Eine weitere Reifung findet im Nebenhoden statt. Im unteren Anteil des Nebenhodens werden sie danach gelagert. Das Geschlecht eines Kindes wird durch die Spermien bestimmt, von denen ca. 45 % im Kopfstück ein Y-Chromosom tragen und 55 % ein x-Chromosom. Von 100 Geburten von Mädchen kommen dennoch 107 Geburten von Jungen. Die Y-Spermien sind etwas kleiner und leichter. Sie bewegen sich etwas schneller und brauchen weniger Energie. Die X-Spermien sind dafür etwas langlebiger. Im Nebenhoden und im Samenleiter können die Spermien monatelang überleben. Außerhalb des Körpers trocknet die Samenflüssigkeit sehr schnell ein. Solange die Spermien durch genügend Samenflüssigkeit geschützt sind, können sie mehrere Stunden überleben. In normalem Leitungswasser und erst recht in Seifenwasser sterben sie nach wenigen Sekunden ab. In der Scheide halten sie sich wenige Stunden, aber in der Gebärmutter und in den Eileitern ca. 3 bis 7 Tage.
Spermienflüssigkeit/ Samenflüssigkeit/ Ejakulat	Setzt sich aus Spermien plus den Sekreten aus Bläschendrüsen und Prostata zusammen. Zusammen ergeben dies ca. 2–6 ml Samenflüssigkeit. Ein ml enthält normalerweise ca. 20–60 Mio. Spermien. Nur ein Teil dieser Spermen ist tatsächlich fruchtbar. Die Spermienflüssigkeit ist weder giftig noch nahrhaft. Sie bringt es auf ca. 5 Kalorien. Die Farbe ist weiß-grau, mit zunehmendem Alter auch leicht gelblich. Nach WHO-Definition sollte die Menge nicht unter 2 ml und die Anzahl der Spermien nicht unter 20 Mio./ml liegen, um fruchtbar zu sein.
Sterilisation	Beim Mann = Durchtrennung der Samenleiter Bei der Frau = Durchtrennung bzw. Unterbindung der Eileiter (Nicht zu verwechseln mit Kastration)

10.3 Empfehlenswerte Literatur

Altgeld T (2004) Männergesundheit. Neue Herausforderungen für Gesundheitsförderung und Prävention. Weinheim, München: Juventa.

Bardehle D, Stiehler M (2011) Erster Deutscher Männergesundheitsbericht. München: Zuckschwerdt.

Bentheim A, Murphy-Witt M (2007) Was Jungen brauchen – Kleine-Kerle-Coaching. München: Gräfe und Unzer.

Bergmann W (2008) Kleine Jungs – große Not. Wie wir ihnen Halt geben. Weinheim: Beltz.

Bundeszentrale für gesundheitliche Aufklärung (BZgA) (2002) In unserer Straße. Jungsgeschichten über Liebe, Freundschaft, Sex und Aids. Köln: BZgA.

Bundeszentrale für gesundheitliche Aufklärung (BZgA) (2002) Wie geht's, wie steht's? Wissenswertes für Jungen und Männer. Köln: BZgA. Bestell-Nr. 13 031 000.

Bundeszentrale für gesundheitliche Aufklärung (BZgA) (Hrsg.) (^{3}2003) Wissenschaftliche Grundlagen. Teil 2 – Jugendliche. Köln: BZgA. Download unter http://www.sexualaufklaerung.de/cgi-sub/fetch.php?id=370

Dammasch F (Hrsg.) (2008) Jungen in der Krise – Das schwache Geschlecht? Frankfurt/M.: Brandes & Apsel.

Hurrelmann K, Schultz T (Hrsg.) (2012) Jungen als Bildungsverlierer. Brauchen wir eine Männerquote in Kitas und Schulen? Weinheim, Basel: Beltz Juventa.

Hüther G (2009) Männer – Das schwache Geschlecht und sein Gehirn. Göttingen: Vandenhoeck & Ruprecht.

Kolip P, Altgeld, T (Hrsg.) (2006) Geschlechtergerechte Gesundheitsförderung und Prävention. Theoretische Grundlagen und Modelle guter Praxis. Weinheim, München: Juventa.

Prömper Hans, Jansen MM, Ruffing A, Nagel H (Hrsg.) (2010) Was macht Migration mit Männlichkeit. Opladen: Verlag Barbara Budrich.

Rose L, Schmauch U (Hrsg.) (2005) Jungen – die neuen Verlierer? Auf den Spuren eines öffentlichen Stimmungswechsels. Königstein: Helmer.

Schnack D, Neutzling R (1993) Die Prinzenrolle. Über die männliche Sexualität. Reinbek: Rowohlt.

Schnack D, Neutzling R (2011) Kleine Helden in Not. Reinbek: rororo.

Scott J, Borgman J (2003) ZITS – Tage eines Teenagers. Oldenburg: Achterbahn.

Stiehler M, Klotz T (Hrsg.) (2007) Männerleben und Gesundheit. Eine interdisziplinäre, multiprofessionelle Einführung. Weinheim, München: Juventa.

Stier B, Weissenrieder N (2006) Jugendmedizin – Gesundheit und Gesellschaft. Heidelberg: Springer.

Winter R (2011) Jungen – Eine Grauchsanweisung. Weinheim: Beltz.

Winter R, Neubauer G (2004) Kompetent, authentisch und normal? Aufklärungsrelevante Gesundheitsprobleme, Sexualaufklärung und Beratung von Jungen. 2. Auflage. Studie der Bundeszentrale für gesundheitliche Aufklärung (BZgA) Köln. BestellNr. 133 0014.

10.4 Adressen, Internetadressen und Filmangebote

> **Hinweise**
> Viele Einrichtungen oder Personen, die pädagogische Jungenarbeit anbieten, sind nur lokal oder regional tätig und bekannt. Ansprechpartner werden Ihnen z. B. von Ihrem kommunalen Jugendamt oder der Kreisjugendpflege benannt.
> Mit diesen Adresshinweisen kann keine Verantwortung für die Qualität der Arbeit dieser Stellen übernommen werden. Bitte prüfen Sie die Angebote vor dem Hintergrund Ihrer Interessen (und ggf. den Bedürfnissen der Jungen). Die Funktion der Links wurde am 18.05.2012 geprüft.

1 Internetadressen zu allgemeinen und speziellen Jungenthemen

(Zusammengestellt von Reinhard Winter)

Arbeitskreis Jungenarbeit bei INPUT e. V. München
INPUT e. V.
Sandstr. 41
80 335 München
Tel.: (089) 291 604 63
www.ak-jungenarbeit.de

Berufsinformationen für Jungen
www.respekt-jungs.de/

BIZeps/Wiesbaden – Beratungs- und Informationszentrum für Männer und Jungen
Langgasse 18
65 183 Wiesbaden
Tel.: (0611) 6 097 606
www.bizeps-wiesbaden.de

Bremer JungenBüro e. V.
Schüsselkorb 17/18
28 195 Bremen
Tel: (0421) 59 865 160
www.bremer-jungenbuero.de

Bundesministerium für Familie, Senioren, Frauen und Jugend
Referat 408: Gleichstellungspolitik für Jungen und Männer
www.bmfsfj.de
Glinkastraße 24, 10 117 Berlin
Tel.: (030) 20 655 – 2804

Bundeszentrale für gesundheitliche Aufklärung – Abteilung Sexualaufklärung
www.bzga.de/themenschwerpunkte/sexualaufklaerung-familienplanung
www.bzga.de/infomaterialien/sexualaufklaerung
Begleitheft zu »Wie geht's, wie stehts«, für Multiplikatoren (mit Foliensatz)
http://www.bzga.de/botmed_13031000.html

dbna (= du bist nicht allein) – Seite für Jungen vor oder im coming-out
www.dbna.de

Comingouthelp – Hilfe bei coming-out-Problemen (auch mit Eltern)
http://www.comingouthelp.de

Dokumentationsstelle Jungenarbeit Hamburg
Tweeltenbek 27
22 417 Hamburg
http://jungenarbeit.info

Heartbeatforum (AOK), mit Sexualberatung für Jugendliche in einem Forum
http://www.aok-on.de/schueler/heartbeatforum/user-fragen-experten-antworten.html

**Jugendnetzwerk: Lamda
Der LesBiSchwules Jugendverband in Deutschland**
(Zahlreiche regionale Angebote)
www.lambda-online.de

**Jugendnetzwerk: Lambda Berlin-Brandenburg e. V.
Der Schwulen-Lesbische Jugendverband**
Manteuffelstraße 19
10 997 Berlin
Tel.: (030) 282 79 90
www.comingout.de
http://www.lambda-bb.de/

Jungen im Blick/Stuttgart
Lindenspürstr. 32
70 176 Stuttgart
www.jungen-im-blick.de

Kompetenzzentrum Jungen- und Männergesundheit Baden-Württemberg
Ringstr. 7
72070 Tübingen
www.männergesundheit-bw.de

Kraftprotz® Bildungsinstitut für Jungen und Männer
Am Hagen 32
24 247 Mielkendorf
Tel.: (04 347) 90 85 84
www.kraftprotz.net

Landesarbeitsgemeinschaft Jungenarbeit Baden-Württemberg e. V.
c/o Paritätisches Jugendwerk Baden-Württemberg e. V.
Haussmannstr. 6
70 188 Stuttgart
Tel.: (0711) 2 155 204
www.lag-jungenarbeit.de

Landesarbeitsgemeinschaft Jungenarbeit Niedersachsen
Wunstorfer Str. 58
30 453 Hannover
Tel.: (0511) 2 150 266
www.LAG-JuNi.de

**Landesarbeitsgemeinschaft Jungenarbeit in Nordrhein-Westfalen e. V.
Fachstelle Jungenarbeit NRW**
c/o Union Gewerbehof
Huckarder Straße 12
44 147 Dortmund
Tel: (0231) 5 342 174
www.lagjungenarbeit.de
www.jungenarbeiter.de

Landesarbeitsgemeinschaft Jungenarbeit Sachsen
www.jungenarbeit-sachsen.de

Landesarbeitsgemeinschaft Jungen Schleswig-Holstein
Ministerium für Arbeit, Soziales und Gesundheit des Landes Schleswig-Holstein
http://www.schleswig-holstein.de/MASG/DE/KinderJugendFamilie/Jugendarbeit Jugendsozialarbeit/Geschlechtergerechte Jugendarbeit/geschlechtergerechteJugendarbeit_node.html

Lesben- und Schwulenverband in Deutschland (LSVD)
www.lsvd.de

Mannege e. V. – Information und Beratung für Männer Berlin
Marienburger Str. 28
10 405 Berlin Prenzlauer Berg
Tel.: (030) 28 38 98 61
http://vaeterzentrum-berlin.de
www.mannege.de

Männernetzwerk Dresden e. V.
Schwepnitzer Straße 10
01 097 Dresden
Tel.: (0351) 7 966 348
www.maennernetzwerk-dresden.de

Männer- und Jungenzentrale Rosenheim
www.majuze.de

Mannigfaltig e. V. Göttingen und München
www.mannigfaltig.de,
http://mannigfaltig-sued.de

MEDIUM Göttingen
www.medium-ev.de.

Netzwerk schulische Bubenarbeit (Schweiz)
Zentralstrasse 156
CH-8003 Zürich
Tel.: (0041) 44 825 62 92
www.nwsb.ch

Neue Wege für Jungs
Bundesweites Netzwerk und Fachportal zur Berufswahl und Lebensplanung von Jungen
www.neue-wege-fuer-jungs.de

PARITÄTisches Bildungswerk Landesverband Rheinland-Pfalz/Saarland e. V. Fachstelle Jungenarbeit Rheinland-Pfalz/Saarland e. V.
Feldmannstraße 92
66 119 Saarbrücken
http://www.jungenarbeit-online.de

Pflege deinen Schwanz – Projekt der Aidshilfe Dresden e. V.
Aids-Hilfe Dresden e. V.
Bischofsweg 46
01 099 Dresden
www.pflege-deinen-schwanz.de

PfunzKerle e. V. Tübingen
Fachstelle Jungen- und Männerarbeit Tübingen
Geschäftsstelle
Mömpelgarder Weg 8
72 072 Tübingen
Tel.: (07 071) 36 09 89
www.pfunzkerle.de

pro familia SEXTRA Projekt
Onlineberatung und Info
www.sextra.de

Projekt Soziale Jungs
Paritätisches Bildungswerk Bundesverband e. V.
Heinrich-Hoffmann-Str. 3
60 528 Frankfurt
www.sozialejungs.de

Switchboard – Zeitschrift für Männer und Jungenarbeit
Agentur und Verlag Männerwege GbR/
Bentheim & Haase
Melhopweg 20
22 397 Hamburg
Telefon: (040) 38 19 07
www.switchboard-online.de
(www.maennerzeitung.de)

Wendepunkt e. V.
Hauptstelle Elmshorn
Gärtnerstr. 10 – 14 (Gewerbepark)
25 335 Elmshorn
Tel. (04 121) 4 75 73 – 0
www.wendepunkt-ev.de

2 Adressen, Internet-Links und Filme zum Themenbereich »Gewalt an Jungen und die kulturelle Verleugnung ihrer Verletzbarkeit«

(Zusammengestellt von Hans-Joachim Lenz)

2.1 Männlichkeitssensible psychosoziale Angebote für betroffene Jungen

Im Folgenden werden einige wenige bestehende professionelle Anlaufstellen, die explizit für gewaltgeschädigte Jungen tätig sind, knapp vorgestellt:

Kibs München – Kontakt, Information und Beratung

Jungen ab dem Kleinkindalter und junge Männer bis 21 Jahren, denen sexuelle Gewalt widerfahren ist, werden informiert, beraten und begleitet. Neben dieser wichtigsten Zielgruppe richten sich die Angebote auch an Eltern, Angehörige, Partner von Betroffenen und weitere Bezugspersonen in deren Umfeld.
Homepage: http://www.kibs.de

Fachstelle für Jungen- und Männerarbeit in Dresden

Das Angebotsspektrum umfasst: Beratung für Männer, Väter, Mütter; Gruppenangebote für Jungen. Daneben wird Fachberatung, Fallsupervision und Weiterbildung für Fachkräfte in der Sozialen Arbeit angeboten, wobei der Blick auf männliche Opfer in die Arbeit integriert ist.
Eine Broschüre »Jungen als Opfer von Gewalt« www.mnw-dd.de/web2/files/Broschuere_Jungen_als_Opfer_280111.pdf
Homepage: http://www.maennernetzwerk-dresden.de/web2/pages/projekt/view.php?pid=30&iid=60

Bremer Jungenbüro (BJB) Beratungs- und Informationsstelle für Jungen, die Gewalt erleben

Beraten werden Jungen ab 8 Jahre sowie Jugendliche und junge Männer, die Gewalt erleiden oder erlitten haben. Die Beratung ist kostenlos, vertraulich und auf Wunsch auch anonym. Es werden Gespräche, Begleitung und Vermittlung in weiterführende Hilfsangebote angeboten.
Homepage: http://www.bremer-jungenbuero.de/beratung.html

Schau hin – ein Ratgeber im Umgang mit männlichen Opfern von Gewalt

Die Dokumentationsstelle Jungenarbeit in Hamburg hat die 3. Auflage der Broschüre »Schau hin – ein Ratgeber im Umgang mit männlichen Opfern von Gewalt« veröffentlicht. Die Broschüre verfolgt das Ziel, die Sensibilisierung für männliche Opfererfahrungen zu verstärken und Unterstützung im Umgang mit betroffenen Jungen und Männern zu bieten. Sie richtet sich an Menschen, die mit Jungen und Männern arbeiten und leben. Kosten: 1,25 € zzgl. Versandkosten. Bestellung unter Heitmann@jungenarbeit.info oder per Fax an 040/5278299.

2.2 Filmangebote

An Filmen orientierte Bildungsangebote bieten die Möglichkeit, Jugendlichen das Thema des Opferwerdens in einer indirekten Weise näherzubringen. Medienpädagogische Filmarbeit erlaubt es, sich mit der Thematik zu beschäftigen, ohne sich persönlich offenbaren zu müssen. Indem darüber gesprochen wird, kann die Angst davor abgebaut werden. Ein interessantes didaktisches Konzept zum Film »Mystic River« wurde von Benjamin Volz (2009) für interkulturelle

Bildungsarbeit mit türkischen männlichen Jugendlichen entwickelt.

Mystic River
Homepage: http://de.wikipedia.org/wiki/Mystic_River_%28Film%29

Volz B (2009) Broken Men. Die Thematisierung einer zum Opfer gemachten Männlichkeit sowie der Umgang mit ihr in der offenen Jugendarbeit mit türkischen und nichttürkischen männlichen Jugendlichen. Diplomarbeit. Betreut von Helfferich C, Lenz H.-J. Freiburg (i. Br.). Evangelische Hochschule, Soziale Arbeit/Sozialpädagogik.

Das Fest
Homepage: http://de.wikipedia.org/wiki/Das_Fest_%28Film%29

Postcard to Daddy
Homepage: http://www.postcard-to-daddy.de/

La mala educación – Schlechte Erziehung
Homepage: http://de.wikipedia.org/wiki/La_mala_educaci%C3%B3n_%E2%80%93_Schlechte_Erziehung

Boys Don't Cry
http://de.wikipedia.org/wiki/Boys_Don%E2%80%99t_Cry

Das verlorene Stück
Film zur Beschneidung von jüdischen Jungen:
http://www.myvideo.de/watch/7966818/Das_verlorene_Stueck_Beschneidungsritual_Doku_ARTE_Teil_1_6

Autoren und Autorinnen

Thomas Altgeld
LVG Niedersachsen
Fenskeweg 2, 30165 Hannover
Thomas.Altgeld@gesundheit-nds.de

Dr. Christian Babka von Gostomski
Wissenschaftlicher Mitarbeiter
Migrationsforschung, BAMF
Frankenstr. 210, 90461 Nürnberg
Christian.BabkavonGostomski@bamf.bund.de

Frank Begemann
Dissens – Pädagogik und Kunst im Kontext e. V.
Karl-Holz-Str. 29, 12687 Berlin
frank.begemann@dissens.de

Uli Boldt
Martin-Niemöller-Gesamtschule Bielefeld
Apfelstr. 210, 33611 Bielefeld
Ulrich.Boldt@uni-bielefeld.de

Prof. Dr. Frank Dammasch
Fachhochschule Frankfurt am Main – University of Applied Sciences
Fb4 Soziale Arbeit und Gesundheit
Nibelungenplatz 1, 60318 Frankfurt am Main
dammasch@fb4.fh-frankfurt.de

Lu Decurtins, Dipl.-Soz.päd., Dipl.-Supervisor BSO
Sozialpädagoge und Supervisor, Erwachsenenbildner und Genderexperte
Mitbegründer »mannebüro züri« und »Netzwerk Schulische Bubenarbeit«
Bertastr. 35, CH-8003 Zürich
info@lu-decurtins.ch

Christian Dietrich
Supervision/Coaching/Schulsozialarbeit
Jaunweg 3, CH-3014 Bern
dietrich.gehrig@gmx.net

Prof. Dr. Martin Dinges
Institut für Geschichte der Medizin der Robert Bosch Stiftung Stuttgart
Straussweg 17, 70184 Stuttgart
martin.dinges@igm-bosch.de

Bernd Drägestein
mannigfaltig – Institut für Jungen- und Männerarbeit
Chopinstr. 33, 81245 München
bernd.draegestein@mannigfaltig-sued.de

Prof. Dr. Donald E. Greydanus
Pädiater
Michigan State University, Kalamazoo
Center for medical studies
1000 Oakland Drive, Mi 49008-1284
Kalamazoo, USA
GREYDANUS@KCMS.MSU.EDU

Christoph Grote
c/o mannigfaltig e.V.
Institut für Jungen- und Männerarbeit
Lavesstr. 3, 30159 Hannover
grote@mannigfaltig.de

Autoren und Autorinnen

Prof. Dr. Paul-Martin Holterhus
Universitätsklinikum Schleswig-Holstein,
Campus Kiel
Hormonzentrum für Kinder und
Jugendliche
Klinik für Allgemeine Pädiatrie
Schwanenweg 20, 24105 Kiel
holterhus@pediatrics.uni-kiel.de

Dr. Hans Hopf
Kinder- und Jugendlichen-Psychotherapeut
in freier Praxis
Seebachweg 14, 74395 Mundelsheim
dr.hans.hopf@t-online.de

Prof. Dr. Gerald Hüther
Abteilung für neurobiologische Präventionsforschung
Psychiatrische Klinik der Universität
Göttingen
von-Siebold-Str. 5, 37075 Göttingen
ghuethe@gwdg.de

Olaf Jantz
c/o mannigfaltig e.V.
Institut für Jungen- und Männerarbeit
Lavesstr. 3, 30159 Hannover
jantz@mannigfaltig.de

Prof. Dr. Jo Jerg
Ev. Hochschule Ludwigsburg
Paulusweg 6, 71638 Ludwigsburg
j.jerg@eh-ludwigsburg.de

Prof. em. Dr. med. Gunther Klosinski
Panoramastr. 65, 72116 Mössingen
gunther.klosinski@t-online.de

Dr. Martin Kohls
BAMF – Bundesamt für Migration und
Flüchtlinge
Gruppe 22: Migrationsforschung
Frankenstr. 210, 90461 Nürnberg
martin.kohls@bamf.bund.de

Helmut Kuntz
Fachstelle für Suchtprävention der
»Aktionsgemeinschaft Drogenberatung e.V.
Saargemünder Str. 76, 66119 Saarbrücken
h.kuntz@drogenberatung-saar.de

Hans-Joachim Lenz
Kaiserstuhlstr. 3
79285 Ebringen b. Freiburg i. Br.
hj-lenz@t-online.de
www.geschlechterforschung.net

Prof. Dr. Arik V. Marcell
Dept of Pediatrics and Dept of Population,
Family & Reproductive Health, Division
of General Pediatrics and Adolescent
Medicine, The Johns Hopkins University
200 N. Wolfe Street, Room 2062
Baltimore, MD 21287 USA
amarcell@jhsph.edu

Dr. Silja Matthiesen
Institut für Sexualforschung und Forensische Psychiatrie
Zeitschrift für Sexualforschung (Redaktion)
Universitätsklinikum Hamburg Eppendorf
Martinistr. 52, 20246 Hamburg
smatthie@uke.uni-hamburg.de

Almut Munke, Dipl.-Psych.
almut.munke@web.de

Gunter Neubauer
Geschäftsführender Gesellschafter
SOWIT –
Sozialwissenschaftliches Institut Tübingen
Ringstr. 7, 72072 Tübingen
gunter.neubauer@sowit.de

Prof. Dr. Nils Neuber
Westfälische Wilhelms-Universität
Institut für Sportwissenschaft
Horstmarer Landweg 62b, 48149 Münster
nils.neuber@uni-muenster.de

Dr. Jürgen Raithel
Bahnhofstr. 40, CH-5400 Baden
(http://www.vtjr.info)
juergen.raithel@yahoo.de

Henning Ross, Dipl.-Psych.
Klin. Neuropsychologe
Rehabilitationsklinik KATHARINEN-
HÖHE gGmbH
Oberkatzensteig 11, 78141 Schönwald
i. Schw.
Henning.ross@katharinenhoehe.de

Sebastian Salomon
Westfälische Wilhelms-Universität
Institut für Sportwissenschaft
Horstmarer Landweg 62b, 48149 Münster
sebastian.salomon@uni-muenster.de

Prof. Dr. Dr. Peter Schmittenbecher
Moltkestraße 90, 76133 Karlsruhe
Kinderchirurgische Klinik
Städtisches Klinikum Karlsruhe
peter.schmittenbecher@klinikum-karlsruhe.de

Dr. Jörg Schriever
Kinder- und Jugendarzt
Silberweg 10, 53894 Mechernich
dr.j.schriever@gmx.de

Eckhard Schroll
BZGA – Bundeszentrale für gesundheitliche
Aufklärung
Ostmerheimer Str. 220, 51109 Köln
eckhard.schroll@bzga.de

Dr. Wolfgang Settertobulte
Westfälische Akademie für Suchtfragen
Marktstr. 146, 32130 Enger
wosetter@t-online.de

Prof. Dr. Uwe Sielert
Institut für Pädagogik
Universität Kiel
Olshausenstr. 75, 24118 Kiel
sielert@paedagogik.uni-kiel.de

Prof. Dr. Dr. Manfred Spitzer
Klinik für Psychiatrie und Psychotherapie III
Leimgrubenweg 12–14
89073 Ulm
manfred.spitzer@uni-ulm.de

Prof. Dr. Steve Stiehler
Fachbereich Soziale Arbeit
FHS St. Gallen, Hochschule für Angewandte
Wissenschaften
Industriestr. 35, CH-9401 Rorschach
steve.stiehler@fhsg.ch

Dr. Bernhard Stier
Kinder- und Jugendarztpraxis
Wetzlarer Str. 25
35510 Butzbach
bstier@t-online.de

Reiner Wanielik
Adolfsallee 20, 65185 Wiesbaden
r.wanielik@gmx.de

Dr. Reinhard Winter
Geschäftsführender Gesellschafter
SOWIT –
Sozialwissenschaftliches Institut Tübingen
Lorettoplatz 6, 72072 Tübingen
E-Mail: reinhard.winter@sowit.de

PD Dr. Lars Wöckel
Clienia Littenheid AG, Privatklinik für
Psychiatrie und Psychotherapie
Klinik für Kinder- und Jugendpsychiatrie
und -psychotherapie
CH-9573 Littenheid

Stichwortverzeichnis

A

Ablatio testis 103
abnorme Samenanalyse 91
Achtsamkeit 191, 345
ACTH-Test 72
ADHS 128, 200, 210, 214, 283
– Aufmerksamkeits-Defizit-Syndrom ohne und mit Hyperaktivität 128
– Beziehungsstörung 130
– Diagnose 128, 132
– Einfache Aktivitäts- und Aufmerksamkeitsstörung 129
– Hyperkinetische Störung 128
– Hyperkinetische Störung verbunden mit Störung des Sozialverhaltens 129
– Minimale cerebrale Dysfunktion 128
– multimodales Behandlungsmodell 130
– Problematik 128, 132
– psychiatrische Behandlung 130
– psychoanalytische Sicht 129
– psychodynamische Behandlung 130
– psychosoziale Störung 130
– Symptome 128
– unruhig-aggressives Verhalten 132
– Ursachen 129
Adipositas 104, 115, 121, 200, 331
Adipozyten 36
Adoleszenz 341, 348
– Ausprobierverhalten 348
– Experimentierstadium 342
– Neugierdeverhalten 348
– Phasen 43, 47
Adonis-Komplex 63
adrenogenitales Syndrom (AGS) 103
ADS 128, 283
Affektregulation 133
Affektspiegelung 210
Affektzustände 210
Aggression 212, 214, 365, 375–376
– positive 366
Aggressionskultivierung 313, 365–366, 368
Aggressionsmerkmale 366
Aggressionsmodell, positiv-konstruktives 369
Aggressionspotenzial 368–369

Aggressivität 43, 360
– Abstumpfung gegenüber A. 360
– Dominanz 360
– Machtverhältnisse 360
AGS-Einstellung 103
Akute Prostatitis 103
Alkohol 24, 337, 340, 356
– Binge-Drinking 337
– Komasaufen 337
– Konsum 151, 250, 289, 348
– Rauschtrinken 337
Alleinerziehende 245
alpha-Blocker 80
Amok 387
Anabolikakonsum 118
Analgesie 95
Analverkehr 79, 92
Androgene 38
Androgeneffekte 42
Androgenresistenz 69
Androstene 37
Anerkennung 55, 355, 375
Angst- und Stressphänomene 190
Angstabwehr 214
Ängstlichkeit 373
Anorchie 105–106
Anorexia Nervosa 106, 117–118, 201
Anosmie 107
Anoxie 80
Anurie 104
Appendix testis 90
Appendizitis 94
Arbeitsmarkt 228
Arteria testicularis 90
Arzt
– Erreichbarkeit 149
– genderbewusstes Handeln 164
– Unterstützung 149
Arzt-Patient-Gespräch
– Aufmerksames Zuhören 149
– Beziehungsaufbau 149
– gesundheitsfördernde Themen 166
– Verschwiegenheit 149
– Vertrauensbasis 154, 167
– Vertraulichkeit 149
ärztlicher Rat 17

Asperger-Syndrom   284
Asthma   23
Aszension des Hodens   87
Atrophie   87
Attraktivität   355
Aufmerksamkeitsdefizit-Hyperaktivitätsstörung (ADHS)   23, 128, 199, 284
Aufmerksamkeitsstörung   332
außerschulische Jungenarbeit   195
Ausgrenzung   269, 366
Auto, Statussymbol   350
Autokult   350
Azoospermie   92

B

Balanitiden   78
Balanitis   79
– circinata   79
– plasmacellularis (Zoon)   79
– xerotica obliterans   77
Balanoposthitis   79
Bartwuchs   32
Behindertenhilfe   140
Behinderung   25, 61, 314
– Abgrenzung Normalität   135
– Abhängigkeit   138
– Assistenzbedarf   139
– Ausgrenzung   142
– Benachteiligung   136
– Benachteiligungsverbot   137
– bio-psycho-soziale Erklärungsmodelle   136
– Diskriminierung   136
– Exklusion   138
– Inklusionsanspruch   136
– Kränkung   135
– Normabweichungen   136
– Ressourcen und Fähigkeiten   137, 139
– Verletzung   135
Behinderungserfahrungen   135, 138, 140
Belastungserfahrung   190
Benachteiligung   299
Beratungsangebote   230, 313
– Migrantenjungen   315
Beratungsmethoden   305, 315
Beratungssetting   305, 315
Berufsorientierung   194
Beschneidung   78
– Menschenrechtsverletzung   382
Bewältigungserfahrungen   353
Bewältigungsforschung   191
Bewältigungsmechanismen   368
Bewältigungsmuster   191
Bewältigungsstrategien   55, 57

Bewegung   14, 120, 212, 291, 306, 317
– Bewegungsbedürfnis   297
– Bewegungsmuster   120
– Bewegungstagebuch   121
– Bewegungsunruhe   211
– Bewegungsverhalten   121, 318
Beziehung   263, 376
– Beziehung zu Eltern
– Neudefinition   47
– Reorganisation   47
– Beziehungsangebote   343
– Beziehungsaufbau   376, 388
– Beziehungsbereitschaft   366
– Beziehungsdiffusion   297
– Beziehungsentwicklung   137
– Beziehungserfahrungen   130
– Beziehungsgeschichte   259
– Beziehungsmuster   55
Bibliotherapie   207
Bildschirmmedien   328, 359
– Gewalt   359
– Gewaltbereitschaft   359
– Konsum   363
– Lernen   331
– Nutzungsgewohnheiten   363
– soziale Beziehungen   363
Bildung
– geschlechtsspezifische Benachteiligung   249
– Bildungsangebot   222
– Bildungsaufgaben   368
– Bildungschancen   251
– Bildungslandschaft, feminisierte   246
– Bildungsprozess   251, 329, 360
– struktureller Nachteil   248
– Bildungssystem   228
– Strukturen   228
– Bildungsversagen   175
Bindungsentwicklung   137
Binge-Eating-Störung   116
Biografische Lebensbewältigung   235–236
Bläschendrüsen   37
Blasenentleerungsstörungen   78, 92
Blasensteine   80
blue dot sign   95
Body-Mass-Index (BMI)   104, 111
Bodystyling   63
Borderline-Persönlichkeitsstörung   199, 201
bowenoide Papeln   76
Brucellosen   93
Brustdrüse   35
– Wachstum   104
Bulimia nervosa   117, 201
buried penis   81
Burn-Out   225

C

Candida 79
Cannabis 338, 340
– Gebrauch 338
– Konsum 250
Chancengleichheit 169
Chemotherapie 106
Chlamydien 92, 104, 108
Chromosomenanalyse 71, 86, 106–107
Chronische Glomerulonephritis 105
Cocain 80
Coming out 44
Computer 328, 359
Computerspielen 338
Copingstrategien 144–145
Corpora cavernosa 80–81
Corpus pineale 36
Cortisol 123
Cowpersche Drüsen 38
cryptorchidism 84
Cystoskopie 81

D

Delinquenz 348–350
Denis-Drash-Syndrom 70
Depressionen 151, 178, 245, 306, 313
– Geschlechtsunterschiede 214
Dermoidzysten 77
Designerdrogen 340
Detorquierung 94
Diät 117
Dihydrotestosteron 30
Dihydrotestosteron-Gel 82
Disability Studies 135
DNA-Sequenzen 52
Dopamin 123
Down-Syndrom 106
Drogen 24, 337, 350
– Ausstiegsprozesse 345
– Beratungseinrichtungen 345
– neurobiologische Down-Regulierung 342
– polyvalente Gebrauchsmuster 340
– substanzspezifische Drogenkompetenz 339
Drogengebrauch 105, 341
– Ursachen 339
Drogenkonsum 356
– Substanzpräferenzen 357
Drogenorganisation 338
Ductus spermaticus 89
Dysmorphophobie 202
Dysurie 92, 104

E

Ecstasy 340
Ejakularche 33, 105, 255
Ejakulat 37, 81
ektopes Nebennieren-Gewebe 103
elektronische Medien 251, 328
– Konsum 359
– Neurobiologie 329
Eltern 244
– Erziehungstraining 130
– Wertschätzung 133
– Beratung 130
– Beziehung 237
emotionale Prozesse 194
Emotionen, Trauer 218
empathisches Potential 376
Empfängnisverhütung 37
Endokrinopathie 84
Energydrinks 38
Enkopresis 203
Entspannung 189
– Begriff 189
– Entspannungsbalance 229
– Entspannungstechniken 192
– Entspannungsübungen 207
Entwicklung
– biologische 45, 201
– kognitive 45
– motorische 284
– neurobiologische 45
– psychologische 201
– psychosoziale 46
– soziale 201
Entwicklungsaufgaben 144, 190, 238, 240, 348, 368
– Ablösung von Eltern 138
– Identitätsentwicklung 137
– Pubertät 259
Entwicklungsbedingungen 201
Entwicklungsdefizite, physiologische 120
Entwicklungseinflüsse 201
Entwicklungsphasen 57
Entwicklungsprozesse 342, 376
Entwicklungspsychopathologie 198, 201
Entwicklungsschritte 44
Entwicklungsstand 150, 158
Entwicklungsstörung 86, 202
Entwicklungsunterschied 32
Entwicklungsverzögerung 284
– konstitutionelle 106
Enuresis 203
Epidermoid-/Dermoidzysten 96
Epididymitis 92, 94, 96
Epiphysenschluss 34
Epispadie 78, 82

Erektion 75
– morgendliche 75
– spontane 75
– Störungen 107
Ergotherapie 173, 284
Ernährung 111, 152, 291, 306
– Empfehlungen 15
– Gewohnheiten 111
– Verhalten 24
– Wissen 114
Erotik 268
Erythem 94
Erzieher 215, 247
Erziehungsarbeit 247
Erziehungsberatung 315
Erziehungseinrichtungen 244
Erziehungshilfe, gesundheitsbezogene 302
Erziehungsprozess 373
Essgewohnheiten 111
– erworbene 114
Essstörungen 24, 48, 111
– Entstehung 117
Essverhalten 24, 114
Europäische Union 170
Evolutionsbiologie 50
Externalisierende Störungen 210
– Geschlechtsunterschiede 211
– hypekinetische Störungen 210
– Störungen des Sozialverhaltens 210
Externalisierung 210, 214

F

Fahrverhalten 347
Familie 16, 46, 178, 228, 237
Familienberatung 315
Fehlbildungen 107
Fertilität 88
Fertilitätsprognose 87
Fibroadenom 104
Fitness 62, 121, 123–124
– Bewegungsverhalten 124
– Leistungsfähigkeit 123
– Leistungsstand 124
– Reaktionszeit 124
Follikelstimulierendes Hormon (FSH) 33
Fortpflanzung 43
Frau 351
– Projektionsfläche 351
Frauenbewegung 379
Frazier-Syndrom 70
Freizeitangebote 289
Freizeitgestaltung 249, 318
– Computer/Internet 250
– Fernsehen 250, 328
– Lesen 250

– Musikhören 250
– Sport 249
Frontalhirn 51
Früherkennungsuntersuchungen 164
Funiculus spermaticus 85
Funikulozele 89–90
funktionelle Kernspintomografie 51

G

Galaktorrhoe 104
Gefühle 178
Gehirn 50, 329, 331
– emotionale Zentren 51
– Entwicklung 50–51, 120, 130
– Entwicklungsbedingungen 51
– Erregungsmuster 51
– Forschung 328
– Frauen 50
– hormonelle Signale 53
– Männer 50
– Reifungsprozesse 53
– sensomotorisches System 54
– Strukturen 54, 130
– Synapsen 329
– Verknüpfungen 54
– Verschaltungsmuster 54
Gen-Umwelt-Interaktion 42
Gender 245, 299
– doing bzw. undoing gender 42
– Gender Mainstreaming 169
– Gender-Stress 296
genetische Anlagen 50
genetische Prägung 43
Genitalbereich, Untersuchung 152
Genitale
– äußeres männliches 29
– Entwicklung 29
– Hygiene 78
– inneres männliches 29
– Status 104
– uneindeutiges 66
Genmutationen 28, 68–69
– inaktivierende 68
Genusserleben 349
Genussfähigkeit 342
Geschlecht
– biologisches 245
– genetisches 27
– gonadales 27
– phänotypisches 29
– somatisches 29
– soziales 245
Geschlechterbilder 228
Geschlechterdifferenz 221
Geschlechterdifferenzierung 172

Geschlechterdiskurs 21
Geschlechterdynamik 282
Geschlechterforschung 224
Geschlechterkonstruktion 248
Geschlechtermoral 296
Geschlechterreflektierte Pädagogik 194
Geschlechterrollen 269
Geschlechtersensibilität 170, 172
Geschlechterstereotypien 151
Geschlechtschromosome 27
Geschlechtsentwicklung
- Adrenogenitales Syndrom (AGS) 68
- Anamnese 71
- Beratung 72
- Diagnostik 71
- Störung der 27, 66
- Untersuchung 71
Geschlechtshormone 42
Geschlechtsidentität 30, 66, 208, 282, 339, 369
geschlechtskonnotierte Erlebnisse 221
Geschlechtskrankheiten 15
Geschlechtsmerkmale
- primäre 27
- sekundäre 27
Geschlechtsrollenorientierung 47
Geschlechtsrollensozialisation 192
Geschlechtsrollenverhalten 30
geschlechtsspezifische Unterschiede 174
Geschlechtsstereotype 42, 43, 226
geschlechtstypische Verhaltensunterschiede 42
Geschlechtsverkehr 203, 261
Geschlechtszugehörigkeit, Pauschalitätsprinzip 368
gesellschaftliche Institutionen 228
Gesellschaftskultur 373
Gesundheit 295
- Migranten 273
- Risikofaktoren 154
gesundheitliche Beeinträchtigung 299
gesundheitliches Versorgungssystem 162
Gesundheitsanbindung 150
Gesundheitsangebote 17
- Inanspruchnahme 17
Gesundheitsberatung 150–151
- Anamnese 158
- HEADSS-Fragebogen 158
- Konsultation 155
- Patientenschulung 149
- Setting 160
Gesundheitsberichterstattung 172
Gesundheitsbildung 164, 177, 186, 229, 285, 306, 368
- jungenbezogene 281
- Projekte 180
- soziale Situation 178
- Vorbilder 181

Gesundheitsdiskurs 13
- Problemgruppe 13
Gesundheitsempfehlungen 13, 18
Gesundheitserziehung 16, 279, 288
Gesundheitsförderung 25, 154, 164, 186, 221, 283, 289, 299, 317, 376
- Angebote 173
- genderbewusste Ansätze 305
- Geschlechterdifferenzierung 286
- geschlechtsspezifische Angebote 305
- Lehrer 290
- Maßnahmen 170
- Projektarbeit 289
- schulische 173
Gesundheitsforschung 22, 173, 221
Gesundheitsfragen 150
Gesundheitsgefährdung, Risikoverhalten 14, 21
Gesundheitshilfe 170
Gesundheitsinformation 170, 186
Gesundheitskommunikation 187
Gesundheitskompetenz 180, 185
- Definition 183
Gesundheitspolitik 169
Gesundheitsressourcen 13, 186
Gesundheitsschutz 170
Gesundheitsscreening 150
Gesundheitssystem 169, 228, 383
- Strukturen 228
- Zugang 177
Gesundheitsthemen 229, 301
Gesundheitsverhalten 25, 154, 163
- geschlechtstypisch 290
Gesundheitsversorgung
- jungenbegleitende Strukturen 177, 182
- Migrationshintergrund 180
- Schule 180
- Zugang 177
Gesundheitswissen 187
Gesundheitszustand 154, 289
Gewalt 23, 250
- Auffälligkeit 380
- Bereitschaft 250
- Bewältigungsstrategie 374
- Bildungseinrichtungen 374
- Definition WHO 372, 379
- Durchsetzungsstrategie 374
- Erfahrung 285, 339, 379
- Erlebnisse, traumatische 383
- Geschlechtsstereotypen 373
- Gesellschaft 375
- gesundheitliche Folgen 383
- Gleichaltrige 374
- Handlung 372
- Herkunftsfamilie 373, 380
- Institutionen 374
- körperlich 381
- Krankheitsbilder 383

- Kriegswiderfahrnisse 381
- personale 379
- Phänomene 380
- physische 387
- Prävention 293, 295, 313
- psychische 381
- Quellen 373–375
- sexualisierte 379–381
Gewaltkriminalität 372
- Altersgruppenanalyse 372
- Geiselnahme 372
- Mord 372
- Raub 372
- Totschlag 372
- Vergewaltigung 372
Gewalttäter 372
Gewalttätigkeit 245
Gewichtszunahme 39
Glans penis 75, 80
Gleichaltrige 179, 225
- Beziehungen 239
- Bezüge 60
- Erziehung 282
- Gruppe 191, 238, 241
- Kontakte 238
- Kultur 269
- Politik 169
Glücksfähigkeit 342
Glückshormone 123
GnRH-Test 106
GnRH-Therapie 107
Gonaden 33
- sexuelle Determinierung 28
Gonadendysgenesie 28, 70
Gonadotropin-Releasing-Hormons (GnRH) 32
Gonadotropine-Luteinisierendes Hormon (LH) 32
Gonadotropinmangel 106
Gonorrhoe 93
Gonosomen 27
Grandiositätsphantasien 340
Grenzerfahrung 298, 348
Grenzüberschreitung 285, 348, 351, 387
Greulich- und Pyle-Methode 40
Größenfantasien 214
Gruppendruck 349
Gruppensituation 354
- Integrationsleistungen 354
- Integrationsmöglichkeiten 354
Gruppenverhalten 348, 351
Gruppenzugehörigkeit 349
Gubernaculum testis 85, 94
Gynäkomastie 35, 104, 107
- auslösende Medikamente 105

H

Haematospermie 81, 104
Haematurie 104
Hämatozele 89
Hämophilie 105
Handlungskompetenz 196
- soziale 369
Harnwegsinfektionen 78, 92
HCG 87
- Stimulationstest 86
HCG-Test 69
Herkunftsfamilie 375
- Beziehungsführung 373
- Bildungsprinzipien 373
- Erziehungsstil 373
- Geschlechtsrollen 373
- Gesundheitsaspekte 373
- Konfliktlösungsmechanismen 373
Herkunftsmilieu 25
Heterosexualität 268, 373
heterosexuelle Norm 60
heterosexuelles Männlichkeitsgebot 259
Heuschnupfen 23
Hierarchiekonflikte 298
Hippocampus 51
Hirsuties papillaris penis 76
- Laserbehandlung 76
historische Perspektive 13
Hoden 33
- Bauchhoden 84
- Einblutung 96
- Ektopie 85
 - epifasziale 85
- Entartungsrisiko 87
- Entzündung 93
- Funktion 28
- Gleithoden 84
- Größe 35, 83
 - Differenz 91
- Hochstand 83
- Inkazeration 94
- Krebs 162
- Leistenhoden 84–85
- Nebenhodendissoziation 88
- Nekrose 96
- Oberflächenveränderungen 75
- Pendelhoden 84
- Re-Aszension 87
- Retention 93
- Sack 33
- Schmerzen 83
 - Spannungsschmerzen 83
- Selbstuntersuchung 150
- Torsion 90, 92–93, 96
- Trauma 93
 - Sport 93

- Tumor 94, 96, 167
- Tumormarker 103
- Wachstum 33
Homophobie 267
Homosexualität 108, 204, 224, 269–270, 285
- Coming-out 257, 259, 271
Homosexuelle, Suizidrate 271
Hormonbehandlung 84
Hormontherapie 87
- präoperative 87
Hormonwirkung 54
Hornzipfelchen 76
HPV-Läsionen 77
Hydatide 75, 89–90
Hydatidentorsion 94–95
Hydralazin 80
Hydrocele funiculi spermatici 88
Hydrozele 88, 96
Hygiene 16, 75, 79
hypergonadotroper Hypogonadismus 107
hyperphallisches Verhalten 213
hypogonadotroper Hypogonadismus 84
- Riechprobe 107
hypospadia sine hypospadia 78
Hypospadie 78, 81
Hypothalamus-Hypophysen-Gonadenachse 84

I

ICF 136
Identitätsbildung 138, 244, 250, 349
Identitätsfindung 248
idiopathische Urethrorrhagie 81
idiopathisches Skrotalödem 94
illegale Drogen 356
Imponierverhalten 42
Individualisierungstendenzen 57
Infertilität 91
inguinal-epifasziale Ektopie 85
Inhibin-B 86
Initiation 357
inkarzerierte Leistenhernie 93–94
inklusionsorientierte Jungenarbeit 141
innere Reifung 340, 342
Insulin 36
Integration 357
Interaktionsprozess, soziokultureller 365
Internet, sexuelle Aktivitäten 256
Internetpornografie 256
Intersexualität 66

J

Jacobsonsches Organ 37
Jugendarbeit 302–303
Jugendberatung 230, 315
Jugendhilfe 302–303
- geschlechtsreflektierte 303
- spezifische Jungentypen 304
Jugendkriminalitätsverteilung 356
Jugendlichenrehabilitation 146
- altersbezogene Unterschiede 146
- Copingverhalten 145
- Einzelgespräche 143
- Freiburger Fragebogen zur Krankheitsverarbeitung (FKV) 144
- genderspezifische Aspekte 145
- Gesprächsgruppen 143, 145
- Krankheitsverarbeitung 143–144
- Krebserkrankung 143
- onkologische 143
- psychische Belastung 143
- Rehamaßnahme 143
- Rehaziel 143
Jugendsexualität 254
- Familialisierung 255
Jungen
- frühreif 47
- Gesundheitsbezüge 285
- Gesundheitsfragen 178
- Gesundheitsthemen 178, 283
- Gewalttäter 375
- Migrationshintergrund 273
- spätentwickelnd 47
Jungenarbeit 140, 162, 343
- Beratungsangebote 313
- Gesundheitsthemen 313
Jungenförderung
- gesundheitsrelevante 302
- Sport/Spiel 319
- sportpädagogische 320
Jungenfreundschaften 240
Jungengesundheit 21, 221, 224, 302
- Experten 182
- Förderung 305
- Forschung 22, 178
- Projekte 306, 313
- Qualitätskriterien 306
- spezialisierte Einrichtungen 182
Jungenkörper 62
Jungenkultur 63
Jungenpsychiatrie 198
Jungenpsychosomatik 198
Jungenpsychotherapie 198
Jungensexualität 254
jungentypisches Verhalten 43
Jungesein 226, 286, 299, 387

K

Kallmann-Syndrom 36, 105–106
Kalzium-Aufnahme 34
Kehlkopfvergrößerung 34
Keimaszension 92
Kicksucher (Sensation Seeking) 123
KiGGS 22, 121, 174
– Elternbeurteilung 175
Kinder- und Jugendgesundheitssurvey 22
Kinder- und Jugendhilfegesetz 281
Kinder- und Jugendlichenpsychosomatik 198
Kinderpsychiatrie 18
Kinderpsychologie 18
Kindertageseinrichtung 281
– Elternbildung 285
– geschlechterpädagogisches Konzept 283
– Gesundheitsperspektive 282
– Schutzauftrag 281
Kindeswohlgefährdung 281
Kleinwuchs 86
Klinefelter-Syndrom 36, 104–107
Knabenwendigkeit 200
Knochenalterbestimmung 40
Knochendichte 34
Knochenmasse 34, 39
Kohabitationshindernis 78
Kommunikation 217
– Empathie 218
– geschlechtshomogene 218
– konstruktive 219
– Mimik und Gestik 220
– selbstbezogene 219
Kommunikationsbereitschaft 366
Kommunikationsstrukturen 374
Kommunikationsverhalten 217
– Gefühle 218
– Kompetenzen 218
– Ressourcen 218
Kompetenzentwicklung 289
Konfliktfälle 370
Konfliktgespräche 389
Konfliktlösungspotential 366
Konfliktlösungsstrategien 374
Konfliktverhalten, konstruktives 218
Konfliktvermittlung 389
Konformität 44
Konkurrenz 229, 349
Konsolidierung 332
Konstruktivistische Geschlechtertheorie 226
Kontrazeptionsberatung 150
Köperzufriedenheit 118
Kopuline 37
Körper 15
– Bewegungsräume 166
– Arbeit 64
– Aufmerksamkeit 64

– Behaarung 63
– Bewusstsein 285
– Bezug 62–64
– Disziplin 229
– Empfindungen 178
– Erfahrung 225, 306
– Feindlichkeit 15
– Gedächtnis 64
– Gestaltung 63
– Ideal 63, 64
– Inszenierungen 63
– Kompetenz 62, 64, 186
– Kontur 39
– Koordination 284
– Kultur 63
– Pädagogik 64
– Pflege 63–64
– Proportionen 39
– Sozialisation 285
– Sprache 63
– Wahrnehmung 285, 313
– Zufriedenheit 64, 163
körperliche Aktivität 152
körperliche Entwicklung 22, 313
körperliche Konstitution 50, 52
Körperlichkeit 62, 144, 194, 196, 233, 268
Krankheitsprävalenz 162
Krebserkrankungen 162
Kremasterkontraktilität 93
Kremasterreflex 85, 92, 94
Kriseninterventionsservice 158
Kryospermakonservierung 103
Kryptorchismus 84, 96
Kunst 194
– Entspannung 194

L

Laboruntersuchung 158
– Screeningtests 158
Längenzunahme 39
laparoskopische Venenligatur 91
Latexallergie 79
Lebensbewältigung 137, 235–236, 240
Lebenserwartung 17, 50
Lebensgestaltung 137
Lebenstüchtigkeit 342
Lebenswelt 25, 57, 194, 299
Leberzirrhose 105
Legasthenie 200
Lehrer 215
Leistenhernie 75
Leistungsdefizite 245, 248
Leistungsdruck 199, 339
– sexueller 204
Leistungsfähigkeit 62, 224–225, 249

Leitlinien USA
- AAFP 155
- AMA-GAPS-Leitlinien 155
- Bright future (BF) 155
- USPSTF 155
Leptin 36
Leptinrezeptoren 36
Lernprozesse 331
Lesekompetenz 284
Leukämie 80, 105
leukämische Infiltrate 96
Leukozyt-, Mikrohämaturie 92
Leydig'sche Zwischenzellen 94
Leydigzellen 27, 33
LH-Aktivität 33
LH-RH-Analoga 87
Libido 33
Lichen ruber 76, 79
Lichen sclerosus 77–79
Liebesbeziehung 262
limbisches System 51, 54
Logopädie 172, 284
Lusttropfen 38

M

M. Hodgkin 105
Machtdurchsetzung 298
Mädchen, spezifische Förderung 249
Mädchengesundheit 305
Maldeszensus testis 87
Malignome 79
Männerarzt 162
Männergesundheit 21, 184, 304, 378
Männerkrankheiten 162
Männermythen 349
- Autos 347
männliche Geschlechtsrolle 144
männliche Identität 132
männliche Identitätsentwicklung 175
männliche Identitätsfindung 44
männliche Orientierungsmuster 141
männliche Rollenanforderungen 42
männliche Sozialisation, Ressourcen 217
männliche Vorbilder 215, 343
männlicher Pseudohermaphroditismus 105
männliches Selbstbild 244
Männlichkeit 14–15, 43, 221, 269, 343, 380
- Familienkonstellationen 304
- geschlechtliche Orientierungskategorie 232
- gesundheitsfördernd 226
- gesundheitsgefährdend 226
- Härte 14
- hegemoniale 379
- Idealisierung 222
- Konstruktion 378

- Leitbild 14
- nationale Herkunft 304
- pathogenetisch 222
- Polarisierung 222
- Rollenbilder 367
- soziales Milieu 304
- tradierte 348
- Verantwortung 224
- Verhaltensmerkmale 367
Männlichkeitsbeweis 339
Männlichkeitsbilder 150, 185, 195, 222
Retraditionalisierung 231
Männlichkeitsbotschaften 232
Männlichkeitsideologien 163, 195, 251, 296, 304
Männlichkeitskonstrukte 222
Männlichkeitskonzepte 223, 231
Männlichkeitsmuster, gesundheitsrelevante 230
Männlichkeitsnormen 141
Männlichkeitsstereotyp 383
Männlichkeitsvorstellungen 223, 225, 267, 269
- traditionelle 367
Männlichsein 57
Mannsein 226, 366
Markenbewusstsein 63
Maskulinität 353
Masturbation 38, 79, 81, 259, 264
MCU 92
Meatitis 79
Meatus urethrae 75, 82
Meatuslokalisation 82
Meatusstenose 79, 82
mediative Konfliktvermittlung 389
- Moderator 389
Medienkompetenz 285
Medienkonsum 123, 328, 360
- Bildschirmmedienzeit 123
Mediennutzung 306, 313, 328
- Bildungseinrichtigen 333
- mediales Multitasken 332
medienpädagogische Filmarbeit 403
Medienverhalten 46–47
Medizin, Genderforschung 164
medizinische Versorgung, Betreuungsangebot 155
Melanospermie 81
Melatonin 36
Mentalisieren 210, 215
Migranten 347
- Arbeitsunfähigkeit 276
- chronische Erkrankungen 278
- Ernährungsverhalten 277
- Erwerbsminderung 276
- Früherkennungsuntersuchungen 278
- Gesundheitsrisiken 275
- Gesundheitsverhalten 275
- Gesundheitsvorteile 276

417

- Gewaltopfer 278
- Krankheitsrisiken 279
- Rehabilitationsleistungen 276
- soziale Bedingungen 276
- Sport 277
- Stress 275
- Tabak-/Alkoholkonsum 278
- Übergewicht/Adipositas 277
- Vorsorgemaßnahmen 278
Migrantengruppen 273
Migration 23, 273, 299
- Integration 275
Migrationserfahrung 375
Migrationshintergrund 24, 78, 116, 124, 200, 255, 273, 305
- Bevölkerungsschicht 274
Migrationsprozess 273
- Vermittlerrolle 273
Miktionsbeschwerden 78
Miktionsstörungen 75
Mobbing 269, 339, 386
- Attacken 387
- Cybermobbing 386
- Gruppenphänomen 388
- Handlungen 387
  - Handlungsstrategien 388
- Krankheits-Symptome 387
- Opfer 386, 387
  - verbal-kommunikativer Zugang 388
  - Visualisierungstechniken 388
- Prozess 386
- Situation, Aufarbeitung 390
- Stress-Symptome 387
Mode 63
Mollusca contagiosa 76
Morbus Fabry 80
Motopädie 284
Motorik 120, 212
- Bewegungskoordination 120
- Feinmotorik 120
- Grobmotorik 120
- motorische Leistungsfähigkeit 121
- Rhythmus 121
motorische Koordinationsstörung 39
Müller'scher Gang 90
Musik 194, 196
musikalische Frühförderung 166
Muskeldysmorphie 118
Muskelmasse 34
Mutprobe 123, 348, 353–356
- Konventionsbruch 357
- rechtsnormverstoßende 356
- sanktionierungsriskante 356
Mutprobentypen 354–357
Mutter 44, 245
Mutter-Kind-Dyade 133
Mutter-Sohn-Beziehung 214

N

Nebenhodenentzündung 92
Nebenniereninsuffizienz 106
Neugierverhalten 43
neuronale Verankerung 54
Nikotin 337
Noonan-Syndrom 106
Normabweichungen 47
Normalität 57
Normalitätsdruck 59
Normalitätserwartung 60
Normalitätsthematik 61
Normalitätsvorstellung 57

O

Ödem 79
Öffentlicher Gesundheitsdienst 169, 171
- Bund 171
- Jungengesundheit 172
- Kommunen 171
- Länder 171
Oligospermie 92
Onanieren 33
Opfer 23, 376, 378, 386
- Begriff 380
- Gewalt 378
- Hilfe und Unterstützung 382
- männliche 378
- Schweigen 380
Opfererfahrung 372, 387
Opfersein 380
Opferstatus 389
Opfertypen 386
Opferwirklichkeit 378
Orchidopexie 84, 86–87, 94, 96
Orchiektomie 87
Orchitis 93–94
Orientierungskrise 343
Östrogen 38
- Belastung 81
- Bildung 70
- Spiegel 104

P

Paarbeziehung 43
Palpation 75
- bimanuelle 86
Panorchitis 93
Paraphimose 75, 80
Parenchymläsion 96
Parenchymstruktur 86
Partnerbehandlung 79

Partnerschaft 263
Patientenkompetenz 164, 183
– Ausbildung 186
– Definition 183
– Interaktions- und Kommunikationsprozess 185
Peer pressure 297
Peergroup 46, 179, 191, 238, 267, 270, 348, 375–376
– geschlechtshomogene 374
– Setting 374
– Verhalten 374
Pemphigus 79
penile Hautläsionen 77
penile Papeln 76
Penis 33, 285
– Anomalien 75
– Bäder 79
– Deviation 82
– Endgröße 33
– Größe 76
– Schaftvenen 80
– Verkrümmung 78, 81
– Wachstum 33
persönliche Beziehungen 236
– Clique 235, 238–239
– Eltern 235
– Freundschaft 235, 241
Persönlichkeitsentwicklung 56, 126, 238, 244, 351, 376
– Anpassungsleistungen 56
– Bewegung 121
– Wahrnehmung 121
Persönlichkeitsstörungen 55
Phenytoin 80
Pheromone 37
Phimose 77, 285
– physiologische 77
Plexus pampiniformis 90
Polyorchidie 94
Polyurie 104
Porno 255, 263
– Spaßfaktor 264
Pornografie 263
– Materialien 257
Pornografiedebatte 264
Pornografiekompetenz 264
Pornografiekonsum 256, 263–264
– interatkionelle Skripte 264
Prader-Willi-Syndrom 106
präfrontaler Cortex 52, 54
Prävention 121, 151, 154, 162, 164, 170, 306, 343, 351
– Good Practice 344
– psychoedukative Maßnahme 344
– Risikoverhalten 347
– zielgruppenspezifische 344

– Wirkungsforschung 293
Prehn-Zeichen 92, 94
Priapismus 80
– High-Flow- 80
– Low-Flow- 80
primäre Varikozele 90
Primärprävention 154–155
Primitivreflexe 120
Processus vaginalis 88
Prolaktinom 105
Prostata 38
Prostatasekret 104
Prostatitis 108
Pseudogynäkomastie 104
Pseudohypogenitale 81
Pseudokrupp 23
Pseudomikropenis 81
Pseudotumore 103
Psoriasis vulgaris 79
psychische Erkrankungen 61
– protektive Faktoren 202
– Risikofaktoren 202
psychische Gesundheit 23
psychische Störungen, Risikofaktoren 202
psychische Symptome 200
psychische und psychosomatische Erkrankungen 162
psychische Erkrankungen, Externalisierende Störungen 210
psychoaktive Substanzen 338
Psychomotorik 120
Psychomotorische Defizite 284
psychomotorische Entwicklung, Sport 124
psychopathologische Zustände, Risikofaktoren 359
psychosexuelle Entwicklung 258
psychosomatische Krankheitsmodelle 198
psychosomatische Beschwerden 108
psychosoziale Angebote 403
psychosoziale Entwicklung 42
Psychotherapie, Beziehungsprozess 131
Pubertas praecox 35
Pubertas tarda 36
Pubertät 32, 43, 66, 204, 268, 314, 341
– körperliche Veränderungen 121
Pubertätsentwicklung 32, 105
– männliche 32
– Phasen 44
Pubertätsgynäkomastie 105
Pubertätsstadieneinteilung 35
Pubertätswachstumsspurt 32–33
Public Health 21, 169–170, 173
– Forschung 173–175
– Genderfragen 175
– Geschlechtersensible Weiterentwicklung 175

419

R

Rangordnungen 42
Rappen, Männlichkeitsklischee 194
Rauchen 16, 24, 121, 289
Raucherprävention 291
Rausch 348, 350
Rauschmittel 351
Reifenstein-Syndrom 106
Reifungsprozesse 344
Reinlichkeit 16
REM-Phase 75
reproduktive Kompetenz 40
Resilienz 299
– Faktoren 25
– Forschung 190
Resistent-Index (RI) 93
Ressourcen 240, 304, 388
Retentio testis 84
retractile testis 84
Rhabdomyosarkom 101–102
Risflecting 350
Risikobereitschaft 123
Risikoexposition 285
Risikokompetenz 225, 233, 287, 306, 313, 351
Risikosituationen 350
Risikoverhalten 42–43, 121, 148, 163, 232, 271, 289, 348–351, 353
– Mutproben 353
– sexuelles 150
– Straßenverkehr 347
– waghalsige Aktivitäten 353
Risikovermeidung 287
Rivalität 43
Rollenbild 44
Rollenerwartungen 318
Rollenideale 160
Rollenmodell 160
Rollenvorbilder 42
Rückenmarksprozesse 80
Rumpfwachstum 38

S

Säkulare Akzeleration 39
Salutogenese 304, 320
Samenerguss 33, 80
Samenflüssigkeit 37
Samenkanälchen 33
Samenstranginfiltration 92
Samenstrangtorsion 93
Säuglingsalter 42
Scham 354, 373
Schambehaarung 33
Schilddrüsenerkrankungen 105
Schilddrüsenhormon 38

Schlaf-Wach-Rhythmus 36
Schlafstörungen 203
Schmerz 382
Schönheitsideale 313
Schule 229, 295
– außerschulische Partner 290
– geschlechterbezogene Pädagogik 296
– geschlechterbezogener Bildungsauftrag 296
– Geschlechtertrennung 297
– Gesundheitsaspekte 295
– Gesundheitsförderung 289, 298
– Gesundheitsprojekte 288
– Gruppenstress 298
– Jungengesundheitserziehung 288
– Jungengesundheitsthemen 295
– Koedukation 296
– Leistungsbeurteilung 248
– Leistungspostulat 296
– männliche Lehrkräfte 295
– Stressfaktoren 297
– Stresspotenzial 298
Schuleingangsuntersuchungen 172
schulische Leistungen 329, 360–361
– Mathematik 362
– Schriftsprache 362
Schulkarriere 199
Schulprobleme 329, 361–362
Schulsozialarbeit 387
Schulsport 125
Schweigepflicht 155
Schweigepflichtaufklärung 74
schwul 269
seelische Probleme, Verarbeitungsmechanismen 189
Segregation der Geschlechter 42
sekundäre Hodenschädigung 105
sekundäre Varikozele 91
Selbstachtung 137
Selbstausdruck 194
Selbstbefriedigung 15, 255, 259
Selbstbehauptung 298, 314, 366
Selbstbehauptungstraining 313
Selbstbestätigung 353–354, 357
Selbstbewusstsein 121, 166
selbstbezogene Achtsamkeit 186
Selbstdarstellung 43, 355
Selbsteinschätzung 162
Selbstempfindung 208
Selbstfürsorglichkeit 345
Selbstheilungskräfte 185–186
Selbstkonzept 48, 375
Selbstmordversuche 271
Selbstpräsentation, männlichkeitsbezogene 354
Selbstreflexion 194
Selbstschätzung 138
Selbstsorgekompetenz 229
Selbstüberschätzung 43, 150, 186

Selbstuntersuchung 74–75, 96
selbstverletzendes Verhalten 201
Selbstvertrauen 137
Selbstwahrnehmung 194, 339, 366
Selbstwert 387
– Entwicklung 240
– Gefühl 47, 158, 348
– Problematik 340
– Verlust 236
Selbstwirksamkeit 194, 240
Semikastratio 103
Serotonin 123
Sertolizellen 33
Sexualaufklärung 256
Sexualfunktion 33
– Störung 107, 152
Sexualhormone 27, 33
Sexualisierung 254, 268
Sexualität 46, 150, 212, 254, 263, 268, 313–314
– Lebensbereich 254
– Liberalität 257
– Medien 256
– Online-Beratung 256
– Skandalisierung 257
– verantwortungsvolle 152
Sexualpädagogik 270, 295
Sexualpraktiken 79
Sexualsteroide 54
Sexualverhalten 151
Sexualverkehr 24
sexuelle Beziehungen 267
sexuelle Differenzierung 66
sexuelle Dysfunktion/Impotenz 107
sexuelle Entwicklung 267
sexuelle Erfahrungen 261
sexuelle Identität 212
sexuelle Orientierung 30, 47, 60, 256, 259, 267, 270
sexuelle Übergriffe 155
sexuelle Verwahrlosung 257
Sichelzellanaemie 80
Sklerosierung
– antegrade 91
– retrograde 91
skrotales Trauma 75
Skrotalfixation 94
Skrotalpol 94
Skrotalwandödem 94
Skrotum, Vernichtungsschmerz 94
Smegma 79
Solidarität 138
somatische Entwicklung 32
Somatisierungsstörung 200
somatoforme autonome Funktionsstörung 203
somatoforme Schmerzstörungen 203

somatoforme Störungen 198, 202
– Komorbiditäten 203
soziale Anpassung 244
soziale Benachteiligung 314
soziale Gesundheit 235, 240, 244, 251
soziale Integration 236
soziale Kompetenz 293, 313–314, 333
soziale Kontakte 225
soziale Netzwerkarbeit 241
soziale Orientierung 238
soziale Verhaltensskripts 43
soziale Zugehörigkeit 374
sozialer Kontext 59
soziales Netzwerk 236
Sozialisation 244
– Jungen 194
– männliche 379
– sexuelle 254
Sozialisationserfahrungen 373
Sozialisationsinstanzen 244, 267, 289
– sekundäre 246
Sozialisationsvoraussetzungen 368
Sozialverhalten 218, 361
sozioökonomischer Status 200
spanischer Kragen 80
Spermarche 32–33, 89
Spermatogenese 33
Spermatozele 75, 89, 96, 167
Spermienflüssigkeit 37
Spermienpassage 90
Spermienreifung 33
Spiel 317
– Fantasiespiel 207
Spielekonsole 359–360
Spieltherapie 206
spontaner Deszensus 84
Sport 14, 23, 64, 121, 124, 317
– Ausdruck/Präsentation 325
– bei Behinderung 125
– Entwicklungspotenziale 317
– Erfahrungsfeld 319
– Gesundheit 317
– Gewinnen/Verlieren 321
– Hobby 318
– Identitätsentwicklung 319
– Jungenförderung 319
– Kooperation/Konkurrenz 322
– Leistungsdruck 124
– Leistungssport 319
– Lieblingssport 124
– Männlichkeitsvorstellungen 319
– Meisterschaft 319
– Nähe/Distanz 324
– Outdoor-Aktivitäten 318
– Regeln 325
– Sensibilität/Kraft 322
– Sozialstatus 122

- Spannung/Entspannung 323
- Spannungsfelder 321
- Sportverbände 125
- Überlastungsschäden 125
- Unfall 125
- Variablenmodell 320
- Wagnis/Risiko 323
- Wohnregion 122

sportliche Aktivitäten 120
Sportlichkeit 62
Sportmedizin 151
Sportunterricht 318
Sportverbot 125
- Verletzungsrisiko 125
Sportverein 179, 229, 318
Sprachentwicklung 330
Sprachentwicklungsstörung 200
Stammzellpool 84
Steroidbiosynthese 67
- Defekte 67
  - adrenale 67–68
  - gonadale 67, 69
Stigmatisierung 138
Stimmwechsel 32, 34
Störung des Sozialverhaltens 200
Straßenverkehrsunfälle 347
Stress 200, 225, 313
- Bewältigungskompetenzen 190
- Bewältigungsstrategien 192
- DiStress 190
- EuStress 190
- Familiensituation 190
- Gewalterfahrung 190
- Identitätsentwicklung 191
- Jungen 191
- Leistungsdenken 190
- Schule 298
Stressbewältigung 191–192
- Reflexionsbereitschaft 191
- soziale Kompetenzen 192
Stressempfindsamkeit 190
Stressmanagement 192
Stressoren 192
Stressreaktionen 192
Stressreduzierung 189, 192
Stresssymptome 190
subcutane mucosale Zysten 77
Substanzgebrauch 342
Substanzkonsum 250
Substanzmissbrauch 151, 155
Suchprävention, Sachkompetenz 343
Sucht 313
- Beratung 315
- Dynamik 343
- Erkrankungen 55
- Gedächtnis 342
Suchtmittelgebrauch 342

Suchtprävention 291, 295, 344
- Beziehungskompetenz 343
- Frühintervention 344
- Methoden 345
- Präventionskonzepte 343
Suizid 178, 306, 313, 387
suprapubische Urinableitung 92
Symbolisierungsfähigkeit 211, 215

T

Tabak 340
Tacrolimus 79
Tamoxifen 80
Tanner-Whitehouse 40
Tannerstadium 74, 106
Täter 23, 380, 383
Täter-Opfer-Umkehrung 356
Täter-Opferprofil 387
Täterin 383
Teenagerschwangerschaft 257
Teilleistungsstörungen 202
Terbutalin 80
testikuläre Insuffizienz 106
testikuläre Mikrolithiasis 96
Testosteron 27, 30, 33, 42, 67, 80, 359
Testosteronbildung 70
Testosteronbiosynthese 68
Testosterondepot 107
Testosteronester 107
Testosteronmangel 104
Testosteronpflaster 107
Testosteronproduktion 33
Testosteronspiegel 53, 123
Testosteronsubstitutionstherapie 107
Tics 199–200
Tödliche Krankheiten 162
Torsion 81
Trauma 80
Trennungs-/Scheidungswaise 199
Trennungserfahrungen 133
Triangulierung 132–133
Triangulierungskompetenz 133
Triplorchidie 94
tubuläre intraepitheliale Neoplasie (TIN) 103
Tumor 80
- Choriokarzinom 96
- Embryonalzell Karzinom 96
- Hypophysentumor 105
- Keimzelltumor 96, 103
- Metastasen 96
- Nebennierentumor 105
- östrogenproduzierender 105
- Seminom 96, 103
- Teratom 96
- Yolk Sac Tumor 96

Tunica albuginea 81
Tunica vaginalis 88

U

Übergewicht 24, 115
Underachievement 248, 297
unfallbezogene Erkrankungen 162
Unfallverletzungen 23
Untergewicht 117
Unterstützungsangebote 302
Unterstützungsbedarf 135
Untersuchung 74
– Angiomode 93
– Computertomographie 103
– Dopplleruntersuchung 91
– Farbduplexsonographie 93
– Genitalbereich 166
– Histologie 103
– Inspektion 74
– körperliche 166
– Laparoskopie 86
– MRT 86, 106
– Skrotalinhalt 167
– Sonographie 86
– Tumormarker 103
Untersuchungen
– Reihenuntersuchungen 17
– Vorsorge 18
Untersuchungsbedingungen 155
Urethraabstrich 104
Urethritis 80
Urethrographie 81
Urethrozystoskopie 92
Urinsediment 104
Uroflowmetrie 81, 92
Urogenital-TBC 93
Urogenitaltrakt 150

V

V. spermatica interna 90
Valsalvaversuch 90–91
Varikozele 75, 90, 96
Vater 17, 44, 150, 166, 178, 215, 228, 241, 245, 286, 343
– Bedeutung 132
– Figur 208
– Identifikationsfigur 338–339
– Konfliktfähigkeit 133
– Rolle 245
– spielerische Präsenz 133
Veränderungen 38
– biologische 43
– emotionale 43

– kognitive 43
– soziale 43
Vergewaltigung 155
Verhaltensauffälligkeit 200
Verhaltensmuster 54
Verhaltensprävention 344
Verhaltensrepertoire 370
Verhaltensstörungen 55
Verhaltenstherapie 130
Verhältnisprävention 299
Verhütung 24, 261, 313
– Kompetenzen 261
– Kondom 261
– Migrationshintergrund 261
– partnerschaftlicher Lernprozess 261
– Pille 261
Verkehrsunfälle 23
Verletzbarkeit 373, 379
Verletzungen 121, 225
Verletzungsrisiko 355
Versorgungsangebot 167
verspäteter Deszensus 93
Vertrauenspersonen 24
Videospiele 360
Viktimisierung 383
Viktimisierungsrisiko 380
Virilisierung 87
vomeronasales Organ 37
Vorbilder 43, 55, 245
Vorhautverengung 77
Vorhautverklebung 76
Vorsorgegespräch 149
Vorsorgeuntersuchung 166, 284
Vulnerabilität 359

W

Wachstumsfugenschluss 34
Wachstumsgeschwindigkeit 34
Wachstumsspurt 39
Wahrnehmungsfähigkeiten 178
Wasserkühlerprinzip 98
Weiblichkeit 227
– Selbstkonstruktion 227
Wertschätzung 55, 138, 219
Wettbewerb 352
Widerstandsfähigkeit 240
Wundinfektion 79

X

X-Chromosom 52
XY-Gonadendysgenesie 86

Y

Y-Chromosom 50, 52

Z

Zigaretten 356
Zirbeldrüse 36
Zirkumzision 77–79, 82
Zuwendung 55